实用手术室护理配合

主编

杨亚娟　羊海琴　高春燕　彭　飞

上海科学技术出版社

图书在版编目（CIP）数据

实用手术室护理配合 / 杨亚娟等主编. -- 上海 ：
上海科学技术出版社，2023.6（2024.9重印）
ISBN 978-7-5478-6060-1

Ⅰ．①实… Ⅱ．①杨… Ⅲ．①手术室－护理 Ⅳ.
①R472.3

中国国家版本馆CIP数据核字(2023)第021373号

实用手术室护理配合

主编　杨亚娟　羊海琴　高春燕　彭　飞

上海世纪出版(集团)有限公司
上海科学技术出版社　出版、发行
(上海市闵行区号景路 159 弄 A 座 9F - 10F)
邮政编码 201101　www.sstp.cn
上海展强印刷有限公司印刷
开本 787×1092　1/16　印张 22.75
字数 500 千字
2023 年 6 月第 1 版　2024 年 9 月第 2 次印刷
ISBN 978 - 7 - 5478 - 6060 - 1/R·2696
定价：118.00 元

内容提要

本书结合大量图片和表格，全面阐述了手术室护理配合的要点。全书共17章，内容涵盖手术室常用仪器设备、手术器械、常用麻醉护理配合、常见手术体位安置，重点介绍了各科室的手术护理配合，包括普外科、血管外科、骨科、神经外科、胸外科、心脏外科、泌尿外科、眼科、耳鼻喉科、口腔颌面外科、整形外科、妇产科手术，以及机器人手术、移植手术的护理配合。

本书图文并茂、可读性强，可作为手术室护理人员的指导用书。

编者名单

主　编

杨亚娟　羊海琴　高春燕　彭　飞

副主编

刘　娟　周小南　王冬梅　缪莹莹

编　者（按姓氏笔画排序）

丁　冉	王　娟	左洁洁	卢一玮	吉文静	朱　琳	朱　慧
朱　霞	朱玉琼	刘珊珊	刘洁晨	闫冰冰	孙雅倩	孙璟川
杜美华	李　娟	李艳良	杨　淇	杨小蕾	杨志秀	吴义杰
吴燕茹	沈唱唱	张　莉	张　巍	张甜甜	张德玲	陈　茹
周　聪	周望利	赵　琴	费亦凡	结　祥	聂志晴	夏　云
唐小梅	黄　萍	黄　潇	黄　燕	曹丽丽	曹淑洁	梁姗姗
程香美	谢延煜	窦正艳	廖红柳	瞿亚峰		

前 言

　　手术室作为外科手术治疗和急危重症抢救的重要场所,其护理工作具有特殊性,管理模式也不同于其他临床科室。随着医学的逐步发展和医疗技术的更新完善,外科手术治疗的范围和领域也不断扩大,手术室成为各种新技术、新方法的集结之地,许多医学领域的高科技产品、仪器设备大多首先应用于手术室,这对手术室护士的技术和专业素质提出了更高的要求。

　　手术室护士不仅要为患者提供服务,而且要与手术医生配合默契。临床医生、麻醉医生、手术室护士是完成手术的主体,医护配合的好坏会直接影响到手术的质量。因此,在工作中需要加强医护配合,更好地满足以人为本的健康服务需求,默契配合的最佳状态一直是手术室护理工作追求的目标。

　　本书在编写过程中参考了大量国内外相关文献,注重实用技巧,紧扣临床,围绕手术室护理配合的重点,针对各个临床科室不同手术部位与不同手术类型,进行了详细的步骤解析,内容覆盖面广、专业性强,既注重基础,又紧贴前沿,适用于手术室的一线护理人员,可作为手术室护理人员的指导用书,帮助其更快速、更高效地配合临床手术,也有助于手术室的护理工作更有章可循。同时,本书通过简洁易懂的图表,展示晦涩难懂的外科手术护理知识,也可供临床带教老师和护理专业学生在临床实践过程中使用和参考。

　　本书在编写、审定和出版过程中得到了临床一线护理专家和上海科学技术出版社的大力支持,在此一并致谢。由于编者临床经验尚有不足,知识水平和能力有限,本书难免存在不成熟和疏漏之处,恳请各位读者批评指正。

编 者

2022 年 8 月

目 录

第一章

概 论

第一节 护理配合原则

一、手术室护理的发展

手术室护理随着外科学的发展应运而生,手术室护理是一个具有悠久历史的专业,伴随着近代外科学、解剖学、病理生理学及麻醉学等手术相关学科的发展,手术室护理也不断发展和完善,特别是进入 21 世纪以来,科学技术迅猛发展,各种最新技术与研究成果转化并应用于医学领域。手术室作为外科乃至医院中一个重要部门,是手术治疗与诊断疾病的一个关键场所,因此,成为各种新技术、新方法集结之地。许多医学领域的高科技产品、设备都首先应用于手术室,这对手术室护理工作产生了很大影响,给以完成手术配合工作为中心任务的传统手术室护理带来了挑战。除此以外,经济的发展、人口结构与疾病谱的改变、全球化带来的新的文化问题以及医疗体制改革等因素均影响并将持续影响手术室护理专业的发展。

二、手术室围手术期护理

(一)手术前期护理 手术前期护理包括术前访视、手术间准备、患者交接等。手术室护士接到外科择期手术通知后应当对患者进行术前访视,了解患者的一般情况、术前准备情况,做好术前指导及心理护理。

1. 收集资料,评估病情

(1)术前宣教前,巡回护士需了解患者的基本信息,如姓名、年龄、病区、床号、住院号、术前诊断、拟定手术名称、麻醉方式、生化检查、文化教育、宗教信仰等,从而有计划地进行科学合理的术前访视。

(2)与患者的主治医师、责任护士进行详细沟通,针对患者现存或者潜在的护理问题提出合理预防措施并且强调关注点,必要时参加术前病例讨论。

2. 访视患者,术前宣教

(1)介绍沟通:接到择期外科手术通知前一天,巡回护士至病房核对手术患者信息,进行自我介绍及讲解访视目的,借助术前访视册为患者介绍手术室基本情况、手术方式、麻醉方式、手术时间、入室过程(专门专人平车接送)等,同时告知手术相关的注意事项和禁忌证。

（2）自身准备：进入手术室前应取下活动性义齿、眼镜及隐形眼镜、手表、首饰、发夹等，身上不要带任何贵重物品。

（3）询问病史：详细询问患者既往病史、过敏史、传染病史等。

（4）皮肤准备：嘱患者术前用含氯己定皂液沐浴（着重手术部位），修剪指甲，更换干净病号服。入手术室前仅着病号服（勿穿内衣裤及裤子），勿化妆，尤其保持嘴唇及指甲清洁。

（5）禁食禁饮：术前6小时禁食、2小时禁饮，合理安排休息以保证充足睡眠。

（6）手术部位标识：医师在患者及患者家属共同见证下在拟定手术部位建立直径为2～3 cm的"○"标识，手术部位标识应在患者盖好消毒布后仍清晰可见。

（7）心理护理：与患者沟通时应积极、热情，以进一步了解患者的生理、心理需求，尽量满足其合理需求。其次，通过引导患者家属为患者提供情感支持，鼓励安慰患者缓解改善其紧张情绪。若患者紧张焦虑情绪影响手术时，必要可服用镇静剂等药物缓解。

（8）功能锻炼及准备

1）适应性锻炼：长期吸烟、饮酒者入院后应立即戒烟、戒酒；若因病情需要长时间卧床者应于术前进行卧床大小便训练；腹部手术患者进行胸式呼吸训练；有效咳痰训练。

2）饮食准备：中小手术饮食一般不需严格控制，但仍需术前6小时禁食、2小时禁饮。

3. 手术间准备

（1）环境准备：开启层流，术前30分钟停止打扫卫生，使用500 mg/L的有效氯擦拭手术间各个平面台。每日晨专门检查环境温、湿度，环境调节至温度21～25℃，湿度30％～60％。

（2）仪器准备：检查手术间常规摆放设备，如手术床、无影灯、负压吸引装置，根据手术需要将常规设备和充气式加温仪、超声刀、摄像系统、CO_2气源等设备进行预调试，以确保正常使用。

（3）相关物品准备：巡回护士根据访视所得信息给患者准备好保暖棉被、体位垫等。

4. 交接患者

（1）转运交接环节：检查转运床安全带性能完好，妥善固定，使用手术患者专用电梯接送。

（2）核对信息：应至少同时使用两种及以上的核对方式核对患者正确信息，对于神志不清或语言沟通障碍的患者在转运时应允许家属共同参与核对。核对内容为姓名、年龄、病区、床号、住院号、手术名称、手术部位、查看手术标识、随身携带物品品类及数量（如术中用药、影像学片、胸腹部手术患者备腹带等）。

（二）手术中护理

1. 患者手术前准备

（1）建立静脉：首选外周静脉穿刺，必要时穿刺深静脉。根据手术部位和考虑到术中不影响麻醉医师加药等因素，头、颈手术常选择外周脚踝内侧大隐静脉穿刺，深静脉则首选股静脉穿刺。其他外科手术常选外周手腕部的头静脉穿刺，深静脉选择颈内静脉或者锁骨上静脉。穿刺前需评估穿刺部位血管及皮肤情况、患者的心肺功能、用药史、过敏史等，尽量避开选择有症状侧肢体。

（2）第一次安全核查：执行《手术安全核查制度》，麻醉开始前由麻醉医师、手术医师、巡回护士共同核对患者相关信息内容,确保正确的患者、正确的手术部位和正确的手术方式。

(3)协助麻醉医师实施麻醉:一般全身麻醉选择经口插管。根据手术不同和医师的习惯不同会有不同的插管方式,麻醉插管需要采用加强型气管导管插管,以免在术中牵拉气管时导致导管塌陷。麻醉过程中应密切观察患者,观察其生命体征变化。

(4)留置导尿:一般在患者麻醉后进行无痛留置导尿。对于少数年老男性患者应采取术前清醒留置导尿,有效减少患者苏醒期躁动,缓解术后尿道不适感。

(5)安置手术体位(详见第三章)。

2. 术中配合

(1)协助器械护士和手术医师穿无菌衣,与器械护士认真清点器械、敷料,做好登记。

(2)执行第二次安全核查:手术开始前由手术医师、麻醉医师、巡回护士共同再次核对患者相关信息。

(3)体位安全:遵循手术体位安置原则,减少不必要的暴露,应与手术医师、麻醉医师共同妥善安置手术体位,必要时适当进行防护和约束,防止出现坠床、压力性损伤等并发症。术中密切关注体位变化,当变换体位后及时查看患者皮肤情况及身体位置。

(4)仪器设备:根据手术体位、手术部位调节好室温及无影灯光线,妥善粘贴电极板(详见本章第二节),正确连接吸引器、高频电刀笔等设备,腔镜手术还应连接摄像系统、电凝线、超声刀等设备。注意腹腔镜使用过程中密切保护摄像系统及镜头,不需要时及时撤离手术台并妥善安置。

(5)低体温预防:注意及时采取保暖措施。注意在不影响手术的前提下妥善用被单覆盖患者,减少过多皮肤暴露。维持环境温度在 21~25℃,术中不同时间段及时调整。应采用综合保温措施,安全使用暖风机、输液加温仪等加温设备。

(6)监督无菌技术操作:督促手术间各类人员的无菌操作,保持手术间安静整洁。控制房间的参观人数及参观距离,术中应保持房间呈正压状态,减少人员进出次数。

(7)输血输液管理:巡回护士注意观察切口引流量,若患者术中出血较多,参考血红蛋白和血细胞比容值,根据患者的心血管功能、年龄、动脉血氧合情况、混合静脉血氧张力、心排血量和血容量综合考虑,由麻醉医师下达医嘱、巡回护士填写术中用血领取单(交叉配血已在病房完成),与麻醉医师核对双签名。电话通知血库取血,并与血库人员核对患者各项信息,通知取血护士取血。检查患者静脉通路,更换生理盐水进行冲管,悬挂血型牌,在患者腕带上粘贴输血红色标识。取回血后,巡回护士与麻醉医师核对血制品,核对无误后更换液体开始输血并记录,输血过程中要密切关注患者情况。输完的血袋,术后随患者返回病房,送回血库低温保存 24 小时。若出现输血反应立即减慢或停止输血,每 4 小时更换输血器,用生理盐水维持静脉通畅,通知医师,做好抢救准备,保存余血,并做好记录。对于从血库取回的血液制品应在 4 小时内输注完成。

(8)标本管理:遵循手术标本管理制度,与器械护士、手术医师共同核对病理及病理单的各项内容,确定标本的来源、名称和数量,妥善管理标本,督促及时送检,并及时签字记录。对于术中冰冻应于术前由手术医师填写好病历单并注明冰冻,冰冻标本切除后巡回护士与器械护士、手术医师共同核对送检标本的来源、名称、数量,无误后立即送检。

(9)特殊物品管理:对于二级库内物品使用时应与医生再次核对其名称、型号、规模,做到及时收费,实现"进-消-存"闭环式的精细化管理。

（10）坚守岗位：巡回护士不可擅离手术间，及时供应术中所需物品。密切观察患者生命体征变化，发生异常情况，积极配合抢救。若中途调换需严格执行交接班制度，做到现场详细交班。

（三）手术后护理

1. 出室前第三次核查　由巡回护士、手术医师、麻醉医师共同第三次核对患者的相关信息及术中物品清点情况等。

2. 皮肤护理　整理衣物，注意保暖。检查患者全身皮肤情况，若有损伤等异常情况，与手术医师共同确认，并记录于手术护理记录单，与手术医师、病房护士交接。

3. 管路护理　保持管路通畅，做好管路标识，妥善固定放置各管路。

4. 护理文书　核对手术通知单上、病历中的诊断、手术方式、手术人员，规范填写护理记录单。按实际使用数量填写计费单。若有不良事件执行不良事件上报制度。

5. 整理物品　整理患者所带物品及护理文件，将患者安全送离手术室，有资质的医护人员陪同护送，必要时备便捷式心电监护仪。

6. 手术结束　打扫手术间、补充手术间物品，仪器设备定位归原。

7. 术后随访　术后48～72小时内进行术后随访，了解患者术后恢复情况及对手术室工作的满意度，及时改进工作。

（四）急诊手术护理

1. 增强防护意识，减少院内感染

（1）接急诊手术电话通知时，手术室护士立即做好急诊手术准备，了解患者基本情况、生化结果等。加强自我防护，对于每位急诊患者都视为高危患者，严格执行标准预防。

（2）加强人员、物品管理要求，充分准备特殊物品，减少巡回护士频繁出入手术间次数。

（3）一般急诊手术间应安排在手术室入口较近处。

（4）用手术专用车接患者（特别危重的患者可由急诊室护士、医师直接护送至手术室），与病区（或急诊室）护士、医师做好交接工作，送入指定手术间。

（5）对于急诊患者应在术前进行简单准备，包括更换患者衣裤等，对患者的呕吐物、肠内容物等及时清除，减少污染。

2. 严格执行查对制度

（1）认真核对每台手术，时刻保持高度的责任心，严格执行各项规章制度，始终把安全医疗放在首位。

（2）严格执行 Time Out（术前暂停），主刀医师、巡回护士、麻醉医师应三方共同核对、确定。

3. 严格规范手术护理记录单的书写　手术护理记录单是手术室护理工作的文字反映，作为客观病历资料，具有法律效力。尤其对于急诊患者应高度重视手术护理记录的真实性、完整性、及时性、准确性和科学性。术语要规范，字迹要清楚，数据要统一，术中抢救及更改手术等特殊情况记录应及时、客观。

三、手术室护士岗位职责

（一）器械护士岗位职责

（1）手术前一日了解手术情况，做到心中有数，重大手术参加术前讨论会。

（2）物品准备要齐全，检查手术所需敷料、器械无菌指示带是否合格、是否在有效期内；铺无菌台；提前 30 分钟洗手。

（3）与巡回护士共同核对器械无菌指示卡是否合格，并保留无菌指示卡至该手术结束。执行手术室清点制度，与巡回护士共同清点台上物品。

（4）关注手术进程，掌握手术步骤及主刀医师习惯，提前准备并正确传递手术器械，及时擦拭器械上的血迹，使用时及使用后均需检查器械完整性。对正在使用的器械、纱布、薄垫、缝针等做到心中有数，用后及时收回。手术中遇到紧急情况，能沉着配合抢救。

（5）在手术过程中要严格执行无菌操作原则，保持无菌台手术野井然有序、清洁无菌。疑有污染，应立即更换。

（6）做好标准预防，正确传递锐器，防止发生锐器伤。如为特殊感染手术，按特殊感染相关规定处理。

（7）特殊情况下若术中必须调换器械护士，严格执行交接班制度，现场交接。

（8）关腔前认真清点器械、敷料及其他用品，关腔后及缝皮后再次清点并登记。

（9）术后将器械分类整理，按照追溯程序进行存放，精细及贵重器械应单独放置，以免碰撞。

（10）妥善保管手术切下的标本，及时交给医师，防止遗失。

（二）巡回护士岗位职责

（1）术前一天了解患者基本信息，按照手术探视制度访视患者。

（2）每日晨清洁手术房间卫生。

（3）负责手术前物品的检查、灯光、室温的调节、吸引器、单极电刀及特殊器材仪器的准备。

（4）核对手术患者的身份，运用两种及以上核对方法。检查患者手术部位，手术区皮肤准备情况，清点病室带来的物品，在转运交接单上签名记录，并向患者做必要的解释工作。

（5）建立合适的静脉通路，妥善固定。

（6）在麻醉开始前，手术切皮前以及患者离开手术间前，与麻醉医师、手术医师共同进行"手术安全核查"和"手术风险评估"，协助实施麻醉，摆好体位，注意患者舒适。

（7）协助器械护士铺置无菌台，执行手术物品清点制度，在术前、关闭体腔或深部组织前、关闭体腔后及缝皮后清点、核对手术中所需要的物品，并签字记录。

（8）帮助手术者穿好手术衣，安排各类人员就位，要坚守岗位，随时供给手术中所需的一切物品。

（9）正确连接，调试手术设备，随时调节灯光，在使用电灼器时，应将接触患者的电极板妥善放好，防止灼伤。

（10）严格执行查对制度，给药输血等操作时须与手术医师或麻醉医师双人核对，抢救时协助麻醉医师给药，执行口头医嘱时必须复述确认，并保留空安瓿至手术结束。

（11）做好护理观察，包括出血、用药、输液、输血、尿量、手术体位等。若发生异常，积极配合抢救。

（12）严格执行并监督手术间所有人员的无菌操作技术，控制参观人数，保持手术间门关闭，环境整洁。

（13）严格执行交接班制度，现场交接内容包括手术物品、体位、皮肤及管路等，并做好交接记录。

（14）手术完毕后认真填写手术护理记录单，协助医师包扎伤口检查患者皮肤，整理管路，做好标识，必要时护送患者回病室，并向病室值班人员交接有关事项。

（15）术毕清洁，整理。补充手术间内物品，物归原位，对于特殊感染要特殊处理。

（16）术后由手术医师送检标本，填写病理申请单及手术室病理标本登记本，巡回护士查对后放规定位置并上锁。

（17）术后 48～72 小时进行术后随访。

第二节　常　用　设　备

一、高频电刀

高频电刀是一种取代机械手术刀进行组织切割的电外科器械。它通过有效电极尖端产生的高频高压电流与机体接触时对组织进行加热，实现对肌体组织的分离和凝固，从而起到切割和止血的目的。临床使用的高频电刀有两种主要的工作模式：单极和双极。

（一）结构和配件　由主机、电刀笔、双极电凝镊、脚踏控制开关和回路电极（负极板）组成。

（二）工作原理　高频电刀有两种主要的工作模式：单极和双极。

1. 单极模式　在单极模式中，使用负极板构成一个完整的电流回路，电流通过有效导线和电极到患者，再用负极板线连接患者返回高频电刀的发生器。利用高频电凝释放的热能和放电使接触的组织快速脱水、分解、蒸发、血液凝固，以达到切割止血的目的。

2. 双极模式　在双极模式中，电流在双极镊的两个尖端之间通过。由于两极的电极之间已经形成回路，所以不需要使用负极板，但其作用范围只局限于镊子两端之间。无切割功能，但其凝血功能效果明显，且对周围组织影响极小。

（三）应用范围　泛用于外科手术中。单极模式禁止使用在安装起搏器的患者中，以免影响起搏器功能，但对于安装心脏起搏器和体内有金属移植物的患者却可使用双极模式。

（四）操作 SOP（分单极模式和双极模式）

1. 单极模式

（1）连接电源线，接通电源，打开机器背面总电源开关。

（2）根据手术医师习惯及手术需要，调节输出模式和功率。

（3）连接负极板线路，将负极板粘贴于患者肌肉丰富的部位。

（4）连接电刀笔线路，若使用脚踏则将脚踏线路连接好，放置于手术医师方便之处。

（5）术中根据手术需要及时调整模式及输出功率，并督促安全使用电刀。

（6）使用完毕，先关主机电源，再拔电源插头。

（7）拆除电刀线、极板线，揭除患者皮肤上的电极板，并保持线路清洁。在高频电刀使用本上登记，如遇异常，情节严重的需及时处理并上报。

2. 双极模式

（1）连接电源线，接通电源，打开机器背面总电源开关。

（2）根据手术医师习惯及手术需要，调节输出模式和功率。

（3）脚踏线路连接好，放置于手术医师方便之处。

（4）连接双极电凝线，手术台上连接双极镊，用湿盐水纱布检查双极功率。

（5）使用完毕，先关主机电源，再拔电源插头。

（6）拆除双极电凝线，在使用本上登记，如遇异常，情节严重的需及时处理并上报。

（五）注意事项

1. 负极板的安全使用

（1）负极板应一次性使用，减少电灼伤的机会。

（2）安放极板部位的皮肤应先用酒精去脂；粘贴位置应距离手术切口较近，以减少电流回路；粘贴部位的皮肤应选干燥、光滑、无瘢痕、肌肉丰富且无骨骼突出部位，避免毛发、脂肪多及瘢痕、骨突处，如小腿、大腿内外侧、臀部、腰部、背部、腹部、上肢。婴幼儿负极板的部位选择大腿、背部、腹部及平坦肌肉区。避免受压，且远离心电监护的电极。

（3）极板必须正确连接和安放，与患者皮肤接触面要足够大。婴幼儿电极板应选择婴幼儿专用极板。

2. 电刀线的安全使用

（1）电刀笔应一次性使用，避免短路失灵、接触不良。

（2）避免与擦拭过乙醇等消毒液的皮肤接触，防止燃烧或爆炸。应等待皮肤干燥后使用。

（3）正确固定电刀线，避免缠绕。

3. 单极模式的注意事项

（1）防止患者直接与金属床接触，可形成除电极以外的低电阻道路，易发生旁路性电灼伤。

（2）严格掌握禁忌证：安装起搏器的患者禁用，体内有金属移植物的患者慎用。

4. 双极模式的注意事项

（1）及时清除电凝镊上的焦痂，用湿纱布擦除，不可用锐器刮除，防止破坏镊尖的涂层影响凝血效果。

（2）使用时应不断用生理盐水冲洗，保持组织湿润无张力，减少组织焦痂与电凝镊子的黏附。

（3）在脑干、下丘脑等结构附近电凝时，电凝输出要尽量小。

二、手术无影灯

无影灯是手术必不可少的一种照明工具。它是将灯的角度或者抛光反射面的角度调节成一种环形光照，从而达到照射部位结构凸凹形成的暗影或死角，成为亮度均匀的画片。

（一）操作 SOP

（1）连接电源，打开电源开关。

（2）根据手术医师及术中需要调节照明度及位置。

（3）手术结束，关闭电源开关，擦拭干净无影灯。

（二）注意事项

（1）专人定期检查无影灯各关节活动度，包括吊顶、连接杆、活动臂等，防止发生坠落事故。发现异常及时汇报维修。

（2）非专业人员不得随意拆卸无影灯或控制线路。

（3）术前 30 分钟及术后擦拭无影灯正反两面，确保无尘、无污物及血迹，避免使用腐蚀性消毒剂。

（4）调节无影灯应注意由弱到强，禁止一下开到最大开关，以免损坏灯泡。手术结束时应将灯光调到最弱，再关闭电源开关或控制面板。

三、手术床

手术床又称为手术台，是手术室的基础设施。现代手术床根据其功能和结构的不同，可分为电动调节式、液压调节式、机械调节式三种，而且逐步向多功能、智能化趋势发展。

（一）手术床的适用范围

（1）俯卧位主要适用于脊椎类手术。

（2）仰卧位适用于普外科、心胸外科等常规手术。

（3）侧卧位适用于肾脏等手术。

（4）截石位适用于妇产科、肛肠外科等手术。

（二）手术床的安全使用

（1）使用前正确掌握手术床的调节方法及不同配件的用途及安装方法。

（2）操作手术台或者转移患者时应锁定和固定手术床，防止患者跌倒。

（3）不宜将较重的物品放于手术床上，也勿让患者坐在手术床的头板或腿板上，手术床的重量不宜超过 150 kg。

（4）电动调节式手术床要按时充电，防止术中电力不足。

（5）定期检查手术床的功能，做好保养工作，确保随时手术需要。

（6）使用完毕，将手术床降至最低限度。可用清水擦净污物及血迹，避免使用腐蚀性消毒剂。

（7）调控手术床，应提前提醒手术医师停止操作，以免影响操作及器械损伤脏器。

四、超声刀

超声刀是通过机械振荡达到切开凝血的目的，其优越性主要在于切割精确，可控制凝血，无烟，少焦痂，无特异性组织损伤等。特别适用于重要脏器附近的组织分离或装有心脏起搏器的患者手术。

（一）结构和配件　主要有主机、手柄、扳手、连接线、刀头系列及脚踏开关。

（二）工作原理　超声刀不同于高频电刀，它是将电能转化为机械能，刀头做机械振动，导致与组织蛋白接触，蛋白氢键断裂和蛋白结构重组后，蛋白凝固闭合小管腔，蛋白受振动产生二级热量，可深度凝固闭合较大的管腔，从而达到自动分离组织层面的目的，避免损伤脏器。

（三）操作 SOP

（1）接通主机电源。

（2）连接超声刀头和手柄，左手竖直握住手柄，右手旋转刀头柄至不能继续时，改用扭力扳手（听到咔咔两声）。

（3）将手柄连接主机，打开主机电源。

（4）测试超声刀，自检。

（5）测试通过，可正常使用，如未通过，应检查各部件是否连接紧密。若使用脚踏则将脚踏线路连接好，放置于手术医师方便之处。

（四）注意事项

（1）超声刀头贵重、精密，应轻拿轻放，勿使用暴力，在装卸时要动作轻柔，以防止刀头损坏。

（2）操作手柄不要遗落或碰撞，以免改变其振动频率。防止手柄连线被尖锐器械刺破。

（3）刀头有血迹应及时擦拭，变干后影响刀头的使用效率及超声发射频率。

（4）使用后的输出线应顺其弯度盘绕，不宜过度扭曲、打折，延长使用寿命。

（5）使用后的手柄等可采用环氧乙烷或低温等离子灭菌。

五、自动气压止血仪

自动气压止血仪是快速充气于止血带，从而压迫肢体，阻止血液循环，达到止血的目的。用于肢体手术，能最大限度地阻止创面出血，提高手术视野的清晰度。

（一）结构和配件　自动气压止血仪是由主机、气囊止血带、电源线、止血带连接头、支持架组成。

（二）自动气压止血仪的操作步骤

（1）连接电源，开机自检。

（2）根据患者选择适合的止血带，绑于患者手术肢体的适当部位，一般距离手术部位10～15 cm，其应松紧适中。

（3）根据手术的情况设定工作压力及工作时间。

（4）将止血带的充气导管套于仪器的止血带接头处。

（5）按充气开关，直至压力数字达到设定值。

（6）使用完毕，按放气键放掉余气。

（7）关闭电源，拔掉电源线。

（三）禁忌证　一般情况下，使用止血带部位皮肤有严重溃乱，四肢患血管疾病及其他原因引起的血供不佳的疾病（包括血栓性闭塞性脉管炎），以及患有镰状细胞病（红细胞形态改变）的患者不能使用止血带。有严重感染或恶性肿瘤的患者在使用止血带时，禁止驱血，将该肢体抬高 45°。

（四）并发症

1. 止血带麻醉　由于充气压力过大、时间过长，发生止血带麻痹性损伤，表现有明确界限的运动障碍，属严重并发症，可致长期功能丧失。

2. 止血带坏死　表现为皮肤水疱、破溃、局部皮肤的坏死。

3. 止血带休克　发生在松止血带时，患者表现为出汗、恶心、血压下降、周围血管阻力降低，血钾升高和代谢性酸中毒。

4. 止血带疼痛　止血带充气压力过大，时间过长，尤其在麻醉作用不够完全时极易出现止血带疼痛，由肢体缺血引起，多数患者难以忍受，表现为出冷汗、烦躁不安，即使用镇静药和镇痛药也难以控制。

5. 其他　如压力性水疱。

（五）使用注意事项

（1）使用前要注意检查气囊止血带是否漏气，防止影响手术。

（2）严格掌握禁忌证及使用压力和时间，严防止血带并发症。

（3）不需要仪器时，应先按放气开关，待排完气才能关闭主机电源，以免充气泵的损坏。

（4）上肢压力不超过 40 kPa，下肢不超过 80 kPa；上肢时间不超过 60 分钟，下肢不超过 90 分钟，如需继续使用，需间隔 10～15 分钟以上。婴幼儿应严格掌握压力大小，上肢在 4.5 kPa 以内，下肢在 6.1 kPa 以内。

（5）充分把握好止血带的部位及松紧度，必要时加以内衬保护皮肤。

（6）严格限制止血带充气压力及时间，及时提醒手术医师。

六、动力设备系统

动力系统广泛应用于骨科、耳鼻喉科、颌面外科、整形外科、创伤外科、神经外科等，以及术中需要切割/切开、削磨、钻孔、锯开骨质和其他组织的外科手术。

（一）操作步骤

1. 气钻

（1）术前检查氮气压力总阀，压边不能低于 0.5 MPa，打开总阀开关。

（2）将仪器妥善放置，接通脚踏开关放置于手术者脚下。

（3）手术台上选择合适的钻头安装入手柄，将手柄连接线固定好置于手术台下。

（4）分别连接手柄连接线和输气连接管。

（5）打开分压开关，一般不要超过 0.3 MPa，踩脚踏开关，检查动力钻运转是否正常。

（6）使用完毕，关掉总阀开关，启动脚控开关，排掉余气，然后再关分压开关。

（7）拆除手柄连线和输气连接管，擦净血迹，并按顺序摆放。

（8）将氮气筒及脚踏开关放在固定的地方。

（9）在氮气使用登记本上注明时间及使用情况，并签名。

2. 电钻

（1）主机连接电源。

（2）连接脚踏，并将脚踏开关置于手术者右脚下。

（3）手术台上选择合适的钻头安装入手柄，将手柄连接线固定好置于手术台下。

（4）主机连接手柄连接线。

（5）踩脚踏开关，检查动力钻运转是否正常。

（6）使用完毕，应关掉电源，拆除手柄连接线、电源线。

（7）将主机及脚踏开关放在固定的地方。

（二）使用注意事项

（1）在使用前应了解机器的结构及功能，熟练掌握各连接部分的装卸。

（2）正确连接各部件，确保钻头、锯片安装稳固，若暂不使用时，将手控开关置于关闭位置或将其安置于安全地方。

（3）气动钻输气管勿扭转屈曲，避免与锐器物品接触，以免损坏输气管。蓄电池在用完电后要及时充电。

（4）在动力设备系统使用时应不断用盐水冲洗进行局部降温，以方便仪器的正常工作。

（5）传递手柄过程中应确保患者与其他医务人员的安全状态，避免误伤。

（6）定期专人维修保养。

第三节　常用器械

手术器械是指在临床手术中所使用的医疗器械，主要包括常规手术器械：手术刀、手术剪、血管钳、手术镊、持针器、拉钩等，还有一些专科器械：骨凿、骨剥、剥离子（骨科）、哈氏夹（血管外科）、取皮机（整形外科）等。

一、手术刀

手术时用于切割组织、肌肉等。分为手术刀柄和手术刀片。

〔一〕手术刀柄　手术刀柄根据大小和型号分为 3#、4#、7#、9# 刀柄（图 1-1）。

〔二〕手术刀片　手术常用刀片有 10# 圆刀片、11# 尖刀片、12# 镰刀片、15# 黏膜刀片等（图 1-2）。

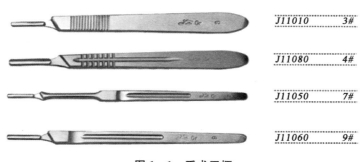

J11010	3#
J11080	4#
J11050	7#
J11060	9#

图 1-1　手术刀柄

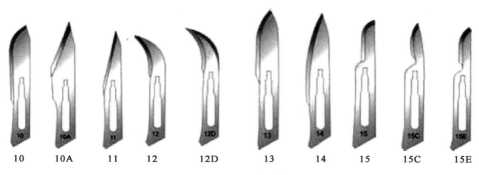

10　10A　11　12　12D　13　14　15　15C　15E

图 1-2　手术刀片

二、手术剪刀

主要用于手术中剪切皮肤、组织、脏器、血管、缝线等,根据外形结构分为弯、直、尖、钝、长、短等。根据用途分为组织剪和线剪(图1-3)、眼科剪(图1-4)、显微剪(图1-5)、脑膜剪(图1-6)、钢丝剪(图1-7)等。

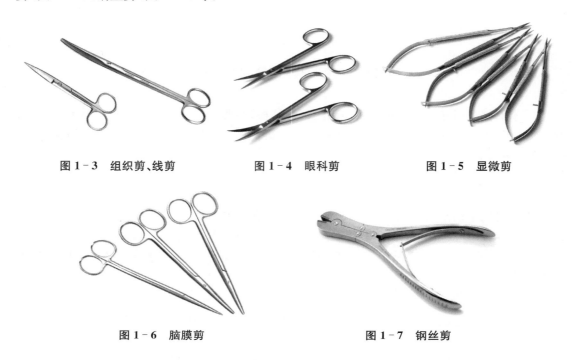

图1-3 组织剪、线剪　　　　图1-4 眼科剪　　　　图1-5 显微剪

图1-6 脑膜剪　　　　　　　　图1-7 钢丝剪

三、手术钳

根据用途分为卵圆钳、巾钳、血管钳、血管夹等。

1. 卵圆钳 又称海绵钳、持物钳,主要用于夹持纱布进行预消毒,也可用于夹持脏器(图1-8)。

2. 布巾钳 又称巾钳,主要用于固定手术布巾,也可用于提拉骨组织或者其他坚韧组织(图1-9)。

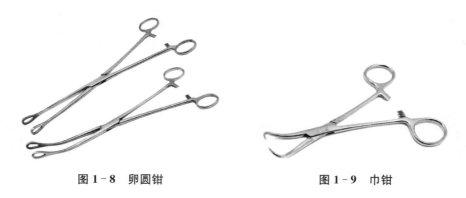

图1-8 卵圆钳　　　　　　　　图1-9 巾钳

3. 血管钳　主要用于钳夹止血,根据钳头弯直分为直形血管钳和弯形血管钳(图 1-10)。

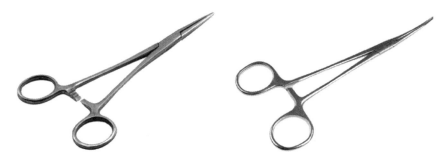

图 1-10　血管钳

4. 血管阻断夹　又称哈巴狗夹,用于钳夹血管,阻断血流,可分为弹簧式血管夹、反力式血管夹(图 1-11)。

5. 血管阻断钳　根据部位和功能可分为主动脉钳、心耳钳、腔静脉钳等(图 1-12)。

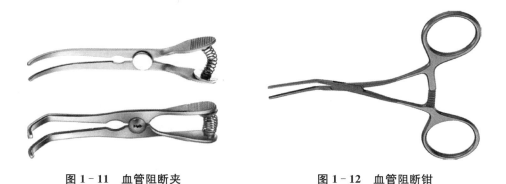

图 1-11　血管阻断夹　　　　　　　图 1-12　血管阻断钳

6. 持针器　用于夹持缝针,进行缝合,有时也用于器械打结,基本结构类似于血管钳但是前端较短、粗,可分为普通持针器、精细持针器、带剪持针器(图 1-13)。

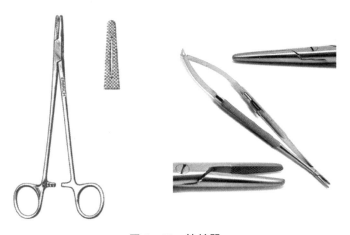

图 1-13　持针器

四、手术镊子

用于夹持组织或部分外科用物,根据长度分为短镊和长镊,根据齿形不同可分为有齿镊和无齿镊,根据形状可分为直镊、弯镊、艾迪森镊(图 1 - 14)。

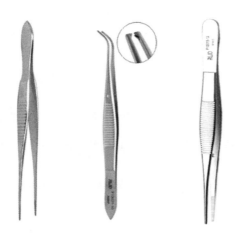

图 1 - 14　艾迪森镊

五、手术拉钩

又称牵开器,有各种不同形状、大小和规格,主要用于牵拉皮肤、皮下组织,进行手术视野的暴露,有皮肤拉钩、甲状腺拉钩、阑尾拉钩、腹腔拉钩、S 拉钩、Hohmann 拉钩、腹腔自动牵开器(图 1 - 15)等。

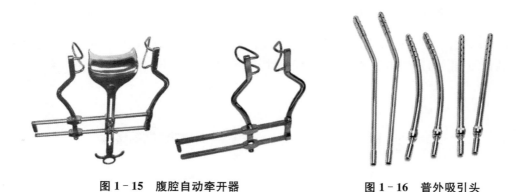

图 1 - 15　腹腔自动牵开器　　　　　　　**图 1 - 16　普外吸引头**

六、手术吸引器头

有不同长度、弯度及尺寸,主要有单管及套管型,尾部以一次性吸引管连接负压吸引装置上待用(图 1 - 16)。

(高春燕　卢一玮　张巍)

［1］李家轩,李良波,刘辉,等. 电外科设备进展介绍［J］. 外科研究与新技术,2021,10(01)：68－69,77.

［2］朱擎琦. 高频电刀安全性能检测及对策［J］. 中国医疗器械信息,2021,27(05)：35－36.

［3］唐琦丽. 浅淡手术室医用装备管理的体会［D］. 2020.

［4］周健. 超声高频集成技术的优势及临床应用价值［J］. 中国医疗设备,2021,36(05)：157－160.

［5］郭莉,徐梅. 手术室专科护理［M］. 北京：人民卫生出版社,2019.

［6］Shirley M. Tighe. 手术室器械图谱［M］. 任辉,王莉,译. 北京：科学出版社,2018.

［7］孙育红,钱菁健,周力. 手术器械分类及维护保养指南［M］. 北京：科学出版社,2017.

［8］郭莉. 手术室护理实践指南［M］. 北京：人民卫生出版社,2020.

第二章
常用麻醉护理配合

第一节　常见麻醉方式

麻醉（anesthesia）一词源于希腊文 narkosis，顾名思义，麻为麻木麻痹，醉为酒醉昏迷。它的含义是用药物或其他方法使患者整体或局部暂时失去感觉，以达到无痛进行手术治疗的目的。

一、全身麻醉

全身麻醉简称全麻（general anesthesia），是一种对中枢神经系统产生抑制的麻醉方法。麻醉药经呼吸道、静脉或肌肉注入进体内，从而引起不同程度的神志、意识、感觉、反射消失和骨骼肌松弛。为达到一定的麻醉效果，此类麻醉需联合用药。

（一）吸入全身麻醉（inhalation general anesthesia）　吸入全身麻醉是指麻醉药经呼吸系统进入后被血液吸收，在脑和脊髓中达到一定的浓度，抑制中枢神经系统功能，使患者暂时意识丧失从而失去痛觉的全身麻醉方法。

（二）静脉全身麻醉（intravenous general anesthesia）　静脉全身麻醉是指将单种或多种全麻药物注入静脉内，通过血液循环的作用达到抑制中枢神经系统功能，从而产生全身麻醉作用的方法。受到自身局限性的影响，此种麻醉方法也存在一定的限制。但随着新型静脉麻醉的不断改进，静脉全身麻醉方法也得到了极大的改善和发展。

（三）复合麻醉（compound anesthesia）　复合麻醉是指同时或者先后使用几种不同的麻醉药物来达到一种全身麻醉的状态。此种麻醉强调联合用药，它不仅可以最大限度地体现药物的药理作用，还可以减少药物用量及副作用。

二、局部麻醉

局部麻醉简称局麻（local anesthesia），是指在患者意识清醒的情况下，将药物应用于身体的局部从而阻断机体的神经传导功能，使人体的某一部位暂时失去感觉，从而实现麻醉效果。此类麻醉方法简便易行，具有完全可逆性，对人体组织不产生损害。

（一）表面麻醉（topical anesthesia）　表面麻醉是将渗透力强的局麻药用于黏膜表面，使其透过黏膜从而阻滞位于黏膜下较浅表的神经末梢，使黏膜产生麻醉现象的麻醉方法。

（二）局部浸润麻醉（local infiltration anesthesia）　局部浸润麻醉是指将局麻药注入手

术区的组织内,通过分层阻滞神经末梢从而达到麻醉效果。

(三)神经阻滞麻醉(nerve block anesthesia) 神经阻滞麻醉是指将局麻药注入神经干(丛)周围,通过暂时阻断神经的传导功能,使机体神经所支配的区域产生麻醉作用从而达到治疗所需目的。

(四)静脉局部麻醉(intravenous local anesthesia) 静脉局部麻醉是指把止血带扎在肢体的近心端,在肢体远心端静脉内注入局麻药,使止血带下方部位产生麻醉作用的方法。

三、椎管内麻醉

椎管内麻醉(spinal anesthesia)包括蛛网膜下腔麻醉(subarachnoid anesthesia)、硬脊膜外腔麻醉(epidural anesthesia)和骶管麻醉(sacral anesthesia),是将局部麻醉药物推注到椎管的蛛网膜下腔或硬膜外腔后受到阻滞,从而使感觉、运动和反射功能暂时丧失的麻醉效果。此种麻醉方法可以通过置管连续给药,有利于提高术后的镇痛效果。

第二节 麻醉护理注意事项

麻醉护理学在国际上至今已有 100 多年历史,随着麻醉学科领域不断发展,我国麻醉护士的培养也在专家的呼吁声中逐步开展,我国三级医院已经有专门麻醉护士队伍。21 世纪初期,我国麻醉护理专业有了第一批专科学生,此举促进了麻醉及护理事业的发展。随着临床麻醉工作量的增加及护理专科化的发展,麻醉护士近年来的工作也越来越细化,凸显了专业性。

一、麻醉前护理

(一)检查核对 核对患者姓名、住院号、血型及实施的手术名称等基本信息,评估皮肤情况,检查患者检验结果、是否去除假牙和金属物品等情况。

(二)正确评估患者健康情况 现根据美国麻醉医生协会(american society of anesthesiologists,ASA)颁布的全身健康体格检查状况分级法进行评估(表 2-1)。

1 级:体格健康,发育良好,各器官功能正常。

2 级:除外科疾病外,有轻度并存病,功能代偿健全。

3 级:并存病较严重,体力活动受限但尚能应付日常活动。

4 级:并存病严重,丧失日常活动能力,经常面临生命威胁。

5 级:无论手术与否,生命难以维持 24 小时的濒死患者。

6 级:确诊为脑死亡,其器官拟用于器官移植手术。

表 2-1 ASA 分级

分 级	标 准	死亡率(%)
Ⅰ	体格健康,发育良好,各器官功能正常	0.06～0.08
Ⅱ	除外科疾病外,有轻度并存病,功能代偿健全	0.27～0.40

分 级	标 准	死亡率(%)
Ⅲ	并存病较严重,体力活动受限但尚能应付日常活动	1.82～4.30
Ⅳ	并存病严重,丧失日常活动能力,经常面临生命威胁	7.80～23.0
Ⅴ	无论手术与否,生命难以维持24小时的濒死患者	9.40～50.7
Ⅵ	确证为脑死亡,其器官拟用于器官移植手术	无

注:如系急诊手术,在评定上述等级前标注"急"或"E"(emergency)。

(三)宣教麻醉建议禁食、禁饮时间　见表2-2。

表2-2　麻醉建议禁食、禁饮时间

食 物 种 类	最短禁食时间(小时)
轻饮料	2
母乳	4
婴儿配方奶粉	6
牛奶等液体乳制品	6
淀粉类固体食物	6
油炸、脂肪及肉类食物	可能需更长时间,一般≥8

(四)心理护理　采用客观或主观的方式跟患者沟通,收集患者的心理信息。对已患有精神类疾病、先天语言功能丧失或后天严重疾病导致患者语言功能丧失者,应通过患者亲属、患者信息卡或病例资料来获取最具有影响患者的典型的心理状态。

(五)评估耐受性　麻醉前应全面了解患者情况,充分评估患者的麻醉及手术耐受性,便于术中、术后采取有效措施,做到预防。

二、麻醉诱导室护理

(一)环境准备

(1)麻醉诱导室需要符合《综合医院建筑设计规范》GB51039-2014要求:温度应保持在22～24℃,相对湿度应保持在55%～65%。

(2)台、盘、车等物品表面用500 mg/L有效氯擦拭。

(二)仪器准备　检查各类仪器备用状态,并进行预调试,确保正常使用。

1. 心电监护仪的使用　目的:随时监测患者生命体征,观察病情变化,为制订治疗、护理方案提供客观资料。

(1)连接方法

1)接通电源,打开监护仪电源开关。

2）检查电极片有效期及外包装，打开外包装备用，并注明开包日期。

3）清洁放置电极片部位皮肤，将电极片按照正确的位置贴于患者相应部位。

4）连接电极片与心电监护仪导联线。

5）将监测血压袖带按照测量血压的要求正确系于患者上臂（勿与液体同侧）。

6）将无创血氧饱和度指夹夹在患者示指末端（勿与血压测量同侧）。

7）根据患者情况，选择心电监测导联，调节心电示波适宜波幅，打开各项检测项目报警开关，设定各检测项目报警限［各检测项目的上下限：心率 60～100 次/分，血压（90～140）/（60～90）mmHg，呼吸 12～20 次/分，血氧饱和度 95%～100%］。

8）选择血压检测方式（自动或手动），如选择自动，应设定测量间隔时间，为患者测量血压。

9）检查监护仪工作状态，观察患者各项检测指标并记录。

（2）注意事项

1）正确安放电极位置，必要时用酒精使皮肤脱脂（对酒精过敏者可用清水），减少皮肤电阻，电极应与皮肤密切接触，出汗时应擦干净。

2）由于手术时间过长，故患者应注意更换电极片，特别是老年患者，其皮肤易过敏且防御能力较差，应根据不同情况及时按需更换。揭除电极片时动作要轻柔，用湿纱布擦净表面皮屑及油脂，如需长期监护，应适当更换粘贴部位。较长的导联线要合理约束，防止压于身下或与皮肤摩擦。

3）监护仪报警时先查看报警原因，再有针对性地检查报警故障来源，处理相应的问题。

常见的误报警原因：① 由于各参数上下限调整不合适。上限设置过低，下限设置过高均可出现频繁报警。② 心肌梗死急性期及高血钾患者，由于感知线同时感知 R 波及 T 波而误报心率高一倍。③ 由于外界干扰或肌肉震颤，误报不规则心律。④ 安置起搏器者，由于感知线同时感知起搏信号及 R 波而误报起搏心率高一倍。⑤ 对电极片过敏者，由于人为刺激电极片周围，屏幕上出现形似心室颤动而误报。

（3）误报警处理

1）密切观察病情：根据患者病情适当调节上下限报警值。

2）报警值的设置：若为窦性心律，上下限一般设置为患者的所测心率±20%；如为室上性心动过速，室性心动过速患者，根据发作时心率的次数来设置心率的上限，由监护仪设置的>120 次/分调至>150 次/分；房室传导阻滞，病态窦房结综合征患者根据血流动力学改变下限调至 35～50 次/分；心房颤动患者上限调至 100 次/分以上，并将不规则心率、心律报警关掉，以免造成误报警及无效报警。

（4）排除血氧饱和度和监测干扰因素

1）密切观察患者病情。

2）使患者保持体位不动或将传感器移到活动较少的肢体，使传感器牢固，必要时更换传感器。

3）注意使患者保暖。

4）血氧饱和度监测时间过长可换另一手指测量。

5）尽量避免同侧手臂测血压。

2. 呼吸机的调节

（1）连接方法

1）连接电源、氧源、压缩空气源，打开呼吸机总开关，进行呼吸机自检评估。

2）检查螺纹管的有效期、包装有无破损。

3）打开螺纹管，将螺纹管两端分别与呼吸机的送气口和排气口连接。

4）将模肺与螺纹管"Y"形口连接，并观察呼吸机工作状态。

5）检查模肺气囊充气、放气情况，检查各管路（氧气管道、空气管道、螺纹管）连接是否有漏气。

6）根据医嘱选择通气模式（一般选择 SIMV 模式）。

7）确定机械通气的呼吸频率（f）、潮气量（TV）及吸入氧浓度（FiO_2）。

8）根据病情确定呼气末正压通气（PEEP）值。

9）设置呼吸机报警参数——每分通气量、呼吸频率、吸入氧浓度等。

10）取下模肺，将螺纹管末端与患者气管导管紧密连接。

11）观察患者胸廓起伏，听诊双肺呼吸音，观察患者生命体征。

12）再次检查各管道、套囊有无漏气，设置参数是否正确。

13）整理用物，洗手，正确填写恢复室记录单。

（2）参数调节与设置

1）通气模式：间歇正压通气（IPPV）、同步间歇指令通气（SIMV）。

2）吸入氧浓度：一般设置为 40%～100%。

3）呼吸频率：一般设置为 12～20 次/分。

4）潮气量：成人 8～12 mL/kg；小儿 5～8 mL/kg。

5）吸呼比（1：E）：一般为 1：（1.5～2）。成人 1：2；儿童 1：1.5。

6）了解呼吸灵敏度。

7）呼气末正压通气（PEEP）：0～40 cmH_2O，当高浓度吸氧下 PaO_2 仍小于 60 mmHg 时应加用 PEEP，并将 FiO_2 调于 0.5 以下（麻醉机）。PEEP 的调节原则为从小渐增，以达到最好的气体交换和最小的循环影响为止。

（3）常见问题及处理

1）呼吸机运转突然停止

原因：停电、保险丝烧断主机停止工作、电源插头脱落等。

处理：更换呼吸机，接好呼吸管路，维持适当氧气压力。

2）呼吸机压力高限报警

原因：痰堵、气道痉挛、气管导管位置不当、躁动或屏气、咳嗽、呼吸机管道受压或扭曲、气道压力高限设置过低。

处理：及时彻底吸痰，应用解痉平喘药，解除管路打折受压，恢复导管正确位置。适当应用镇静剂，正确设置压力高限。

3）呼吸机气源报警

原因：空气、氧气压力不足，接口不紧或脱开，管道打折受压，配件进水或失灵。

处理：检查气源压力，接紧各管路接口，避免管道打折，更换配件。

4）每分通气量低限报警

原因：管路衔接不良或破损、气囊漏气或注气不足、湿化器密封不严、潮气量低限设置过高、反复高限报警。

处理：有破损及时更换，气囊重新充气，必要时更换导管，衔接好呼吸机管路，盖紧湿化器盖，解除呼吸机管道受压或扭曲，及时吸痰，保持呼吸道通畅，正确设置报警限。

5）每分通气量高限报警

原因：病情所致呼吸急促、潮气量设置过高、吸气次数设置过高、潮气量高限设置过低等。

处理：观察临床症状，解除呼吸急促原因，正确设置呼吸机各参数。

6）气道压力高限报警

原因：痰液黏稠或痰痂堵管、人工气道或呼吸机管路扭曲、受压，患者咳嗽、喘憋、屏气，气道压力高限报警设置过低等。

处理：对症处理，及时为患者清除分泌物，解除管路扭曲及压迫，重设报警限值。

7）每分通气量低限报警

原因：呼吸管路脱开、衔接不严密、管道破损、气管导管气囊漏气、患者连续咳嗽、通气量低限报警设置过高等。

处理：认真检查各管道接口，迅速连接好脱接的管道。对躁动不安，意识不清者应加强护理，妥善固定好呼吸机管道，必要时给予约束带约束患者。同时重设报警限值。

（三）转运交接

1. **通知转运患者** 为全流程的闭合管理，由手术间巡回护士发出迎接患者的第一指令，负责转运人员在核对信息无误后通知相关手术科室，携带手术间号码牌、手术转运床一同去病房迎接患者。

2. **转运前预评估** 和病房护士共同核对患者身份信息，评估患者生命体征、各管路在位通畅等情况，必要时使用移动监护仪密切监测病情。注意转运时患者摆放合适体位，尤其是有脑脊液漏、骨折的患者。

（四）患者入室后护理

1. **术前准备** 严格执行《手术室安全核查制度》，使用双向身份识别方法，确认患者身份信息。根据手术病历医嘱、手术通知单核对手术部位及检查手术部位标记等。询问患者禁食、禁饮及术前用药情况，麻醉前各项检查是否齐全，特殊物品是否携带，同时做好心理安慰以缓解患者的紧张情绪。

2. **建立静脉通路**

（1）选择静脉：根据手术部位选择合适的静脉穿刺部位（表2-3），确保液体通畅。选择静脉的原则：

1）根据患者的年龄、神志、体位、病情、病程长短、溶液种类、输液量、输液时间、静脉情况来选择静脉。如婴儿多采用头皮静脉，易固定；成人多选用手背静脉、前臂头静脉、贵要静脉或肘正中静脉；急需输液时多采用肘部静脉。

2）对于长时间需输液的患者，应做到有计划地使用静脉，先从四肢远心端静脉开始使用，逐渐向近心端移动，尽量使用静脉留置针。

3）有周围循环衰竭、四肢静脉不易穿刺者，采用颈外静脉、锁骨下静脉、大隐静脉等留置插管。

表 2 - 3　不同手术部位选择的肢体静脉位置

穿刺肢体	手术部位	穿刺肢体	手术部位
左上肢	普外科(胃、肠、胰腺)	双下肢均可	普外科(甲、乳)
	妇产科		五官科
双上肢均可	骨科(腰椎、胸椎)		骨科(颈椎、胸椎)
	关节(膝、髋)		关节(肩)
	血管外科		眼科
	胸科		脑外科
	所有下肢手术		口腔科

(2) 静脉穿刺置管术的危害性及预防措施

1) 危害性：① 穿透静脉造成出血,由于静脉血管的孔比较大,所以出血量就会比较多,渗出到皮下组织,就会形成血肿,导致皮下瘀血,需要长时间吸收才能消失。② 静脉导管在血管内长期留置,导致人体凝血系统的激活,有可能形成静脉血栓,导致肢体肿胀疼痛。③ 细菌容易在静脉导管积聚繁殖,导致患者感染发热。

2) 预防措施：① 必须严格无菌操作,以防感染。② 倘若无回血就证明穿刺部位不准确,要立刻拔出,按压穿刺点 3～5 分钟。③ 最好避免反复穿刺,如果穿刺 2 次都未成功应该停止。④ 拔除后妥善压迫止血,防止局部血栓形成。

3. 观察生命体征　连接监护,观察并记录生命体征。

4. 麻醉前准备

(1) 评估患者气道情况,备齐插管用物(喉镜、气管导管、人工鼻、牙垫、注射器、胶布、听诊器等)。

(2) 协助麻醉医师插管。气管导管的应用及注意事项：

1) 气管内插管的方法：经口气管内插管术时：① 预充氧去氮：患者插管前以面罩吸纯氧至少 3 分钟,以排出患者体内的氮气,增加肺内的氧气储备,延长插管的安全时限。② 插管的体位：自患者的口腔至气管之间可以人为地划出三条解剖轴线：口轴线为口腔至咽后壁的轴线(OA),咽轴线为咽后壁至喉头的轴线(PA),喉轴线为喉腔至气管上段的轴线(LA)。患者仰卧时,这三轴线彼此相交成角,并不处于一条支线。如果在患者枕下垫一薄枕,使患者的头部垫高约 10 cm,并头后仰("嗅花位"),可以使患者咽、口、喉三轴线接近重叠,插管路径接近为一条直线,利于显露声门。

2) 插管操作方法：操作者左手持喉镜柄,右手提颏张口并拨开上下唇。从患者右侧口角置入喉镜片沿患者的舌背面向下滑行,在将喉镜片逐渐移至口正中部的同时,将舌体略压向左侧。显露悬雍垂后,继续沿舌背部的曲线轻柔地将喉镜片向下滑入,直至看见会厌软骨。使用弯喉镜片时,在明视下将喉镜片的前端伸入舌根与会厌软骨根部之间的会厌谷,再向上、略向前方上提喉镜，使会厌向上翘起紧贴喉镜片，以显露声门。如果使用直喉镜片（如Miller 喉镜）时，在暴露会厌软骨后将镜片置于会厌软骨的喉面，直接向前上方挑起会厌，即可显露声门。

3）气管导管位置的判定：理想的导管位置其前端应位于气管的中段，气管隆突上 3～7 cm。确认气管导管位置的常用方法包括：① 将气管导管与 CO_2 探测器或呼气末 CO_2 监测相连，行数次人工通气，以检测气道内出现的 CO_2；出现正常的 $PetCO_2$ 波形是气管导管位于气管内的可靠指标。② 以听诊器依次置于患者两侧的胸前区及腋中线，听诊并观察正压通气时双肺的呼吸音和胸廓起伏幅度是否一致。插管后若患者一侧肺呼吸音消失，提示导管可能过深而进入了另一侧主支气管，需要缓慢地退管，直到双肺呼吸音对称。③ 若条件允许，可以应用纤维支气管镜来判断气管导管的位置。要确保导管上的标志线前端位于气管中部，而没有进入一侧支气管。但该方法并不能可靠地判断导管是否位于气管内。

4）气管导管的固定：最好采用专用的导管固定器来固定导管；也可采用胶带或气管导管固定带固定导管。注意事项：① 插管时患者应处于适当的麻醉深度，以使咬肌松弛、张口满意，并抑制咽喉反射。② 暴露过程中如发现咽喉反射活跃，应暂停插管，在辅助通气下适当加深麻醉。③ 喉镜的着力点应始终位于喉镜片的顶端，并采用上提喉镜的手法，严禁将上门齿作为支点，以防损伤牙齿。④ 导管插入声门时必须动作轻柔，避免使用暴力。

（3）经鼻气管内插管术

1）适应证：与经口气管内插管相似，尤其适于一些不适合经口气管内插管的特殊患者选用，如颈椎不稳、下颌骨骨折、口咽部感染、需较长时间带管者等。

2）禁忌证：此操作的创伤程度高于经口气管内插管。主要禁忌用于凝血功能障碍、面部中段创伤、颅底骨折以及可能有颅内压升高等患者。

3）操作要点：经鼻气管内插管包括经鼻明视法和盲探法两种。① 经鼻明视气管内插管：喉镜的操作要领与经口气管内插管相似。选择通气较好的一侧鼻孔插管。气管导管应用生理盐水棉签清洗鼻腔内的分泌物，使用医用润滑剂充分润滑，鼻腔内施行表面麻醉，并滴入数滴 3％麻黄碱以使鼻腔黏膜血管收缩，减少出血风险。置管时注意气管导管应与面部垂直置入鼻孔，沿下鼻道插管，以免出现损伤和难以控制的出血。导管难以进入声门时，可采用插管钳辅助置管。② 经鼻盲探气管内插管术：是在保留患者自主呼吸下，导管置入鼻腔后，通过患者呼吸气流的导引而盲探置管的一种方法，既往多用于喉镜暴露困难或不适于喉镜暴露而需气管内插管的患者。该方法要求操作者具备丰富的插管经验，成功率也难以保障，并不适合初学者使用。近年来，随着纤维支气管镜等辅助插管技术日益成熟和推广，该方法在临床上的使用日渐减少。

4）常见并发症及处理：① 气管内插管所引起的创伤：气管内插管可能造成口唇、舌、牙齿咽喉或气管黏膜的损伤，偶可引起环杓关节脱位或声带损伤。只要细心操作避免暴力，一般不会发生或症状轻微。② 气管导管不畅：气管导管扭曲、导管气囊充气过多阻塞导管开口、俯卧位时头部扭曲、头过度后仰等体位使导管前端斜开口处贴向气管壁，以及导管衔接处内径过细等多种原因，均可能导致气道不同程度的阻塞。此时应根据原因做好预防。一旦发生，经处理仍不能解除时，可用纤维支气管镜检查以明确原因并给予相应处理，或立即更换气管内导管。③ 痰液过多或痰痂：痰液过多或痰痂阻塞气管导管常见于小儿或长时间留置导管的患者。对于长时间留置导管的患者要定期吸痰，并且进行气道湿化，以防痰痂形成。在充气套囊上方的气管与导管之间的缝隙内可存留较多的分泌物或痰液，一旦套囊放气，即可能流入气道内引起气道梗阻，所以要定期清理干净。④ 气管导管插入过深阻塞一侧支气管：气管导管插入过深容易误入一侧支气管而使另一侧支气管无通气，特别是在插管后头部位置变动，以及腹腔镜气腹手术引起膈肌和气管上抬时易发生。最好的诊断方法是听诊两肺呼吸音和观察两侧胸部呼吸幅度。一旦发生应及时调整好气管导管的位置。⑤ 麻醉机或呼吸机故障：麻醉机或呼吸机活瓣失灵、管道脱落、呼吸机湿化水在管道内凝结过多阻塞气道以及其他机械因素均可引起气道阻塞。及时发现并处理非常重要，必要时更换麻醉机或呼吸机。

（4）遵医嘱用药：所有药品须按照医嘱执行，主要介绍麻醉诱导期常规用药及不良反应。

1）吸入性麻醉药

• 氧化亚氮：常与其他全麻药复合应用于麻醉维持，常用吸入浓度为 50%～70%。但必须维持吸入氧浓度（FiO_2）高于 30%，以免发生低氧血症。在 N_2O 麻醉恢复期有发生弥散性缺氧的可能，停止吸 N_2O 后应吸纯氧 5～10 分钟。N_2O 可使体内封闭腔（如中耳、肠腔等）内压升高，因此，气胸、肠梗阻、体外循环以及胸腔镜、腹腔镜等手术不宜应用。

• 恩氟烷：常用于麻醉的维持，维持期的吸入浓度为 0.5%～2%。恩氟烷可使眼内压降低，对眼内手术有利。因深麻醉时脑电图显示癫痫样发作，临床表现为面部及肌肉抽搐，因此有癫痫病史者慎用。

• 异氟烷：常用于麻醉的维持。吸入浓度为 0.5%～2% 时，可保持循环功能稳定；停药后苏醒较快，10～15 分钟。因其对心肌收缩力抑制轻微，而对外周血管扩张明显，因而可用于控制性降压。

• 七氟烷：可用于麻醉诱导和维持。用面罩诱导时，呛咳和屏气的发生率很低。维持麻醉浓度为 1.5%～2.5% 时，循环稳定。麻醉后清醒迅速，清醒时间在成人平均为 10 分钟，小儿为 8.6 分钟，苏醒过程平稳，恶心和呕吐的发生率低，但术后恶心呕吐高危人群仍应采用预防措施。七氟烷在钠石灰中，尤其在干燥和温度升高时，可分解形成在实验动物中具有肾毒性的复合物 A，但在人类身上未引起有临床意义的肾毒性。

• 地氟烷：由于对呼吸道有刺激作用，一般不用于全麻诱导，主要用于麻醉维持，苏醒速度快、质量高。可单独或与 N_2O 合用维持麻醉，麻醉深度可控性强，肌松药用量减少。因对循环功能的影响较小，对心脏手术或心脏病患者行非心脏手术的麻醉或可更为有利。因其苏醒迅速，也适用于门诊手术患者的麻醉，而且恶心和呕吐的发生率明显低于其他吸入麻醉药。但需要特殊的蒸发器。

2）静脉麻醉药

• 氯胺酮：有兴奋交感神经作用，使心率增快、眼内压增高、血压及肺动脉压升高；而对低血容量休克及交感神经呈高度兴奋者，氯胺酮可呈现心肌抑制作用。对呼吸的影响较轻，但用量过大或注射速度过快，或与其他麻醉性镇痛药配伍用时，可引起显著的呼吸抑制，甚至呼吸暂停。副作用：可引起一过性呼吸暂停；幻觉、噩梦及精神症状；眼内压和颅内压升高。

• 依托咪酯：可降低脑血流量、颅内压及脑代谢率。对心率、血压及心排出量的影响均很小；不增加心肌耗氧量，并有轻度冠状动脉扩张作用。副作用：注射后常发生肌阵挛；对静脉有刺激性；术后易发生恶心、呕吐；长时间应用后可能抑制肾上腺皮质功能。

• 丙泊酚：对心血管系统有明显的抑制作用。可降低脑血流量、颅内压和脑代谢率。抑制程度比等效剂量的硫喷妥钠为重。主要表现为对心肌的直接抑制作用及血管舒张作用,结果导致明显的血压下降、心率减慢、外周阻力和心排出量降低。副作用:对静脉有刺激作用,对呼吸有抑制作用,必要时行人工辅助呼吸。

3) 常用肌松药

- 琥珀胆碱:副作用:有引起心动过缓及心律失常的可能;广泛骨骼肌去极化过程中可引起血清钾升高;肌强直收缩时可引起眼内压、颅内压及胃内压升高;有的患者术后主诉肌痛。
- 维库溴铵:在严重肝肾功能障碍者,作用时效可延长,并可发生蓄积作用。
- 罗库溴铵:肌松作用较弱,无组胺释放作用;有轻微的抗迷走神经作用,但临床剂量对循环无明显影响。主要从胆汁排泄,肝功能衰竭可延长其作用时间。
- 顺式阿曲库铵:最大特点是其代谢途径为霍夫曼降解。不受肝功能障碍的影响。

4) 应用肌松药的注意事项:① 应建立人工气道(如气管内插管),并施行辅助或控制呼吸。② 肌松药无镇静、镇痛作用,不能单独应用,应在全麻药作用下应用。③ 应用琥珀胆碱后可引起短暂的血清钾升高,眼内压和颅内压升高;因此,严重创伤、烧伤、截瘫、青光眼、颅内压升高者禁忌使用。④ 低体温可延长肌松药的作用时间;吸入麻醉药、某些抗生素(如链霉素、庆大霉素、多黏菌素)及硫酸镁等,可增强非去极化肌松药的作用。⑤ 合并有神经-肌肉接头疾病的患者,如重症肌无力等,对非去极化肌松药敏感。⑥ 有的肌松药有组胺释放作用,有哮喘病史及过敏体质者慎用。⑦ 诱导期监护注意观察,如有异常情况及时汇报麻醉医师。⑧ 严格执行无菌操作,麻醉所需用物均为一次性使用,严格执行一人一用一丢弃。

三、麻醉恢复室护理

(1) 麻醉恢复室需要符合《综合医院建筑设计规范》GB51039 - 2014 要求:温度应保持在 22～24℃,相对湿度应保持在 55%～65%。

(2) 检查各类仪器设备,并进行预调试,确保正常使用。

(3) 患者入室后连接监护仪、呼吸机或吸氧装置,记录入室状态并采集测量生命体征。

(4) 告知患者不能随意翻动,固定转运床,围起护栏。对于不能配合的患者,重点观察,提前做好制动,必要时使用约束带,防止意外发生。

(5) 随时观察各类导管的放置情况,确保在位通畅,有特殊情况应立即联系麻醉医师或手术医师及时处理。

(6) 密切监测生命体征,Steward 苏醒评分总分 6 分,评分需达到 4 分,方可出室。出室标准见表 2 - 4。

表 2 - 4　Steward 苏醒评分表

患 者 状 况	分　值
1. 清醒程度	
完全清醒	2
对刺激有反应	1
对刺激无反应	0

续　表

患 者 状 况	分　值
2. 呼吸通畅程度	
可按医师吩咐咳嗽	2
可自主维持呼吸道通畅	1
呼吸道需给予支持	0
3. 肢体活动程度	
肢体能做有意识的活动	2
肢体无意识活动	1
肢体无活动	0

（7）出室指征：① 患者容易唤醒，辨向力恢复。② 体温正常。③ 血液动力稳定。④ 呼吸道通畅，保护性反射恢复，通气功能正常，呼吸空气时 SpO_2 在正常范围内。⑤ 全麻患者肌松作用消失，肌张力正常。⑥ 静脉通道顺畅。⑦ 无明显疼痛和恶心不适。

（8）常见并发症护理注意事项

1）呼吸系统并发症

• 呼吸道梗阻：舌后坠：由于个体差异及手术、麻醉因素影响，药物残留于体内，患者发生下颌骨及舌部肌肉松弛，所以应首先评估患者舌后坠风险，一旦发生应持续吸氧，病情允许的情况下抬高床头，使患者头部后仰，托起下颌，使用口咽通气道（鼻咽通气道）改善缺氧情况，必要时辅助呼吸；喉痉挛：术后患者拔管或其他刺激喉部的操作易引发喉部痉挛且既往有呼吸道疾病的患者更易发生，术前仔细询问病史极为重要，轻度痉挛解除刺激即可缓解，重度则面罩给氧，必要时重新插管；反流与误吸：全麻期间的麻醉药物可使贲门括约肌松弛，导致胃内容物反流，对于发生呕吐患者应头偏一侧，迅速吸净口腔、气管分泌物，遵医嘱应用止吐药。

• 低氧血症：指吸空气情况下 $SpO_2 \leqslant 90\%$，持续 15 秒以上，$SpO_2 \leqslant 85\%$ 为严重低氧血症。对于此类患者清醒者应加大氧浓度，气管插管患者应调节呼吸机氧浓度，调整导管位置。

• 高碳酸血症：主要由于体内 CO_2 蓄积。主要处理方法为保持呼吸道通畅，遵医嘱使用拮抗剂。

• 呼吸遗忘：主要由于使用阿片类药物过量，也是麻醉药的不良反应。如呼吸遗忘导致低氧血症应适当给予拮抗药物。

2）循环系统并发症

• 高血压：及时报备麻醉医师并分析原因，遵医嘱使用降压药，严密监测血压变化，增加测量次数，密切观察引流量，防止渗血、出血增多，防止患者脑出血。

• 低血压：及时报备麻醉医师并分析原因，血容量不足、体液丢失过多、体内循环阻力下降都有可能导致低血压。备好稀释的麻黄碱、去氧肾上腺素、多巴胺等药物。

- **心律失常**：患者苏醒期间随着血压波动心率也会发生改变，甚至出现失常。护理人员应严密监护心电图变化，结合患者感受做出反应，及时发现并报备麻醉医师，避免不良事件的发生。

3）**低体温护理**：核心体温是指机体深部重要脏器的温度，低于 36℃ 则发生低体温。患者术后低体温一般与麻醉和手术相关，可导致麻醉期间药物的作用时间延长，麻醉后苏醒延迟，围手术期并发症的发生率增加，如心血管事件、手术部位感染等。其护理措施为：① 设定适宜的环境温度，应维持在 21～25℃，可根据手术不同时段及时调节手术间温度。② 注意皮肤表面覆盖，尽可能减少暴露。③ 使用加温设备，可采用暖风机、升温毯等。④ 高危患者（婴儿、新生儿、严重创伤、大面积烧伤患者等）除采取上述保温措施外还需要额外预防措施防止计划外低体温，如：手术开始前适当调高室温，可以通过液体加温和暖风机来提高身体的温度，营造温暖的环境升高体温，减少寒战的时间。

（张莉　程香美）

［1］李文志，姚尚龙. 麻醉学［M］. 4 版. 北京：人民卫生出版社，2018.
［2］马涛洪，韩文军. 麻醉护理工作手册［M］. 北京：人民卫生出版社，2017.
［3］郭莉，徐梅. 手术室专科护理［M］. 北京：人民卫生出版社，2018.
［4］邓曼丽，何丽. 麻醉恢复室规范化护理工作手册［M］. 北京：科学出版社，2017.
［5］郭莉. 手术室护理实践指南［M］. 北京：人民卫生出版社，2020.

第三章
常见手术体位安置

第一节 常见手术体位安置原则

一、概述

任何一台成功的手术都离不开显露清晰的术野,清晰术野的显露不仅取决于麻醉效果,还取决于正确合适的手术体位。在安置手术体位时要多方面考虑,既要达到满足手术的需要,又要达到满足麻醉的需要,还要达到满足患者舒适安全的需要以及方便术中观察、护理的需要。如何正确安置手术体位也是手术室护士诸多专业技能之中最基础的技能之一。正确的手术体位不但可以获得良好的术野,尤其是深部手术,还可以有效地防止气道压迫、肺不张、神经以及肢体受压等意外伤害的发生,也可以有效地缩短手术时间。反之则可能造成术野暴露不充分,从而造成手术操作困难、压迫气道、骨筋膜室综合征、甲状腺手术体位综合征、神经及肢体坏死等严重的不良后果,从而为患者带来巨大的伤害。

(一)手术体位的定义 安置手术体位是根据手术部位及手术方式决定的,包括患者体位的安置、体位垫(架)的正确使用以及手术床的使用。

(二)手术体位安置的适用范围 适用于手术室、心导管室、内镜室、介入室及其他实施有创治疗的部门。

(三)安置手术体位的目的

(1)确保患者术中舒适及安全。

(2)尊重患者,保护患者隐私。

(3)充分暴露手术野,便于外科医师手术操作。

(4)便于麻醉医师观察患者以及术中加药。

(5)便于巡回护士术中观察患者。

(6)保证输液在位通畅。

(四)手术体位安置的原则 在减少对患者生理功能影响的前提下,充分暴露手术野,保护患者隐私。

(1)保持人体正常的生理弯曲及生理轴线,维持各肢体、关节的生理功能体位,防止过度牵拉、扭曲及神经血管损伤。

(2)保持患者呼吸通畅、循环稳定。

（3）注意分散压力，防止局部长时间受压，保护患者皮肤完整性。

（4）正确约束患者，松紧度适宜（以能容纳 1 指为宜），维持体位稳定，防止术中移位、坠床。

（五）手术体位安置的标准

1. 确保患者的舒适度 手术床铺单要平整、干燥、柔软，在满足手术需求的前提下确保患者的舒适。

2. 保证患者身体各功能 安置手术体位时应充分保证患者的身体机能，不影响患者的呼吸、循环，不压迫外周神经，皮肤压力最小化，无骨骼肌肉的过度牵拉等，以保证患者的生命安全。

3. 保证体位安全 安置手术体位时要保持各肢体处于功能位，四肢不可过分牵引外展，上肢外展不可超过 90°，同时还要注意眼睛及耳朵的保护，安置体位时要防压、防药物与消毒液等流入、防眼裂持续不闭合导致角膜溃疡耳道损伤等，骨隆突处、大血管、各神经无挤压，身体各部位不接触金属，确保术中电外科安全。

4. 妥善固定 在确保患者手术体位舒适、安全的前提下，用相应的约束带及固定挡板将患者妥善固定，松紧以 1 指为宜，防止在手术过程中因体位不稳而造成移位，从而影响手术的顺利进行、压力性损伤、坠床等意外事件的发生。

5. 充分暴露术野 在安置手术体位时，应考虑手术部位及患者的体型，以便充分显露手术野，使术者视野清晰、方便操作，同时要注意避免过多或不必要的暴露。

6. 熟练操作 巡回护士应熟练掌握各体位安置的原则及方法，正确指导手术体位的安置

7. 认真查对手术部位 在安置手术体位时应做到"三查"，即安置体位前与手术医师查对手术部位，手术开始时与手术医师再次查对手术部位是否正确，术后仔细查看、认真交接班并妥善记录。

8. 物品管理 在安置手术体位前应根据手术部位、手术方式、患者性别、体型等，备齐所需体位设备及用品，在使用时不可裸露直接与患者皮肤接触，在术后及时清洗、消毒、妥善放置，避免引起交叉感染。

二、相关名词术语

（一）标准手术体位（standardized patient position） 是由手术医师、麻醉医师、手术室护士共同确认和执行，根据生理学和解剖学知识，选择正确的体位设备和用品，充分显露手术野，确保患者安全与舒适。标准手术体位包括：仰卧位、侧卧位、俯卧位，其他手术体位都在标准体位基础上演变而来。

（二）体位设备与用品（positioning equipment） 用于患者体位和（或）最大限度暴露手术野的用物，包括体位设备和体位用品。

1. 手术床（procedure bed） 是一种在手术室或操作室内使用的、带有相关附属配件、可以根据手术需要调节患者体位，以适应各种手术操作的床。

2. 手术床配件（procedure bed accessories） 包括各种固定设备、支撑设备及安全带等，如托手板、腿架、各式固定挡板、肩托、头托以及上下肢约束带等。

3. 体位垫（positioning pad） 是用于保护压力点的一系列不同尺寸、外形的衬垫，如头

枕、膝枕、肩垫、胸垫、足跟垫等。

（三）骨筋膜室综合征（osteofascial compartment syndrome） 因动脉受压,继而血供进行性减少而导致的一种病理状态。临床表现为肿胀、运动受限、血管损伤和严重疼痛、感觉丧失。

（四）仰卧位低血压综合征（supine hypotension syndrome） 是由于妊娠晚期孕妇在仰卧时,增大的子宫压迫下腔静脉及腹主动脉,下腔静脉受压后导致全身静脉血回流不畅,回心血量减少,心排血量也就随之减少,而出现头晕、恶心、呕吐、胸闷、面色苍白、出冷汗、心跳加快及不同程度血压下降,当改变卧姿（左侧卧位）时,患者腹腔大血管受压减轻,回心血量增加,上述症状即减轻或消失的一组综合症状。

（五）甲状腺手术体位综合征（position of thyroid operation syndrome） 在颈部极度后仰的情况下,使椎间孔周围韧带变形、内凸而压迫颈神经根及椎动脉,而引起的一系列临床症状:表现为术中不适、烦躁不安,甚至呼吸困难,术后头痛、头晕、恶心、呕吐等症状。

三、手术体位安置的常见问题及并发症

1. 对呼吸功能的影响　呼吸障碍或窒息,在安置体位时由于机械性因素或生理性因素,使胸廓或膈肌运动受限、肺循环受限,引起肺通气不足而影响呼吸运动。

2. 对循环系统的影响　麻醉后患者循环系统代偿能力下降、血管扩张,在安置体位时骤然改变体位或肢体长时间处于被动状态使循环不稳,从而引起急性心力衰竭、肺水肿、肢体肿胀以及下肢静脉血栓形成等循环系统功能障碍。

3. 对周围神经的损伤　由于患者实施麻醉后运动感觉消失、肌肉松弛、保护性反射消失等,在安置体位时对神经过度牵拉或压迫,超过其所能承受的生理极限,造成神经的损伤,尤其是表浅的周围神经,如臂丛神经、尺神经、腓总神经等。

4. 压力性损伤　体位摆放不当是术中压力性损伤的重要因素之一,在麻醉状态下,患者感知力下降或消失,身体某部位长时间处于受压状态,血液循环受影响,从而造成组织损伤,尤其是骨隆突处,如枕部、额部、肘部、肩胛部、骶尾部、足跟部等。

5. 灾难性的意外伤害　在安置体位时,体位设备及用品长时间压迫眼眶、女性乳房、男性会阴部等,从而造成术后失明、乳房及会阴部坏死等不可逆的灾难性损伤。

四、手术体位安置的注意事项

（1）严格执行手术查对制度,确认手术部位,尤其对称器官。

（2）确保所有管路在位通畅,防止安置体位时管路脱出。

（3）安置体位时要听从巡回护士指挥,同步执行,尤其俯卧位轴线翻身时。

（4）严格执行体位安置标准,安置后按标准检查体位。

（5）根据手术部位、手术方式、麻醉要求、患者体型等选择合适的体位设备及用品,防止用物不当或不足而造成体位并发症。

（6）在满足手术部位消毒铺单的前提下,尽量减少患者身体部位的裸露,尤其是隐私部位。

（7）手术过程中保持手术床单、体位垫的整洁干燥,如有潮湿立即更换或加铺,确保电外科安全。

（8）术后与外科医师、麻醉医师共同检查患者皮肤完整性，查看有无破损、烧伤、压力性损伤等。

（9）体位设备及用品专人管理，专柜放置，定期监测避免交叉感染，定期更换。

五、常见手术体位

（一）仰卧位　主要包括标准仰卧位，头（颈）后仰仰卧位，头高脚低仰卧位，头低脚高仰卧位，人字分腿仰卧位。

（二）侧卧位　主要包括标准侧卧位，腰部手术侧卧位，45°侧卧位。

（三）俯卧位　主要包括标准俯卧位，膝胸卧位。

（四）截石位　主要指的是标准截石位。

六、常用体位设备及用品

包括头枕、面包枕、沙袋、长沙条、头圈、膝圈（脚圈）、气圈、海绵垫、U形垫、挡板等（图3-1）。

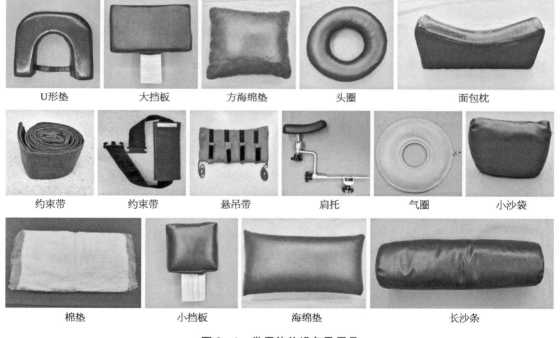

U形垫　　大挡板　　方海绵垫　　头圈　　面包枕

约束带　　约束带　　悬吊带　　肩托　　气圈　　小沙袋

棉垫　　小挡板　　海绵垫　　长沙条

图3-1　常用体位设备及用品

第二节　常见手术体位安置方法

正确的手术体位安置可以有效地暴露手术野，利于医师操作，节省手术时间，缩短患者的麻醉时间，如何快速正确地按标准安置手术体位是每一位手术室专科护士必须掌握的技能之一。以下以笔者单位为例，介绍常见手术体位的安置方法。

一、仰卧位

（一）标准仰卧位安置方法

1. 用物　头枕×1、气圈×1、膝枕×1、脚圈×2、搁手板×1、约束带×2、麻醉头架×1（图3-2）。

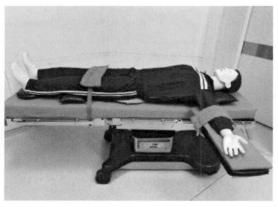

图3-2　标准仰卧位

2. 方法

（1）患者平卧于手术床上。

（2）头枕垫于枕颈部。

（3）气圈垫于骶尾部。

（4）膝枕垫于腘窝处。

（5）脚圈垫于足跟处。

（6）一侧上肢放于搁手板上并用约束带妥善固定。

（7）另一侧上肢自然放于身体一侧用中单包裹并固定。

（8）膝上5 cm处约束带固定。

（9）放置麻醉头架。

3. 注意事项

（1）放置头枕时注意头颈部不能悬空以及过度后仰,避免颈部过伸引起甲状腺手术体位综合征,使头和颈椎处于水平中立位置,防止颈椎过度扭曲,牵拉损伤臂丛神经。

（2）上肢外展不超过90°防止损伤臂丛神经,掌心向上,远端关节略高于近端关节有利于上肢肌肉韧带放松及静脉回流,固定时松紧1指为宜,预防骨筋膜室综合征。

（3）固定的上肢掌面贴于身体一侧。

（4）气圈放置时注意将充气阀门对向手术间房门,防止压力性损伤,同时方便交接班时检查。

（5）膝部固定时松紧1指为宜,避免腓总神经损伤。

（6）妊娠晚期孕妇在安置仰卧位时需适当左侧卧,以预防发生仰卧位低血压综合征。

（7）根据手术时间、术式、患者体型等在骨隆突处垫棉垫,以预防压力性损伤的发生。

（8）避免患者皮肤直接与金属物品接触,以保证术中电外科安全。

（9）避免患者皮肤直接与体位垫及手术床垫接触。

（10）安置体位时应保持患者头、颈、躯干处于同一水平功能位,防止身体扭曲。

（二）甲状腺手术体位安置方法

1. 用物　小沙袋×2、长肩垫×1、约束带×1（图3-3）。

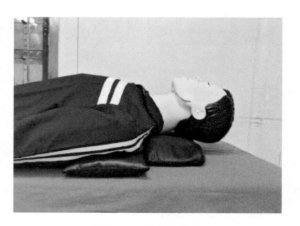

图3-3　甲状腺体位

2. 方法

（1）患者平卧于手术床上。

（2）长肩垫垫于肩部，上缘与肩平齐。

（3）小沙袋放于颈部两侧固定头部。

（4）双上肢自然平放于身体两侧并用中单固定。

（5）膝上 5 cm 处约束带固定。

3. 注意事项

（1）安置体位时以暴露术野为宜，避免颈部过伸引起甲状腺手术体位综合征。

（2）双上肢掌侧面贴于身体两侧。

（3）注意保护患者眼睛，防止消毒液溅入损伤角膜。

（4）如头端放置托盘，在升高手术床时注意观察面部有无触碰，防止压力性损伤，确保电外科安全。

（三）颈前路手术体位安置方法

1. 用物　小沙袋×2、面包枕×1、长肩垫×1、约束带×1、宽胶布×2、麻醉头架×1（图 3-4）。

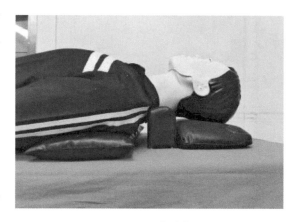

图 3-4　颈前路体位

2. 方法

（1）患者平卧于手术床上。

（2）长肩垫垫于肩部，上缘与肩平齐。

（3）面包枕垫于颈下。

（4）小沙袋放于头部两侧固定头部。

（5）宽胶布拉肩膀并固定。

（6）双上肢自然平放于身体两侧并用中单固定。

（7）膝上 5 cm 处约束带固定。

（8）放置麻醉头架。

3. 注意事项

（1）上颈椎前路手术体位关节在于抬高下颌（不等于颈椎过伸），必要时可行头低脚高位。

（2）下颈椎前路手术体位时要注意垫高上胸椎，有利于显露术野。

（3）行颈椎间盘置换或严重颈椎病者须自然后仰，不用肩垫。

（4）宽胶布固定时注意避开各导线防止压力性损伤，不要粘贴在手术床垫上以防损坏，术后移除宽胶布时注意保护患者皮肤，避免医用粘胶相关性皮肤损伤。

（5）注意保护患者眼睛，防止消毒液溅入损伤角膜。

（6）麻醉头架置于患者左侧，以便主刀术中操作。

（四）颈动脉内膜剥脱手术体位安置方法

1. 用物　小沙袋×2、头圈×1、长肩垫×1、约束带×1（图 3-5）。

2. 方法

（1）患者平卧于手术床上。

（2）长肩垫垫于肩部，上缘与肩平齐。

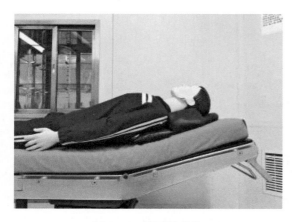

图 3 - 5　颈动脉体位

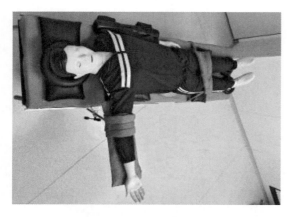

图 3 - 6　食管癌体位

（3）头圈垫于枕部，将头转向健侧。

（4）小沙袋放于头部两侧固定头部。

（5）上半身抬高 15°。

（6）双上肢自然平放于身体两侧并用中单固定。

（7）膝上 5 cm 处约束带固定。

3. 注意事项

（1）头偏向健侧时要评估患者颈椎情况，防止加重颈椎病。

（2）抬高上半身时防止患者滑落。

（3）注意保护患者眼睛，防止消毒液溅入损伤角膜。

（4）将术侧耳廓用医用胶布贴于面部遮盖外耳道，防止消毒液流入损伤外耳道，术后移除胶布时注意保护患者皮肤，避免医用粘胶相关性皮肤损伤。

（五）食管癌根治手术体位安置方法（麻花体位）

1. 用物　头枕×1、头圈×1、方海绵垫×1、大沙袋×1、长沙条×1、小挡板×2、气圈×1、膝枕×1、脚圈×2、可调节搁手板×1、约束带×2（图 3 - 6）。

2. 方法

（1）患者平卧于手术床上。

（2）长沙条放于身体左侧固定患者，上缘与肩平齐。

（3）2 个小挡板固定长沙条。

（4）将患者右半身抬高，大沙袋塞于患者右侧背部，下缘与剑突平行，方海绵垫放于沙袋上，使者右侧胸部抬高 45°。

（5）头枕及头圈垫于枕颈部。

（6）调节搁手板至适宜高度，将右手放于搁手板上并用约束带妥善固定。

（7）气圈垫于骶尾部。

（8）膝枕垫于腘窝处。

（9）脚圈垫于足跟处。

（10）膝上 5 cm 处约束带固定。

3. 注意事项

（1）左侧长沙条及挡板要紧贴患者，牢固固定，防止右胸抬高时患者坠床。

（2）右胸抬高后要保持头颈部处于水平功能位，防止颈部过伸引起甲状腺手术体位综合征。

（3）右上肢抬高要保持功能位，外展不超过 90°、不可背伸防止损伤臂丛神经，远端关节略高于近端关节有利于上肢肌肉韧带放松及静脉回流,掌心向上,固定时松紧1指为宜,预防骨筋膜室综合征,如上臂下方有悬空可适当垫棉垫。

（六）肝移植手术体位安置方法

1. 用物　头枕×1、头圈×1、大海绵垫×1、腰垫×1、气圈×1、膝枕×1、脚圈×2、搁手板×2、约束带×3、棉垫若干、麻醉头架×1（图3-7）。

2. 方法

（1）患者平卧于手术床上。

（2）双上肢外展放于搁手板上,适当抬高并用约束带妥善固定。

（3）将患者上半身抬高,海绵垫垫于背部,下缘与剑突平齐。

（4）头枕与头圈垫于头颈部。

（5）腰垫垫于腰下。

（6）气圈垫于骶尾部。

（7）膝枕垫于腘窝处。

（8）脚圈垫于足跟部。

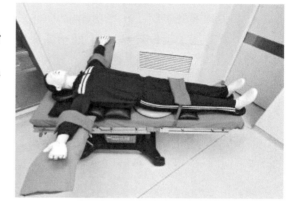

图3-7　肝移植体位

（9）调整两个搁手板位置,保持双上肢处于功能位。

（10）用棉垫包裹患者小腿及双足为患者保暖。

（11）膝上5cm处约束带固定。

（12）放置麻醉头架。

3. 注意事项

（1）双上肢抬高要保持功能位,外展不超过90°,不可背伸防止损伤臂丛神经,远端关节略高于近端关节有利于上肢肌肉韧带放松及静脉回流,掌心向上,固定时松紧1指为宜,预防骨筋膜室综合征,如上臂下方有悬空可适当垫棉垫。

（2）上半身抬高后要保持头颈部处于水平功能位,防止颈部过伸引起甲状腺手术体位综合征。

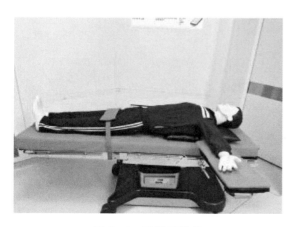

图3-8　乳腺癌体位

（3）包裹棉垫时胶布不能直接粘贴在患者皮肤上,防止医用粘胶相关皮肤损伤,同时要露出脚趾方便随时观察末梢血液循环。

（4）放置麻醉头架时要略微向头端倾斜,方便主刀术中操作以及麻醉医师术中观察。

（七）乳腺癌根治手术体位安置方法

1. 用物　头枕×1、方海绵垫×1、搁手板×1、约束带×1、麻醉头架×1（图3-8）。

2. 方法

（1）患者平卧于手术床上。

（2）患侧略微抬高,方海绵垫垫于患侧肩胛部。

（3）调节搁手板位置,保持患侧上肢处于功能位。

（4）健侧上肢自然平放于体侧并用中单固定。

（5）膝上5 cm处约束带固定。

（6）放置麻醉头架。

3. 注意事项

（1）放置海绵垫时要将患侧腋后线充分暴露。

（2）头颈部处于同一水平功能位,防止颈椎过度后或扭曲。

（3）调节搁手板位置,患侧上肢抬高要保持功能位,外展不超过90°、不可背伸防止损伤臂丛神经,远端关节略高于近端关节有利于上肢肌肉韧带放松及静脉回流,掌心向上妥善放置,不用固定。

（4）放置麻醉头架时要略微向头侧倾斜,方便主刀术中操作以及麻醉医师术中观察。

（八）肝癌切除手术体位安置方法

1. 用物　头枕×1、方海绵垫×1（右肝）、气圈×1、膝枕×1、脚圈×2、搁手板×1、悬吊带×1（右肝）、约束带×2、麻醉头架×1（图3-9、图3-10）。

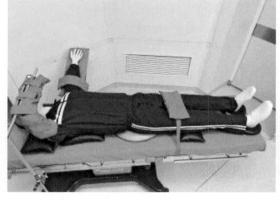 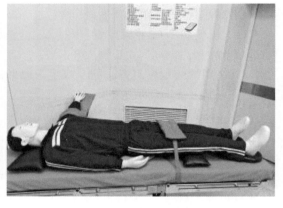

图3-9　肝切体位（右肝）　　　　图3-10　肝切体位（左肝）

2. 方法

（1）患者平卧于手术床上。

（2）头枕垫于枕颈部。

（3）左上肢外展放于搁手板上并用约束带妥善固定。

（4）（右肝）右侧略微抬高,方海绵垫垫于右侧背部,下缘与剑突平齐。

（5）右上肢 ① 左肝：自然平放于体侧并用中单固定,② 右肝：套悬吊带固定在头架上。

（6）气圈垫于骶尾部。

（7）膝枕垫于腘窝处。

（8）脚圈垫于足跟处。

（9）膝上5 cm处约束带固定。

（10）放置麻醉头架。

3. 注意事项

（1）右半肝手术时垫海绵垫并悬吊右手。

（2）右手悬吊时抬高不超过 90°防止损伤腋神经，不能与金属接触以保证电外科安全，露出手指方便随时观察末梢血液循环。

（3）头颈部处于同一水平功能位，防止颈椎过度后仰或扭曲。

（4）麻醉头架放置在右侧方便悬吊右手。

（九）脾切除手术体位安置方法

1. 用物　头枕×1、方海绵垫×1、气圈×1、膝枕×1、脚圈×2、搁手板×1、约束带×2、麻醉头架×1（图 3－11）。

2. 方法

（1）患者平卧于手术床上。

（2）头枕垫于枕颈部。

（3）方海绵垫垫于左侧背部，下缘与剑突平齐。

（4）左上肢外展放于搁手板上并用约束带妥善固定。

（5）右上肢自然平放于体侧并用中单固定。

（6）气圈垫于骶尾部。

（7）膝枕垫于腘窝处。

（8）脚圈垫于足跟处。

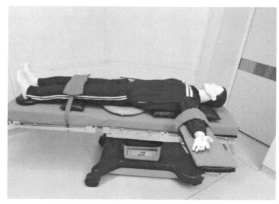

图 3－11　脾切体位

（9）膝上 5 cm 处约束带固定。

（10）放置麻醉头架。

3. 注意事项

（1）头颈部处于同一水平功能位，防止颈椎过度后仰或扭曲。

（2）放置海绵垫后注意调节搁手板位置，外展上肢不超过 90°、不可背伸防止损伤臂丛神经，远端关节略高于近端关节有利于上肢肌肉韧带放松及静脉回流，掌心向上，固定时松紧 1 指为宜，预防骨筋膜室综合征，如上臂下方有悬空可适当垫棉垫。

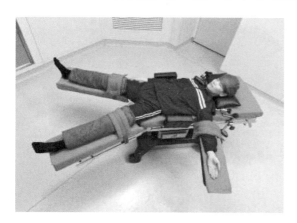

图 3－12　微创手术体位

（十）普外微创手术体位安置方法

1. 用物　头枕×1、肩托×2（头低脚高位）、脚托×2（头高脚低位）、大挡板×2、搁手板×1、约束带×3、棉纸若干、麻醉头架×1（图 3－12）。

2. 方法

（1）患者平卧于手术床上，骶尾部超出手术床背板与腿板折叠处约 5 cm。

（2）头枕垫于枕颈部。

（3）左上肢外展放于搁手板上并用约束带妥善固定。

（4）右上肢自然平放于体侧并用中单

固定。

(5) 肩托固定两肩部(头低脚高位)。

(6) 大挡板固定身体两侧。

(7) 脚托固定双足(头高脚低位)。

(8) 调节腿板使双下肢分开。

(9) 2 根约束带分别在双膝上 5 cm 处固定。

(10) 放置麻醉头架。

3. 注意事项

(1) 根据患者身高在麻醉前后使患者骶尾部略超出手术床背板与腿板折叠处。

(2) 根据手术方式、手术时间、患者体型,在骶尾部垫海绵垫,防止发生皮肤压力性损伤。

(3) 术前评估患者视力、眼压、心肺功能、双髋关节活动度和手术史。

(4) 手术床头高脚低不宜超过 30°,防止形成下肢深静脉血栓。

(5) 手术床头低脚高不宜超过 30°,防止眼部水肿、眼压过高、影响呼吸循环功能等。

(6) 肩托固定时距离颈侧 1 指为宜,防止损伤臂丛神经,在肩托与患者皮肤之间垫棉垫,防止发生皮肤压力性损伤。

(7) 脚托固定双足时距离足底 1 指为宜,在脚托与患者皮肤之间垫棉垫,防止发生皮肤压力性损伤。

(8) 防止腿板折叠处夹伤患者。

(9) 双膝关节处于功能位。

(10) 双下肢约束带固定时松紧 1 指为宜,防止损伤腓总神经。

(11) 双腿分开不超过 90°,以站 1 人为宜,防止过度牵拉会阴部组织。

(十一) 牵引床手术体位安置方法

1. 用物　牵引手术床、牵引架×1、头枕×1、搁手板×1、悬吊带×1、约束带×1、棉垫若干、麻醉头架×1(图 3 - 13)。

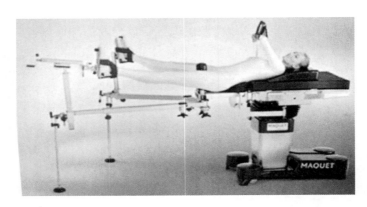

图 3 - 13　牵引床手术体位

2. 方法

(1) 患者平卧于牵引手术床上。

(2) 准备牵引架,将会阴支持柱、牵引轴及安装杆放置在患侧。

（3）抬高双腿,撤除牵引手术床腿板,使臀部与手术床背板下缘平齐。

（4）安装牵引架固定器。

（5）连接手术床与牵引架。

（6）根据患者下肢长度调节牵引杆长度并固定。

（7）会阴支持柱放置在患侧并抵挡会阴部。

（8）将健侧足部放置在外展架的牵引鞋中并8字固定。

（9）将患侧足部放置在牵引架的牵引鞋中并8字固定。

（10）调节手术床高度,放置牵引架支撑杆并妥善固定。

（11）头枕垫于枕颈部。

（12）健侧上肢外展放于搁手板上并用约束带妥善固定。

（13）放置麻醉头架。

（14）患侧上肢套悬吊带固定在麻醉头架上。

3. 注意事项

（1）术前检查牵引床各配件是否齐全,功能是否正常。

（2）固定后严格检查牵引床各关节固定是否牢固。

（3）患侧上肢抬高不超过90°,防止过度牵拉损伤腋神经,固定在头架上时避免接触金属,保证电外科安全,悬吊带包裹时注意露出手指以便术中观察末梢血液循环。

（4）患侧肩下垫海绵垫防止肩部悬空、肌肉牵扯而造成肩部不适和损伤。

（5）在摆放牵引体位前,会阴支持柱用棉垫包裹,以减轻牵拉后对会阴部的挤压,特别注意对男性患者会阴部的保护,患者如导尿,注意不要挤压导尿管。

（6）足部放在牵引鞋中要用棉垫包裹并保护,注意露出脚趾方便及时观察末梢血液循环;8字固定时松紧1指为宜,防止固定过紧影响血液循环。

（7）放置牵引架支撑架时注意方向,以免影响C臂机进出。

（8）术中使用C臂机透视时,确保在无菌的环境下进行透视操作。

（9）推C臂机时注意避免碰撞牵引架防止损坏。

（10）术中操作牵引床,应采用微调模式。

（十二）颅脑手术体位安置方法

1. 用物　脑外头架×1、气圈×1、膝枕×1、脚圈×2、约束带×1(图3-14)。

2. 方法

（1）患者平卧于手术床上,肩部与手术床背板上缘平齐。

（2）双上肢自然平放于身体两侧并用中单固定。

（3）气圈垫于骶尾部。

（4）膝枕垫于腘窝处。

（5）脚圈垫于足跟处。

（6）膝上5cm处固定约束带。

（7）麻醉医生固定头部,撤除手术床头板,安装脑外头架。

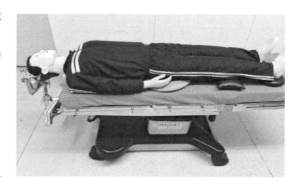

图3-14　颅脑平卧体位

（8）消毒后用脑外头钉三点式固定患者头部。

3. 注意事项

（1）术前检查脑外头架各部件是否齐全，各螺丝是否处于功能位。

（2）头部屈曲时注意下颌不要触碰胸骨，防止皮肤压力性损伤。

（3）注意遮挡患者双眼，防止消毒液溅入眼睛损伤角膜。

（4）注意遮挡患者双耳，可用棉球填塞，防止消毒液流入外耳道，术后及时取出。

（5）双上肢掌侧面贴于身体两侧。

（十三）心脏外科搭桥手术体位安置方法

1. 用物　头枕×1、背垫（由中单制成）×1、长沙条×2、小挡板×2、气圈×1、大海绵垫×1、搁手板×1、约束带×2、麻醉头架×1（图3-15）。

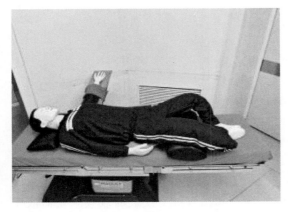

图3-15　心脏搭桥手术体位

2. 方法

（1）患者平卧于手术床上。

（2）头枕垫于枕颈部。

（3）背垫垫于患者背部胸骨下方。

（4）左上肢外展放于搁手板上并用约束带妥善固定。

（5）右上肢自然平放于体侧并用中单固定。

（6）2个长沙条放于患者左侧，上缘平腋下，并用中单固定。

（7）2个小挡板固定长沙条。

（8）气圈垫于骶尾部。

（9）膝上5 cm处固定约束带。

（10）放置麻醉头架。

（11）待双腿消毒并铺好腿下无菌单后，巡回护士将海绵垫塞于无菌单下。

3. 注意事项

（1）患者平卧于手术床时应尽量靠手术床右侧，方便术者主刀医师操作。

（2）背垫放置在胸骨正下方，使胸骨略微抬高，方便术中劈胸骨，同时使胸腔顶起方便暴露心脏。

（3）放置长沙条时注意不要接触患者皮肤，不要挤压腋下，防止神经损伤。

（4）腿部约束带在麻醉诱导完成后撤除，以便消毒铺单。

（5）放置麻醉头架时，在不影响麻醉医师术中观察和操作的前提下尽量向头端靠近，方便术中主刀医师操作。

（6）巡回护士在放置海绵垫时注意不要污染无菌单，尽量将海绵垫贴紧患者骶尾部。

（十四）心脏外科瓣膜置换手术体位安置方法

1. 用物　头枕×1、背垫（由中单制成）×1、长沙条×2、小挡板×2、气圈×1、搁手板×1、约束带×2、麻醉头架×1（图3-16）。

2. 方法

（1）患者平卧于手术床上。

（2）头枕垫于枕颈部。

（3）背垫垫于患者背部胸骨下方。

（4）左上肢外展放于搁手板上并用约束带妥善固定。

（5）右上肢自然平放于体侧并用中单固定。

（6）2个长沙条放于患者左侧，上缘平腋下，并用中单固定。

（7）2个挡板固定长沙条。

（8）气圈垫于骶尾部。

（9）膝上5 cm处固定约束带。

（10）放置麻醉头架。

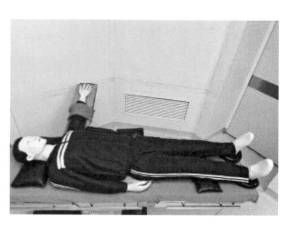

图 3-16　心脏换瓣手术体位

3. 注意事项

（1）患者平卧于手术床时应尽量靠手术床右侧，方便术者主刀医师操作。

（2）背垫放置在胸骨正下方，使胸骨略微抬高，方便术中劈胸骨，同时使胸腔顶起方便暴露心脏。

（3）放置长沙条时注意不要接触患者皮肤，不要挤压腋下，防止神经损伤。

（4）放置麻醉头架时，在不影响麻醉医师术中观察和操作的前提下尽量向头端靠近，方便术中主刀医师操作。

二、侧卧位

（一）胸部手术体位安置方法

1. 用物　头枕×1、大海绵垫×1、气圈×1、脚圈×2、搁手板×1、可调节搁手板×1、骨盆固定架×1、约束带×3、棉被×1、麻醉头架×1（图3-17）。

2. 方法

（1）患者健侧卧位侧卧于手术床上。

（2）头枕垫于头下。

（3）大海绵垫垫于腋下距肩峰10 cm处。

（4）气圈垫于髋部。

（5）健侧上肢放于搁手板上并用约束带妥善固定。

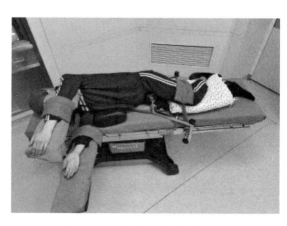

图 3-17　胸部手术侧卧位体位

（6）患侧上肢放于可调节搁手板上并用约束带妥善固定。

（7）骨盆固定架固定患者耻骨联合处和骶尾部。

（8）双下肢自然屈曲，前后分开，两腿之间垫棉被。

（9）脚圈垫于两足跟处。

（10）约束带固定小腿部。

（11）放置麻醉头架。

3. 注意事项

（1）头枕高度平健侧肩部，保持颈椎处于水平位，健侧耳廓及眼睛避免受压。

（2）患侧上肢自然屈曲呈抱球状，远端关节略低于近端关节，约束带松紧1指为宜，避免损伤尺桡神经。

（3）健侧上肢掌面向上，远端关节略高于近端关节，约束带松紧1指为宜，避免损伤尺桡神经。

（4）肩关节外展或抬高不超过90°，两肩连线与手术床呈90°。

（5）骨盆固定架从患者腿部方向向上固定，以免影响术者操作，腹侧固定架安装时注意保护会阴部，防止受压，尤其男性患者的外生殖器，避免压迫腹股沟，防止下肢缺血或深静脉血栓形成，如患者导尿，避免挤压导尿管，背部固定架固定在骶尾部。

（6）注意保护患者的心肺功能。

（7）保护患者骨隆突处，必要时用海绵垫或棉垫保护，防止压力性损伤的发生。

（8）下肢约束带固定时注意避开膝外侧，在膝上或下5 cm处固定，松紧1指为宜，防止损伤腓总神经。

（9）安置体位后保持患者头、颈、躯干处同一水平位，身体无扭曲。

（10）术中调节手术床时先告知医师再调节，调节后需密切观察，防止体位移位，导致重要器官受压。

（11）放置麻醉头架时要略微向头侧倾斜，方便外科医师术中操作以及麻醉医师术中观察。

（二）髋部手术体位安置方法

1. 用物　头枕×1、大海绵垫×1、气圈×1、脚圈×1、搁手板×1、可调节搁手板×1、骨盆固定架×1、约束带×3、麻醉头架×1（图3-18）。

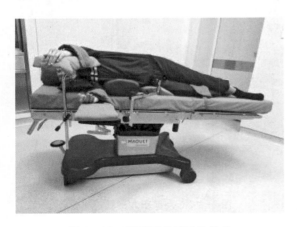

图3-18　髋部手术侧卧位体位

2. 方法

（1）患者健侧卧位侧卧于手术床上。

（2）头枕垫于头下。

（3）大海绵垫垫于腋下距肩峰10 cm处。

（4）气圈垫于髋部。

（5）健侧上肢放于搁手板上并用约束带妥善固定。

（6）患侧上肢放于可调节搁手板上并用约束带妥善固定。

（7）骨盆固定架固定患者耻骨联合处和骶尾部。

（8）约束带固定健侧下肢。

（9）脚圈垫于健侧足跟处。

（10）放置麻醉头架。

3. 注意事项

（1）头枕高度平健侧肩部，保持颈椎处于水平位，避免健侧耳廓及眼睛受压。

（2）患侧上肢自然屈曲呈抱球状，远端关节略低于近端关节，约束带松紧1指为宜，避免损伤尺桡神经。

（3）健侧上肢掌面向上，远端关节略高于近端关节，约束带松紧1指为宜，避免损伤尺桡神经。

（4）肩关节外展或抬高不超过90°，两肩连线与手术床呈90°。

（5）骨盆固定架从患者胸背部向下固定，以免影响术者操作，腹侧固定架安装时注意保护会阴部，防止受压，尤其男性患者的外生殖器，避免压迫腹股沟，防止下肢缺血或深静脉血栓形成，如患者导尿，避免挤压导尿管，背部固定架固定在肩背部或骶尾部。

（6）注意保护患者的心肺功能。

（7）保护患者骨隆突处，必要时用海绵垫或棉垫保护，防止压力性损伤的发生。

（8）下肢约束带固定时注意避开膝内侧，在膝上或下5cm处固定，松紧1指为宜，防止损伤腓总神经。

（9）安置体位后评估患者胸部及健侧髋部的稳定性，避免术中移位，影响双下肢的长度对比。

（10）安置体位后保持患者头、颈、躯干处同一水平位，身体无扭曲。

（11）术中调节手术床时先告知医师再调节，调节后需密切观察，防止体位移位，导致重要器官受压。

（三）肾部手术体位安置方法

1. 用物　头枕×1、大海绵垫×1、脚圈×2、搁手板×1、可调节搁手架×1、约束带×3、宽胶布×2、棉被×1、麻醉头架×1（图3-19）。

2. 方法

（1）患者健侧卧位侧卧于手术床上，肾区对准手术床腰桥部。

（2）头枕垫于头下。

（3）健侧上肢放于搁手板上并用约束带妥善固定。

（4）患侧上肢放于可调节搁手板上并用约束带妥善固定。

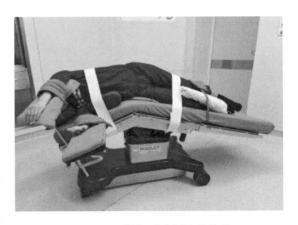

图3-19　肾部手术侧卧位体位

（5）大海绵垫垫于腋下距肩峰10cm处。

（6）2条宽胶布将患者固定在手术床上。

（7）健侧下肢自然屈曲，患侧下肢伸直，两腿之间垫棉被。

（8）脚圈垫于两足跟处。

（9）膝上或下5cm处固定约束带。

（10）放置麻醉头架。

（11）将手术床摇成"折刀"位，使肾区充分暴露。

3. 注意事项

（1）头枕高度平健侧肩部，保持颈椎处于水平位，避免健侧耳廓及眼睛受压。

（2）患侧上肢自然屈曲呈抱球状,远端关节略低于近端关节,约束带松紧 1 指为宜,避免损伤尺桡神经。

（3）健侧上肢掌面向上,外展不超过 90°,远端关节略高于近端关节,约束带松紧 1 指为宜,避免损伤臂丛神经和尺桡神经。

（4）肩关节外展或抬高不超过 90°,两肩连线与手术床呈 90°。

（5）宽胶布固定患者时注意避开或用棉垫遮挡乳头及会阴部,不可直接将宽胶布粘贴在这两处,不要粘贴在手术床垫上以防损坏,术后移除宽胶布时注意保护患者皮肤,避免医用粘胶相关性皮肤损伤。

（6）注意保护患者的心肺功能。

（7）保护患者骨隆突处,必要时用海绵垫或棉垫保护,防止压力性损伤的发生。

（8）下肢约束带固定时注意避开膝外侧,在膝上或下 5 cm 处固定,松紧 1 指为宜,防止损伤腓总神经。

（9）摇腰桥体位时,先整体头高脚底再摇低背板,使患者凹陷的肾区逐渐展平。

（10）安置体位后保持患者头、颈、躯干处同一水平位,身体无扭曲。

（11）术中调节手术床时先告知医师再调节,调节后需密切观察,防止体位移位,导致重要器官受压。

（四）脊柱微创侧卧位手术体位安置方法

1. 用物　头枕×1、大海绵垫×1、气圈×1、脚圈×2、搁手板×1、可调节搁手板×1、约束带×3、宽胶布×2、棉被×1、麻醉头架×1(图 3 - 20)。

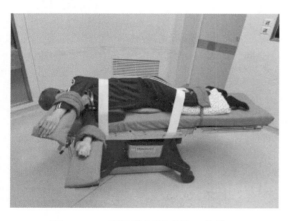

图 3 - 20　脊柱微创侧卧位手术体位

2. 方法

（1）患者取右侧卧位。

（2）头枕垫于枕颈部。

（3）右侧上肢放于搁手板上并用约束带妥善固定。

（4）左侧上肢屈曲呈抱球状放于可调节搁手板上并用约束带妥善固定。

（5）大海绵垫垫于腋下距肩峰 10 cm 处。

（6）2 条宽胶布将患者固定在手术床上。

（7）气圈垫于髋部。

（8）双下肢自然屈曲,前后分开放置,两腿之间垫棉被。

（9）脚圈垫于两足跟处。

（10）膝上或下 5 cm 处固定约束带。

（11）放置麻醉头架。

3. 注意事项

（1）头枕高度平右侧肩部,保持颈椎处于水平位,避免右侧耳廓及眼睛受压。

（2）左侧上肢自然屈曲呈抱球状,远端关节略低于近端关节,约束带松紧 1 指为宜,避免损伤尺桡神经。

（3）右侧上肢掌面向上,外展不超过 90°,远端关节略高于近端关节,约束带松紧 1 指为宜,避免损伤臂丛神经和尺桡神经。

（4）肩关节外展或抬高不超过 90°,两肩连线与手术床呈 90°。

（5）宽胶布固定患者时注意避开或用棉垫遮挡乳头及会阴部,不可直接将宽胶布粘贴此处,不要粘贴在手术床垫上以防损坏,术后移除宽胶布时注意保护患者皮肤,避免医用粘胶相关性皮肤损伤。

（6）注意保护患者的心肺功能。

（7）保护患者骨隆突处,必要时用海绵垫或棉垫保护,防止压力性损伤的发生。

（8）下肢约束带固定时注意避开膝外侧,在膝上或下 5 cm 处固定,松紧 1 指为宜,防止损伤腓总神经。

（9）安装体位架时不要影响术中透视。

（10）安置体位后保持患者头、颈、躯干处同一水平位,身体无扭曲。

（11）术中调节手术床时先告知医师再调节,调节后需密切观察,防止体位移位,导致重要器官受压。

三、俯卧位

（一）颅脑手术体位安置方法（脑外头架）

1. 用物　脑外头架×1、小海绵垫×3、大海绵垫×1、气圈×1、膝圈×2、约束带×1（图 3-21）。

2. 方法

（1）患者平卧于手术转运床上,肩部与手术床背板上缘平齐。

（2）撤除手术床头板,安装脑外头架,放置相应体位垫对准患者身体各部位。

（3）采用轴线翻身法,医护共同将患者翻转置手术床。

（4）麻醉医师保护头部,医护共同调节体位垫位置。

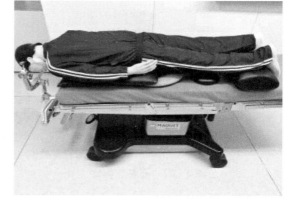

图 3-21　颅脑手术俯卧位体位

（5）双上肢自然伸直并用中单固定在身体两侧。

（6）检查头面部,根据患者的头型及手术入路调整脑外头架并消毒后用脑外头钉三点式固定患者头部。

（7）膝上 5 cm 处约束带固定。

（8）检查各管路是否在位通畅并妥善固定。

3. 注意事项

（1）术前检查脑外头架各部件是否齐全,各螺丝是否处于功能位。

（2）翻身前检查转运床与手术床是否均已固定,防止翻身时发生坠床。

（3）确保双眼眼睑闭合,避免损伤角膜。

（4）轴线翻身时至少四名医护人员配合完成,听从巡回护士统一指令,妥善保护患者各管路防止脱管。

(5) 翻身后,麻醉医师保护患者头颈部,外科医师与巡回护士迅速调整体位垫,使胸腹部悬空不影响呼吸,会阴部位于气圈内不受压,膝盖位于膝圈内避免悬空,踝关节自然弯曲,足尖自然下垂不触碰手术床,从头至脚逐一检查各受压部位及各重要器官,并注意分散压力。

(6) 头部安置妥当后应处于中立位,防止颈部过伸或过屈,下颌不可触及胸骨防止压伤,防止舌外伸引起舌损伤。

(7) 双上肢掌侧面贴于身体两侧,防止垂腕。

(8) 骨隆突处注意用棉垫保护,电极片的位置应避开俯卧时的受压部位,防止发生压力性损伤。

(9) 各关节呈功能位,避免损伤神经及血管。

(10) 固定下肢约束带时避开腘窝,松紧1指为宜,防止损伤腓总神经。

(二) 颈椎后路手术体位安置方法(石膏床)

1. 用物 石膏床×1、小沙袋×2、气圈×1、膝圈×2、大海绵垫×1、棉垫若干、宽胶布×2、压疮贴×2、护脸贴膜×1、约束带×1(图3-22)。

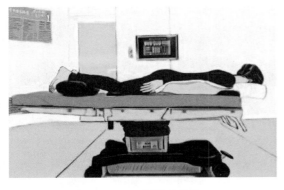

图3-22 石膏床体位

2. 方法

(1) 患者平卧于手术转运床上,肩部与手术床背板上缘平齐。

(2) 撤除手术床头板,放置相应体位垫对准患者身体各部位。

(3) 患者准备:① 贴压疮贴:额部、下颌、两侧颧骨、两侧髂嵴,② 贴护脸胶布,③ 将石膏床放置在患者身上。

(4) 采用轴线翻身法,医护共同将患者及石膏床翻转置手术床。

(5) 麻醉医师保护头部,医护共同调节体位垫及石膏床位置。

(6) 棉垫垫于患者身体两侧。

(7) 沙袋放于石膏床两侧固定石膏床。

(8) 双上肢自然伸直并用中单固定在身体两侧。

(9) 宽胶布拉肩膀并固定。

(10) 膝上5 cm处约束带固定。

(11) 检查各管路是否在位通畅并妥善固定。

3. 注意事项

(1) 根据患者体型及头型选择合适的石膏床并用棉垫包裹头部,防止压力性损伤,棉垫厚度以与患者面部接触无空隙为宜,防止石膏床头部过大患者头颈部掉落,防止头部过小造成压力性损伤或失明,防止躯干部过长压迫会阴部,尤其是男性患者。

(2) 翻身前检查转运床与手术床是否均已固定,防止翻身时发生坠床。

(3) 确保双眼眼睑闭合,避免损伤角膜。

（4）轴线翻身时至少四名医护人员配合完成,听从巡回护士统一指令,妥善保护患者各管路防止脱管。

（5）翻身后,麻醉医师保护患者头颈部,外科医师与巡回护士迅速调整体位垫及石膏床,使胸腹部悬空不影响呼吸,会阴部位于气圈内不受压,膝盖位于膝圈内避免悬空,踝关节自然弯曲,足尖自然下垂不触碰手术床,从头至脚逐一检查各受压部位及各重要器官,并注意分散压力。

（6）头部安置妥当后检查两侧眼眶、两侧颧骨、下颌是否受压并进行相应的调整,防止术后压力性损伤或失明等灾难性损伤的发生。

（7）放置沙袋时保持身体呈水平位无倾斜。

（8）垫棉垫时保持棉垫平整无褶皱。

（9）宽胶布拉肩膀时注意向后推肩膀以便更好地消除皮肤褶皱,注意避开各导线防止压力性损伤,不要粘贴在手术床垫上以防损坏,术后移除宽胶布时注意保护患者皮肤,避免医用粘胶相关性皮肤损伤。

（10）双上肢掌侧面贴于身体两侧,防止垂腕。

（11）骨隆突处注意用棉垫保护,电极片的位置应避开俯卧时的受压部位,防止压力性损伤的发生。

（12）各关节呈功能位,避免损伤神经及血管。

（13）固定下肢约束带时避开腘窝,松紧1指为宜,避免损伤腓总神经。

（三）脊柱后路手术体位安置方法(U形垫)

1. 用物 头圈×1、U形垫×2、膝圈×2、大海绵垫×1、可调节托盘高度的输液架×2(图3-23)。

2. 方法

（1）患者平卧于手术转运床上。

（2）放置相应体位垫对准患者身体各部位。

（3）采用轴线翻身法,医护共同将患者翻转置于手术床。

（4）麻醉医师保护头部,医护共同调节体位垫位置。

（5）根据患者肩关节活动度调节输液架托盘高度,将患者双上肢放于输液架托盘上。

（6）膝上5cm处固定约束带。

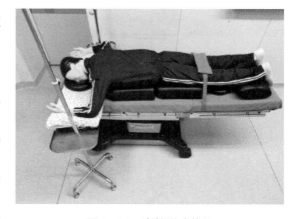

图3-23 脊柱后路体位

3. 注意事项

（1）翻身前检查转运床与手术床是否均已固定,防止翻身时发生坠床。

（2）确保双眼眼睑闭合,避免损伤角膜。

（3）放置体位垫时,注意避免影响术中透视。

（4）轴线翻身时至少四名医护人员配合完成,听从巡回护士统一指令,妥善保护患者各管路防止脱管。

（5）翻身后，麻醉医师保护患者头颈部，外科医师与巡回护士迅速调整体位垫，U形垫上缘与肩平齐，距腋窝1拳，防止损伤臂丛神经及腋神经，使胸腹部悬空不影响呼吸，女性乳房及男性会阴部不受压，膝盖位于膝圈内避免悬空，踝关节自然弯曲，足尖自然下垂不触碰手术床，从头至脚逐一检查各受压部位及各重要器官，并注意分散压力。

（6）头部安置妥当后检查下侧眼眶、颧骨、下颌是否受压并进行相应的调整，防止术后压力性损伤或失明等灾难性损伤的发生。

（7）双上肢沿生理旋转方向，自然向前放于输液架托盘上，使肩关节保持功能位，防止指端下垂，肘关节处垫棉垫，避免损伤神经及血管。

（8）骨隆突处注意用棉垫保护，电极片的位置应避开俯卧时的受压部位，防止压力性损伤的发生。

（9）固定下肢约束带时避开腘窝，松紧1指为宜，避免损伤腓总神经。

四、截石位

1. 用物　头枕×1、小海绵垫×1、搁手板×1、截石位腿架×2、约束带×3、麻醉头架×1（图3-24）。

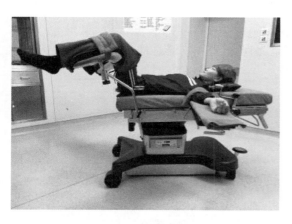

图3-24　截石位体位

2. 方法

（1）患者平卧于手术床上，骶尾部略超出手术床背板与腿板折叠处。

（2）头枕垫于枕颈部。

（3）左上肢外展放于搁手板上并用约束带妥善固定。

（4）右上肢自然平放于体侧并用中单固定。

（5）截石位腿架放置在患者的近髋关节平面并固定腿架。

（6）双腿置于截石位腿架上，约束带妥善固定，放下或撤除手术床腿板，必要时臀下垫小海绵垫，以减轻局部压迫，同时抬高臀部，便于手术操作。

（7）放置麻醉头架。

3. 注意事项

（1）左上肢外展不超过90°防止损伤臂丛神经，掌心向上，远端关节略高于近端关节有利于上肢肌肉韧带放松及静脉回流，固定时松紧1指为宜，预防骨筋膜室综合征。

（2）右上肢掌面贴于身体一侧。

（3）截石位腿架托住小腿及膝部，必要时腘窝处垫体位垫，防止损伤腘窝血管、神经及腓肠肌，术中防止重力压迫膝部。

（4）双下肢外展不超过90°，防止损伤大腿内收肌。

（5）"坐姿躺下"原则：身体与大腿呈90°，大腿与小腿呈90°。

（6）"T-K-O"连线原则：患者的足尖、膝关节、对侧的肩在同一直线上。

（7）术中如需头低脚高位，可用肩托固定肩部防止滑动。

（8）术中如进行会阴冲洗时，可在患者臀下垫隔水巾。

（9）腿部约束带松紧1指为宜，防止损伤腓总神经。

（10）手术结束后复位时，双下肢应单独慢慢放下，并通知麻醉医师，防止因回心血量减少，引起低血压。

五、机器人手术体位

（一）仰卧位

1. 用物　头枕×1、肩托×2、大挡板×2、搁手板×1、约束带×3、棉垫若干、麻醉头架×1（图3-25）。

2. 方法

（1）患者平卧于手术床上，骶尾部超出手术床背板与腿板折叠处约5 cm。

（2）头枕垫于枕颈部。

（3）左上肢外展放于搁手板上并用约束带妥善固定。

（4）右上肢自然平放于体侧并用中单固定。

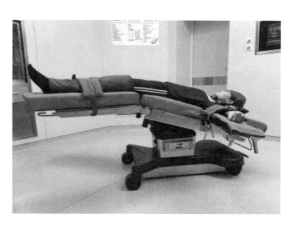

图3-25　机器人仰卧位体位

（5）肩托固定两肩部。

（6）大挡板固定身体两侧。

（7）调节腿板使双下肢固定。

（8）2根约束带分别在双膝上约5 cm处固定。

（9）放置麻醉头架。

（10）根据手术需求摇头低脚高位。

（11）将双下肢腿板适当放低。

3. 注意事项

（1）根据患者身高在麻醉前后使患者骶尾部略超出手术床背板与腿板折叠处。

（2）根据手术方式、手术时间、患者体型，在骶尾部垫海绵垫，防止发生皮肤压力性损伤。

（3）术前评估患者视力、眼压、心肺功能、双髋关节活动度和手术史。

（4）手术床头低脚高不宜超过30°，防止眼部水肿、眼压过高、影响呼吸循环功能等。

（5）肩托固定时距离颈侧1指为宜，防止损伤臂丛神经，在肩托与患者皮肤之间垫棉垫，防止发生皮肤压力性损伤。

（6）患者面部垫棉垫，防止机器人镜头臂误伤患者面部。

（7）防止腿板折叠处夹伤患者。

（8）双膝关节处于功能位。

（9）双下肢2根约束带固定时松紧1指为宜，防止损伤腓总神经。

（10）双腿分开不超过90°，以不影响机器人机械臂工作为宜，防止过度牵拉会阴部组织。

（二）侧卧位：经腹腔入路肾部手术体位安置方法

1. 用物　头枕×1、大海绵垫×1、脚圈×2、搁手板×1、可调节搁手架×1、骨盆固定架×1、约束带×3、棉垫若干、宽胶布×2、棉被×1、麻醉头架×1（图3-26）。

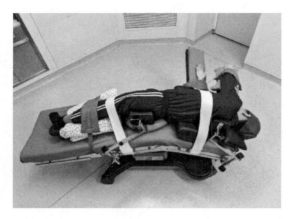

图3-26　机器人侧卧位体位

2. 方法

（1）患者健侧卧位侧卧于手术床上，肾区对准手术床腰桥部，腹部靠近床沿，背倾60°。

（2）头枕垫于头下。

（3）健侧上肢放于搁手板上并用约束带妥善固定。

（4）患侧上肢放于可调节搁手板上并用约束带妥善固定。

（5）大海绵垫垫于腋下距肩峰10 cm处。

（6）骨盆固定架置于患者背部，一个位于患者肩胛部，一个位于患者骶尾部，骨盆固定架与患者间垫棉垫。

（7）2条宽胶布将患者固定在手术床上。

（8）健侧下肢自然屈曲，患侧下肢伸直，两腿之间垫棉被。

（9）脚圈垫于两足跟处。

（10）膝上或下5 cm处固定约束带。

（11）放置麻醉头架。

（12）将手术床摇成"折刀"位，使肾区充分暴露。

3. 注意事项

（1）头枕高度平健侧肩部，保持颈椎处于水平位，避免健侧耳廓及眼睛受压。

（2）患侧上肢置于健侧上肢上方，自然屈曲呈抱球状，远端关节略低于近端关节，约束带松紧1指为宜，避免损伤尺桡神经。

（3）健侧上肢掌面向上，外展不超过90°，远端关节略高于近端关节，约束带松紧1指为宜，避免损伤臂丛神经和尺桡神经。

（4）肩关节外展或抬高不超过90°，两肩连线与手术床呈90°。

（5）宽胶布固定患者时注意避开或用棉垫遮挡乳头及会阴部，不可直接将宽胶布粘贴在这两处，不要粘贴在手术床垫上以防损坏，术后移除宽胶布时注意保护患者皮肤，避免医用粘胶相关性皮肤损伤。

（6）注意保护患者的心肺功能。

（7）保护患者骨隆突处，必要时用海绵垫或棉垫保护，防止压力性损伤的发生。

（8）下肢约束带固定时注意避开膝外侧，在膝上或下5 cm处固定，松紧1指为宜，防止损伤腓总神经。

（9）摇腰桥体位时，先整体头高脚底再摇低背板，使患者凹陷的肾区逐渐展平。

（10）安置体位后保持患者头、颈、躯干处同一水平位，身体无扭曲。

（11）术中调节手术床时先告知医师再调节，调节后需密切观察，防止体位移位，导致重要器官受压。

（曹丽丽　窦正艳）

［1］宋烽.实用手术体位护理[M].北京：人民军医出版社,2012.
［2］李秀华.手术室专科护理[M].北京：人民卫生出版社,2019：224-226.
［3］郭莉.手术室护理实践指南[M].北京：人民卫生出版社,2020：42-60.
［4］曲乐丰.颈动脉内膜斑块切除术——手术技巧及围术期处理[M].北京：人民军医出版社,2015：29.
［5］张进.手术室护理教学查房[M].北京：科学技术文献出版社,2016：45,52,184,214,288.

第四章
普外科手术护理配合

第一节　普外科相关疾病概述

普外科即普通外科（General Surgery），又称为普腹外科。主要以肝、胆、胰、脾和整个消化道外科为主，但目前还将甲状腺、乳腺和周围血管外科包含其中。随着现代医学诊断技术的不断发展，为了更大程度减轻患者的疼痛和创伤，微创理念逐渐被人们认知和运用，以内镜、腹腔镜、机器人及介入等技术进入普外科各个学科。

一、甲状腺

（一）解剖学基础　甲状腺形似蝴蝶，呈"H"形，棕红色，由左右两叶、峡部及锥状叶组成。甲状腺是成年人最大的内分泌腺，位于颈前部，贴于喉和气管的侧面，上端达甲状软骨的中部，下端抵第4气管环，其内侧面借外侧韧带附着于环状软骨（图4-1）。

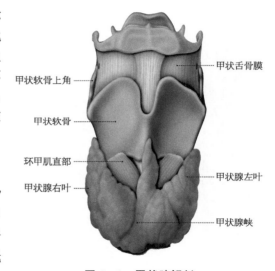

图4-1　甲状腺解剖

（二）常见外科疾病　单纯性甲状腺肿、结节性甲状腺肿、甲状腺良性肿瘤、甲状腺恶性肿瘤等。

（三）常见手术方式及手术入路　见表4-1。

表4-1　常见手术方式及手术入路

手 术 方 式	手 术 入 路
甲状腺癌根治术 甲状腺全切除术 甲状腺次全切除术	经颈部入路
腔镜甲状腺根治术	乳晕入路、胸乳入路、腋乳入路

图中标注：甲状软骨上角、甲状软骨、环甲肌直部、甲状腺右叶、甲状舌骨膜、甲状腺左叶、甲状腺峡

二、乳房

（一）解剖学基础　成年女性乳房呈圆丘形或半球形，均为对称，其由腺体、导管、乳头、脂肪组织和纤维组织等构成。乳房位于双侧胸大肌筋膜上，上起前胸第 2～3 肋骨下至第 6～7 肋骨，内侧止于胸骨缘外侧达腋中线（图 4 - 2）。

（二）常见外科疾病　乳腺纤维腺瘤、早期乳腺癌等。

（三）常见手术方式及手术入路　见表 4 - 2。

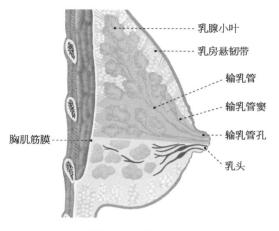

图 4 - 2　乳房解剖

（图中标注：乳腺小叶、乳房悬韧带、输乳管、输乳管窦、输乳管孔、乳头、胸肌筋膜）

表 4 - 2　常见手术方式及手术入路

手术方式	手术入路
乳腺癌根治手术 乳腺癌改良根治手术 单纯乳腺肿物切除术	经乳晕腺入路或放射状或弧形切口
达芬奇机器人乳腺皮下腺体切除术	胸乳入路

三、腹部疝气

（一）解剖结构　疝是由于腹腔脏器离开其正常解剖位置，通过先天或后天形成的薄弱点、缺损或孔隙进入另一部位而形成。

（二）常见疾病　腹股沟直疝、斜疝、股疝、切口疝等。

（三）常见手术方式及手术入路　见表 4 - 3。

表 4 - 3　常见手术方式及手术入路

手术方式	手术入路
腹股沟斜疝修补术	自腹股沟韧带中点上方 2 cm 处至耻骨结节做一与腹股沟韧带相平行的切口
股疝修补术	自腹股沟韧带中点至耻骨结节做斜切口
腹腔镜腹股沟疝修补术	经腹部，于脐孔建立观察孔，分别在脐平面的稍下的两层腹直肌外缘各做一个操作孔

四、胃

（一）解剖学基础　胃分为贲门部、胃底、胃体和幽门部四部。胃位于膈下，上与食管下端相连，相连的部门称为贲门；下与十二指肠球部相连，相连的部门称为幽门（图4-3）。

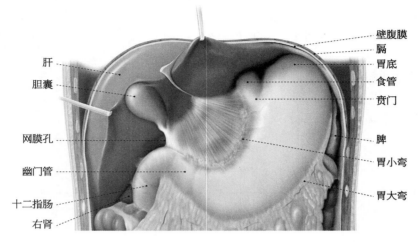

图4-3　胃解剖

（二）常见疾病　内科治疗无效、症状反复的较大胃溃疡；病史长、疑有恶变的胃溃疡；内科治疗无效的顽固性十二指肠溃疡；伴有幽门梗阻及反复出血、穿孔的胃十二指肠溃疡；早、中期胃底贲门癌等。

（三）常见手术方式及手术入路　见表4-4。

表4-4　常见手术方式及手术入路

手 术 方 式	手 术 入 路
胃大部分切除术（毕Ⅰ式） 胃大部分切除术（毕Ⅱ式） 胃癌根治术 全胃切除术	上腹部正中切口
腹腔镜下胃大部切除术 腹腔镜下胃癌根治术（全胃切除术）	经腹部入路，于脐孔建立观察孔，于腋前线左肋缘下为主操作孔，左、右锁骨中线平脐处为辅助孔

五、肠

（一）解剖结构　肠分为小肠、大肠和直肠，小肠包括十二指肠、空肠、回肠；大肠包括盲肠、阑尾、结肠、直肠和肛管。其位于腹中，起始于胃的幽门部，下至肛门（图4-4）。

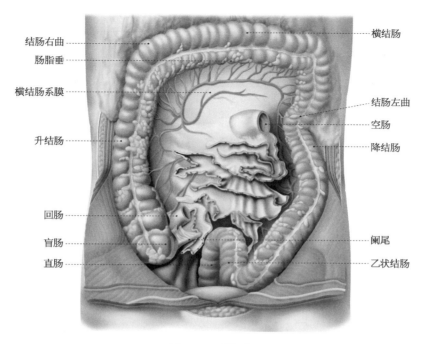

图4-4 肠解剖

（二）常见疾病 横结肠癌，乙状结肠癌，急、慢性阑尾炎等。

（三）常见手术方式及手术入路 见表4-5。

表4-5 常见手术方式及手术入路

手 术 方 式	手 术 入 路
右半结肠切除术 左半结肠切除术	经旁正中切口/经腹直肌切口
阑尾切除术	右下腹麦氏切口
经腹会阴直肠癌根治术 （Miles）手术	前入路：经腹取下腹正中切口 后入路：经肛门；经骶尾部
腹腔镜右半结肠切除术	经腹部入路，于脐孔建立观察孔，左侧锁骨中线脐上6 cm、脐下4 cm、右侧锁骨中线平脐处放置主、辅操作孔
腹腔镜横结肠切除术	经腹部入路，于脐孔建立观察孔，左侧和右侧腋前线肋缘下2 cm、左侧和右侧锁骨中线平脐处5 mm套管分别做操作孔
腹腔镜左半结肠切除术	经腹部入路，于脐孔建立观察孔，右侧锁骨中线脐上4 cm和脐下6 cm、左锁骨中线平脐处放置主、辅操作孔
腹腔镜乙状结肠癌根治术	经腹部入路，于脐孔建立观察孔，右下腹（右锁骨中线与两髂前上棘连线交点）为主操作孔，左侧和右侧锁骨中线平脐点放置辅操作孔

续 表

手 术 方 式	手 术 入 路
腹腔镜经腹会阴直肠癌根治术（Miles 手术）	前入路：经腹部入路，于脐孔建立观察孔，右下腹（右锁骨中线与两髂前上棘连线交点）为主操作孔，左侧和右侧锁骨中线平脐点放置辅操作孔 后入路：经肛门；经骶尾部
腹腔镜阑尾切除术	经腹部入路，于脐孔建立观察孔，于麦氏点及其左侧对称位置分别放置 5 mm 套管作为操作孔

六、胰腺

（一）解剖结构　胰呈灰红色，质地柔软，分胰头、胰颈、胰体及胰尾四部分。其横置于腹后壁 1～2 腰椎体（图 4-5）。

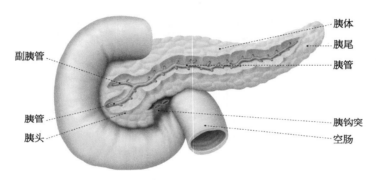

图 4-5　胰腺解剖

（二）常见疾病　壹腹周围癌；十二指肠恶性肿瘤；严重的胰、十二指肠损伤等。

（三）常见手术方式及手术入路　见表 4-6。

表 4-6　常见手术方式及手术入路

手 术 方 式	手 术 入 路
胰十二指肠切除术 胰体尾切除术	上腹部正中切口

七、肝

（一）解剖学基础　肝脏呈楔形，右端圆钝，左端扁薄，呈红褐色，质软而脆。肝脏是人体最大腺体，可分为上下两面、前后两缘、左右两叶。肝脏大部分位于右季肋部及上腹部，小部分位于左季肋区，上界在右锁骨中线平第 5 肋，上与右肺和心脏相邻，下与胃、十二指肠、结肠相邻，后接右肾、肾上腺和食管贲门部（图 4-6、图 4-7）。

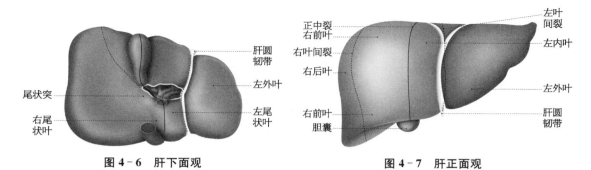

图 4-6 肝下面观

图 4-7 肝正面观

（二）常见外科疾病　肝良恶性肿瘤、肝组织严重挫裂的肝外伤、严重出血及长期治疗不愈的肝脓肿等。

（三）常见手术方式及手术入路　见表4-7。

表 4-7　常见手术方式及手术入路

手 术 方 式	手 术 入 路
联合肝脏分割与门静脉支结扎的分步肝切除术 肝移植	采用肋缘下 L 形、反 L 形或"人"字形切口
腹腔镜肝切除术	经腹部入路，于脐部建立观察孔，依次于剑突下、右锁骨中线肋缘下、左锁骨中线肋缘下及左腋前线建立主、辅操作孔

八、脾

（一）解剖结构　脾呈扁椭圆形，暗红色、质软而脆，分为内外两面，上下两缘，前后两端。脾位于左季肋区，内面凹陷与胃底、左肾、左肾上腺、胰尾和结肠左曲为邻，称为脏面；外面平滑而隆凸与膈相对称为膈面；近中央处是血管和神经出入之处，称脾门（图4-8、图4-9）。

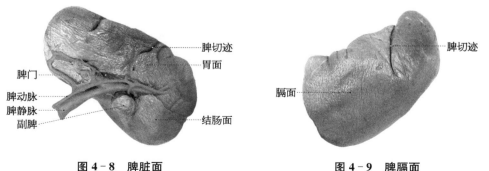

图 4-8　脾脏面

图 4-9　脾膈面

（二）常见疾病　外伤性脾破裂、门静脉高压脾功能亢进、脾原发性疾病及占位性疾病、造血系统疾病等。

（三）常见手术方式及手术入路　见表 4 - 8。

表 4 - 8　常见手术方式及手术入路

手　术　方　式	手　术　入　路
脾切除术	左上腹正中切口或经腹直肌切口

九、胆囊

（一）解剖学基础　胆囊呈梨状，分底、体、颈、管四部，其位于右方肋骨下肝脏后方的胆囊窝内（图 4 - 10）。

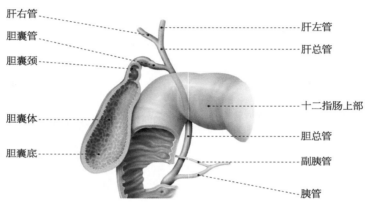

图 4 - 10　胆囊解剖

（二）常见外科疾病　有症状的胆囊结石，有症状的慢性胆囊炎，经保守治疗症状缓解，有手术指征的急性胆囊炎等。

（三）常见手术方式及手术入路　见表 4 - 9。

表 4 - 9　常见手术方式及手术入路

手　术　方　式	手　术　入　路
胆囊切除术	右肋缘下斜切口
腹腔镜胆囊切除	经腹部入路，于脐部建立观察孔，依次于肝脏下缘 1 cm 和右腋前缘肋下、右锁骨中线肋缘下建立主、辅操作孔

第二节　普外科手术常用专科器械

普外科常规手术有胃肠、胆囊、肝脾等所有腹腔手术，主要分为常规手术器械如普通血管钳、吸引器、拉钩等（详见第一章第三节），以及专科手术器械如心耳钳、密式钳、肾蒂钳等，还有腔镜手术器械如镜头、光缆、气腹管、肠钳、分离钳等，以下将逐一介绍。

一、普外科常规器械

（一）钳子

1. 组织钳　又称艾利斯钳或者鼠齿钳，用于夹持皮瓣或固定皮下组织（图4-11）。

2. 肠钳　用于肠道手术吻合夹持肠道组织，钳头有弯、直两种，有时根据需要可以套以乳胶管后使用，减少对肠壁的伤害（图4-12）。

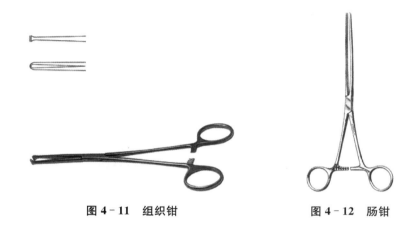

图4-11　组织钳　　　　　　　图4-12　肠钳

3. 直角分离钳　也称密式钳、分离钩、直角钳，主要用于游离动脉，牵拉血管等（图4-13）。

4. 肾蒂钳　用于钳夹肾蒂血管（图4-14）。

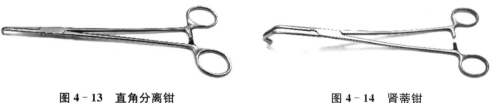

图4-13　直角分离钳　　　　　　图4-14　肾蒂钳

5. 心耳钳　主要用于心血管手术中腔静脉插管或者阻断血流（图4-15）。

6. 阑尾钳　用于夹持固定阑尾，输尿管组织等（图4-16）。

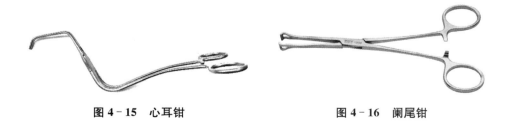

图4-15　心耳钳　　　　　　　图4-16　阑尾钳

7. 取石钳　用于开放胆囊手术中夹取结石（图4-17）。

8. 可克钳 类似血管钳,但是前端带齿,主要用于夹持较厚组织及易滑脱组织,也可用于切除组织的夹持、牵引。前端钩齿可防止滑脱,对组织的损伤较大,不能用作一般的止血钳(图4-18)。

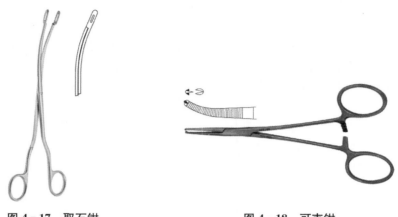

图4-17 取石钳　　　　　　　　　图4-18 可克钳

9. 荷包钳 用于手术中做荷包(图4-19)。

(二)探条 又称探子、探针,用于检查、触诊,探查组织异物、器官管腔深浅、瘘或窦道深浅、走向(图4-20)。

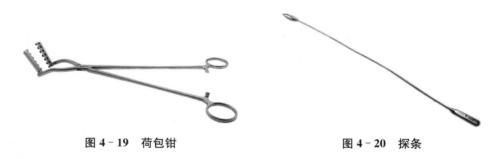

图4-19 荷包钳　　　　　　　　　图4-20 探条

(三)特殊拉钩

1. 全方位拉钩 用于手术中提拉组织,暴露切口(图4-21、图4-22)。

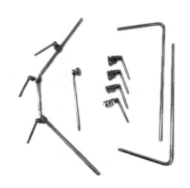
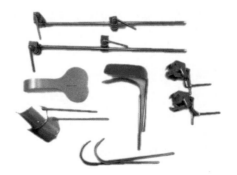

图4-21 全方位拉钩杆、连接关节　　　图4-22 全方位拉钩叶片

2. 单臂拉钩　又称腹部框架式牵开器或肝脏拉钩,用途同全方位拉钩(图4-23)。

二、普外科腔镜器械

(一)常用腔镜器械　常规普外科腹腔镜器械大致分内窥镜镜头、导光束、气腹管、穿刺器、腹腔镜抓钳、腹腔镜分离钳、抓钳、肠钳、弹簧钳、巴克钳、钛夹钳、施夹钳等。

1. 施夹钳　配合一次性使用手术结扎夹,用于术中结扎止血(图4-24、图4-25)。

2. 抓钳　用于术中夹持抓取组织(图4-26、图4-27)。

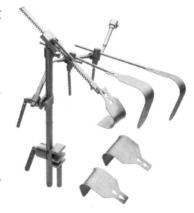

图4-23　单臂拉钩

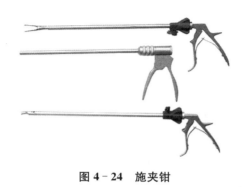

图4-24　施夹钳

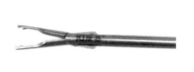

图4-25　施夹钳头端

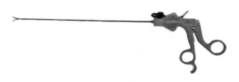

图4-26　抓钳

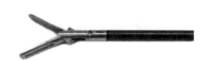

图4-27　抓钳头端

3. 分离钳　用于术中分离组织,解剖游离组织(图4-28)。

4. 直角分离钳　见图4-29。

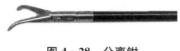

图4-28　分离钳

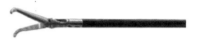

图4-29　直角分离钳

5. 钛夹　用于止血和标记组织(图4-30)。

6. 皮下分离棒　用于内镜甲状腺扩开皮肤组织(图4-31)。

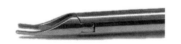

图4-30　钛夹

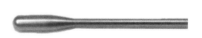

图4-31　皮下分离棒

7. 肠钳　用于提拉肠腔组织(图4-32)。

8. 腹壁穿刺针　用于腹壁缝合、补片固定、组织悬吊(图4-33)。

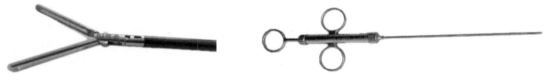

图4-32　肠钳　　　　　　　　　　图4-33　腹壁穿刺针

9. 腔镜持针器　用于腔镜术中缝合(图4-34)。

10. 带齿活检钳　将组织轻松咬取,避免组织撕裂(图4-35)。

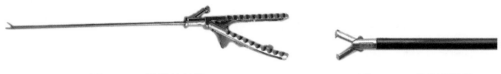

图4-34　腔镜持针器　　　　　　　　图4-35　带齿活检钳

11. 电凝棒、钩　配合电凝线,进行组织止血,剥离组织(图4-36、图4-37、图4-38)。

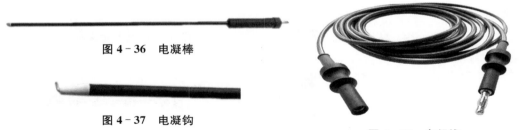

图4-36　电凝棒

图4-37　电凝钩

图4-38　电凝线

12. 弹簧钳　一般用于抓持胆囊(图4-39、图4-40)。

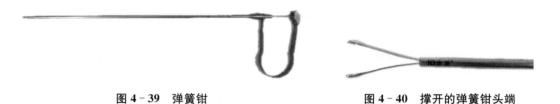

图4-39　弹簧钳　　　　　　　　图4-40　撑开的弹簧钳头端

13. 内甲拉钩　内镜甲状腺手术中起牵拉作用(图4-41)。

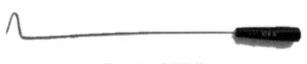

图4-41　内甲拉钩

14. 扇形拉钩　腔镜手术中遮挡肝脏,起到保护作用(图4-42)。

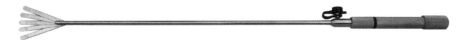

图4-42　扇形拉钩

15. 内镜镜头　通过导光束将外界光源导入人体器官(图4-43)。

16. 穿刺器　为微创手术提供器械通道,防止气体泄漏,保证了气压的稳定(图4-44)。

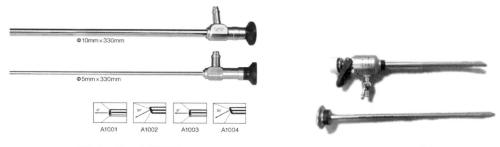

图4-43　内镜镜头　　　　　　　　**图4-44　穿刺器**

17. 气腹针　内有弹簧保护装置,可避免刺伤腹腔内脏器(图4-45)。

18. 切开刀　用于腔镜术中深部组织切开(图4-46)。

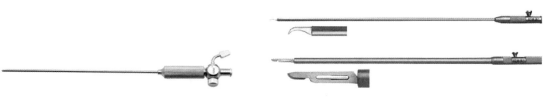

图4-45　气腹针　　　　　　　　　**图4-46　切开刀**

19. 气腹管　连接于穿刺器外鞘管作为传输二氧化碳的管路(图4-47)。

20. 导光束　将外界强光导入体内(图4-48)。

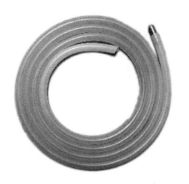
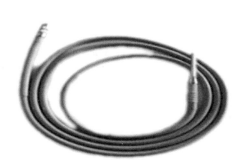

图4-47　气腹管　　　　　　　**图4-48　导光束**

（二）常用腔镜耗材

1. 吻合器

（1）闭合器：也称吻合器，是普外科用来替代手工缝合的设备，主要是利用钛钉对组织进行离断或吻合，工作原理类似订书机（图 4-49）。

（2）端端吻合器：由器身、握把、旋转尾翼、钉匣、钉砧和穿刺器构成。用于开放手术或腔镜手术中全消化道端端、端侧或侧侧吻合重建术（图 4-50）。

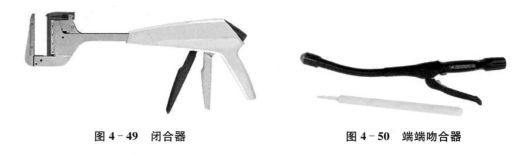

图 4-49　闭合器　　　　　　　　　　图 4-50　端端吻合器

2. 超声刀　　是外科腔镜中最常用的能量切割器械，通过高频声波振荡产生机械能使组织变性达到止血目的（图 4-51）。

3. 立格秀（ligasure）　　是对传统双极、电刀的改进，通过主机自动反馈系统调节控制电压，闭合快，无烟雾，无碳化，适合腹腔和开放手术（图 4-52）。

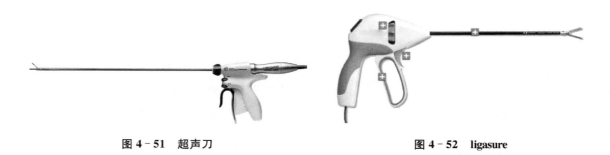

图 4-51　超声刀　　　　　　　　　　图 4-52　ligasure

（卢一玮）

第三节　甲状腺手术护理配合

一、常见用物准备

（一）体位用品　细长肩垫×1、沙袋×2。

（二）一次性用物

1. 常规物品　高频电刀笔 1 个、电刀清洁片 1 个、吸引管 1 个、无菌手术刀片 10# 和

11#刀片各 1 张、医用真丝编织线(1#、4#、7# 各 1 板)、4－0 皮内缝线、一次性负压吸引球、甲状腺外科缝合针(含 5×12 圆针各 2 枚、7×17 角针各 2 枚、7×17 圆针各 2 枚、9×28 角针各 2 枚)、一次性使用灭菌橡胶外科手套若干、医用缆线无菌隔离护套 1 个(腔镜手术备)、无菌保温杯(腔镜手术备)。

2. 特殊物品　医用纤维组织胶水、穿刺器(腔镜手术备)。

（三）无菌敷料　见表 4－10。

表 4－10　在无菌敷料中开放手术和腔镜手术的区别

开　放　手　术	腔　镜　手　术
甲状腺包(长方孔巾 1 块、中单 1 块、治疗巾 8 块、盐水盆 1 个、换药碗 1 个、小药杯 1 个、显影纱布 20 块、显影薄垫 7 块)、无菌手术衣服若干、无菌持物缸 1 个、无菌擦手小毛巾若干包	大腿敷料包(台布 1 块、中单 2 块、治疗巾 6 块、盐水盆 1 个、换药碗 1 个、小药杯 1 个、显影纱布 20 块、显影薄垫 10 块)、无菌手术衣服若干、无菌持物缸 1 个、无菌擦手小毛巾若干包

（四）手术器械　甲状腺器械、超声刀头、超声刀手柄线、腔镜器械(腔镜手术备)。

（五）仪器设备　单极电刀、吸引装置、超声刀等使用前检查功能状态,根据手术需求调节模式及参数。腔镜手术中还应检查摄影系统、CO_2 气源等设备。

二、麻醉方式

全身麻醉。

三、手术体位

见表 4－11。

表 4－11　在手术体位中开放手术和腔镜手术的区别

开　放　手　术	腔　镜　手　术
采用颈仰卧位,肩部垫高,头向后仰,头的两侧用沙袋固定,床头可向上倾斜 15°～20°	采用颈仰卧位,肩部垫高,头向后仰,头的两侧用沙袋固定,床头可向上倾斜 10°～15°,双下肢分开呈"剪刀"样,显示器摄像系统放置于患者头左侧方

四、器械护士配合

（一）手术方式　甲状腺腺瘤切除术、甲状腺次全切除术、甲状腺全切除术、甲状腺癌根治性切除术、腔镜下甲状腺肿瘤切除术等。

（二）手术配合步骤

1. 清点　器械护士提前 15～30 分钟执行外科洗手,保证有充足的时间进行物品的检查和清单,并与巡回护士共同清点物品,包括手术敷料、手术器械、手术特殊物品、杂项物品等。

2. 选择切口　见表 4-12。

表 4-12　在切口选择中开放手术和腔镜手术的区别

开 放 手 术	腔 镜 手 术
颈前方,在胸骨上窝两横指的部位,沿颈部皮纹方向的横弧形切口	以胸骨表面近中线作为观察孔,双侧乳晕上方前胸壁各打一个 5 mm 的操作孔(一般有乳晕入路、胸乳入路、腋乳入路等方式,本文主要介绍经胸乳入路)

3. 消毒

(1) 消毒液:参照使用说明选择和使用,常选用 0.5%～1% 碘伏直接涂擦手术区,消毒 2 遍。

(2) 消毒范围:见表 4-13。

表 4-13　在消毒范围中开放手术和腔镜手术的区别

开 放 手 术	腔 镜 手 术
上至下唇,下至乳头,两侧至斜方肌前缘	上至下唇,下至脐水平,两侧过腋中线

4. 铺单　见表 4-14。

表 4-14　在切口选择中开放手术和腔镜手术的区别

开 放 手 术	腔 镜 手 术
(1) 器械护士将 2 块布类治疗巾做成两个球塞在颈部两侧,其余治疗巾按"我(纵行 1/4 折边对着自己)、你(纵行 1/4 折边对着外科医师)、你、我"顺序,依次传递给外科医师铺于切口四周,要求铺单后能看到切口标识,之后另递一块治疗巾蘸切口周围未干的消毒液 (2) 器械护士用无菌剪刀在抗菌贴膜 1/2 处纵行剪开,将抗菌贴膜展开后传递 (3) 切口下缘铺一块中单 (4) 铺长方孔巾,下垂边缘至手术台缘≥30 cm	(1) 器械护士将 2 块布类治疗巾做成两个球塞在颈部两侧,后按"我(纵行 1/4 折边对着自己)、你(纵行 1/4 折边对着外科医师)、你、我"顺序,依次传递给外科医师铺于切口四周,要求铺单后能看到切口标识 (2) 器械护士递 4 把布巾钳固定 (3) 将 2 块布类中单(横行 1/2 对折)分别传递给手术医师沿对角线铺于两侧腿上,最后器械护士将两块布类对折中单重复铺于两侧腿上 (4) 切口下缘铺一块中单 (5) 铺长方孔巾,下垂边缘至手术台缘≥30 cm

5. 切皮或建立气腹　见表 4-15。

表 4-15　在切皮或建立气腹中开放手术和腔镜手术的区别

开 放 手 术	腔 镜 手 术
递 10# 刀片、有齿镊沿切口标记线切开皮肤,两块纱布拭血,递高频电刀笔切开皮下组织,电凝止血	递整理好的医用缆线,用无菌隔离镜套套好镜头给手术医师,递套好的镜头和光纤线连接头(和巡回护士连接光纤线、连接冷光源线,协助医生连接),连接二氧化碳管道、电凝线、电刀线、超声刀线、吸引器管(连接好吸引器)递组织钳固定;递一次性使用无菌注射器 20 mL 于穿刺点部位注入无菌生理盐水形成皮丘,递 11# 刀片切开两乳头连线中点 1~2 cm 长横小口,深达筋膜层,递中弯钳钝性分离,扩张切口;递分离棒从小切口进入皮下层,多次穿刺胸前壁建立手术空间;递 10 mm 或 12 mm 穿刺器,将经过白平衡调试及热盐水预热过的镜头置入穿刺器探查建立观察孔;递 7×17 角针 7# 丝线固定穿刺器以防止漏气;连接气腹机 CO_2 压力为 6 mmHg

6. 不同手术方式在护理配合上也有差别　见表 4-16。

表 4-16　甲状腺不同术式的手术配合

手术名称	手术配合步骤
甲状腺癌根治术	(1) 显露甲状腺:用组织钳提起皮缘,9×28 角针 4# 丝线缝皮瓣悬吊,递小弯血管钳固定 4# 丝线,显露手术视野,超声刀或高频电刀笔分离颈阔肌,弯蚊式钳止血,1# 丝线结扎或者电凝止血 (2) 显露甲状腺叶:用超声刀切断颈前静脉,纵行切开颈白线,用手钝性分离或纱布粒做钝性分离颈前肌与甲状腺的包膜间隙后,递甲状腺拉钩将一侧肌肉牵开,遇出血点 1# 丝线结扎,高频电刀笔继续切口颈白线直达甲状腺包膜,脑膜剪沿正中线剪开,上至甲状腺软骨,下至胸骨颈静脉切迹,两侧达胸锁乳突肌,递甲状腺拉钩将甲状腺前肌群牵向外侧,显露甲状腺侧叶 (3) 游离甲状腺组织:递甲状腺拉钩牵开甲状腺侧叶旁的组织,递胆管钳、脑膜剪逐步分离甲状腺组织,分离甲状腺上、下静脉及甲状腺中静脉递纱布粒钝性分离或者小蚊式钳游离甲状腺侧叶,遇出血 1# 丝线结扎 (4) 切除甲状腺峡部及甲状腺:递胆管钳分离甲状腺峡部,递 4# 丝线结扎,递小蚊式血管钳夹住甲状腺周围,用脑膜剪逐步间断甲状腺体,撤出小蚊式血管钳后递 1# 丝线结扎,弯盘接移除的甲状腺标本 (5) 同法切除对侧甲状腺:递脑膜剪切开颈动脉鞘,纱布粒做钝性分离肿大的淋巴结,确定颈内静脉、静总静脉和迷走神经,保护甲状旁腺,避免喉返神经损伤,用无菌纱带轻轻牵拉颈总动脉、清理其周围淋巴结,器械护士收集好标本
甲状腺部分切除术	(1) 显露甲状腺体:用组织钳提起皮缘,9×28 角针 4# 丝线缝皮瓣悬吊,递小弯钳固定 4# 丝线,显露手术视野,递 6×17 圆针 1# 丝线缝扎颈前静脉,递高频电刀纵行切开颈白线,用手钝性分离或纱布粒做钝性分离颈前肌与甲状腺的包膜间隙后,递甲状腺拉钩将一侧肌肉牵开 (2) 显露甲状腺侧叶:递纱布粒剥离在囊壁与正常甲状腺之间做钝性分离,递小弯钳夹住基地甲状腺组织,递脑膜剪剪断 1# 丝线结扎或 1# 丝线缝扎(如是腺瘤可用组织钳提起腺瘤协助切除)

手术名称	手术配合步骤
	(3) 游离甲状腺组织:递甲状腺拉钩牵开甲状腺侧叶旁的组织,递胆管钳、脑膜剪逐步分离甲状腺组织,分离甲状腺上、下静脉及甲状腺中静脉递纱布粒钝性分离或者小蚊式钳游离甲状腺侧叶,遇出血 1# 丝线结扎 (4) 切断甲状腺峡部及部分甲状腺:递蚊式钳贴气管壁前分离甲状腺峡部,递超声刀离断峡部腺体,用超声刀切除甲状腺体,保留甲状腺包膜,递电刀止血,5×12 圆针 1# 丝线缝合腺体残端止血
腔镜下甲状腺切除术	(1) 建立操作孔:递 11# 刀片于左右乳晕上边缘分别做弧形切口,递穿刺器于乳房上方前胸壁建立主操作孔及辅助操作孔 (2) 游离:递中弯钳、超声刀,直视下超声刀分离颈阔肌,递分离棒穿刺分离后剩余组织,向上分离甲状腺软骨,两侧到胸锁乳突肌外侧,完成皮下操作空间 (3) 暴露甲状腺及甲状腺结节:递超声刀切断舌骨下肌群、颈白线、暴露甲状腺。若腺体较大,可在颈外用 7×17 角针 7# 丝线缝吊,用超声刀切断甲状腺中静脉,将甲状腺直接切开,切除甲状腺部分腺体,保留腺体组织 (4) 取标本:递标本袋在腔镜下袋装标本,通过观察孔取出。再次置入镜头探查喉返神经

7. 缝合关闭伤口 见表 4-17。

表 4-17 在缝合中开放手术和腔镜手术的区别

开 放 手 术	腔 镜 手 术
用生理盐水冲洗,清点器械、纱布、纱布垫、缝针。巡回护士协助去除肩垫,递消毒纱布消毒切口周围皮肤,递 11# 刀片,7×17 角针 4# 丝线固定引流管递有齿镊,5×12 圆针 1# 丝线间断缝合颈白线、颈阔约肌,再次清点物品数目,递有齿镊,5×12 角针 1# 丝线缝合皮下组织或 4-0 皮内缝合皮肤,递组织胶水涂抹伤口表面,递无菌伤口敷料包扎	用生理盐水冲洗,撤出腔镜用物,清点器械、纱布、纱布垫、缝针。递消毒纱布消毒切口周围皮肤,递 11# 刀片,7×17 角针 4# 丝线固定引流管,递有齿镊,5×12 圆针 1# 丝线逐层缝合,再次清点物品数目,递组织胶水涂抹伤口表面,递无菌伤口敷料包扎

第四节　乳腺手术护理配合

一、常见用物准备

(一) 体位用品　方形海绵垫×1。

(二) 一次性用物

1. 常规物品　高频电刀笔 1 个、电刀清洁片 1 个、吸引管 1 个、4-0 可吸收皮内缝合线、一次性使用灭菌橡胶外科手套若干,不同点见表 4-18。

表 4-18　在物品准备中不同术式的区别

乳腺癌根治性切除术 乳腺癌改良根治手术	单纯乳腺肿物切除术
35 cm×34 cm 抗菌手术薄膜 1 张、医用真丝编织线（1#、4#、7# 各 1 板）、甲状腺外科缝合针（含 5×12 圆针各 2 枚、7×17 角针各 2 枚、7×17 圆针各 2 枚、9×28 角针各 2 枚）、无菌手术刀片 10# 和 11# 各 2 张，一次性负压引流球 1 个、备无菌导尿包 1 个	医用真丝编织线 1# 一板、4-0 皮内缝合线、无菌手术刀片 10# 1 张

2. 特殊用物　特殊 Y 形引流管、皮肤胶水、大纱布。

（三）无菌敷料　见表 4-19。

表 4-19　在无菌敷料中不同术式的区别

乳腺癌根治性切除术 乳腺癌改良根治手术	单纯乳腺肿物切除术
大腿敷料包（大单 1 块、中单 2 块、治疗巾 6 块、盐水盆 1 个、换药碗 1 个、小药杯 1 个、显影纱布 20 块、显影薄垫 10 块）、无菌手术衣服若干、无菌持物缸 1 个、无菌擦手小毛巾若干包	无菌治疗巾 1 包、无菌中单 1 包、无菌手术衣服若干、无菌持物缸 1 个、无菌擦手小毛巾若干包

（四）手术器械　见表 4-20。

表 4-20　在手术器械中不同术式的区别

乳腺癌根治性切除术 乳腺癌改良根治手术	单纯乳腺肿物切除术
甲状腺器械、短柄超声刀头、超声刀手柄	小肿瘤器械

（五）仪器设备　单极电刀、吸引装置、超声刀使用前检查功能状态，根据手术需求调节模式及参数。

二、麻醉方式

见表 4-21。

表 4-21　在麻醉方式中不同术式的区别

乳腺癌根治性切除术 乳腺癌改良根治手术	单纯乳腺肿物切除术
全身麻醉	局部麻醉

三、手术体位

见表 4 - 22。

表 4 - 22 在手术体位中不同术式的区别

乳腺癌根治性切除术 乳腺癌改良根治手术	单纯乳腺肿物切除术
平卧位,患侧上肢外展 90°,肩胛下和腋窝下垫以软垫使腋窝后略抬高,头部稍微偏向健侧,手术床稍偏向健侧,充分暴露手术区域	平卧位,患侧上肢置于头上

四、器械护士配合

(一)常见手术方式 乳腺癌改良根治性切除术、乳腺癌根治性切除术、单纯乳腺肿物切除。

(二)手术配合步骤

1. 清点 器械护士提前 15～30 分钟执行外科洗手,保证有充足的时间进行物品的检查和清点,并与巡回护士共同清点物品,包括手术敷料、手术器械、手术特殊物品、杂项物品等。若局麻手术则是手术医师和巡回护士共同清点。

2. 选择切口 见表 4 - 23。

表 4 - 23 在切口选择中不同术式的区别

乳腺癌根治性切除术 乳腺癌改良根治手术	单纯乳腺肿物切除术
在距离肿瘤 2～3 cm 处纵向或梭形切口	以乳晕为中心放射线皮肤切口,也可以与乳晕平行的弧形切口,以乳头为中心的半圆切口

3. 消毒

(1)消毒液:参照使用说明选择和使用。常选用 0.5%～1% 碘伏直接涂擦手术区,消毒至少 2 遍。

(2)消毒范围:见表 4 - 24。

表 4 - 24 在消毒范围中不同术式的区别

乳腺癌根治性切除术 乳腺癌改良根治手术	单纯乳腺肿物切除术
前至对侧锁骨中线,后至腋后线,上过锁骨及上臂,下过肚脐平行	距离乳腺肿块手术切口 15 cm 以上范围进行消毒

4. 铺单 见表4-25。

表4-25 在铺单中不同术式的区别

乳腺癌根治性切除术 乳腺癌改良根治手术	单纯乳腺肿物切除术
(1) 手术医师带一次性使用灭菌橡胶外科手套协助抬高患侧手臂,器械护士递2块布类中单(横行1/2对折)依次传递给手术医师铺于患侧手臂下,递2块完全打开的治疗巾包患侧手,递无菌绷带固定。器械护士将布类治疗巾按"我(纵行1/4折边对着自己)、你(纵行1/4折边对着外科医生)、你、我"顺序,依次传递给外科医师铺于切口四周 (2) 器械护士递4把巾钳固定治疗巾 (3) 手术医师与器械护士共同配合于切口上、下缘各交替斜拉2块中单,切口上缘再平铺1块中单,切口下缘铺大单、中单,下垂边缘至手术台缘≥30 cm	(1) 手术医师将布类治疗巾按"我(纵行1/4折边对着自己)、你(纵行1/4折边对着外科医生)、你、我"顺序,铺于切口四周 (2) 手术医师与巡回护士共同配合于切口上、下缘各交替斜拉2块中单,切口上缘再平铺1块中单,切口下缘铺大单、中单,下垂边缘至手术台缘≥30 cm

5. 乳腺手术不同手术方式在护理配合上也有差别 见表4-26。

表4-26 乳腺不同术式的手术配合

手术名称	手术配合步骤
乳腺癌根治性切除术	(1) 切口皮肤,游离皮瓣:递10#刀片、有齿镊切开皮肤,两块纱布垫擦拭血,递电刀切开皮下组织,递超声刀切口游离,电刀电凝止血或1#丝线结扎止血,皮瓣游离范围上至锁骨,下至肋弓下缘,内到胸骨中线,外达背阔约肌前缘 (2) 切断胸大、胸小肌:递甲状腺拉钩牵开外侧皮瓣,递长无齿镊、脑膜剪或电刀沿锁骨下切开胸大肌浅面脂肪组织,显露胸大肌,递电刀在靠近肱骨大结节嵴处切断其筋腱,递纱布粒剥离组织,递胆管钳游离肩峰动脉、静脉,递2把中弯钳钳夹,超声刀切断或脑膜剪断,递1#丝线结扎。递组织钳提起胸大肌断键向下牵拉,显露胸小肌 (3) 解剖腋窝和清除腋窝静脉周围脂肪及淋巴组织:递甲状腺拉钩牵开外侧皮瓣,递长无齿镊,脑膜剪剪开腋窝部筋膜,将胸大肌、胸小肌用组织钳一起向下牵引,递纱布粒剥离组织,递胆管钳游离腋窝及锁骨上、下脂肪和清扫淋巴结,递小弯血管钳钳住腋动脉、静脉,并用脑膜剪或超声刀切断,递1#丝线结扎,递胆管钳游离胸外侧血管及肩胛下血管,递中弯钳夹住血管,递脑膜剪剪断,递1#丝线结扎 (4) 切除标本:递组织钳提起胸大肌、胸小肌、乳房与腋窝处分离的组织,依次从上、内、外、下用电刀将胸大肌、胸小肌纤维自胸骨缘和肋骨上面切断,使乳房连同胸大肌、胸小肌、腋窝处游离的组织整块切除,递电刀边切除边止血,出血点递中弯钳夹住,电凝止血缝扎,递1#丝线结扎或5×12圆针穿1#丝线缝扎 (5) 关闭伤口:递甲状腺拉钩牵开外侧皮瓣,仔细检查创面,彻底止血,依次递无菌注射用水、生理盐水冲洗切口创面,递干纱布垫擦干创面,清点器械、纱布、纱布垫、缝针等,递消毒纱布,递11#刀片、7×17角针4#丝线固定引流管,再次清点物品数量,递9×28角针直接缝合皮肤,递无菌伤口敷料包扎
乳腺癌改良根治术	(1) 切皮:递10#号刀片和有齿镊在距离肿瘤2 cm以上做一梭形切口,两块纱布垫擦拭血,递高频电刀笔切开皮下组织,甲状腺拉钩牵开切口皮肤

手术名称	手术配合步骤
	(2) 游离皮瓣：递组织钳提起皮缘，递电刀游离皮瓣，递湿纱布垫填塞 (3) 切除乳腺：递电刀或超声刀自下内侧开始向上外将乳腺肿瘤连同深部的胸大肌筋膜分离切除，一直游离到胸大肌边缘，递胆管钳游离乳腺肿瘤组织，电刀切口并止血，出血点递 1[#] 丝线结扎，切下的乳腺肿瘤组织放于弯盘内 (4) 清扫胸大肌、胸小肌淋巴结：递电刀或超声刀和胆管钳游离神经血管，递 2 把中弯钳夹住，脑膜剪剪断，递 1[#] 丝线结扎 (5) 清扫腋窝淋巴结：递宽无齿长镊提起胸小肌，全程暴露锁骨下血管、腋血管递甲状腺拉钩牵开皮肤，递胆管钳和脑膜剪游离清扫淋巴结，由内向外，依次廓清中央组、外侧组、前组、后组，有出血点递 1[#] 丝线结扎或电凝止血 (6) 清点物品，缝合皮肤：递甲状腺拉钩牵开皮肤，仔细检查创面，彻底止血，依次递无菌注射用水、生理盐水冲洗切口创面，递干纱布垫擦干创面，清点器械、纱布、纱布垫、缝针等，递消毒纱布，递 11[#] 刀片、7×17 角针 4[#] 丝线固定引流管，再次清点物品数量，4-0 皮内缝合皮肤，外涂组织胶水粘合，递无菌伤口敷料包扎
单纯乳腺肿物切除术	(1) 注射局麻药物，以乳晕为中心做放射切口：递 10 mL 注射器将配好的 1‰利多卡因皮下注射，递 2 块纱布擦，递 10[#] 刀片切皮及有齿镊提拉皮肤，电刀边切边凝血，或者小弯止血夹住出血点，电凝止血或 1[#] 丝线结扎 (2) 切除肿块，如有包膜一起切除：递 7×17 中小圆针 4[#] 丝线缝肿块组织，丝线一端进行提拉，递中弯钳游离周围组织，如遇出血电凝止血或 1[#] 丝线结扎，移除乳腺肿块 (3) 缝合：清点器械、纱布、纱布垫、缝针，递消毒纱布消毒皮肤，递 5×12 小圆针缝合乳腺创面，递 4-0 可吸收皮内缝合线及两把有齿镊缝合皮肤，再次清点物品数目，递无菌伤口敷料包扎

第五节 腹部疝无张力修补术护理配合

一、常见用物准备

(一) 一次性用物

1. 常规物品 高频电刀笔 1 个、吸引管 1 个、一次性使用负压球 1 个、无菌导尿包 1 个、一次性使用灭菌橡胶外科手套若干，不同点见表 4-27。

表 4-27 在物品准备中开放手术和腔镜手术的区别

开 放 手 术	腔 镜 手 术
医用真丝编织线（1[#]、4[#]、7[#] 各 1 板）、腹腔缝合针（含 5×12 圆针 3 枚、7×17 中小圆针 2 枚、9×28 角针 2 枚、12×20 圆针 2 枚、12×28 圆针 2 枚）、无菌手术刀片 11[#] 和 20[#] 各 1 张、2-0 可吸收缝线、4-0 可吸收缝线、34 cm×35 cm 抗菌手术薄膜 1 张	医用缆线无菌隔离镜套、医用真丝编织线 1[#] 和 4[#] 各 1 板、LC 缝合针（含 7×17 角针 2 枚、12×20 圆针 1 枚）、无菌保温杯、气腹针 1 枚、3-0 可吸收缝线、无菌手术刀片 11[#] 1 张、一次性使用无菌注射器 50 mL

2. 特殊用物　疝气修补片(大小符合手术要求)、医用纤维蛋白组织胶水、穿刺器(腔镜手术备)。

(二)无菌敷料　剖腹包(长方孔巾 1 块、中单 1 块、治疗巾 8 块、盐水盆 1 个、换药碗 2 个、小药杯 1 个、显影纱布 10 块、显影纱垫 5 块)、无菌手术衣 5 件、无菌持物干缸 1 个、无菌擦手小毛巾 1 包。

(三)手术器械　见表 4 - 28。

表 4 - 28　在手术器械中开放手术和腔镜手术的区别

开 放 手 术	腔 镜 手 术
腹腔器械	LC 器械、腹腔镜器械

(四)仪器设备　单极电刀、吸引装置、超声刀使用前检查功能状态,根据手术需求调节模式及参数。腔镜手术中还应检查摄影系统、CO_2 气源等设备。

二、麻醉方式

全身麻醉或硬膜外阻滞麻醉。

三、手术体位

仰卧位。

四、器械护士配合

(一)常见手术方式　腹股沟斜疝修补术、股疝修补术、腹腔镜腹股沟疝修补术等。

(二)手术配合步骤

1. 清点　器械护士提前 15～30 分钟执行外科洗手,保证有充足的时间进行物品的检查和清点,并与巡回护士共同清点物品,包括手术敷料、手术器械、手术特殊物品、杂项物品等。

2. 选择切口　见表 4 - 29。

表 4 - 29　在切口选择中开放手术和腔镜手术的区别

开 放 手 术		腔 镜 手 术
腹股沟斜疝	股疝切口	
自腹股沟韧带中点上方 2 cm 处至耻骨结节做一与腹股沟韧带相平行的切口,长约 7 cm,上可超过内环,下至耻骨结节	自腹股沟韧带中点至耻骨结节做斜切口	一般以脐孔作为观察孔,在脐平面的稍下的两侧腹直肌外缘各建立一个操作孔,如果是单侧疝,也可将健侧的操作孔移至脐下 5 cm 处

3. 消毒

(1)消毒液:参照使用说明选择和使用。常选用 0.5%～1% 碘伏直接涂擦手术区,消毒至少 2 遍。

（2）消毒范围：见表 4-30。

表 4-30　在消毒范围中开放手术和腔镜手术的区别

开 放 手 术	腔 镜 手 术
上至脐平行线、下至大腿上 1/3,两侧至腋中线	自乳头至耻骨联合平面,两侧至腋后线

4. 铺单

（1）器械护士将一块球状治疗巾置阴囊下,再递布类治疗巾按"我（纵行 1/4 折边对着自己）、你（纵行 1/4 折边对着外科医生）、你、我"顺序,依次传递给外科医师铺于切口四周,要求铺单后能看到切口标识,最后另递一块治疗巾蘸切口周围未干的消毒液。

（2）器械护士将抗菌贴膜展开后传递（若腔镜手术则递 4 把巾钳固定）。

（3）切口上、下缘各铺一块中单（上缘也可铺一件无菌手术衣服）。

（4）铺长方孔巾,下垂边缘至手术台缘≥30 cm。

5. 切皮或建立气腹　见表 4-31。

表 4-31　在消毒范围中开放手术和腔镜手术的区别

开 放 手 术	腔 镜 手 术
递 20# 刀片自腹股沟韧带上方 2 cm 处作一与之相平行的切口,长约 7 cm,上可超过内环,下至耻骨结节,传递有齿镊、高频电刀笔依次切开皮肤、皮下组织,钝性分离脂肪组织,筋膜,暴露腹外斜肌肌腱膜及外环,干纱布拭血,遇出血（如腹壁浅静脉）用中弯钳钳夹止血,1# 丝线结扎或电凝止血,更换刀片	递整理好的医用缆线,用无菌隔离镜套套好镜头给术者,递套好的镜头和光纤线连接头（和巡回护士连接光纤线、连接冷光源线,协助医师连接）,连接二氧化碳管道、电凝线（连接好电凝勾）、吸引器管（连接好吸引器）递组织钳固定。递消毒纱布消毒脐孔,递 11# 刀片于脐部上或下缘作一 1 cm 弧形或纵向切口,递 2 把巾钳提起腹壁,将气腹针垂直或向盆腔斜行刺入腹腔,连接气腹管。达到预设气腹压力后拔出气管针,置入 10 mm 或 12 mm 穿刺器,刺入腹腔后连接气腹管至腹内压力为 12～15 mmHg。将经过白平衡调试及热盐水预热过的镜头置入穿刺器探查腹腔

6. 不同手术方式在护理配合上也有差别　见表 4-32。

表 4-32　腹部疝气修补不同术式的手术配合

手术名称	手术配合步骤
腹股沟斜疝修补术	（1）暴露疝囊:保护切口,四周铺湿盐水纱布垫。递甲状腺拉钩牵开显露腹外斜肌腱膜及外环。递 20# 刀片切开,递中弯钳夹起,组织剪分离,将皮下脂肪组织及筋膜从腹外斜肌腱膜上推开,内上达腹直肌前鞘,外下至腹股沟韧带。递 20# 刀片纵行切开提睾肌及精索内筋膜,如出血用中弯钳钳夹 1# 丝线结扎,递中弯钳提起疝囊与输精管、精索血管及周围组织钝性分离,游离精索并递一条湿纱布带牵引

手术名称	手术配合步骤

	(2) 切开疝囊,并切除疝囊:递中弯钳或无齿长镊 2 把提起疝囊壁,组织剪剪开疝囊,递小弯钳数把钳夹疝囊四周边缘,递湿盐水纱布包裹手指钝性分离疝囊至颈部并回纳;递 5×12 圆针 4[#]丝线作高位的 8 字贯穿缝扎、荷包或连续缝合疝囊颈(如发现疝内容物已坏死应递无齿长镊、组织剪剪去多余疝囊),距结扎线 0.5 cm 处切断疝囊
	(3) 修补内环和腹横筋膜:递直角拉钩或湿纱布带牵开精索,暴露内环边缘。
	  1) 传统修补法:递 7×17 圆针 4[#]丝线间断缝合内缘及外缘的腹横筋膜 1～2 针,以可容纳示指为宜
	  2) 平片修补法:递 5×12 圆针 4[#]丝线缝合补片与内环边缘
	  3) 塞状补片修补法:递 5×12 圆针 4[#]丝线缝合塞状补片与内环边缘数针,递平板补片包裹保护精索,递 7×17 圆针 4[#]丝线缝合平板边缘与腹外斜肌下缘
	(4) 缝合提睾肌及精索内筋膜:递 7×17 圆针 4[#]丝线缝合
	(5) 加强腹股沟管前、后壁
	  1) 精索原位修补法:递 7×17 圆针 7[#]丝线,在精索前方缝合
	  2) 精索移位或后方修补法(即移位法):将腹内斜肌下缘和联合腱递 7×17 圆针 7[#]丝线间断缝缝至腹股沟韧带上
	(6) 重叠缝合腹外斜肌腱,重建外环:递 7×17 圆针 4[#]丝线间断缝合,外环大小以容纳示指尖端为宜

股疝修补术	(1)～(2)步骤同腹股沟斜疝修补术 (3) 封闭疝环 1) 低位修补法:递直角拉钩将卵圆窝上缘及腹股韧带牵起,递 7×17 圆针 7[#]丝线缝合腹股沟韧带与耻骨肌筋膜 2) 高位修补法(股环封闭后还应修补腹股沟管后壁):递 7×17 圆针 7[#]丝线缝合腹股沟韧带、耻骨梳韧带与耻骨肌筋膜,再缝合腹横筋膜与腹股沟韧带 (4)～(6)步骤同腹股沟斜疝修补术
腹腔镜腹股沟疝修补术	(1) 建立操作孔:在腹腔镜的直视下递 11[#]号刀片切开皮肤,分别递 12 mm 穿刺器、5 mm 穿刺器给医师通过切口刺入腹腔,递腹腔镜吸引器、腹腔镜分离钳置于 2 个操作孔,递电凝钩(或分离钳)分离并切除周围多余组织 (2) 暴露内疝口:显露出内环口后递分离钳分离疝囊和精索,查找疝内环口后递钛夹钳与内环口水平横断疝囊 (3) 显露腹股沟区域的解剖位置:递分离钳分离腹膜前间隙,递电凝剪、电凝钩切除腹膜前脂肪组织,遇到出血递钛夹钳钳夹 (4) 将疝囊完全游离后还纳入腹腔 (5) 放置补片:递线剪和疝囊修补片给医师裁剪,将裁剪后的疝囊卷起来(或折叠),递分离钳钳夹,通过疝同侧的穿刺孔送至腹膜前间隙并使之平整,用腹腔镜持针器钳夹,递 3-0 可吸收缝线将疝补片固定(或递螺旋钉固定),固定于耻骨结节、腹股沟边缘韧带、Cooper 韧带、腹横肌弓缘联合肌腱、腹横肌处

7. 关闭切口　见表 4-33。

表 4 - 33　在缝合中开放手术和腔镜手术的区别

开 放 手 术	腔 镜 手 术
去除一切牵引物,递温生理盐水冲洗切口,电刀电凝止血。清点器械、纱布、纱布垫、缝针,递 2 - 0 可吸收缝线缝合腹外斜肌腱膜、皮下组织,再次清点物品数目,递消毒纱布消毒切口,递 4 - 0 可吸收皮内线缝合皮肤后再次消毒,递 2 把有齿皮镊对合皮肤切缘,递无菌伤口敷料包扎	用生理盐水冲洗,撤出腔镜用物。清点器械、纱布、纱布垫、缝针。递中弯钳、12×20 圆针 7# 丝线缝合腹膜,递中弯钳、12×20 圆针 7# 丝线缝合皮下组织,再次清点物品数目递消毒纱布消毒皮肤,递短有齿皮镊 7×17 角针 1# 丝线缝合皮肤,再次消毒纱布消毒皮肤,递无菌伤口敷料包扎

第六节　胃部手术护理配合

一、常见用物准备

(一) 一次性用物品

1. 常规物品　高频电刀笔 1 个、电刀清洁片、吸引管 1 个、34 cm×35 cm 抗菌手术薄膜 1 张、医用真丝编织线(1#、4#、7# 各 2 板)、腹腔缝合针含(含 5×12 圆针 3 枚、7×17 中小圆针 2 枚、9×28 角针 2 枚、12×20 圆针 2 枚、12×28 圆针 2 枚)、1# 可吸收缝线、2 - 0 可吸收缝线、3 - 0 可吸收缝线、无菌手术刀片 20# 和 11# 各 2 张、石蜡油、棉球、一次性负压引流球 1 个、备无菌导尿包 1 个、一次性使用灭菌橡胶外科手套若干。一次性使用注射器 50 mL(腔镜手术备)、无菌保温杯(腔镜手术备)、医用缆线无菌隔离镜套(腔镜手术备)。

2. 特殊用物　一次性切割型闭合器及其仓钉、一次性管状吻合器、短柄超声刀头/长柄超声刀头、超声刀线等高值耗材、一次性使用腹腔穿刺器(腔镜手术备)。

(二) 无菌敷料　腹腔包(剖腹单 1 块、中单 1 块、治疗巾 9 块、盐水盆 1 个、换药碗 2 个、小药杯 1 个、显影纱布 10 块、显影纱垫 14 块)、无菌中单包 1 包、无菌手术衣 10 件、无菌持物干缸 1 个、无菌擦手小毛巾 2 包。

(三) 手术器械　见表 4 - 34。

表 4 - 34　在手术器械中开放手术和腔镜手术的区别

开 放 手 术	腔 镜 手 术
腹腔器械、胃癌器械、荷包钳	腹腔器械、肠切除器械、腹腔镜器械、荷包钳

(四) 仪器设备　单极电刀、吸引装置、超声刀使用前检查功能状态,根据手术需求调节模式及参数。腔镜手术中还应检查摄影系统、CO_2 气源等设备。

二、麻醉方式

全身麻醉。

三、手术体位

见表 4-35。

表 4-35　在手术体位中开放手术和腔镜手术的区别

开 放 手 术	腔 镜 手 术
仰卧位	仰卧位,全麻后头高脚低位人字形体位

四、器械护士配合

(一)常见手术方式　胃大部分切除术(毕Ⅰ式)、胃大部分切除术(毕Ⅱ式)、胃癌根治术、全胃切除术、腹腔镜下胃大部切除术、腹腔镜下胃癌根治术。

(二)手术配合步骤

1. 清点　器械护士提前 15~30 分钟执行外科洗手,保证有充足的时间进行物品的检查和清点,并与巡回护士共同清点物品,包括手术敷料、手术器械、手术特殊物品、杂项物品等。

2. 选择切口　见表 4-36。

表 4-36　在切口选择中开放手术和腔镜手术的区别

开 放 手 术	腔 镜 手 术
上腹部正中切口	以脐下缘为观察孔,在左、右腋前线左肋缘下和左、右锁骨中线平脐处建立操作孔

3. 消毒

(1)消毒液:参照使用说明选择和使用。常选用 0.5%~1% 碘伏直接涂擦手术区,消毒至少 2 遍。

(2)消毒范围:上至双侧乳头,下至耻骨联合水平,两侧至腋中线。

4. 铺单　见表 4-37。

表 4-37　在铺单中开放手术和腔镜手术的区别

开 放 手 术	腔 镜 手 术
(1)器械护士将布类中单对折铺于身体两侧,再将治疗巾按"我(纵行 1/4 折边对着自己)、你(纵行 1/4 折边对着外科医生)、你、我"顺序,依次传递给外科医师铺于切口四周,要求铺单后能看到切口标识,之后另递一块治疗巾蘸切口周围未干的消毒液	(1)器械护士将布类中单对折铺于身体两侧,再将治疗巾按"我(纵行 1/4 折边对着自己)、你(纵行 1/4 折边对着外科医生)、你、我"顺序,依次传递给外科医师铺于切口四周,要求铺单后能看到切口标识,之后另递一块治疗巾蘸切口周围未干的消毒液

开　放　手　术	腔　镜　手　术
（2）器械护士将抗菌贴膜展开后传递，并协助贴膜 （3）切口上、下缘各铺一块中单（上缘也可铺一件无菌手术衣服） （4）铺长方孔巾，下垂边缘至手术台缘≥30 cm	（2）器械护士递4把巾钳固定 （3）将2块布类中单（横行1/2对折）分别传递给外科医师沿对角线铺于两侧腿上，最后器械护士将两块布类对折中单重复铺于两侧腿上 （4）切口上、下缘各铺一块中单（上缘也可铺一件无菌手术衣服） （5）铺长方孔巾，下垂边缘至手术台缘≥30 cm

5. 切开开腹或建立气腹，探查腹腔　见表4-38。

表4-38　在探查腹腔中开放手术和腔镜手术的区别

开　放　手　术	腔　镜　手　术
（1）递20#刀片于自剑突向下至脐上，沿正中线切开皮肤，更换刀片，递两块干纱垫拭血，递有齿镊、电刀劈开皮下组织，递甲状腺拉钩牵开显露腹白线，遇出血点时递血管钳或蚊式钳钳夹，1号丝线结扎或电凝止血。递血管钳、电刀钳夹并切开腹白线，换湿盐水纱垫钝性推开脂肪显露腹膜。递血管钳分别于两侧钳夹腹膜，递20#刀片将腹膜开一小口，将手指插入切口探查托起腹膜，递脑膜剪、电刀在两指之间延长切口。递两块湿盐水纱布垫保护切口，腹腔拉钩牵开暴露手术野，递生理盐水协助洗手 （2）递两块湿盐水纱布垫保护切口，腹腔拉钩牵开暴露术野，递生理盐水协助洗手探查，更换深部手术器械	（1）递整理好的医用缆线，用无菌隔离镜套套好镜头给术者，递套好的镜头和光纤线连接头（和巡回护士连接光纤线、连接冷光源线，协助医师连接），连接二氧化碳管道、电凝线、超声刀线、吸引器管（连接好吸引器）递组织钳固定。递消毒纱布消毒脐孔，递11#刀片于脐部上或下缘作一1 cm弧形或纵向切口，递2把巾钳提起腹壁，将气腹针垂直或向盆腔斜行刺入腹腔，连接气腹管。达到预设气腹压力后拔出气管针，置入10 mm或12 mm穿刺器，刺入腹腔后连接气腹管至腹内压力为12～15 mmHg。将经过白平衡调试及热盐水预热过的镜头置入穿刺器探查腹腔。确定病变部位、有无淋巴结及腹腔转移等情况。确定可行腹腔镜手术后在内镜监视下建立操作孔 （2）于腋前线左、右肋缘下各建立5 mm穿刺器，左、右锁骨中线平脐处分别建立一个5 mm和一个10 mm或12 mm穿刺器 （3）操作孔分别放置镜头、长柄超声刀头、胃钳、肠钳、分离钳

6. 不同胃部手术方式在护理配合上也有差别　见表4-39。

表4-39　不同胃部手术方式配合

手术名称	手术配合步骤
胃大部分切除术（毕Ⅰ式）	（1）游离胃大弯，切断胃网膜左动、静脉及胃网膜右动、静脉：递中弯钳钳游离、钳夹，组织剪剪开，4#丝线结扎、5×12圆针4#丝线缝扎。胃左动脉用中弯钳带7#丝线或双4#丝线结扎

手术名称	手术配合步骤
	(2) 游离胃小弯,切断胃右动、静脉及胃左动脉下行支:递中弯钳游离、钳夹,组织剪剪开,4#丝线结扎、5×12圆针4#丝线缝扎 (3) 断胃:递5×12圆针1#丝线缝2针支持线,递可克钳、肠钳夹持胃部,递11#刀片切开前壁浆肌层,5×12圆针1#丝线缝扎黏膜下血管。同法处理胃后壁 (4) 缝合部分胃残端:递宽无齿长镊、5×12圆针1#丝线间断、全层缝合 (5) 于胃小弯侧游离、断离十二指肠:递蚊式钳、长组织剪游离,出血点递1#丝线结扎或缝扎。递可克钳2把,分别夹住十二指肠壶腹和幽门部,长镊夹持盐水纱布包裹十二指肠四周,递11#刀片切断,取下的标本及刀一并置入弯盘内。递吸引器头吸尽胃内容物,卵圆钳夹持醋酸氯己定棉球消毒残端,更换吸引器头及污染器械 (6) 残胃和十二指肠吻合:先将胃与十二指肠拟定吻合口两侧缝牵引线,然后间断缝合后壁浆肌层,全层缝合胃与十二指肠后壁、前壁,最后加固缝合其前壁浆肌层。递长镊、5×12圆针1#丝线缝合作牵引,蚊式钳钳夹线尾;再递5×12圆针1#丝线缝合浆肌层,4#丝线缝合全层
胃大部分切除术（毕Ⅱ式）	(1) 游离胃大弯,切断胃网膜左动、静脉及胃网膜右动、静脉:递中弯钳钳游离、钳夹,组织剪剪开,4#丝线结扎。胃左动脉用中弯钳带7#丝线或双4#丝线结扎 (2) 游离胃小弯,切断胃右动、静脉及胃左动脉下行支:同上 (3) 断胃:递5×12圆针1#丝线,分层缝合部分胃残端 (4) 游离十二指肠:递中弯钳钳夹,长脑膜剪游离,1#或4#丝线结扎出血点 (5) 切断十二指肠:递可克钳2把钳夹断肠管处,递长镊夹持湿纱垫保护切口周围与幽门下约2 cm处递11#刀片切断,幽门断端用纱布包裹,取下标本及刀一并放入弯盘内。递中弯钳钳夹醋酸氯己定棉球消毒残端 (6) 缝合十二指肠残端:递宽无齿长镊、5×12圆针4#丝线绕过可克钳行连间断缝合,除去可克钳,递5×12圆针1#丝线间断缝合浆肌层。或切十二指肠时使用切割闭合器 (7) 胃空肠吻合:递宽无齿长镊距Treitz韧带8～12 cm处取空肠与胃吻合,递长镊5×12圆针1#丝线缝合于大弯侧拟定吻合口两侧缝牵引线,递蚊式钳夹线尾做牵引。递长镊、5×12圆针1#丝线间断缝合空肠与胃吻合口、后壁浆肌层,全层缝合胃肠后壁、前壁最后间断缝合胃肠前壁浆肌层
胃癌根治术	(1) 阻断胃周动、静脉血液循环:将胃向下牵引,在小网膜接近胃左右动、静脉根部缝扎,继之对胃网膜左右动、静脉亦予以结扎,同时把贲门口和幽门口以粗线阻断。递中弯钳带4#丝线结扎血管,5×12圆针1#丝线缝扎 (2) 切除网膜:将胃上提,横结肠向下牵引,使胃横结肠间系膜紧张,术者左手牵引大网膜显露无血管区,用高频电刀笔自横结肠缘上切开。从结肠中间部开始向左侧切至脾下极处,继而向右侧切开,直达横结肠肝曲 (3) 切除横结肠系膜前叶淋巴结:递中弯钳带4#丝线结扎血管或5×12圆针1#丝线缝扎 (4) 切断胃网膜右动、静脉,清除淋巴结:递11#刀片,在结肠系膜前后叶之间进行锐性和钝性解剖剥离,在此易找到疏松结缔组织间隙,清除结肠系膜前叶及其脂肪淋巴组织 (5) 清除淋巴结:递中弯钳带4#丝线结扎血管,5×12圆针1#丝线缝扎,清除胰后及肝十二指肠韧带内淋巴结 (6) 切断十二指肠:幽门侧清除完毕后,通常在距幽门以远端3 cm处切断十二指肠。如幽门部疑被癌浸润,可在4～5 cm以远处切断。如拟行毕Ⅱ式吻合,可常规缝合关闭十二指肠残端,递中弯钳带4#丝线结扎血管,5×12圆针1#丝线缝扎 (7) 清除肝总动脉干、腹腔动脉周围及胃网膜左动脉淋巴结:递直角钳分离、中弯钳钳夹、组织剪剪断,4#丝线结扎、5×12圆针4#丝线缝扎

手术名称	手术配合步骤
（续上）切除胃	（8）切除胃：切断肝左叶三角韧带，把肝左外叶翻向右下方，显露贲门区。切开食管裂口周围腹膜，分离食管下端，切断迷走神经前后干，可使食管拉向腹腔 6～8 cm，足够在腹腔内与空肠吻合之用。胃切除的上下断端，上端至少应距病灶 6 cm，下端至少距幽门下 3 cm。切断食管下端可以在无创直角钳控制下切除整块标本。也可以把胃上提以牵引食管便于与空肠吻合，然后切胃
全胃切除术	（1）分离大网膜：递中弯钳分离、钳夹，组织剪剪断，4#丝线结扎 （2）游离十二指肠降部：递直角钳分离，中弯钳钳夹、组织剪剪断，4#丝线结扎、5×12 圆针 4#丝线缝扎 （3）游离：递超声刀清除胰头后、胆总管，肝动脉周围淋巴组织，处理胃右动、静脉及胃左动、静脉，递中弯钳、直角钳分离钳夹，长组织剪剪断，4#丝线结扎或缝合。切断结扎脾胃韧带及胃短血管，切断结扎冠状静脉并于肝脏附着处断离小网膜，分离食管下端，切断迷走神经 （4）切胃：断面"8"字缝合止血，递 5×12 圆针 1#丝线于胰腺体部缝支持线，切断胰腺，递 9×28 圆针 1#丝线缝扎。递大直角钳、可克钳钳夹分别夹住食管贲门部和幽门部，递 20#刀片切断，将胃及其附着组织放于弯盘内。递醋酸氯己定棉球消毒残端 （5）双腔代胃术 　　1）游离两段带系膜的空肠：递 11#刀片切开，中弯钳止血，1#丝线结扎，递 5×12 圆针 1#丝线间断缝合 　　2）游离空肠上段近端与食管端端吻合：递 5×12 圆针 1#丝线间断缝合 　　3）游离空肠下段远端，与十二指肠端端吻合：递 5×12 圆针 1#丝线间断缝合 　　4）将两段游离空肠侧侧吻合：递 5×12 圆针 1#丝线间断缝合
腹腔镜下胃大部切除术	（1）游离胃结肠韧带：递胃钳、肠钳、分离钳、长柄超声刀头沿横结肠上缘打开胃结肠韧带，将横结肠系膜前叶分离，右至结肠肝曲，左至结肠脾曲，分离胃与横结肠间的大网膜粘连，向上至胰腺下缘，分离胰腺包膜至胰腺上缘显露胃结肠静脉干，清除其周围淋巴脂肪组织 （2）清扫幽门下淋巴结、断离胃网膜右静脉：递胃钳、肠钳、分离钳、长柄超声刀头向幽门下清扫，在胰十二指肠下前静脉汇入处上方结扎离断胃网膜右静脉，幽门向上翻起，沿原分离平面向胰腺上缘分离，打开胃胰韧带找到胃十二指肠动脉并在其发出的胃网膜右动脉根部结扎并离断，完成幽门下淋巴结清扫。沿胃十二指肠动脉分离显露肝总动脉、肝固有动脉、胃右动脉和胃十二指肠动脉汇合处，根部离断并清扫胃右动静脉周围幽门上淋巴结清扫 （3）断离胃胰韧带、胃左动静脉：将胃体向左上牵引，沿胰腺上缘切断胃胰韧带，依次清除肝总动脉表面、胃左动静脉周围、腹腔干周围以及脾动脉根部周围淋巴结，根部离断胃左动静脉、保留胃后血管 （4）Gerota 筋膜表面清除小网膜腔底部脂肪淋巴组织直至膈肌脚水平，注意保护膈血管和左肾上腺血管 （5）断离胃网膜左动静脉、大网膜至胃短血管：大弯侧沿胰尾找到胃网膜左动静脉根部并离断，再沿脾脏表面离断大网膜至胃短血管 （6）切开肝十二指肠韧带被膜：转向胃前方，紧贴肝缘离断肝胃韧带暴露小网膜腔，在胆总管左侧纵行切开肝十二指肠韧带被膜，再清除肝固有动脉周围淋巴结以及门静脉前方和左侧淋巴结，清除贲门右侧淋巴脂肪组织切断迷走神经前后支 （7）离断小网膜、大网膜组织至预定切除线以下：将小弯侧贲门下 3 cm 大弯侧肿瘤近端 5 cm 连线作为预订切除线，沿胃壁表面离断小网膜、大网膜组织至预定切除线以下，彻底清除淋巴结

续　表

手术名称	手术配合步骤
	(8) 取腹部切口,取标本:于左侧腹直肌穿刺器处递20[#]刀片、中弯钳切开3～5 cm的横切口,用湿盐水纱布垫保护切口,可防止污染切口和造成腹壁种植性转移。递卵圆钳将胃窦、胃体大部和上段空肠拖出腹腔 (9) 吻合 　1) 毕Ⅰ式:在幽门下离断,十二指肠残端放人钉砧头,吻合器经胃腔完成胃体上部与十二指肠端侧吻合(illroth Ⅰ式),再用直线切割闭合器切除闭合胃体大部 　2) 毕Ⅱ式:在空肠距Treitz韧带11～12 cm处放置圆形吻合器钉砧头。在胃窦前壁沿胃长轴方向作3 cm切口,插入圆形吻合器,将胃体后壁上部与空肠上段作侧侧吻合。用直线切割闭合器在距吻合口2 cm处离断胃体
腹腔镜下胃癌根治术	(1) 沿横结肠上缘打开胃结肠韧带:递胃钳、肠钳、分离钳、长柄超声刀头沿横结肠上缘无血管区将横结肠系膜前叶分离,右至结肠肝曲,左至结肠脾曲,递可吸收夹钳夹切断胃网膜左动静脉。向上钳夹切断胃短血管,清扫淋巴结 (2) 分离胰腺包膜至胰腺上缘:递胃钳、肠钳、分离钳、长柄超声刀头显露胃结肠静脉干,清除其周围淋巴脂肪组织,继续向幽门下清扫 (3) 在胰十二指肠下前静脉汇入处上方结扎离断胃网膜右静脉:递胃钳、肠钳曲门向上翻起,递长柄超声刀头沿原分离平面向胰腺上缘分离,打开胃胰韧带找到胃十二指肠动脉并递钛夹钳在其发出的胃网膜右动脉根部结扎并离断,完成幽门下淋巴结清扫 (4) 清扫胃右动静脉周围曲门上淋巴结清扫:递胃钳、长柄超声刀头沿胃十二指肠动脉分离显露肝总动脉、肝固有动脉、胃右动脉和胃十二指肠动脉汇合处。递钛夹钳、长柄超声刀头根部离断并清扫胃右动静脉周围曲门上淋巴结清扫 (5) 切断胃胰韧带:递胃钳、长柄超声刀头将胃体向左上牵引,沿胰腺上缘切断胃胰韧带,依次清除肝总动脉表面、胃左动静脉周围、腹腔干周围以及脾动脉根部周围和脾门淋巴结,递钛夹钳、长柄超声刀头根部离断胃左动静脉 (6) Gerota筋膜表面清除小网膜腔底部脂肪淋巴组织直至膈肌脚水平,注意保护膈血管和左肾上腺血管 (7) 断离胃网膜左动静脉:递胃钳、肠钳于大弯侧沿胰尾找到胃网膜左动静脉根部并离断,再沿脾脏表面离断大网膜、胃短血管直至贲门左侧膈肌脚,彻底清除淋巴结 (8) 切开肝十二指肠韧带被膜:转向胃前方,递胃钳、肠钳紧贴肝缘高断肝胃韧带暴露小网膜腔,在胆总管左侧纵行切开肝十二指肠韧带被膜 (9) 清除肝固有动脉周围淋巴结:递长柄超声刀头清除肝固有动脉周围淋巴结以及门静脉前方淋巴结。继续向上清扫贲门淋巴结,切断迷走神经前后支 (10) 离断十二指肠:递胃钳、肠钳、分离钳、长柄超声刀头游离十二指肠球部至幽门下2 cm,递直线切割闭合器离断十二指肠 (11) 取腹部切口,取标本:于左侧腹直肌穿刺器处递20[#]号刀片、中弯钳切开3～5 cm的横切口,用湿盐水纱布垫保护切口,可防止污染切口和造成腹壁种植性转移。递卵圆钳将胃及大小网膜拖出腹腔,递肠钳、可克钳钳夹食管,于贲门上切断食管,递弯盘接标本 (12) 吻合:食管残端放置圆形吻合器钉砧头,将空肠距Treitz韧带15 cm处离断,用圆形吻合器将远端空肠与食管残端作端侧吻合。经空肠残端开口将胃管经吻合口拉人空肠,递5×12圆针1[#]丝线缝合空肠残端。于食管空肠吻合口下方40 cm处作近端空肠远侧空肠端侧吻合

7. 关闭腹腔　见表4-40。

表 4-40 在缝合中开放手术和腔镜手术的区别

开 放 手 术	腔 镜 手 术
递温无菌蒸馏水冲洗腹腔,检查有无出血移除切口保护圈和全方位拉钩。清点物品、纱布、纱垫、缝针等,消毒液纱布消毒皮肤,放置引流管递 11# 刀片、中弯钳、9×28 角针 4# 线固定引流管。递 12×28 圆针 7# 丝线或 1# 可吸收缝线连续缝合腹膜。递生理盐水冲洗切口,更换纱布垫,递 12×20 圆针 7# 丝线或 2-0 可吸收缝线间断缝合前鞘。再次清点物品数目,递 S 拉钩暴露腹部、冲洗切口,递 12×28 圆针 4# 丝线间断缝合皮下组织或。去除抗菌手术贴膜,递消毒纱布擦拭皮肤,递有齿镊、9×28 角针 1# 丝线间断缝合皮肤,递消毒纱布再次消毒皮肤,递无菌伤口敷料包扎	递温无菌蒸馏水冲洗腹腔,检查有无出血撤出腔镜用物。消毒液纱布消毒皮肤,放置引流管递 11# 刀片、中弯钳、9×28 角针 4# 线固定引流管。清点器械、纱布、纱布垫、缝针等正确后拔出各穿刺套管。递中弯钳、12×20 圆针 7# 丝线缝合腹膜,递中弯钳、12×20 圆针 7# 丝线缝合皮下组织。再次清点物品数目,递消毒纱布消毒皮肤,递短有齿皮镊 7×17 角针 1# 丝线缝合皮肤,再次消毒纱布消毒皮肤,递无菌伤口敷料包扎

第七节　肠道手术护理配合

一、常见用物准备

（一）体位用品　方形海绵垫×1、截石位腿架×2。

（二）一次性用物

1. 常规物品　高频电刀笔 1 个、电刀清洁片 1 个、吸引管 1 个、34 cm×35 cm 抗菌手术薄膜 1 张、医用真丝编织线（1#、4#、7# 各 2 板）、腹腔缝合针含（含 5×12 圆针 3 枚、7×17 中小圆针 2 枚、9×28 角针 2 枚、12×20 圆针 2 枚、12×28 圆针 2 枚）、1# 可吸收缝线、2-0 可吸收缝线、3-0 可吸收缝线、无菌手术刀片 20# 和 11# 各 2 张、石蜡油、棉球、一次性负压引流球 1 个、备无菌导尿包 1 个、一次性使用灭菌橡胶外科手套若干、一次性使用注射器 50 mL（腔镜手术备）、无菌保温杯（腔镜手术备）、医用缆线无菌隔离镜套（腔镜手术备）。

2. 特殊用物　一次性切割型闭合器及其仓钉、一次性管状吻合器、短柄超声刀头/长柄超声刀头、超声刀线等高值耗材,一次性使用腹腔穿刺器（腔镜手术备）。

（三）无菌敷料　腹腔包（剖腹单 1 块、中单 1 块、治疗巾 9 块、盐水盆 1 个、换药碗 2 个、小药杯 1 个、显影纱布 10 块、显影纱垫 14 块）、无菌中单包 1 包、无菌手术衣 10 件、无菌持物干缸 1 个、无菌擦手小毛巾 2 包。

（四）手术器械　见表 4-41。

表 4-41 在手术器械中开放手术和腔镜手术的区别

开 放 手 术	腔 镜 手 术
腹腔器械、直肠癌器械	腹腔器械、肠切除器械、腹腔镜器械

（五）仪器设备　单极电刀、吸引装置、超声刀等使用前检查功能状态，根据手术需求调节模式及参数。腔镜手术中还应检查摄影系统、CO_2 气源等设备。

二、麻醉方式

全身麻醉。

三、手术体位

见表 4-42。

表 4-42　在手术体位中开放手术和腔镜手术的区别

开　放　手　术		腔　镜　手　术
右半结肠切除术、左半结肠切除术、经腹会阴直肠癌根治术（Miles 手术）	阑尾切除术	腹腔镜右半结肠切除术、腹腔镜左半结肠切除术、腹腔镜横结肠切除术、腹腔镜乙状结肠癌根治术、腹腔镜阑尾切除术、腹腔镜经腹会阴直肠癌根治术（Miles 手术）
截石位，术中头低脚高左高右低	仰卧位	仰卧位、人字形体位，术中头高脚低位

四、器械护士配合

（一）常见手术方式　右半结肠切除术、左半结肠切除术、经腹会阴直肠癌根治术（Miles 手术）、阑尾切除术、腹腔镜右半结肠切除术、腹腔镜左半结肠切除术、腹腔镜横结肠切除术、腹腔镜乙状结肠癌根治术、腹腔镜经腹会阴直肠癌根治术（Miles 手术）、腹腔镜阑尾切除术。

（二）手术配合步骤

1. 清点　器械护士提前 15～30 分钟执行外科洗手，保证有充足的时间进行物品的检查和清点，并与巡回护士共同清点物品，包括手术敷料、手术器械、手术特殊物品、杂项物品等。

2. 选择切口　见表 4-43。

表 4-43　在切口选择中不同术式的区别

手　术　名　称	开　放　手　术	腔　镜　手　术
右半结肠切除术	经旁正中切口/经腹直肌切口	经腹部入路，于脐孔建立观察孔，左侧锁骨中线脐上 6 cm、脐下 4 cm、右侧锁骨中线平脐处放置主、辅操作孔
左半结肠切除术	经旁正中切口/经腹直肌切口	经腹部入路，于脐孔建立观察孔，右侧锁骨中线脐上 4 cm 和脐下 6 cm、左锁骨中线平脐处放置主、辅操作孔

续　表

手 术 名 称	开 放 手 术	腔 镜 手 术
经腹会阴直肠癌根治术（Miles 手术）	腹部：经腹取下腹正中切口 会阴路：经肛门或经骶尾部	前入路：经腹部入路，于脐孔建立观察孔，右下腹（右锁骨中线与两髂前上棘连线交点）为主操作孔，左侧和右侧锁骨中线平脐点放置辅操作孔 后入路：经肛门或经骶尾部
阑尾切除术	右下腹麦氏切口	经腹部入路，于脐孔建立观察孔，于麦氏点及其左侧对称位置分别放置 5 mm 套管作为操作孔

3. 消毒

（1）消毒液：参照使用说明选择和使用。常选用 0.5%～1% 碘伏直接涂擦手术区，消毒至少 2 遍。

（2）消毒范围：见表 4-44。

表 4-44　在消毒范围中不同术式的区别

右半结肠切除术、左半结肠切除术、阑尾切除术、腹腔镜阑尾切除术	经腹会阴直肠癌根治术（Miles 手术）、腹腔镜右半结肠切除术、腹腔镜左半结肠切除术、腹腔镜横结肠切除术、腹腔镜乙状结肠癌根治术、腹腔镜经腹会阴直肠癌根治术（Miles 手术）
自乳头至耻骨联合平面，两侧到腋后线	上至两乳头连线，下至大腿上 1/3，两侧至腋中线，包括会阴部及肛门内侧

4. 铺单

（1）肠道手术铺单

1）器械护士先将 1 块布类中单（横行 1/2 对折）和 1 块布类治疗巾按"我"（纵行 1/4 折边对着自己）传递给外科医师垫于患者的臀部下，1 块布类治疗巾（纵行四折）铺于耻骨联合，将 2 块布类治疗巾按"我"分别铺于大腿上 1/3，其次按"你（纵行 1/4 折边对着外科医生）、你、我"顺序依次传递给外科医师铺于切口四周，将 2 块布类中单（横行 1/2 对折）分别传递给外科医师沿对角线铺于两侧腿上，最后器械护士将 2 块布类对折中单重复铺于两侧腿上，要求铺单后能看到切口标识，之后另递 1 块治疗巾蘸切口周围未干的消毒液。

2）器械护士用抗菌贴膜展开后传递，并协助贴膜（在腔镜手术中递布巾钳 4 把固定）。

3）切口上、下缘各铺一块中单（上缘也可铺一件无菌手术衣服）。

4）铺长方孔巾，下垂边缘至手术台缘≥30 cm。

（2）阑尾切除术铺单

1）器械护士将布类治疗巾按"我（纵行 1/4 折边对着自己）、你（纵行 1/4 折边对着外科医生）、你、我"顺序，依次传递给外科医师铺于切口四周，要求铺单后能看到切口标识，之后另递一块治疗巾蘸切口周围未干的消毒液。

2) 器械护士用抗菌贴膜展开后传递，并协助贴膜[在腔镜手术中递布巾钳 4 把固定，将 2 块布类中单（横行 1/2 对折）分别传递给外科医师沿对角线铺于两侧腿上，最后器械护士将 2 块布类对折中单重复铺于两侧腿上]。

3) 切口上、下缘各铺一块中单（上缘也可铺一件无菌手术衣服）。

4) 铺长方孔巾，下垂边缘至手术台缘≥30 cm。

5. 切皮及建立气腹，探查腹腔　见表 4-45。

表 4-45　在探查腹腔中不同术式的区别

开 放 手 术	腔 镜 手 术
递 20# 刀片于腹部正中线旁 2 cm 处切一纵行切口（上腹部切口自剑突下至脐旁或脐下，下腹部切口自脐上 3～4 cm 至耻骨联合处），切开皮肤更换刀片，递 2 块干纱垫拭血，递有齿镊、电刀劈开皮下组织，递甲状腺拉钩牵开显露腹直肌前鞘，遇出血点时递血管钳或蚊式钳钳夹，1#、4# 丝线结扎或电凝止血。递血管钳、电刀钳夹并切开腹直肌前鞘，换湿盐水纱垫钝性推开脂肪显露腹直肌。递甲状腺拉钩牵开，手指钝性分离，遇出血点时递血管钳或蚊式钳钳夹，1 号丝线结扎或电凝止血。递血管钳分别于切口两侧钳夹，递 20# 刀片将开一小口，将手指插入切口探查托起腹膜，递脑膜剪、电刀在两指之间延长切口，递 2 块湿盐水纱布垫保护切口，腹腔拉钩牵开暴露术野，递生理盐水协助洗手	递整理好的用医用缆线无菌隔离镜套套好镜头给术者，递套好的镜头和光纤线连接头（和巡回护士连接光纤线、连接冷光源线，协助医师连接），连接二氧化碳管道、电凝线、超声刀线、吸引器管（连接好吸引器）递组织钳固定。递消毒纱布消毒脐孔，递 11# 刀片于脐部上或下缘作一 1 cm 弧形或纵向切口，递 2 把巾钳提起腹壁，将气腹针垂直或向盆腔斜行刺入腹腔，连接气腹管。达到预设气腹压力后拔出气管针，置入 10 mm 或 12 mm 穿刺器，刺入腹腔后连接气腹管至腹内压力为 12～15 mmHg。将经过白平衡调试及热盐水预热过的镜头置入穿刺器探查腹腔。确定病变部位、有无淋巴结及腹腔转移等情况。确定可行腹腔镜手术后在内镜监视下建立操作孔

6. 不同肠道手术方式在护理配合上也有差别　见表 4-46。

表 4-46　不同肠道手术方式配合

手术名称	手术配合步骤
右半结肠切除术	（1）显露右半结肠：递大 S 拉钩牵开暴露术野，递长镊子、湿盐水纱布垫将小肠及大网膜推向左上腹部，显露右侧结肠。切断结肠中动静脉、左结肠、回结肠血管及所有右半结肠回流中枢的血管。递中弯钳钳夹，电刀游离，脑膜剪剪断，4# 丝线结扎 （2）游离大网膜、右半结肠：用中弯钳、电刀游离，1#、4# 丝线结扎或 45×12 缝针缝扎止血 （3）切断肠管，取出本标：递 2 把可克钳分别钳夹在切除端肠管上下，2 把肠钳分别钳夹在保留端肠管上下，递 11# 刀片在可克钳和肠钳之间切断肠管，递弯盘接标本，更换刀片。递洗必泰棉球消毒残端 （4）吻合回肠-横结肠：递 5×12 圆针 1# 丝线或 3-0 可吸收线依次全层连续缝合吻合口，或吻合器行端侧或端端吻合术 （5）关闭肠系膜间隙：递 5×12 圆针 1# 丝线间断缝合回肠系膜及结肠系膜间隙

手术名称	手术配合步骤
左半结肠切除术	（1）显露左半结肠：递大 S 拉钩牵开暴露术野，显露左侧结肠，切断结肠中动静脉、左结肠、回结肠血管及所有左半肠回流中枢的血管。递中弯钳钳夹，高频电刀笔游离，脑膜剪剪断，4#丝线结扎 （2）游离大网膜、左半结肠：用中弯钳、电刀游离，1#、4#丝线结扎或 45×12 缝针缝扎止血 （3）切断肠管，取出标本：递 2 把可克钳分别钳夹在切除端肠管上下，2 把肠钳分别钳夹在保留端肠管上下，递 11#刀片在可克钳和肠钳之间切断肠管，递弯盘接标本，更换刀片。递洗必泰棉球消毒残端 （4）吻合横结肠-乙状结肠或直肠：递 5×12 圆针 1#丝线或 3-0 可吸收线依次全层连续缝合吻合口，或吻合器行端侧或端端吻合术 （5）封闭盆腔腹膜：递 5×12 圆针 1#丝线间断缝合，封闭盆腔腹膜
经腹会阴部直肠癌根治术	腹部手术部分 （1）游离乙状结肠外侧腹膜及其系膜：递腹腔拉钩牵开腹腔，递长镊子、湿盐水纱布垫将小肠及大网膜推向右上腹部，暴露双侧输尿管，用湿盐水纱布垫向右向前牵拉乙状结肠，递长镊、长弯钳、高频电刀笔钳夹系膜分离，1#、4#丝线结扎 （2）游离直肠：递长弯钳、电刀依次分离直肠后壁及直肠旁的疏松结缔组织，递电刀、长脑膜剪分离直肠前壁，递长弯钳、电刀切断直肠两侧-侧韧带，4#、7#丝线结扎直肠中动、静脉。将直肠分离至肛提肌平面 （3）切断乙状结肠：递可克钳、肠钳钳夹欲切断的近端乙状结肠，递 11#刀片切断肠管，递湿纱布垫包裹保护残端，结扎远端自会阴切口切除 （4）人工肛门造口 　　1）递 20#刀片于左下腹偏外方做一椭圆形切口，切去小块皮肤及腹外斜肌腱膜中弯钳钳夹止血，4#丝线结扎或电凝止血 　　2）将近端乙状结肠自此切口拉出，用 5×12 圆针 1#丝线或 3-0 可吸收线将腹壁边缘皮肤与断端边缘全层间断缝合一圈，固定于腹壁上 （5）冲洗及缝合：温蒸馏水冲洗（此时会阴部切口已将标本移除，止血完毕），盆腔内留置引流管用自腹部下端引出，递长镊，长持针钳 7×17 圆针 4#丝线缝合缝闭盆腹膜 会阴手术部分（另备会阴部手术物品一份） （1）再次消毒肛周皮肤，缝闭肛门：消毒，9×28 角针 7#丝线缝闭肛门 （2）切口，切断两侧肛提肌：距肛门 2~3 cm 处做一椭圆形切口，递 20#刀片切开皮肤、皮下脂肪，干纱布拭血，中弯钳 1#、4#丝线结扎，或电凝止血，用皮肤钳钳夹肛肌牵引，分离肛尾韧带，取出乙状结肠和直肠 （3）游离直肠，取出标本：递长弯钳、电刀游离直肠周围组织，递纱布拭血，1#、4#丝线结扎，电凝止血。拉出乙状结肠远端，切下之标本置于弯盘内 （4）冲洗切口：大量温生理盐水冲洗（腹部与会阴部可先后或分两组进行） （5）清点，逐层缝合会阴切口
阑尾切除术	（1）寻找阑尾，夹持并提出阑尾：递大 S 拉钩牵开暴露，显露出小肠，递长镊子、湿盐水纱布垫推开保护小肠，寻找并显露盲肠及阑尾。递卵圆钳钳夹住阑尾系膜后将阑尾提出腹腔 （2）处理系膜，切除阑尾：提起阑尾系膜，递中弯钳于根部钳夹后，脑膜剪剪断，4#丝线结扎，或用 6×17 圆针 4#丝线缝扎。于距离阑尾根部 0.5~1 cm 处的盲肠壁上浆肌层行荷包缝合，将阑尾残端内翻入盲肠，收紧荷包并用 6×14 圆针 4#丝线缝合 （3）清理腹腔；仔细检查阑尾系膜及根部有无出血

手术名称	手术配合步骤
腹腔镜右半结肠切除术	(1) 穿刺器位置：递 11#刀片于脐左偏下 5 cm 处建立主操作孔，在右下腹、左右上腹锁骨中线建立辅助操作孔 (2) 游离右半结肠：递抓钳，2 个无损伤肠钳和超声刀，提起回盲部递超声刀打开肠系膜，分离出回结肠血管，递可吸收夹钳夹并剪断。清除血管根部淋巴结，钝性分离并显露十二指肠降部，递超声刀、可吸收夹继续游离结肠及中结肠血管并钳夹，同时清除淋巴结。沿结肠外侧自髂窝至结肠肝区，切开腹膜 (3) 取腹部切口：于右侧麦氏点递 20#刀片、中弯钳切开 3～5 cm 的横切口，用湿盐水纱布垫保护切口，可防止污染切口和造成腹壁种植性转移 (4) 肠管吻合：递卵圆钳将准备切除的肠管标本通过此切口提出腹腔外，递 11#刀片于肠管切一小口后将切割缝合器两部分分别插入，使两侧肠管于合适处对合后切割吻合。取出切割缝合器，用洗必泰棉球消毒肠管开口处及切割缝合器后更换钉仓，横向切断封闭肠取下标本
腹腔镜左半结肠癌根治术	(1) 穿刺器位置：递 11#刀片于脐左侧腹直肌外缘建立主操作孔，在左、右肋缘下于锁骨中线和右下腹建立辅助操作孔 (2) 游离结肠：递抓钳、两把无损伤肠钳、超声刀从腹主动脉前打开降结肠右侧腹膜，分离切断左结肠及其系膜，游离出结肠脾曲。递可吸收夹钳夹中结肠动、静脉左支，清除血管根部淋巴结，充分游离出左结肠 (3) 取腹部切口：左侧腹直肌穿刺器处递 20#刀片、中弯钳切开 3～5 cm 的横切口，用湿盐水纱布垫保护切口，可防止污染切口和造成腹壁种植性转移 (4) 肠管吻合：递卵圆钳将准备切除的肠管标本通过此切口提出腹腔外，递 11#刀片于肠管切一小口后将切割缝合器两部分分别插入，使两侧肠管于合适处对合后切割吻合。取出切割缝合器，用洗必泰棉球消毒肠管开口处及切割缝合器后更换钉仓，横向切断封闭肠取下标本，做横结肠乙状结肠端端吻合或侧侧吻合
腹腔镜横结肠癌切除术	(1) 穿刺器位置：递 11#刀片于左、右中腹及剑突与脐间建立操作孔 (2) 游离横结肠：递抓钳、两把无损伤肠钳、超声刀从胃大弯网膜血管弓下方分别分离切开左、右侧胃结肠韧带，递可吸收夹钳夹，递腹腔镜剪刀剪断，游离出肝曲、脾曲。递无损伤肠钳提起横结肠，分离横结肠系膜及根部，递可吸收夹钳夹，递腹腔镜剪刀剪断 (3) 取腹部切口：于右侧穿刺器孔处递 20#刀片、中弯钳切开 3～5 cm 的横切口，用湿盐水纱布垫保护切口，可防止污染切口和造成腹壁种植性转移 (4) 肠管吻合：递卵圆钳将准备切除的肠管标本通过此切口提出腹腔外，递 11#刀片于肠管切一小口后将切割缝合器两部分分别插入，使两侧肠管于合适处对合后切割吻合。取出切割缝合器，用洗必泰棉球消毒肠管开口处及切割缝合器后更换钉仓，横向切断封闭肠取下标本，做肠端端吻合或侧侧吻合
腹腔镜乙状结肠癌切除术	(1) 穿刺器位置：递 11#刀片于右下腹建立主操作孔，在左、右肋脐旁腹直肌外缘及左下腹建立辅助操作孔 (2) 游离乙状结肠：递抓钳，2 个无损伤肠钳和超声刀，提起回盲部递超声刀打开肠系膜，分离出回结肠血管，递可吸收夹钳夹并用腹腔镜剪刀剪断，清除血管根部淋巴结，切断乙状结肠血管，递可吸收夹钳夹并用腹腔镜剪刀剪断，递超声刀将乙状结肠内外侧充分游离，将肠管游离至癌肿下方 5 cm，保留直肠上动脉及其伴行静脉和左结肠动脉。递腹腔镜切割缝合器切断直肠 (3) 取腹部切口：于左下腹穿刺器孔处递 20#刀片、中弯钳切开 3～5 cm 的切口，用湿盐水纱布垫保护切口，可防止污染切口和造成腹壁种植性转移

手术名称	手术配合步骤
	（4）肠管吻合：递卵圆钳将带癌肿的乙状结肠近端提出腹腔外，递可克钳、肠钳切除肠管或用直线切割器切断肠管，递弯盘接标本。将圆形吻合器砧座放置于乙状结肠残端，放入腹腔，重新建立气腹。经肛门插入圆形吻合器手柄。与腹腔内砧头，确认无旋转、未夹入其他组织、无张力后击发吻合器
腹腔镜经腹会阴直肠癌根治术	腹部手术 （1）穿刺器位置：递11#刀片于右下腹建立主操作孔，在左、右肋脐旁腹直肌外缘及左下腹建立辅助操作孔 （2）游离乙状结肠、直肠：递抓钳，2个无损伤肠钳和超声刀，提起回盲部递超声刀分离肠系膜，切断乙状结肠血管，递可吸收夹钳夹并用腹腔镜剪刀剪断，递超声刀将乙状结肠内外侧、直肠两侧腹壁充分游离，夹闭、切断直肠侧递韧带，递腹腔镜切割缝合器切断直肠 （3）取腹部切口，取标本：在拟做人工肛门部位，递20#刀片于左下腹切一纵行切口，切除左下腹皮肤、腹外斜肌腱膜，用湿盐水纱布垫保护切口，防止污染切口和造成腹壁种植性转移。递卵圆钳将带癌肿的直肠、乙状结肠近端拉出腹腔外，递可克钳、肠钳切除肠管或用直线切割器切断肠管，递弯盘接标本。将圆形吻合器砧座放置于乙状结肠残端，放入腹腔，重新建立气腹。将圆形吻合器砧座放入近端结肠，重新建立气腹，使用吻合器在腹腔镜直视下做乙状结肠与直肠断端吻合 （4）人工肛门造口：拉出乙状结肠，做人工肛门造口（同经腹会阴部直肠癌根治术） （5）会阴部手术：会阴部手术同经腹会阴部直肠癌根治术
腹腔镜阑尾根治术	（1）穿刺器位置：递11#刀片于麦氏点及左侧对称处建立操作孔 （2）游离阑尾：递无损伤肠钳、无损伤胃钳提起阑尾，显露回盲部，递电凝剥离钩、可吸收夹切断钳夹阑尾系膜及阑尾动脉 （3）切断阑尾：递圈套器，距阑尾根部0.3～0.5 cm处结扎阑尾，递可吸收夹于结扎线上方置一枚Hem-o-Lok夹夹闭阑尾，递腹腔镜剪刀剪断阑尾，递抓钳将阑尾取出 （4）取标本：递标本袋放入腹腔内，递分离钳将阑尾钳夹放入标本袋内，随套管拔出取出

7. 清点关腹　见表4-47。

表4-47　在缝合中开放手术与腔镜手术的区别

开 放 手 术	腔 镜 手 术
递温无菌蒸馏水冲洗腹腔，检查有无出血移除切口保护圈和全方位拉钩。清点物品、纱布、纱垫、缝针等，消毒液纱布消毒皮肤，放置引流管递11#刀片、中弯钳，9×28角针4#丝线固定引流管。递12×28圆针7#丝线或1#可吸收缝线连续缝合腹膜。递生理盐水冲洗切口，更换纱布垫，递12×20圆针7#丝线或2-0可吸收缝线间断缝合前鞘。再次清点物品数目，递S拉钩暴露腹腔，冲洗切口，递12×28圆针4#丝线间断缝合皮下组织或。去除抗菌手术贴膜，递消毒纱布擦拭皮肤，递有齿镊，9×28角针1#丝线间断缝合皮肤，递消毒纱布再次消毒皮肤，递无菌伤口敷料包扎	递温无菌蒸馏水冲洗腹腔，检查有无出血，撤出腔镜用物。消毒液纱布消毒皮肤，放置引流管递11#刀片、中弯钳，9×28角针4#线固定引流管。清点器械、纱布、纱布垫、缝针等正确后拔出各穿刺套管。递中弯钳、12×20圆针7#丝线缝合腹膜，递中弯钳、12×20圆针7#丝线缝合皮下组织。再次清点物品数目，递消毒纱布消毒皮肤，递短有齿皮镊7×17角针1#丝线缝合皮肤，再次消毒纱布消毒皮肤，递无菌伤口敷料包扎

第八节　胰腺手术护理配合

一、常见用物准备

（一）一次性用物品

1. 常规物品　高频电刀笔 1 个、电刀清洁片、吸引管 1 个、34 cm×35 cm 抗菌手术薄膜 1 张、医用真丝编织线（1#、4#、7#各 2 板）、腹腔缝合针（含 5×12 圆针 3 枚、7×17 中小圆针 2 枚、9×28 角针 2 枚、12×20 圆针 2 枚、12×28 圆针 2 枚）、4-0 抗菌薇乔板线若干、26 号菌状管 1 根、5-0 可吸收线 1 根、聚丙烯不可吸收缝线（3-0、4-0、5-0）若干、1#可吸收缝线、3-0 可吸收缝线、头皮针 1 根、尿袋 1 个、无菌手术刀片 20#和 11#各 2 张、石蜡油 1 包、棉球若干、一次性负压引流球 1 个、备无菌导尿包 1 个、一次性使用灭菌橡胶外科手套若干。

2. 特殊用物　短柄超声刀头、超声刀手柄线、一次性切割型闭合器及其仓钉、一次性管状吻合器等高值耗材。

（二）无菌敷料　腹腔包（剖腹单 1 块、中单 1 块、治疗巾 9 块、盐水盆 1 个、换药碗 2 个、小药杯 1 个、显影纱布 10 块、显影纱垫 14 块）、无菌手术衣 10 件、无菌持物干缸 1 个、无菌擦手小毛巾 2 包、无菌中单包 1 包。

（三）手术器械　腹腔器械、胃癌器械、胰腺补充器械、奥尼拉钩或科迪拉钩、血管器械。

（四）仪器设备　单极电刀、吸引装置、超声刀使用前检查功能状态，根据手术需求调节模式及参数。

二、麻醉方式

全身麻醉。

三、手术体位

仰卧位。

四、器械护士配合

（一）常见手术方式　胰十二指肠切除术（pancreaticoduodenectomy，PD）、胰体尾切除术（pancreatectomy）。

（二）手术配合步骤

1. 清点　器械护士提前 15～30 分钟执行外科洗手，保证有充足的时间进行物品的检查和清点，并与巡回护士共同清点物品，包括手术敷料、手术器械、手术特殊物品、杂项物品等。

2. 选择切口　通常选择上腹部正中切口。

3. 消毒

（1）消毒液：参照使用说明选择和使用。常选用 0.5%～1% 碘伏直接涂擦手术区，消毒至少 2 遍。

（2）消毒范围：上至双侧乳头，下至耻骨联合水平，两侧至腋中线。

4. 铺单

(1) 器械护士将布类中单对折铺于身体两侧,再将治疗巾按"我(纵行 1/4 折边对着自己)、你(纵行 1/4 折边对着外科医师)、你、我"顺序,依次传递给外科医师铺于切口四周,要求铺单后能看到切口标识,之后另递一块治疗巾蘸切口周围未干的消毒液。

(2) 器械护士将抗菌贴膜展开后传递,并协助贴膜。

(3) 切口上、下缘各铺一块中单(上缘也可铺一件无菌手术衣服)。

(4) 铺长方孔巾,下垂边缘至手术台缘≥30 cm。

5. 切皮、探查腹腔 递20#刀片于自剑突向下至脐上,沿正中线切开皮肤,更换刀片,递两块干纱垫拭血,递有齿镊、电刀劈开皮下组织,递甲状腺拉钩牵开显露腹白线,遇出血点时递血管钳或蚊式钳钳夹,1 号丝线结扎或电凝止血。递血管钳、电刀钳夹并切开腹白线,换湿盐水纱垫钝性推开脂肪显露腹膜。递血管钳分别于两侧钳夹腹膜,递20#刀片将腹膜开一小口,将手指插入切口探查托起腹膜,递脑膜剪、电刀在两指之间延长切口。递 2 块湿盐水纱布垫保护切口,腹腔拉钩牵开暴露术野,递生理盐水协助洗手。

6. 两种不同手术方式在护理配合上也有差别 见表4-48。

表4-48 胰腺不同术式的手术配合

手术名称	手术配合步骤
胰十二指肠切除术	(1) 游离胰头部:沿十二指肠降部侧壁切开后腹膜,递无损伤镊、精细分离钳或胸腔止血钳、高频电刀笔或超声刀头游离出十二指肠及胰头部。依次游离胰腺上、下缘,解剖出肠系膜上静脉和门静脉 (2) 切除胃体:递无损伤镊、精细分离钳或胸腔止血钳游离胃结肠韧带,左侧至结肠脾曲,右侧至结肠肝区,游离胃大小弯。递 2 把可克钳夹闭与胃大弯侧远端处,递一次性切割吻合器切断闭合该处胃小弯侧 (3) 切除胆囊(逆行切除):递中弯钳提夹胆囊底部,递高频电刀笔或超声刀头切开胆囊浆膜层,将胆囊从肝脏分离,递胸腔止血钳分离胆囊动脉,确定进入胆囊壁后切断,递胸腔止血钳钳夹,1#或 4#丝线结扎 (4) 切除胆总管:递无损伤镊、精细分离钳或胸腔止血钳充分游离出胆总管,分别在胆囊管汇入处上、下方横断胆囊管。递胸腔止血钳钳夹,1#或 4#丝线结扎 (5) 切断胃右动脉及十二指肠动脉:递无损伤镊、精细分离钳或胸腔止血钳游离出胰颈上方的门静脉及肝动脉,并清扫周围淋巴结。递胸腔止血钳钳夹,1#或 4#丝线结扎。依次游离出胃网膜右动脉及胃十二指肠动脉在根部予以双重结扎切断 (6) 切断空肠:递无损伤镊、精细分离钳或胸腔止血钳提起横结肠,确认 Treitz 韧带,在 Treitz 韧带下使用一次性切割吻合器切断闭合空肠,近端闭合,远端备与胰腺做吻合 (7) 切断胰腺、移除标本:递无损伤镊、精细分离钳或胸腔止血钳、高频电刀笔或超声刀头充分游离胰腺,递中弯钳钳夹血管小分支后,递精细脑膜剪剪断,递 1#或 4#丝线结扎。如遇血管吻合递静脉阻断钳夹闭血管、无损伤镊协助,血管缝线吻合血管。递超声刀头、一次切割吻合器离断胰体及胰头钩突,递弯盘接标本 (8) 重建 1) 胰-空肠吻合的准备:递无损伤镊、精细分离钳或胸腔止血钳分别提起胰腺断端及近端空肠,于结肠后行胰管空肠端侧吻合,递硅胶胰管或头皮针(头皮针分别剪断两头保留中间管路)作胰管内支撑引流管,递 4-0 血管缝线做吻合口外环吻合、4-0 板线反针行胰-空肠吻合内环吻合

续 表

手术名称	手术配合步骤
	2）胆总管-空肠吻合：递无损伤镊、精细分离钳或胸腔止血钳钳夹部分空肠，递中弯钳、高频电刀切开一小口，醋酸氯己定溶液棉球擦拭，递 5-0 可吸收线连续缝合 3）胃-空肠吻合：距胆肠吻合口 20 cm 处于结肠前行胃空肠吻合。递 2 把中弯钳提夹空肠，递 4-0 抗菌薇乔板线缝荷包，电刀切开，醋酸氯己定溶液棉球擦拭，递吻合器头（抹石蜡油）递 3 把皮肤钳钳夹残胃放置吻合器头吻合，残胃处用一次性切割器闭合
胰体尾切除术	（1）显露胰体、尾部：递无损伤镊、精细分离钳或胸腔止血钳牵起胃体，递高频电刀笔或超声刀头切开胃结肠韧带和脾胃韧带，沿胃大弯侧向上依次结扎切断胃短血管，充分暴露胰颈体部 （2）游离胰腺：递无损伤镊、精细分离钳或胸腔止血钳、高频电刀笔或超声刀头依次切断脾肾韧带及脾膈韧带，递脑膜剪剪断，递 1# 或 4# 丝线结扎。完全游离胃大弯、脾脏后，递精细分离钳或胸腔止血钳钳夹，递高频电刀笔或超声刀头依次切断胰腺上、下缘腹膜，暴露直至胰颈部。递湿盐水纱布垫填塞保护，手指钝性或胸腔止血钳锐性分离疏松组织，如遇出血递中弯钳钳夹血管，1# 或 4# 丝线结扎或电凝止血。递胸腔止血钳、无损伤镊钳夹，1# 或 4# 丝线结扎切断肝十二指肠韧带，游离胰颈上、下缘及肠系膜上静脉，沿肠系膜上静脉前方，递一次性切割闭合器切断胰颈，递 4-0 抗菌薇乔板线加固 （3）切断脾动、静脉：递胸腔止血钳、无损伤镊提起脾脏，显露出脾动、静脉。递无损伤镊、精细分离钳或胸腔止血钳、高频电刀笔或超声刀头游离切断脾动、静脉，必要时双重结扎或用血管缝线缝扎 （4）切断胰腺，移除胰体、尾和脾脏：递无损伤镊、精细分离钳或胸腔止血钳、高频电刀笔或超声刀头沿胰腺后方游离胰体尾部，如遇出血递 1# 或 4# 丝线结扎或用 4-0 抗菌薇乔板缝扎，完整游离胰体尾部及脾，递弯盘接标本 （5）处理胰腺断端：递蚊式钳钳夹胰管，1# 线结扎，递 4-0 抗菌薇乔板线间断、对拢缝合胰腺前后缘

7. 止血、冲洗　递温盐水冲洗腹腔，检查有无出血移除切口保护圈和奥尼拉钩。

8. 放置引流　消毒液纱布消毒皮肤，放置两个引流管（26 号菌状管、一次性负压球）递 11# 刀片、中弯钳、9×28 角针 4# 线固定引流管。

9. 关腹　清点物品、纱布、纱垫、缝针等，递 12×28 圆针 7# 丝线或 1# 可吸收缝线连续缝合腹膜。递生理盐水冲洗切口，更换纱布垫，递 12×20 圆针 7# 丝线或 2-0 可吸收缝线间断缝合前鞘。再次清点器械、纱布、棉球、缝针，递 S 拉钩腹腔检查并冲洗切口，递 12×28 圆针 4# 丝线间断缝合皮下组织。再次清点物品数目，去除抗菌手术贴膜，递消毒纱布擦拭皮肤，递有齿镊、9×28 角针 1# 丝线间断缝合皮肤，递消毒纱布再次消毒皮肤，递无菌伤口敷料包扎。

第九节　肝脾手术护理配合

一、常见用物准备

（一）体位用品　方形海绵垫×1。

（二）一次性用物

1. 常规物品

（1）开放手术：高频电刀笔 1 个、电刀清洁片、吸引管 1 个、34 cm×35 cm 抗菌手术薄膜 1 张、腹腔缝合针含（含 5×12 圆针 3 枚、7×17 中小圆针 2 枚、9×28 角针 2 枚、12×20 圆针 2 枚、12×28 圆针 2 枚）、无菌手术刀片 20# 和 11# 各 1 张、一次性负压引流球 1 个、备无菌导尿包 1 个、一次性使用灭菌橡胶外科手套若干。肝切除术同左半肝切除术，不同点见表 4－49。

（2）腔镜手术：高频电刀笔 1 个、电刀清洁片、吸引管 1 个、医用缆线无菌隔离护套 1 个、无菌保温杯、一次性使用腹腔穿刺器、一次性负压引流球 1 个、备无菌导尿包 1 个、一次性使用灭菌橡胶外科手套若干，不同点见表 4－49。

表 4－49　在物品准备中不同术式的区别

开 放 手 术		腔 镜 手 术	
左半肝切除术	胆囊切除术	腹腔镜左半肝切除术	腹腔镜胆囊切除术
医用真丝编织线（1#、4#、7#、10# 各 2 板）、肝脾缝合针（12×48 圆针 2 枚）、聚丙烯不可吸收缝合线（3－0、4－0、5－0）若干	医用真丝编织线（1#、4#、7# 各 1 板）、聚丙烯不可吸收缝合线（3－0、4－0、5－0）若干	医用真丝编织线（1#、4#、7#、10# 各 1 板）、聚丙烯不可吸收缝合线（3－0、4－0、5－0）若干	医用真丝编织线 4# 1 板、无菌手术刀片 11# 1 张、LC 缝合针（含 7×17 角针 2 枚、12×20 圆针 1 枚）

2. 特殊用物　一次性切割型闭合器及其仓钉、短柄超声刀头/长柄超声刀头、超声刀线等高值耗材、氩气电刀（左半肝切除术备）、大、小可吸收夹。胆囊手术仅备大、小可吸收夹。

（三）无菌敷料　见表 4－50。

表 4－50　在无菌敷料中不同术式的区别

开 放 手 术	腔 镜 手 术
腹腔包（剖腹单 1 块、中单 1 块、治疗巾 9 块、盐水盆 1 个、换药碗 2 个、小药杯 1 个、显影纱布 10 块、显影纱垫 14 块）、无菌中单包 1 包、无菌手术衣 10 件、无菌持物干缸 1 个、无菌擦手小毛巾 2 包	剖腹包（长方孔巾 1 块、中单 1 块、治疗巾 8 块、盐水盆 1 个、换药碗 2 个、小药杯 1 个、显影纱布 10 块、显影纱垫 5 块）、无菌手术衣 5 件、无菌持物干缸 1 个、无菌擦手小毛巾 1 包

（四）手术器械　见表 4－51。

表 4－51　在手术器械中不同术式的区别

开 放 手 术			腔 镜 手 术	
左半肝切除术	脾切除术	胆囊切除术	腹腔镜下左半肝切除术	腹腔镜下胆囊切除术
腹腔器械、肝脾器械、肝移植拉钩	腹腔器械、肝脾器械	腹腔器械、胆囊器械	腹腔器械、腹腔镜器械	LC 器械、腹腔镜器械

（五）仪器设备 单极电刀、吸引装置、超声刀使用前检查功能状态，根据手术需求调节模式及参数。腔镜手术中还应检查摄影系统、CO_2 气源等设备。

二、麻醉方式

全身麻醉。

三、手术体位

见表 4 - 52。

表 4 - 52 在手术体位中开放手术和腔镜手术的区别

开 放 手 术			腔 镜 手 术	
左半肝切除术	脾切除术	胆囊切除术	腹腔镜下左半肝切除术	腹腔镜下胆囊切除术
仰卧位，右后肋下部用海绵垫垫高	仰卧位，左腰部用海绵垫垫高	仰卧位	仰卧位、人字形体位，术中调整为头高脚低	仰卧位，术中调整为头高脚低、左高右低

四、器械护士配合

（一）手术方式 左半肝切除术、腹腔镜左半肝切除术、脾切除术、胆囊切除术、腹腔镜胆囊切除术。

（二）手术配合步骤

1. 清点 器械护士提前 15～30 分钟执行外科洗手，保证有充足的时间进行物品的检查和清点，并与巡回护士共同清点物品，包括手术敷料、手术器械、手术特殊物品、杂项物品等。

2. 选择切口 见表 4 - 53。

表 4 - 53 在切口选择中不同术式的区别

开 放 手 术			腔 镜 手 术	
左半肝切除术	脾切除术	胆囊切除术	腹腔镜下左半肝切除术	腹腔镜下胆囊切除术
上腹正中切口或右肋缘下切口	左上腹正中切口或经腹直肌切口	右肋缘下斜切口	于脐部建立观察孔，依次于剑突下、右锁骨中线肋缘下、左锁骨中线肋缘下及左腋前线建立主、辅操作孔	于脐部建立观察孔，依次于肝脏下缘 1 cm 和右腋前缘肋下、右锁骨中线肋缘下建立主、辅操作孔

3. 消毒

（1）消毒液：参照使用说明选择和使用，常选用 0.5%～1% 碘伏直接涂擦手术区，消毒 2 遍。

（2）消毒范围：上至双侧乳头，下至耻骨联合水平，两侧至腋中线。

4. 铺单 见表 4 - 54。

表 4-54　在铺单中开放手术和腔镜手术的区别

开 放 手 术	腔 镜 手 术
(1) 器械护士将布类中单对折铺于身体两侧,再将治疗巾按"我(纵行 1/4 折边对着自己)、你(纵行 1/4 折边对着外科医师)、你、我"顺序,依次传递给外科医师铺于切口四周,要求铺单后能看到切口标识,之后另递一块治疗巾蘸切口周围未干的消毒液 (2) 器械护士将抗菌贴膜展开后传递,并协助贴膜 (3) 切口上、下缘各铺一块中单(上缘也可铺一件无菌手术衣服) (4) 铺长方孔巾,下垂边缘至手术台缘≥30 cm	(1) 器械护士将布类中单对折铺于身体两侧,再将治疗巾按"我(纵行 1/4 折边对着自己)、你(纵行 1/4 折边对着外科医师)、你、我"顺序,依次传递给外科医师铺于切口四周,要求铺单后能看到切口标识,之后另递一块治疗巾蘸切口周围未干的消毒液 (2) 器械护士递四把巾钳固定 (3) 将 2 块布类中单(横行 1/2 对折)分别传递给外科医师沿对角线铺于两侧腿上,最后器械护士将 2 块布类对折中单重复铺于两侧腿上(腹腔镜胆囊切除术无此步骤) (4) 切口上、下缘各铺一块中单(上缘也可铺一件无菌手术衣服) (5) 铺长方孔巾,下垂边缘至手术台缘≥30 cm

5. 开腹或建立气腹,探查腹腔　见表 4-55。

表 4-55　在探查腹腔中开放手术和腔镜手术的不同

开 放 手 术		腔 镜 手 术
左半肝切除术、脾切除术	胆囊切除术	
(1) 递 20# 刀片于自剑突向下至脐上,沿正中线切开皮肤,更换刀片,递 2 块干纱垫拭血,递有齿镊、电刀劈开皮下组织,递甲状腺拉钩牵开显露腹白线,遇出血点时递血管钳或蚊式钳夹,1 号丝线结扎或电凝止血。递血管钳、电刀钳夹并切开腹白线,换湿盐水纱垫钝性推开脂肪显露腹膜。递血管钳分别于两侧钳夹腹膜,递 20# 刀片将腹膜开一小口,将手指插入切口探查托起腹膜,递脑膜剪、电刀在两指之间延长切口。递两块湿盐水纱布垫保护切口,腹腔拉钩牵开暴露手术术野,递生理盐水协助洗手 (2) 递 2 块湿盐水纱布垫保护切口,腹腔拉钩牵开暴露手术术野,递生理盐水协助洗手探查,更换深部手术器械	(1) 递 20# 刀片于自剑突向下至脐上,沿正中线切开皮肤,更换刀片,递 2 块干纱垫拭血,递有齿镊、电刀劈开皮下组织,递甲状腺拉钩牵开显露腹直肌前鞘及腹外斜肌肌膜,递血管钳、电刀钳夹并切开腹直肌前鞘及腹外斜肌肌膜,换湿盐水纱垫钝性推开脂肪,递甲状腺拉钩牵开,显露腹直肌,沿切口方向分离腹直肌内外侧缘,切断腹直肌,暴露出腹内斜肌和腹横肌,沿切口将腹直肌后鞘及腹膜递血管钳夹,递 20# 刀片将开一小口,将手指插入切口探查托起腹膜,递脑膜剪、电刀在两指之间延长切口 (2) 递 2 块湿盐水纱布垫保护切口,腹腔拉钩牵开暴露手术术野,递生理盐水协助洗手探查,更换深部手术器械	递整理好的医用缆线无菌隔离镜套套好镜头给术者,递套好的镜头和光纤线连接头(和巡回护士连接光纤线、连接冷光源线,协助医师连接),连接二氧化碳管道、电凝线、超声刀线、吸引器管(连接好吸引器)递组织钳固定。递消毒纱布消毒脐孔,递 11# 刀片于脐部上或下缘作一 1 cm 弧形或纵向切口,递 2 把巾钳提起腹壁,将气腹针垂直或向盆腔斜行刺入腹腔,连接气腹管。达到预设气腹压力后拔出气腹针,置入 10 mm 或 12 mm 穿刺器,刺入腹腔后连接气腹管至腹内压力为 12~15 mmHg。将经过白平衡调试及热盐水预热过的镜头置入穿刺器探查腹腔。确定病变部位、有无淋巴结及腹腔转移等情况。确定可行腹腔镜手术后在内镜监视下建立操作孔

6. 不同手术方式在护理配合上也有差别　见表 4 - 56。

表 4 - 56　不同手术方式的配合

手术名称	手术配合步骤
左半肝切除术	(1) 暴露肝脏：递腹腔拉钩牵开，湿盐水纱布垫保护隔开腹腔内脏器。递肝移植拉钩，巡回护士协助固定于手术床两侧。递纱布放于叶片处保护皮肤 (2) 处理韧带，分离韧带：递中弯钳、无损伤镊分离切断肝圆韧带，递中弯钳、$1^\#$ 或 $4^\#$ 丝线结扎。递中弯钳或无损伤镊夹提起肝圆韧带残端，递超声刀头或高级电刀沿前腹壁依次分离切断镰状韧带、左冠状韧带及左三角韧带。递中弯钳、无损伤镊、超声刀头或高级电刀分离切断肝胃韧带和肝十二指肠韧带，$1^\#$、$4^\#$ 或 $7^\#$ 丝线结扎或 $7×17$ 中小圆针 $4^\#$ 丝线缝扎 (3) 处理第一肝门：递直角钳、无损伤镊依次分离肝左动脉、左肝管及门静脉左支，递中弯钳夹 $1^\#$ 或 $4^\#$ 丝线结扎。必要时防止阻断带。递高频电刀或超声刀头分离肝左静脉与肝中静脉分叉处，保留肝中静脉，递中弯钳分离钳夹 $1^\#$ 或 $4^\#$ 丝线结扎或 $7×17$ 中小圆针 $4^\#$ 丝线缝扎左静脉 (4) 离断左半肝：确认肿瘤范围，递高频电刀或超声刀头切开胆囊左侧的肝包膜和肝实质，钝性分离肝脏组织，递中弯钳 $1^\#$ 或 $4^\#$ 丝线结扎或血管缝线缝扎逐一处理肝断面的血管和肝管 (5) 处理肝断面：递氩气电刀喷凝止血，递 $12×48$ 圆针 $10^\#$ 丝线缝合肝脏断面
腹腔镜左半肝切除术	(1) 暴露肝脏：递超声刀头、分离钳、分离钳、双极电凝勾分离粘连，充分暴露出肝脏 (2) 处理韧带，分离左半肝：递超声刀头、分离钳、分离钳、双极电凝勾，主刀医师在助手帮助下依次分离切断肝圆韧带、左冠状韧带、肝胃韧带、肝十二指肠韧带 (3) 处理第一肝门：递超声刀头、分离钳、分离钳、双极电凝勾，主刀医师在助手帮助下暴露第一肝门，连续递可吸收夹钳结扎各血管分支，必要时放置阻断带 (4) 离断左半肝：递双极电凝勾于肿瘤边缘做标记，递超声刀头和双极电凝沿标记切肝，递吸引器和分离钳协助清理创面出血，连续递可吸收夹处理肝断面的血管及肝管 (5) 处理肝断面：左半肝完全离断后，递双极电凝处理肝断出血 (6) 取腹部切口：于腹部穿刺孔处递 $20^\#$ 刀片、中弯钳切开 $3～5\,cm$ 的切口，用湿盐水纱布垫保护切口，可防止污染切口和造成腹壁种植性转移 (7) 取标本：递卵圆钳将标本提出腹腔外，递弯盘接标本。重新建立气腹
脾切除术	(1) 结扎脾动脉：递腹腔拉钩牵开，湿盐水纱布垫保护隔开腹腔内脏器。递无损伤镊、中弯血管、超声刀头或高频电刀依次钳夹切断胃结肠韧带和脾胃韧带，$1^\#$ 或 $4^\#$ 丝线结扎。递拉钩牵开胃体，显露胰腺体尾部和脾门。递直角钳、中弯钳分离钳夹，$1^\#$ 或 $4^\#$ 丝线结扎脾动脉 (2) 处理脾结肠韧带及脾肾韧带：递无损伤镊、中弯血管、超声刀头或高频电刀依次游离切断出脾结肠韧带及脾肾韧带，$1^\#$ 或 $4^\#$ 丝线结扎 (3) 处理脾膈韧带及脾胃韧带：递无损伤镊或中弯钳夹脾脏向内、向下牵拉，暴露出脾膈韧带，递超声刀头或高频电刀游离切断脾膈韧带，$1^\#$ 或 $4^\#$ 丝线结扎。递无损伤镊或中弯钳、超声刀头或高频电刀游离切断脾胃韧带，$1^\#$ 或 $4^\#$ 丝线结扎 (4) 处理脾蒂，断脾脏：游离脾脏，递无损伤镊或中弯钳夹脾托出腹腔，显露出脾蒂后方及胰尾，递无损伤镊或中弯血管分离脾蒂和胰尾，显露脾蒂前方。递超声刀头或高频电刀游离切断脾动、静脉，$1^\#$ 或 $4^\#$ 丝线结扎，必要时 $5×12$ 圆针 $1^\#$ 或 $4^\#$ 丝线或血管缝线缝扎

手术名称	手术配合步骤
胆囊切除术	（1）分离粘连，显露胆囊：递肝脏拉钩牵开肝脏，递湿盐水纱布垫保护隔开腹腔内脏器。递腹腔拉钩牵开韧带，递高频电刀切开暴露出胆囊。若胆囊明显肿大则先穿刺抽吸并送检 （2）分离胆囊管：递长弯钳或长镊提夹胆囊颈前腹膜，递高频电刀切开、脑膜剪钝性或锐性分离周围组织，显露其与胆总管、肝总管的解剖关系 （3）切除胆囊 　1）顺切法切除：先从颈部结扎，递中弯钳或小直角钳 4[#] 丝线靠近胆囊颈部处结扎，递中弯钳或小直角钳 4[#] 丝线双重结扎或 7×17 中小圆针 1[#] 丝线缝扎胆囊动脉。递中弯钳提夹胆囊颈部，递高频电刀切开胆囊浆膜层，钝性或锐性剥离胆囊 　2）逆切法切除：先从底部剥离胆囊，递中弯钳提夹胆囊底部，递高频电刀切开胆囊浆膜层，于胆囊动脉汇入胆囊壁处切断胆囊动脉，递中弯钳或小直角钳 4[#] 丝线双重结扎或 7×17 中小圆针 1[#] 丝线缝扎近端。递中弯钳或小直角钳 4[#] 丝线双重结扎或 7×17 中小圆针 1[#] 丝线缝扎胆囊动脉 （4）充分止血，处理胆囊床：递高频电刀电凝止血处理胆囊床，若需要则可采取 5×12 圆针 1[#] 丝线间断缝合胆囊床
腹腔镜下胆囊切除术	（1）显露胆囊三角：递弹簧钳钳夹胆囊底部向右上方牵引 （2）解剖胆囊三角：递分离钳、电凝钩沿壶腹部及胆管后下方剥离，切开浆膜层及纤维组织，显露游离出胆囊管及胆囊动脉，游离出胆总管 （3）夹闭胆囊管及胆囊动脉：确认胆囊管与胆总管的关系，依次递大、小可吸收夹夹闭胆囊管及胆囊动脉，递剪刀剪断 （4）剥离胆囊床，切除胆囊：递弹簧钳提夹胆囊远端颈部并向上外翻，递分离钳、电凝钩沿浆膜下间隙游离胆囊。胆囊完全游离后，递电凝棒电灼胆囊床止血 （5）取出胆囊：递分离钳夹取胆囊颈部，将其放入标本袋中，拉出穿刺器，取出胆囊标本

7.　冲洗切口，缝合　见表 4-57。

表 4-57　在缝合中开放手术和腔镜手术的区别

开　放　手　术	腔　镜　手　术
递温无菌蒸馏水冲洗腹腔，检查有无出血移除切口保护圈和全方位拉钩。清点物品、纱布、纱垫、缝针等，消毒液纱布消毒皮肤，放置引流管递 11[#] 刀片、中弯钳、9×28 角针 4[#] 线固定引流管。递 12×28 圆针 7[#] 丝线或 1[#] 可吸收缝线连续缝合腹膜。递生理盐水冲洗切口，更换纱布垫，递 12×20 圆针 7[#] 丝线或 2-0 可吸收缝线间断缝合前鞘。再次清点物品数目，递 S 拉钩检查腹部并冲洗切口，递 12×28 圆针 4[#] 丝线间断缝合皮下组织或。去除抗菌手术贴膜，递消毒纱布擦拭皮肤，递有齿镊、9×28 角针 1[#] 丝线间断缝合皮肤，递消毒纱布再次消毒皮肤，递无菌伤口敷料包扎	递温无菌蒸馏水冲洗腹腔，检查有无出血撒出腔镜用物。消毒液纱布消毒皮肤，放置引流管递 11[#] 刀片、中弯钳、9×28 角针 4[#] 线固定引流管。清点器械、纱布、纱布垫、缝针等正确后拔出各穿刺套管。递中弯钳、12×20 圆针 7[#] 丝线缝合腹膜，递中弯钳、12×20 圆针 7[#] 丝线缝合皮下组织。再次清点物品数目，递消毒纱布消毒皮肤，递短有齿皮镊 7×17 角针 1[#] 丝线缝合皮肤，再次消毒纱布消毒皮肤，递无菌伤口敷料包扎

第十节 普外科手术巡回护士配合规范

普外科作为外科系统最大的专科，一直以来都被各个医院所重视。传统普外科手术以其手术器械复杂、种类繁多一直以来都是手术室护理培训的重点、难点。随着现代医疗技术的不断发展，微创技术在近年来以具有损伤小、效果好、恢复快等特点被广泛应用，同时也推动了微创技术相关护理方面的发展。根据国家卫生计生委制定了《全国护理事业发展规划（2016—2020年）》，明确指出将有计划地发展专科护士队伍，提高专科护理水平。普外科手术巡回护士除遵守手术室巡回护士配合常规（请参考第一章第一节）外，还应具备熟练的技术、扎实的理论知识和崇高的思想素质。本章节对我院普外科各亚专科巡回护士工作配合重点进行梳理，我院普外科划分为5个亚专科（甲乳外科、胃肠外科、肛肠外科、肝脾外科、胆胰腺外科），其配合的侧重点如下：

一、术前专科化访视

普外科患者访视重点在于评估患者的活动度、询问手术体位的功能锻炼、有效进行胸式呼吸和有效咳痰训练等。对于目前备皮区的皮肤清洁，腔镜手术术前应特别注意脐部皮肤的清洁，对于不易清洗的脐部污垢可用石蜡油洗净后冲洗，避免在术中再次产生污染，更多亚专科访视要点见表4-58。

表4-58 亚专科巡回护士术前配合要点

手术名称	配　合　要　点
甲乳外科	由于甲状腺手术体位是颈仰卧位，颈部垫高。手术前进行头低肩高体位练习，将枕头垫于肩下平卧，头向后仰，抬高床头5°～10°，时间由短到长，以无不适能坚持2小时为宜，目的是减少术中的不适。需要注意的是，餐后2小时内应避免练习，防止发生呕吐
胃肠外科	胃肠道较大手术应术前24～72小时进食流质饮食，并根据需要放置胃管、洗胃或术前灌肠。幽门梗阻患者术前72小时行胃肠减压，用温盐水洗胃，以减轻胃黏膜充血、水肿
肛肠外科	传统的择期结直肠手术患者要求术前72小时进无渣或少渣半流质饮食，术前24～36小时进流质饮食。服用肠道抗生素及缓泻剂，抑制肠道细菌，术前24小时及术晨给予清洁灌肠
肝脾外科	除一般常规评估患者的心、肺、肾功能外，对于肝脏手术的检查重点在于肝功能检测，包括血凝全套、血清蛋白检查影像学检查，同时根据患者的情况作好相应的止血用物准备

二、术中护理配合要点

（一）迎接患者

1. 安全核查　严格执行手术查对制度，正确核对患者基本信息和手术信息，认真核查手术部位及手术标识是否规范。尤其对于涉及左、右侧手术部位的甲乳外科尤为注意。

2. 转运交接

（1）患者转运：普外科手术患者有些入室前已携带胃管、胃肠减压、尿管等各类导管，在搬运过程中应密切保护,妥善放置,防止因不良操作导致导管脱出。

(2)用物交接:普外科腹部手术患者用物准备应仔细检查有无腹带。

3. 手术间布局和物品准备

(1)手术间布局:由于目前腔镜手术的增多,巡回护士除在术前检查手术间仪器设备在位备用情况外,还应充分考虑腔镜摄像设备、CO_2 气瓶等的布局和摆放。

(2)高值耗材准备:巡回护士在手术开始前,按照二级库耗材预约单上的信息,选择拿取超声刀头、超声刀柄、穿刺器、一次性结扎夹、一次性切口保护套等。根据术中情况按照需要拿取一次性切割闭合器、管状吻合器等。

(二)安全用药 严格按照医嘱执行术中用药。术前严格执行《抗菌药物使用原则》,把握好给药时机,术前 0.5～2 小时内或麻醉开始时首次给药;手术时间超过 3 小时或失血量大于 1 500 mL,术中可给予第二剂。对于化疗药物雷替曲塞术中腹腔灌注化疗的使用各家医院有所差异,我院胃肠外科及肛肠外科术中则采用雷替曲塞 2 mg×2 + 0.9% 生理盐水 250 mL 进行腹腔灌注。

(三)麻醉护理 参考第二章第二节,麻醉前执行第一次安全核查。

(四)体位摆放 参考第三章第二节。

(五)各亚专科巡回护士术中配合要点 见表 4-59。

表 4-59 亚专科巡回护士术中配合要点

手术名称	配 合 要 点
甲乳外科	(1)静脉通路:甲状腺手术患者的静脉通路一般选择在脚上建立,腔镜甲状腺则是在患者的右侧上肢;乳腺手术则是选择在健侧上肢 (2)设备布局:腔镜甲状腺手术其摄像装置放置在患者头侧 (3)神经监测仪的使用配合:常规甲状腺手术连接神经监测仪,正确使用神经监测仪,手术中注意保持探针的清洁及完整性,避免探针损伤而降低灵敏性 (4)纳米碳使用配合:巡回护士与手术医师核实患者是否需用纳米碳,是否携带并检查包装完好。患者麻醉开始后,巡回护士与器械护士配合用一次性使用无菌注射器 1 mL 抽吸,提醒并配合医师使用纳米碳 (5)手术体位的改变:甲状腺手术中当手术步骤完成时,应将患者身下的长肩垫取出,减少头枕部、肩部疼痛症状 (6)术中冰冻:甲乳手术术中一般都会进行术中冰冻,于术前由手术医师填写好病历单并注明冰冻,冰冻标本切除后巡回护士与器械护士、手术医师共同核对送检标本的来源、名称、数量,无误后立即送检。尤其注意核对标本为左右哪一侧。巡回护士应密切关注冰冻结果 (7)腔镜手术的注意事项:尤其腔镜甲状腺手术时,因灌注 CO_2 建立手术空间,颈部组织易吸收,易发生呼吸性酸中毒或高碳酸血症,应严密监测患者生命体征及氧饱和度、pH 变化
胃肠外科	(1)静脉通路:对于胃部手术患者常规选择左侧上肢进行外周静脉通路 (2)设备布局:腔镜胃部手术其摄像设备应放置在患者头端 (3)体位的改变:在术中调整体位为头低脚高、左高右低。巡回护士应在调整体位后仔细观察患者目前体位,必要时采取防护措施防止由于体位过度调整导致患者坠床现象。在腔镜手术步骤完成后及时恢复体位

续　表

手术名称	配　合　要　点
肛肠外科	（1）静脉通路：对于肛肠手术患者常规选择左侧上肢进行外周静脉通路 （2）设备布局：腔镜直肠、阑尾及左半结肠手术其摄像设备应放置在患者尾端；而腔镜右半结肠则是放置在患者头端 （3）体位的改变：腔镜直肠、阑尾及左半结肠手术在术中调整体位为头低脚高、左高右低；而腔镜右半结肠则是在术中为头低脚高、右高左低。巡回护士应在调整体位后仔细观察患者目前体位，必要时采取防护措施防止由于体位过度调整导致患者坠床现象。在腔镜手术步骤完成后及时恢复体位
肝脾外科	（1）体位要求：一般采用仰卧位，将患者的季肋部用软枕垫高，切除脾时使患者向右倾斜 $20°\sim30°$，切除肝癌时向左倾斜 $10°\sim15°$ （2）设备布局：腔镜肝切除其摄像设备放置在患者头端 （3）肝门阻断：肝脏手术极易出血，常规肝门阻断时间一般不超过 20 分钟，对于肝硬化较明显者，一次阻断时间不宜超过 15 分钟。巡回护士在肝门阻断时不能离开手术房间，且记录肝门阻断开始的时间，每过 5 分钟报告一次阻断时间，尽早恢复血流灌注
胆胰腺外科	（1）静脉通路：一般选择左手上肢进行外周静脉通路，而腔镜胆囊则选择右侧上肢 （2）设备布局：腔镜胆囊手术其摄像设备应放置在患者头端 （3）体位的改变：腔镜胆囊手术术中调整体位为头低脚高、右高左低。巡回护士应在调整体位后仔细观察患者目前体位，必要时采取防护措施防止由于体位过度调整导致患者坠床现象。在腔镜手术步骤完成后及时恢复体位

三、术后护理观察要点

（一）各管路在位通畅　普外科手术常见的管路有外周静脉输液管路、深静脉置管、有创动脉置管、留置尿管、引流管、胃管、空肠营养管等，出室前检查各个管路的在位、标识清晰。

（二）颈部患者的观察要点　甲状腺术后患者应注意观察患者的呼吸情况，麻醉清醒后观察其发声情况以判断喉返神经及喉上神经的功能是否损伤，若发现患者出现窒息征兆，则及时急救处理。

（三）腹腔镜术后肩痛　腹腔镜术后肩痛（post-laparoscopic shoulder pain，PLSP）以钝痛为主，多为轻中度疼痛。PLSP 是腹腔镜术后最常见的并发症，目前对于 PLSP 的预防与缓解可通过不同的方式减小气腹压力或减少腹腔内 CO_2 的残留。术中我们可以采取如膈下温热生理盐水冲洗、肺复张、使用引流管排出腹腔残留 CO_2、关腹前腹部按压等减少或避免 PLSP，待患者麻醉清醒后可先给予患者低流量吸氧，肩部垫软枕，嘱咐患者深而慢呼吸，减轻 CO_2 气体对膈神经的刺激。

（四）患者出室前　执行第 3 次安全核查，待患者离开即安排打扫手术间、补充手术间物品，将仪器设备定位放置。

（五）术后随访　术后 48～72 小时内进行术后随访，了解患者术后恢复情况及对手术室工作的满意度，及时改进工作。

（周小南　刘洁晨）

[1] 孙育红.手术室护理操作指南[J].北京：人民军医出版社,2011.
[2] 钱蒨健.实用手术室护理[M].上海：上海科学技术出版社,2005.
[3] 中华护理学会手术室专业委员会.手术室护理实践指南[M].北京：人民卫生出版社,2015.
[4] 潘凯.腹腔镜胃肠外科手术学[M].北京：人民卫生出版社,2010.
[5] 孙智玲,尹美英.88例甲状腺手术巡回护理体会[J].实用医技杂志,2002,9(08)：622-623.
[6] 赵金丹,丁育,郑晓霞,等.快速康复外科理念在甲状腺癌术中护理配合的应用观察[J].当代护士（下旬刊）,2020,27(10)：107-109.
[7] 薛伟男,宋立强,李丙云,等.雷替曲塞在结直肠癌围手术期应用安全性及预后生存研究[J].中国实用外科杂志,2020,40(09)：1088-1092.
[8] 李嘉欣,赵昭,韩亚坤,等.腹腔镜术后肩痛的研究进展[J].中国临床新医学,2020,13(04)：424-427.
[9] 李桂芳,曾丽萍,冯丽.肝癌切除合并脾切除手术的护理配合[J].中华护理杂志,2010,45(05)：446-447.
[10] 李明天,刘琳.全肝血流阻断肝癌切除术的护理配合[J].全科护理,2014,12(31)：2934-2935.
[11] 刘永锋,姜军,任国胜,等.乳腺疾病腔镜手术技术操作指南（2016版）[J].中华乳腺病杂志（电子版）,2016,10(04)：193-199.

第五章
血管外科手术护理配合

第一节 血管外科相关疾病概述

　　血管外科（vascular surgery）是外科学的一个分支学科，是指心脑血管病以外的所有血管疾病，包括动脉、静脉及淋巴三个系统疾病的预防、诊断和治疗。血管系统疾病是当前严重危害人类健康的"第一杀手"，其致死率已经超过了肿瘤，在国际上排名第一位。目前腔内血管技术虽发展迅猛，但传统手术作为开展腔内治疗的基础和保障仍然具有不可替代的地位。

一、动脉

　　（一）解剖学基础　在整个血管系统中，动脉是指从心脏发出不断分枝成小动脉，而最后止于组织内的血管。动脉壁有 3 层被膜：外膜、中膜、内膜。动脉可分为三类，分别为弹性动脉、肌性动脉和小动脉。弹性动脉又称为大动脉，是人体最粗的动脉，一般是指主动脉、肺动脉、无名动脉、颈总动脉、锁骨下动脉、髂总动脉和股动脉等；肌性动脉又称为中动脉，其管壁的平滑肌较丰富，能根据人体的需求调节至身体不同部位的血流量；小动脉是决定周围循环阻力大小的主要因素，也是调节微循环灌注量的"总开关"。

　　（二）常见疾病　颈动脉狭窄性脑缺血、颈动脉瘤、椎动脉夹层、腹主动脉瘤、肾动脉狭窄、内脏动脉瘤、肠系膜上动脉狭窄、主动脉瘤、主动脉夹层、锁骨下动脉狭窄、冠状动脉粥样硬化性狭窄、下肢动脉栓塞、下肢动脉瘤等。

　　（三）常见手术及手术入路　见表 5‑1。

表 5‑1　常见手术及手术入路

手　术　方　式	手　术　入　路
腹主动脉瘤切除术 人工血管置换术	经腹
腹主动脉瘤微创手术（支架）	腹股沟的小切口或穿刺点

续 表

手 术 方 式	手 术 入 路
颈动脉内膜剥脱术（CEA） 颈动脉瘤切除术 颈动脉体瘤切除术	经颈部入路
颈动脉支架植入术（CAS）	经股动脉入路

二、静脉

（一）解剖学基础 血管系统中，静脉是收集回流血液入心脏的血管，常同相应的动脉伴行，数目比动脉多，管径较粗，容血量多。静脉作为贮存器官，容纳了返回心脏的多达70%的血容量。静脉的数量比动脉多，管径较粗，管腔较大，与伴行的动脉相比，静脉管壁薄而柔软，弹性也小。静脉也根据管径的大小分为大静脉、中静脉、小静脉和微静脉。大静脉管径在10 mm以上，包括上腔静脉、下腔静脉、无名静脉和颈静脉等，除大静脉以外，凡有解剖学名称的静脉都属中静脉。中静脉管径2～9 mm，小静脉管径达200 μm以上，内皮外渐有一层较完整的平滑肌微静脉管腔不规则，管径50～200 μm。

（二）常见疾病 下肢血管畸形、静脉曲张、深静脉血栓、慢性静脉性疾病、自体动静脉瘘、人工血管动静通路、静脉畸形等。

（三）常见手术及手术入路 见表5-2。

表 5-2　常见手术及手术入路

手 术 方 式	手 术 入 路
大隐静脉高位结扎与剥除术 下肢静脉曲张激光灼闭术 MNT显微镜微创术 下肢急性DVT切开取栓术	股动脉内侧
经皮下腔静脉成形术与支架置入术	腹股沟
下腔静脉肿瘤切除术	胸腹联合
自体动静脉内瘘术	选非优势侧肢体建立
人工血管动静脉内瘘术	术侧上肢

第二节　血管外科手术常用专科器械

血管外科手术常规手术器械如血管钳等与普外科手术相似，详见（第一章第三节、第四章第二节）。特殊手术器械包括无损伤镊子、精细剪刀、精细持针器等。

一、镊子

（一）无损伤镊　供夹持大隐静脉、瓣膜或镊夹无损伤针用（图5-1）。
（二）圈镊　头端圆形，主要用于斑块、碎屑的清理（图5-2）。

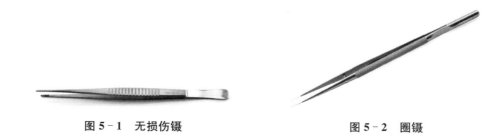

图5-1　无损伤镊　　　　　　　　　图5-2　圈镊

二、剪刀

鸟嘴剪　用于裁剪颈动脉（图5-3）。

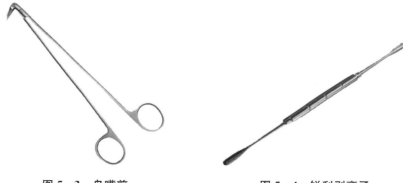

图5-3　鸟嘴剪　　　　　　　　　图5-4　锐利剥离子

三、剥离子

锐利剥离子　主要用于动脉斑块的剥离（图5-4）。

四、钳子

（一）持针器　有普通精细持针器和弧形圆柄持针器，分别用于抓持血管缝线和快速持续血管缝合（图5-5）。
（二）颈动脉阻断钳　用于血管的钳夹阻断（图5-6）。
（三）分离钩　见第四章第二节图4-13。

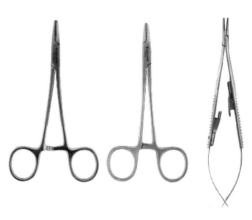

图5-5　持针器

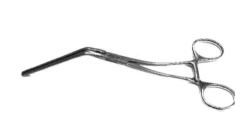

图 5 - 6 颈动脉阻断钳

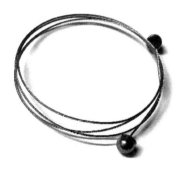

图 5 - 7 大隐静脉剥脱器

五、剥脱器

大隐静脉剥脱器用于手术中大隐静脉的分离(图 5 - 7)。

第三节 颈动脉内膜剥脱手术护理配合

一、常见用物准备

(一)一次性用物

1. 常规物品 高频电刀笔 1 个、吸引管 1 个、34 cm×35 cm 抗菌手术薄膜 1 张、甲状腺外科缝合针(含 5×12 圆针、5×12 角针、7×17 角针、7×17 圆针)、甲状腺外科缝合针(含 5×12 圆针各 2 枚、7×17 角针各 2 枚、7×17 圆针各 2 枚、9×28 角针各 2 枚)、一次性无菌注射器 20 mL 1 个、医用真丝编织线(1#、4#、7# 各 1 板)、20G 动静脉留置针、无菌手术刀片 20# 和 11# 各 1 个、聚丙烯不可吸收缝合线(2 - 0、6 - 0)。

2. 特殊物品 5.0 mm SB 排液包,血管吊带。

(二)无菌敷料 甲状腺辅料包(长方孔巾 1 块、治疗巾 10 块、中单 1 块、盐水碗 1 个、换药碗 1 个、弯盘 1 个、小药杯 1 个、显影纱布 20 块、显影纱垫 7 块)、无菌手术衣 5 件、无菌持物钳缸 1 个、无菌擦手毛巾 1 包。

(三)手术器械 甲状腺器械、手术医师专用补充。

(四)仪器设备 单极电刀、吸引装置使用前检查功能状态,根据手术需求调节模式及参数。

二、麻醉方式

全身麻醉。

三、手术体位

仰卧位(取颈部过伸位,肩部垫高,头部和上身稍抬高约 15°,头部后仰并转向对侧)。

四、器械护士配合

（一）常见手术方式　外翻式颈动脉内膜剥脱术等。

（二）手术配合步骤

1. 清点　器械护士提前 15～30 分钟执行外科手消毒，整理手术物品，检查手术器械的功能和完整性和巡回护士清点，包括手术敷料、手术器械、手术特殊物品、杂项物品等。

2. 选择切口　经胸锁乳突肌前缘的斜切口。

3. 消毒

（1）消毒液：参照使用说明选择和使用。常选用 0.5％～1％碘伏直接涂擦手术区，至少消毒 2 遍。

（2）消毒范围：上至下唇平面，下至乳头，两侧至斜放肌前缘。

4. 铺单

（1）器械护士将布类治疗巾先做成 2 个球形分别垫于两侧颈部，在将治疗巾"我（纵行 1/4 折边对着自己）、你（纵行 1/4 折边对着外科医师）、你、我"顺序，依次传递给外科医师铺于切口四周，要求铺单后能看到切口标识。

（2）消毒液待干后器械护士将抗菌贴膜展开后传递给医师贴于切口及周围。

（3）切口上、下缘各铺一块中单（上缘也可铺一件无菌手术衣服）。

（4）铺长方孔巾，下垂边缘至手术台缘≥30 cm。

（5）切皮：递 20# 刀片与两块干纱布，沿胸锁乳突肌前内测缘做斜行切口，上端一般距下颌角 2～3 cm，注意保护耳大神经。

（6）依次游离皮下组织、颈阔肌：递两把组织钳钳夹颈阔肌切缘，递高频电刀笔游离颈阔肌下间隙暴露足够空间。

（7）逐层游离，显露胸锁乳突肌：递高频电刀笔、有齿长镊逐层游离，遇静脉属支递 2 把蚊式钳钳夹，递脑膜剪剪断，递蚊式钳 1# 丝线带线结扎。

（8）充分暴露颈动脉鞘浅层术野：递乳突撑开器撑开颈阔肌，充分显露胸锁乳突肌，递 2 把甲状腺拉钩倒八型分别牵拉近切口、近头端两侧颈阔肌切缘，充分暴露颈动脉鞘浅层术野。

（9）结扎浅静脉：递精细剪刀、无损伤镊沿胸锁乳突肌前缘锐性分离，递 2 把蚊式钳钳夹跨过术野的浅静脉，递精细剪刀剪断，递蚊式钳带 1# 丝线结扎。

（10）全身肝素化：剪开颈动脉鞘，调整撑开器和甲状腺拉钩的位置，充分暴露颈动脉鞘，递无损伤镊提起动脉鞘，递精细剪刀剪开动脉鞘，麻醉医师按体重 0.5～1 mg/kg 的量使患者全身肝素化。

（11）悬吊颈总动脉：递精细剪刀、无损伤镊锐性分离出颈总动脉，递大分离钩沿颈总动脉与颈内静脉间隙旋转进入并撑，递夹有血管吊带的蚊式钳，递分离钩钳夹血管吊带并将其牵引出来，并用蚊式钳钳夹以备阻断。

（12）悬吊颈外动脉：递精细剪刀、无损伤镊进一步游离显露颈外动脉，递分离钩游离颈外静脉并撑开，递蚊式钳带血管吊带，分离钩钳夹并牵引出吊带，用蚊式钳钳夹以备阻断。

（13）悬吊甲状腺上动脉：递小分离钩分离甲状腺上动脉，递中弯钳、7# 丝线双重悬吊，在距离血管 15 cm 左右用中弯钳夹线，利用钳子的重力悬吊，以达到阻断止血的目的。

（14）阻断颈总动脉、颈外动脉、甲状腺上动脉：递阻断钳阻断颈总动脉，递巾钳将阻断钳固定在洞巾上，递湿纱布垫覆盖阻断钳与撑开器区域；同法阻断颈外动脉；牵引甲状腺上动脉进行阻断。

（15）分离颈内动脉：递精细脑膜剪、无损伤镊进一步游离、充分显露颈内动脉至远端有充分阻断空间。

（16）离断颈内动脉：递 11# 刀片在颈动脉分叉处，颈内动脉根部前壁做 2～3 cm 斜行切口，递小号鸟嘴剪沿切口继续剪开颈内动脉前壁，递精细脑膜剪沿与前壁一致的方向斜行剪开颈内动脉后壁，完全剪开颈内动脉根部，使其与颈总动脉游离；暂时松开颈内动脉阻断钳，检查反流血情况。

（17）修剪颈内动脉断端：递 2 把无损伤镊提起颈内动脉断端，查看斑块情况以及内膜斑块与中膜间隙，沿着内膜斑块反方向，向前向外翻转颈内动脉外壁，逐渐剥离内膜斑块。

（18）清除管腔：扩张远端管腔，仔细清除残余斑块及碎屑，肝素水反复冲洗递蚊式钳伸入颈内动脉管腔远端进行适当扩充，再递无损伤镊仔细清除残留的内膜斑块片及碎屑，递肝素水多次、反复冲洗，确保无任何内膜斑块、碎屑残留，彻底清除内膜斑块。

（19）缝合动脉：递 6-0 聚丙烯不可吸收缝合线缝合动脉，打结前松开颈内动脉上方阻断钳，排空空气与杂物。

（20）关闭伤口：清点器械、纱布、纱布垫、缝针。递消毒纱布消毒皮肤，递 11# 刀片、7×17 角针 4# 丝线固定引流管。递 2-0 聚丙烯不可吸收缝合线全层直接缝合，再次清点物品数目。2 块纱布重叠剪 Y 型口，保护引流管，递无菌伤口敷料包扎。

第四节　腹主动脉瘤手术护理配合

一、常见用物准备

（一）体位用品　头枕×1。

（二）一次性用物

1. 常规物品　高频电刀笔 1 个、双极电凝镊 1 个、吸引管 1 个、34 cm×35 cm 抗菌手术薄膜 1 张、冲洗器 1 个，医用真丝编织线（1#、4#、7# 各 1 板）、腹腔缝合针（含 5×12 圆针 3 枚、6×14 圆针 2 枚、9×28 圆针 2 枚、12×28 圆针 2 枚、9×28 角针 2 枚）、无菌手术刀片 20# 和 11# 各 2 张、吸收性明胶海绵 1 盒、一次性负压引流球 1 个、无菌导尿包 1 个、1# 可吸收缝线、2-0 可吸收缝线、3-0 可吸收缝线、聚丙烯不可吸收缝合线（3-0、4-0、5-0）若干、一次性使用灭菌橡胶外科手套若干。

2. 特殊用物　血管吊带。

（三）无菌敷料　腹腔包（长方孔巾 1 块、中单 1 块、治疗巾 9 块、盐水盆 1 个、换药碗 2 个、小药杯 1 个、显影纱布 10 块、显影纱垫 14 块）、无菌手术衣 10 件、无菌持物干缸 1 个、无菌擦手小毛巾 2 包。

（四）手术器械　腹腔器械、胃癌器械、动脉血管器械。

（五）仪器设备 单极电刀、吸引装置使用前检查功能状态,根据手术需求调节模式及参数。

二、麻醉方式

全身麻醉。

三、手术体位

仰卧位。

四、器械护士配合

（一）常见手术方式 腹主动脉瘤切除术。

（二）手术配合步骤

1. 清点 器械护士提前 15~30 分钟执行外科洗手,保证有充足的时间进行物品的检查和清点,并与巡回护士共同清点物品,包括手术敷料、手术器械、手术特殊物品、杂项物品等。

2. 选择切口 通常选择腹部正中切口,沿剑突至耻骨联合。

3. 消毒

（1）消毒液:参照使用说明选择和使用。常选用 0.5%~1% 碘伏直接涂擦手术区,消毒至少 2 遍。

（2）消毒范围:上至双侧乳头平面,左右至右后线,下至双膝关节 1/3 处,包括会阴区域。

4. 铺单

（1）器械护士将布类治疗巾按“我（纵行 1/4 折边对着自己）、你（纵行 1/4 折边对着外科医师）、你、我”顺序,依次传递给外科医师铺于切口四周,要求铺单后能看到切口标识,之后另递一块治疗巾蘸切口周围未干的消毒液。

（2）器械护士将抗菌贴膜展开后传递。

（3）切口上、下缘各铺一块中单（上缘也可铺一件无菌手术衣服）。

（4）铺长方孔巾,下垂边缘至手术台缘≥30 cm。

5. 切皮,逐层显露 递 20# 刀片依次切开皮肤和皮下组织,递 2 块纱布薄垫,递高频电刀笔切开腹白线、腹膜。

6. 探查 进腹后递生理盐水医师洗手,递腹腔拉钩拉开腹壁探查。

7. 保护切口 递切口保护套或两块湿盐水纱布垫保护切口,牵开腹壁后,递湿盐水纱布垫和腹腔自动撑开器牵开,保护肠管显露手术野。

8. 显露动脉瘤 递湿盐水纱布垫、无齿长镊将大网膜和横结肠推向上方,湿盐水纱布垫包裹小肠移向上侧,递无齿长镊夹持、高频电刀笔切开后腹膜,上至十二指肠,下至髂血管。如出血电凝止血,递 S 拉钩牵开瘤体组织,小直角钳套过静脉牵开血管吊带,蚊式钳夹尾部牵开。

9. 游离动脉瘤 递无损伤镊夹持,精细血管剪剪开动脉前鞘,手指包裹湿盐水纱布垫钝性分离动脉瘤,分离两侧髂动脉及肠系膜下动脉。

10. 切开动脉瘤 全身肝素化后,递相应型号的动脉阻断钳依次钳夹各动脉,递 11# 刀片纵行切开瘤体壁,精细脑膜剪扩大切口,吸引器迅速吸除血液,递无损伤镊清除瘤腔内血栓及变性内膜,递 4-0 聚丙烯不可吸收缝合线缝合止血。

11. 血管移植和吻合

(1)做近端吻合:递冲洗球冲洗瘤腔,切断动脉,同样方法处理髂动脉。递无损伤血管镊协助,精细持针器夹持 3-0 聚丙烯不可吸收缝合线外翻吻合人工血管与动脉。

(2)做远端吻合:递 5-0 聚丙烯不可吸收缝合不可吸收缝线吻合,缝合之前先后慢慢开放髂动脉及主动脉,使血块由人工血管的分支冲出,递阻断钳夹必人工血管分支,再次阻断吻合,松开髂动脉阻断钳,恢复一侧髂动脉血流,同法吻合另一侧。

12. 处理肠系膜下动脉 递脑膜剪沿瘤壁切断该动脉,递于人工血管相应位置切一小口,递精细血管镊、精细血管持针器夹持 5-0 聚丙烯不可吸收缝合线吻合。

13. 鱼精蛋白 吻合全部完成后,静脉注射鱼精蛋白 25～35 mg,以利止血。

14. 缝合动脉瘤囊壁 撤去血管吊带牵拉物品,持无损伤血管镊、精细持针器夹持 3-0 可吸收缝线断缝合动脉囊壁。

15. 清点无误后关闭切口 递冲洗器用生理盐水冲洗、递双极电凝切口内彻底止血,检查无明显出血点,清点器械无误后关闭伤口,递消毒纱布消毒放置引流管,依次递中弯钳、9×28 角针 4# 丝线妥善固定管路。递 1# 可吸收缝线缝合肌肉,再次清点无误后,2-0 可吸收缝线缝合皮下,递 9×28 角针 1# 丝线缝合皮肤,备无菌伤口敷料包扎。

第五节　大隐静脉手术护理配合

一、常见用物准备

(一)体位用品　头枕×1。

(二)一次性用物

1. 常规物品　甲状腺外科缝合针(含 5×12 圆针各 2 枚、7×17 角针各 2 枚、7×17 圆针各 2 枚、9×28 角针各 2 枚)、无菌手术刀片 10# 和 11# 各 1 个、医用真丝编织线(1#、4#、7# 各 1 板)、一次性使用无菌注射器 20 mL 2 个、头皮针、T 型三通接头、医用敷贴、3-0 可吸收缝线、5-0 可吸收缝线、8# 一次性使用灭菌橡胶外科手套。

2. 特殊物品　1％聚多卡醇注射液 2 mL、医用纤维蛋白组织胶水。

(三)无菌敷料　大腿包(手术大单×1、中单×2、治疗巾×6、盐水盆×1、换药碗×1、小药杯×1、弯盘×1、显影纱布×20、显影纱垫×10、绷带×2)、中单 1 包、无菌手术衣 10 件、无菌持物干缸 1 个、无菌擦手小毛巾 2 包。

(四)手术器械　大隐静脉器械、一次性大隐静脉剥脱器。

(五)仪器设备　单极电刀、吸引装置使用前检查功能状态,根据手术需求调节模式及参数。半导体激光治疗仪应提前设置好参数,妥善安置避免术中滑落。

二、麻醉方式

腰麻或全身麻醉。

三、手术体位

平卧位。

四、器械护士配合

（一）常见的手术方式　大隐静脉高位结扎＋剥脱术、下肢曲张静脉激光灼闭术等。

（二）手术配合步骤

1. 清点　器械护士提前 15～30 分钟执行外科洗手,保证有充足的时间进行物品的检查和清点,并与巡回护士共同清点物品,包括手术敷料、手术器械、手术特殊物品、杂项物品等。

2. 选择切口

（1）隐股静脉交汇点的体表投影在耻骨联合结节外下方两横指的位置（3～4 cm 处）。切口以此为中心,沿腹股沟皮肤褶皱方向斜行切口。

（2）手指触及腹股沟皱褶处股动脉搏动,以搏动点内下两横指处为中心,沿腹股沟皮肤褶皱方向斜行切口皮肤。

（3）用手指探及腹股沟下方皮下组织薄弱处,此即筛筋膜（或卵圆窝）位置,可以此为中心,沿腹股沟皮肤皱褶方向斜行切开,切口应深达浅筋膜脂肪层。

3. 消毒

（1）消毒液:参照使用说明选择和使用。常选用 0.5％～1％碘伏直接涂擦手术区,消毒至少 2 遍。

（2）消毒范围:从脐水平至踝部,包括腹部下 1/4 平面,腹股沟区以及对侧肢体大腿上 1/3。

4. 铺单

（1）器械护士先递 1 块布类治疗巾（纵行四折）竖铺并遮盖会阴部,再将布类治疗巾按"我（纵行 1/4 折边对着自己）、你（纵行 1/4 折边对着外科医师）、你、我"顺序,依次传递给外科医师铺于切口四周,要求铺单后能看到切口标识。

（2）外科医师戴一次性使用灭菌橡胶外科手套协助抬高患肢（如果是单侧患肢手术,仅抬单腿,如果为双侧患肢,需同时抬起双腿）,手术医师与器械护士共同配合,展开 1 块中单平铺于患肢下方,同法再依次递 1 块台布 2 块中单平铺于患肢下方,此时抬腿者可将患肢轻轻放下。

（3）于切口上缘交替斜拉 2 块中单,平铺 1 块中单,再将 1 块中单平铺于头架上。

（4）周围至少覆盖无菌敷料手术单 4～6 层,下垂边缘至手术台缘≥30 cm。

5. 下肢静脉曲张手术不同术式的手术配合　见表 5－3。

表 5－3　下肢静脉曲张手术不同术式的手术配合

手术名称	手术配合步骤
大隐静脉高位结扎＋剥脱术	（1）切皮、逐层暴露切口:递干纱布,10#刀片、有齿镊切开皮肤。递乳突撑开器、甲状腺拉钩暴露手术野。递无损伤镊、直角钳分离大隐静脉主干,递无损伤镊、中弯钳分离钳夹大隐静脉主干分支,脑膜剪剪断,中弯钳、4#丝线结扎。递中弯钳汇入股静脉处钳夹、脑膜剪剪断。递 7#丝线结扎或 7×17 圆针 4#丝线缝扎近端

手术名称	手术配合步骤
	（2）游离、剥脱：分离出大隐静脉后，在距大隐静脉与股静脉交汇处 5 mm 以内处用 2 把中弯钳钳夹并用脑膜剪剪断，4# 丝线结扎大隐静脉残端。用中弯钳钳夹住大隐静脉游离端，提起并用手指或纱布钝性分离周围组织，4# 丝线结扎大隐静脉远端，以预防术后腹股沟区血肿形成。递 10# 刀片、有齿镊于内踝静脉处切开皮肤及皮下组织，用 2～3 把中弯钳提起并张开大隐静脉游离端，将剥脱器自断端插入静脉管腔，7# 丝线环绕静脉并打结，将静脉与剥脱器固定在一起。递剥脱器自近端静脉口插入 7# 丝线结扎、向上推进自腹股沟处切口缓缓抽出大隐静脉，纱布垫压迫止血 （3）小腿段曲张点式剥脱：在小腿曲张静脉表面皮肤用 11# 刀片作垂直刺入切口，切口一般应小于 2 mm。用分离勾钳或蚊式钳钳夹出曲张静脉，并使用 2 把中弯钳钳夹并切断，自两断端分别将曲张静脉抽出数厘米。将曲张静脉缠绕中弯钳上，并在残余静脉处做新切口。这些静脉都是隐静脉主干的属支，不需要结扎。也可注入聚多卡醇注射液 1% 使曲张浅静脉的管壁相互粘连而愈合，机化后形成条束状纤维化结构，以闭塞其管腔。抽剥时应注意小腿的神经解剖，避免在这些区域抽剥静脉。腓总神经缠绕在腓骨头部，术中应避免损伤
下肢曲张静脉激光灼闭术	（1）确认穿刺部位：确定手术切口，踝部大隐静脉起始部位（内踝上方 1～2 cm 处）用穿刺针穿刺大隐静脉。通过穿刺针置入 0.035 in J 形导丝。移去穿刺针，在导丝经皮处置入血管鞘。经鞘送入 0.035 in 导丝并将导丝置于隐静脉交汇处下方 1 cm 处。移除鞘芯和导丝，将注射器连接长鞘并回抽以确认其位于静脉腔内 （2）调节功率，固定光纤：将激光光纤与半导体激光治疗仪连接，调定激光参数设定输出功率：一般踝部及小腿下段 7～8 W，小腿上段 9～10 W，大腿下段 10～11 W，大腿上段 11～12 W。将激光光纤通过长鞘置入适当位置；后撤长鞘以暴露 3 cm 近端激光光纤，同时固定光纤和长鞘。通过观察透皮的激光光斑仔细调整光纤头端使其位于隐股静脉汇合处下方 1 cm 处 （3）保护周围组织：沿大隐静脉主干周围注射生理盐水"保护液"，即沿大隐静脉体表投影在大隐静脉与皮肤间隙处注射生理盐水用输液管路连接 1 000 mL 生理盐水，接头与长鞘连接，并打开输液管路开关，使生理盐水缓慢进入大隐静脉周围，形成对皮肤及隐神经的保护层，减少激光对皮肤及隐神经的损伤 （4）激光治疗：设置激光处于连续发射状态，频率 0.5 Hz，以 5～10 mm/s 的速度一同回撤激光光纤和长鞘边撤回，助手边沿大隐静脉行程压迫，直至整个大隐静脉主干治疗完毕。在激光光纤快要退出皮肤时，停止激光发射，并使激光仪处于停止状态，移去光纤和长鞘 （5）处理属支：以穿刺针穿刺曲张的大隐静脉属支，回抽有血以确认穿刺针位于曲张静脉腔内。拔出针芯，将激光光纤沿套管针插入曲张静脉管腔内。完全退出穿刺针后，调定激光参数，使用上述同样方法灼闭曲张静脉属支

　　6. 关闭切口　检查腹股沟切口有无出血点。清点器械、敷料无误后关闭伤口，递 3 - 0 可吸收线缝合深筋膜及浅筋膜组织，再递 5 - 0 可吸收缝线缝合皮肤，点式切口可用组织胶水粘合。再次清点物品。用双氧水纱垫将患肢擦拭干净，递无菌伤口敷料包扎并穿上医用弹力袜。

第六节 血管外科手术巡回护士配合规范

随着医学技术的快速发展,腔内血管技术的广泛应用。目前血管外科已经从传统的开放性手术发展成为手术和微创相结合,这推动了手术室血管外科专科护理的进步。血管外科急危重症较多,病情变化较快,巡回护士应具备一定的专业性,能够熟练掌握血管外科专科护理知识和操作技能。目前上海长征医院开展的颈动脉狭窄手术、导管介入下泡沫硬化剂下肢静脉曲张手术、腹主动脉瘤、主动脉夹层动脉瘤的腔内修复杂交手术技术在国内已达到先进水平,本小节结合医院血管外科特色总结出适用于巡回护士的配合要点,具体如下。

一、手术前专科化访视

除术前一般访视外,血管外科访视主要评估区别如下。不同术式巡回护士术前访视配合要点:

(1)静脉手术:注意观察患肢肢端循环,告知术前穿弹力袜的意义。评估有无血栓形成以及深静脉闭塞畸形。

(2)动脉手术:指导患者有效进行颈动脉压迫训练。查看有无深静脉血栓、有无深静脉回流受阻。评估有无难控制的高血压,有无心肌梗死,有无慢性系统疾病。寻问术前有无停用血管扩张药及抗血小板凝聚药。

(3)血管支架手术:查看血管造影有无血栓。

(4)取栓手术:告知术前禁止按摩、热敷、以免血栓脱落。查看术前一系列的相关检查。查看患者取栓部位的感觉及运动障碍,肌肉情况。

二、术中护理配合要点

(一)迎接患者

1. 安全核查 严格执行手术室患者查对制度,至少使用两种及以上方式进行患者核对。如有动静脉瘘的患者核查动静脉瘘的具体部位以及其他部位有无动静脉瘘。

2. 转运交接

(1)患者交接:对于血管外科交接时,采用四人搬运法进行交接。因为肢体疼痛是血管外科常见的症状,肢体的体位变化,可影响血流情况从而加重或疼痛,动静脉瘘也可使肢体肿胀。

(2)用物交接:静脉曲张患者术前核对所携带的弹力袜。根据发病部位检查所带弹力袜的长度。膝长型:测量小腿最粗部位周长,确定型号。以足跟到腘横纹的高度确定袜长。

3. 手术间布局和物品准备

(1)手术间布局:巡回护士术前应合理安排手术房间布局,检查激光仪器是否处于备用状态,合理安放仪器位置。

(2)血管外科特殊物品

1)激光仪准备:将激光光纤与激光仪连接,调定激光参数。设定输出功率:一般踝部及小腿下段 7~8 W,小腿上段 9~10 W,大腿下段 10~11 W,大腿上段 11~12 W。设置激光处于连续发射状态,频率 0.5 Hz。

2）驱血带准备：将无菌的驱血带自踝部向大腿方向用力缠绕下肢以尽量驱除下肢血液，减少术中出血。

（3）高值耗材准备：根据医师的需求拿取，及时登记收费。

1）血管支架

• 血管支架准备：主要分为冠脉支架、脑血管支架、肾动脉支架、大动脉支架等。血管支架依照材质：金属钽、医用不锈钢及镍钛合金。目前已经研制开发出覆膜支架及生物材料支架等。镁基合金和铁基合金可降解，且具有较好的血管支撑力，有效地减少支架再狭窄。

• 血管支架按照在血管内展开的方式：自展式和球囊扩张式两种。

• 血管支架按照表面处理情况：裸露型、涂层型和覆膜型。

2）人工血管

• 人工血管准备：分合成血管、支架型人工血管和表面改性人工血管。高分子或合成材料的人工血管有尼龙（Nylon）、奥纶（Orlon）、聚乙烯乙醇（Ivalon）、涤纶（Dacron）、泰氟纶（Teflon）和膨体聚四氟乙烯（ePTFE）和真丝等。

• 人工血管怎样选择：直径 18～24 mm 的人工血管可应用于胸腔主动脉的人工血管置换术；直径 16～20 mm×8 mm Y 形人工血管：用于腹主动脉、双髂（股）动脉了的人工血管转流术及升主动脉双颈（或双锁骨下）动脉的人工血管转流术；直径 6～10 mm 的人工血管：四肢各处动脉及颈部动脉的人工血管转流术；直径 6～8 mm 的锥形血管（一端 8 mm，另一端 6 mm，其间为逐渐递减过程）可用于肢体（特别是下肢）长度人工血管转流时改善两端自体血管口径不一而造成的吻合困难。

（二）安全用药

1. 肝素的使用

（1）阻断颈动脉前：应静脉注射肝素 3 500～5 000 U，防止血压过低造成大脑低灌注。支架手术前：应静脉给予肝素（70 U/kg）全身肝素化。

（2）肝素水配置：1 支肝素配一瓶 500 mL 的生理盐水，用于术中血管抗凝。

2. 硬化剂的使用

硬化疗法是治疗静脉曲张和蜘蛛静脉的极微创手术。如：聚多卡醇、十四烷基硫酸钠。通过把气体和硬化剂混合。如：把十四烷基硫酸钠或聚多卡醇在注射器中与空气或气体（二氧化碳）混合，所产生泡沫增加了药物的表面积。

（三）麻醉护理　（参考第二章第二节）麻醉前执行第一次安全核查。

（四）体位摆放　参考第三章第二节。

（五）术中配合要点

1. 术中阻断准备　巡回护士应及时记阻断时间，应不能阻断超过 30 分钟，术中及时提醒外科医师，防止组织因缺血过长。

2. 缝合动脉　递 6-0 普理灵线缝合动脉，打结时准备无菌生理盐水。

游离并阻断颈内、外动脉：备橡皮筋吊起舌下神经。

3. 术中肝素化临床观察　常用的抗凝剂为肝素，主要观察血液不在血管中凝固。

三、术后护理观察要点

1. 各管路在位通畅　常见的管路有外周静脉输液管路、深静脉置管、有创动脉置管、留置尿管、引流管等,出室前检查各个管路的在位、标识清晰。

2. 弹力绷带使用注意事项　踝部压力为 30～40 mm/Hg,术后 24 小时内应连续使用。再用弹力绷带加压包扎,包扎前要垫纱垫,包扎时一人抬高患肢,另一人从足部向上包扎。弹力绷带每次包扎经过小腿下面要反折并紧紧包扎,但不能阻碍动脉供血。

3. 颈部手术观察要点　伤口加压包扎,血管壁比较脆弱,手术后应卧床休息 1 周以上,避免力或活动量过大造成血管壁吻合口撕裂,导致出血。不做大范围活动,以防切口出血导致窒息。

4. 控制血压　如果术中人工血管,由于是非生物材料的异物,术后应观察及控制好血压,防止血压过高造成的吻合口出血。

5. 术后观察患肢动脉搏动情况及末梢血运情况　检测患肢皮温时,患者需处于 25℃ 左右的温度环境中。最简单的方法是用中指第二节背面,从肢体末端逐步移向近侧,检查皮温有无明显改变,改变的部位为变温带,提示其远侧肢体供血不足。

（李娟　曹淑洁）

［1］孙育红.手术室护理操作指南［M］.2 版.北京:科学出版社,2019:226 - 228.
［2］曲乐丰.颈动脉内膜斑块切除术-手术技巧及围手术期处理［M］.北京:人民军医出版社,2015:53 - 78.
［3］李毅清,刘昌伟.血管外科手术要点难点及对策［M］.北京:科技出版社,2017:2 - 7,203 - 210.
［4］程莉.手术室护理实践指南［M］.北京:人民卫生出版社,2020:25.
［5］钱蒨健,周嫣.实用手术室护理［M］.上海:上海科学技术出版社,2010:376 - 377.
［6］郭莉,徐梅.手术室专科护理［M］.北京:人民卫生出版社,2019:94 - 95.
［7］刘鹏,温见燕.血管外科疾病图解［M］.北京:人民卫生出版社,2017:367 - 387.

第六章

骨科手术护理配合

第一节　骨科相关疾病概述

骨科学又称为矫形外科学,主要研究骨骼肌肉系统的解剖、生理与病理,运用药物、手术及物理方法保持和发展这一系统的正常形态与功能以及治疗这一系统的伤病。随着现代科技的飞速发展和骨科领域医师操作技术的不断成熟,智能化、微创化、个体化、精准化将成为未来创伤骨科的重要发展方向。

一、颈椎

(一)解剖学基础　颈椎由 7 个较为细小的椎骨构成,它们有序排列并形成脊柱生理前弓。颈椎分为上颈椎和下颈椎两部分,上颈椎包括第 1、2 颈椎,下颈椎包括第 3~7 颈椎。第 1、2、7 颈椎形态特殊,其余 4 个(第 3~6 颈椎)为典型颈椎(图 6-1)。

(二)常见疾病　神经根型颈椎病、脊髓型颈椎病、椎动脉型颈椎病、交感神经型颈椎病、食管压迫型颈椎病等。

(三)常见手术方式及手术入路　见表 6-1。

表 6-1　颈椎手术方式及手术入路

手　术　方　式	手　术　入　路
有颈椎前路椎间盘切除融合术 颈椎椎体切除融合术 颈椎前路骨化物复合体可控前移技术 人工颈椎椎间盘置换术 颈椎后路椎板成形术 颈椎后路椎板切除内固定术	经颈椎前入路

二、胸腰椎

(一)解剖学基础　胸椎(thoracic vertebra),位于脊柱胸段,共 12 个。胸椎椎体呈心形,椎体大小介于颈椎和腰椎之间。越靠尾椎,椎体体积越大。腰椎(lumbar vertebrae)由 5 个椎体构成,并且其外形都较为相似。椎体前方呈肾形,椎体的横径大于前后径(图 6-2)。

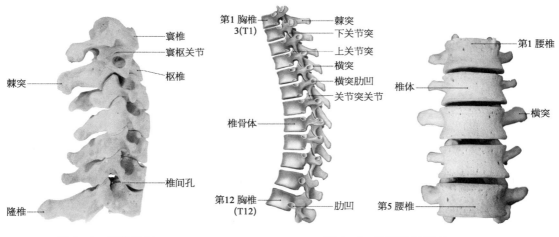

图 6-1　颈椎解剖　　　　　　　　图 6-2　胸腰椎解剖图

（二）常见疾病　椎间盘突出、腰椎管狭窄、腰肌劳损、脊柱侧弯、胸腰椎肿瘤、腰椎滑脱、腰椎退行性改变等。

（三）常见手术方式及手术入路　见表 6-2。

表 6-2　胸腰椎手术方式及手术入路

手　术　方　式	手　术　入　路
经胸腰椎胸腰椎骨折切开复位内固定术 胸腰椎附件结核及肿瘤后路病灶清除术 脊柱侧弯后路畸形矫正术 胸腰椎骨质疏松椎体成形术 胸腰椎爆裂性骨折前路切开复位椎管减压植骨融合内固定术 胸腰椎结核或肿瘤前路病灶清除减压植骨融合内固定术 脊柱侧凸或半椎体畸形前路松解或半椎体切除术	经后入路或经侧前方入路

三、髋关节

（一）解剖学基础　髋关节是人体最大的一个关节,它是由髋臼和股骨头两部分组成,股骨关节面占头面积的 2/3,嵌入髋臼内（图 6-3）。

（二）常见疾病　股骨头坏死、髋关节脱位、髋臼发育不良（先天、后天）、继发骨关节病等。

（三）常见手术方式及手术入路　见表 6-3。

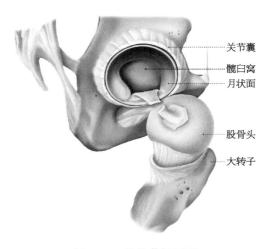

图 6-3　髋关节解剖图

表6-3　髋关节手术方式及手术入路

手　术　方　式	手　术　入　路
髋关节镜 髋关节置换术	前方、前外侧和后外侧入路 前外侧入路和后外侧入路

四、膝关节

（一）解剖学基础　膝关节由股骨下端、胫骨上端和髌骨构成，髌骨与股骨的髌面相接，股骨的内、外侧髁分别与胫骨的内、外侧髁相对。是人体最大最复杂的关节，属于滑车关节（图6-4）。

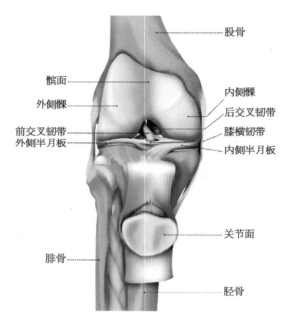

股骨

髌面

外侧髁

前交叉韧带
外侧半月板

内侧髁
后交叉韧带
膝横韧带
内侧半月板

关节面

腓骨

胫骨

图6-4　膝关节解剖图

（二）常见疾病　骨性关节炎、滑膜炎、髌骨软化、半月板损伤等。

（三）常见手术方式及手术入路　见表6-4。

表6-4　膝关节手术方式及手术入路

手　术　方　式	手　术　入　路
膝关节镜 膝关节置换术	前内侧入路和后外侧入路 膝关节前方正中切口

五、骨盆

（一）解剖学基础 骨盆是连结脊柱和下肢之间的盆状骨架，由后方的骶、尾骨和左右两髋骨连接而成的完整骨环。骨盆不仅承担着躯干的重力，也在保护着盆腔内的重要脏器（图6-5）。

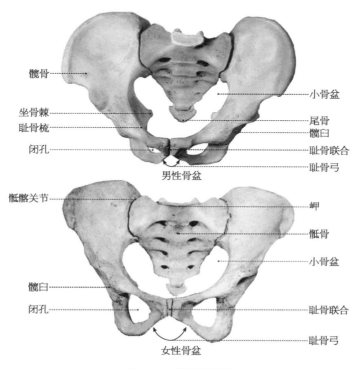

图6-5 骨盆解剖图

（二）常见疾病 骨盆骨折。
（三）常见手术方式及手术入路手术入路 见表6-5。

表6-5 骨盆手术方式及手术入路

手 术 方 式	手 术 入 路
骨盆内固定 骨盆外固定	髂腹股沟入路、前侧入路 前方入路

第二节 骨科手术常用专科器械

骨科手术纷繁复杂，器械种类繁多，常规器械如血管钳、吸引器等（见第一章第三节），专科器械如骨凿、咬骨钳、撑开器等，以下将逐一介绍。

一、骨科常规器械

1. 骨凿　主要用于截骨，配合骨锤使用（图 6-6、图 6-7）。

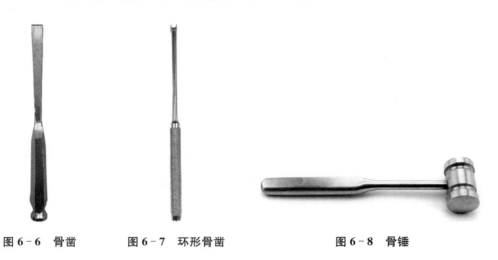

图 6-6　骨凿　　　**图 6-7　环形骨凿**　　　　　　**图 6-8　骨锤**

2. 骨锤　由头部和手柄两部分组成，主要用于协助相关器具的敲击（图 6-8）。
3. 骨膜剥离器　简称骨剥，主要用于剥离骨膜（图 6-9、图 6-10）。

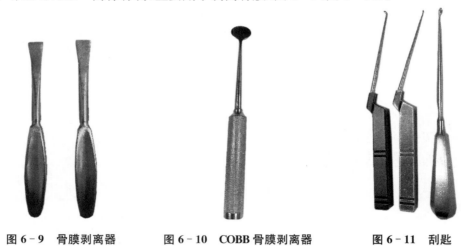

图 6-9　骨膜剥离器　　　**图 6-10　COBB 骨膜剥离器**　　　**图 6-11　刮匙**

4. 刮匙　主要用于刮除坏死软组织、肉芽组织、血凝块和骨赘，也常用于刮除死骨，不同角度和大小用于不同组织的刮除（图 6-11）。
5. 神经根剥离子　有锐利神经剥离子，同第五章第二节图 5-4，也有一头窄薄片状，一头钩子状，主要用于分离硬膜外粘连（图 6-12）。
6. 椎体间撑开器　主要用于撑开椎间隙，便于术者术中暴露，锥体固定钉、螺钉起子以及牵开器在术中配合使用（图 6-13）、椎体后缘撑开器见图 6-14。
7. 神经根探子　用于探触致压物的减压情况（图 6-15）。

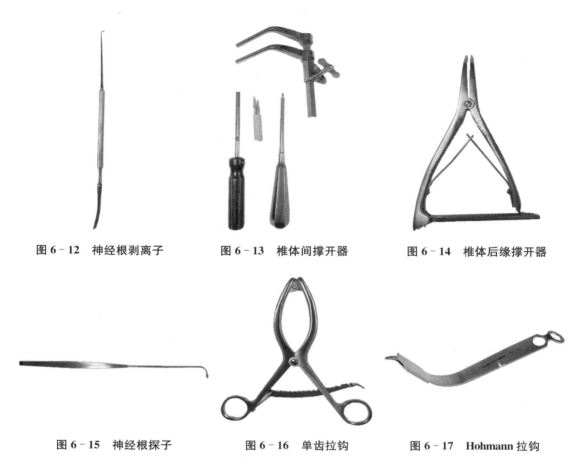

图 6 - 12 神经根剥离子　　　图 6 - 13 椎体间撑开器　　　图 6 - 14 椎体后缘撑开器

图 6 - 15 神经根探子　　　图 6 - 16 单齿拉钩　　　图 6 - 17 Hohmann 拉钩

8. 单齿拉钩　主要用于显露深度术野(图 6 - 16)。

9. Hohmann 拉钩　又称髋臼拉钩,主要用于骨科手术术中牵拉组织,根据部位深浅选择不同型号(图 6 - 17)。

10. 棘突剪　又称骨剪,用于手术中咬断棘突,修理碎骨(图 6 - 18)。

11. 咬骨钳　主要用于咬去多余骨赘,修理骨头(图 6 - 19)。

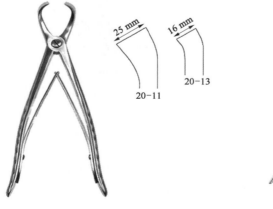

图 6 - 18 棘突剪　　　图 6 - 19 咬骨钳

12. **枪状咬骨钳** 又称枪钳,主要用于咬除椎板多余骨赘,根据角度和长度分为不同尺寸,较咬骨钳小巧灵活,使用频率高(图6-20)。

13. **髓核钳** 主要用于咬除多余髓核,有时配合刮勺使用,达到彻底减压目的(图6-21)。

14. **植骨器** 用于碎骨粒植入(图6-22)。

15. **骨锉** 用于打磨骨头(图6-23)。

16. **骨钩** 用于骨折处固定(图6-24)。

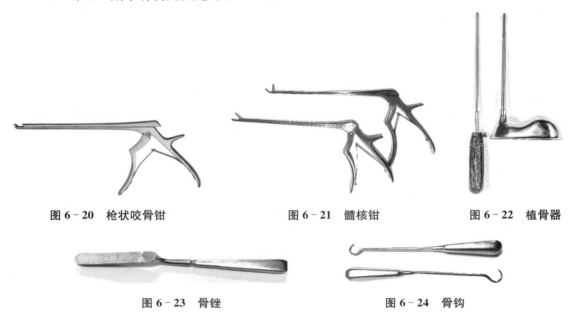

图6-20　枪状咬骨钳　　　　图6-21　髓核钳　　　　图6-22　植骨器

图6-23　骨锉　　　　　　　　图6-24　骨钩

二、骨科微创手术器械

(一)椎间孔镜　椎间孔镜作为内镜手术之一,常规手术器械,如光缆、镜头、穿刺器等详见第四章第二节。相关器械外形类似脊柱外科常规器械(图6-25)。

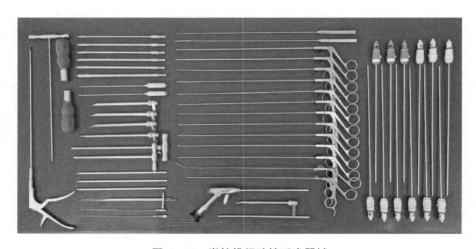

图6-25　脊柱椎间孔镜手术器械

（二）关节镜　关节镜手术作为内镜手术,常规手术器械如光缆、镜头、穿刺器等详见第四章第二节。特殊器械如下:

1. 特殊蓝钳　用于关节镜下去除组织和软骨(图6-26)。
2. 刨削连接线　用于刨除多余组织,清理关节腔隙(图6-27)。

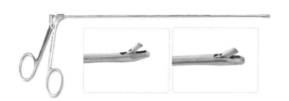

图6-26　特殊蓝钳

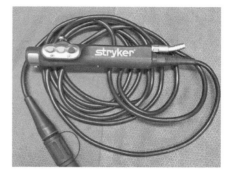

图6-27　刨削连接线

三、骨科动力系统

依次分别有电钻(图6-28)、气钻(图6-29)、超声骨刀(图6-30、图6-31),用于手术中骨赘以及软组织的磨除、止血,加快手术进程。

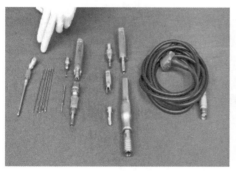

图6-28　骨科电动力系统

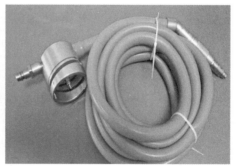

图6-29　骨科气动力系统

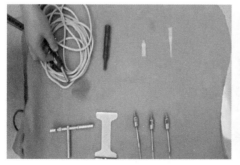

图6-30　超声骨刀

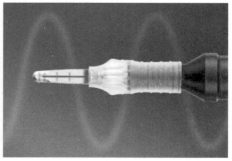

图6-31　超声骨刀头

第三节　颈椎前路手术护理配合

一、常见用物准备

（一）体位用物　细长肩垫×1，面包型颈枕×1，沙袋×2（图6-32）。

（二）一次性用物

1. 常规物品　高频电刀笔1个、双极电凝镊1个、吸引管1个、34 cm×35 cm抗菌手术薄膜1张、冲洗器1个、医用真丝编织线1#和4#各1板、颈前路外科缝合针（含7×17圆针、7×17角针各2枚）、备4-0可吸收皮内线、无菌手术刀片10#和11#各2张，脑棉1包、骨蜡1包、吸收性明胶海绵2包、一次性负压引流球1个、一次性使用无菌注射器50 mL、备无菌导尿包1个、一次性使用灭菌橡胶外科手套若干。

2. 特殊用物　同种骨植入材料、一次性生物膜、植入物等高值耗材。

（三）无菌敷料　甲状腺包（长方孔巾1块、中单1块、治疗巾8块、盐水盆1个、换药碗1个、小药杯1个、显影纱布20块、显影纱垫7块）、无菌手术衣10件、无菌持物干缸1个、无菌擦手小毛巾2包。

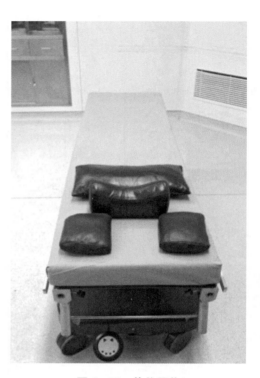

图6-32　体位用物

（四）手术器械　颈前路器械、手术医师专用补充器械、磨钻或超声骨刀、外来手术器械。

（五）仪器设备　单极电刀、双极电凝、吸引装置等使用前检查功能状态，根据手术需求调节模式及参数；充气式加温仪、磨钻等应提前设置好参数，妥善安置避免术中滑落。

二、麻醉方式

全身麻醉。

三、手术体位

颈仰卧位。

四、器械护士护理配合

（一）常见手术方式　颈椎前路椎间盘切除融合术（anterior cervical discectomy and fusion，ACDF）、颈椎椎体切除融合术（anterior cervical corpectomy decompression and fusion，ACCF）、颈椎前路骨化物复合体可控前移技术（anterior controllable antedisplacement fusion，ACAF）、人工

颈椎椎间盘置换术(artificial cervical intervertebral disc replacement)等。

（二）手术配合步骤

1. 清点　器械护士提前15～30分钟执行外科洗手,保证有充足的时间进行物品的检查和清点,并与巡回护士共同清点物品,包括手术敷料、手术器械、手术特殊物品、杂项物品等。

2. 选择切口　通常选择经右侧与手术节段对应皮肤皱纹前作横切口入路(图6-33),若需显露多个节段时可沿胸锁乳突肌前方行纵行切口(图6-34)。

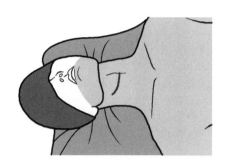
图6-33　右前横侧切口

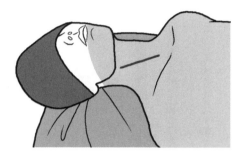
图6-34　右前方行纵行切口

3. 消毒

（1）消毒液：参照使用说明选择和使用。常选用0.5%～1%碘伏直接涂擦手术区,消毒至少2遍。

（2）消毒范围：上至下唇、下至乳头,两侧至斜方肌前缘(图6-35)。

4. 铺单

（1）器械护士将布类治疗巾按"我(纵行1/4折边对着自己)、你(纵行1/4折边对着外科医师)、你、我"顺序,依次传递给外科医师铺于切口四周,要求铺单后能看到切口标识,之后另递一块治疗巾蘸切口周围未干的消毒液。

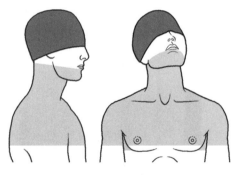
图6-35　消毒范围

（2）器械护士用无菌剪刀在抗菌贴膜1/2处纵行剪开,将抗菌贴膜展开后传递。

（3）切口上、下缘各铺一块中单(上缘也可铺一件无菌手术衣服)。

（4）铺长方孔巾,下垂边缘至手术台缘≥30 cm。

5. 切皮,逐层显露　递20#刀片依次切开皮肤和皮下组织,递2块干纱布拭血,递高频电刀笔横行或纵行劈开颈阔肌,显露颈深筋膜,递镊子、剪刀钝性分离颈前部肌群,找到颈动脉递纱布粒分离颈血管鞘和内脏鞘之间进入椎前间隙,递S拉和甲状腺拉钩将颈血管鞘及胸锁乳突肌牵向右侧,将食管、气管向左侧牵开暴露手术野,递骨剥剥挡肌群,镊子提起椎前筋膜后逐层剪开,显露椎体纵行分离椎前筋膜。

6. 定位　递锥子、椎体钉在相应的椎间盘植入椎体钉,备纱布粒骨蜡。

7. 在C臂机下透视　伤口处填塞纱布条拭血和覆盖伤口,用无菌单覆盖手术区域,无菌 C 臂机罩罩住球管。

8. 充分暴露目标节段 递椎体钉放置椎体钉在目标椎体间隙上、下椎体,递撑开器撑开,递 S 拉钩和甲状腺拉钩辅助充分暴露。

9. 减压融合固定 因 ACDF、ACCF、ACAF 三种术式在这一步骤中的不同术中护理配合也有区别,详见表 6-6。人工椎间盘置换手术在进行间隙减压时步骤同 ACDF,但注意椎体后缘不能咬除过多,否则会影响植入假体的稳定性。如果术中必须切除较多的椎体后缘才能彻底减压时,应放弃置入假体,改为融合手术。

表 6-6 颈前路不同术式的手术配合

手术名称	手术配合步骤
颈椎前路椎间盘切除融合术	(1) 切除椎间盘:更换小号吸引头,递 11# 刀片沿椎体上下缘从外向内平行切开前纵韧带和椎间盘纤维环外层、椎间筋膜,显露病变椎体。递咬骨钳咬除椎体用磨钻打磨椎体终板前缘,滴水降温(用一次性使用无菌注射器 50 mL 抽吸常温生理盐水,针头折断后在余下的针长前 1/3 处折弯约 30°),递髓核钳和刮匙将髓核及纤维环清除干净 (2) 减压、植骨融合:依次递 3 mm 刮匙和枪钳切除椎体后缘骨赘和后纵韧带。做人工椎间盘置换时,注意适度清除病变间隙前方骨赘,使上下椎体前缘处于同一平面。递带钩神经剥离子探查椎体后缘有无粘连;递冲洗器含水量约 100 mL 冲洗手术视野。递试模根据椎间隙高度选择合适型号,用咬骨钳将需要植入的自体骨或异体骨修剪好塞入选好颈椎融合器空隙内,递准备好的融合器和锤子将融合器植入椎间隙,注意导向器在椎体的中线 (3) 植入钢板固定:取合适长度的钛板按生理曲度折弯,递钢板用宽头镊子或配套钢板镊传递,递螺钉固定钢板,第一颗螺钉拧在原椎体钉的钉道内,递开口或电钻钻新的钉道,递螺钉固定最后锁定。在 C 臂机下透视,确定融合器及钢板的位置是否合适
颈椎椎体切除融合术	(1) 切除椎间盘:更换细长吸引器头,递剪刀切除目标椎体的上下椎间盘纤维环,用 3 mm 枪钳、大刮勺,髓核钳处理椎体上下前缘骨赘及椎间隙的髓核,同样的方法处理另一个椎间隙 (2) 充分暴露目标节段:递椎体钉放置另一枚椎体钉在目标椎体间隙上、下椎体,递 Caspar 撑开器撑开,递 S 拉钩和甲状腺拉钩辅助充分暴露 (3) 椎体切除减压:递骨刀、锤子用骨刀在椎体两侧开槽,深度达椎体中后 1/3,两槽相距 1~1.5 cm,递咬骨钳小心咬掉切除的椎体,咬至椎体后缘骨皮质,递剥离子骨蜡或纱布粒骨蜡进行骨面填封止血,递刮勺刮除上下椎体的纤维环,2 mm 枪钳紧贴椎体后缘咬除其上下后缘和递带角度的小刮勺处理增生骨赘,递神经钩子逐步挑起后纵韧带并用 11# 刀片切开可见到硬脊膜,递脑棉、明胶海绵止血。此时注意硬脊膜和后纵韧带有粘连,分离时避免硬脊膜破裂。注意神经根型颈椎病,对神经根出口的彻底减压是保证手术疗效的关键 (4) 椎体重建:递咬骨钳将咬下的自体骨修剪成骨粒,递钛网测量尺确认所需钛网长度,修剪钛网,塞入骨粒并在钛网上下放置垫片,递镊子夹住钛网放置在椎体间隙处,递钛网打入器和锤子将钛网植入,必要时使用加深杆。递椎体钉手柄取出上下椎体钉。递骨蜡制成锥形填封钉道止血 (5) 植入钢板,固定:取合适长度的钛板按生理曲度折弯,递钢板用宽头镊子或配套钢板夹传递,递螺钉固定钢板,第一颗螺钉拧在原椎体钉的钉道内,递开口或电钻钻新的钉道,递螺钉固定最后锁定。在 C 臂机下透视,确定钛网及钛板的位置

续 表

手术名称	手术配合步骤
颈椎前路骨化物复合体可控前移技术	(1) 减压置入融合器：根据术前三维 CT 扫描测量固化物厚度，递咬骨钳去除相应节段椎体前方相应厚度的骨质，递融合器植入各椎间隙，植入填塞好自体骨的融合器 (2) 开槽提拉固定：递咬骨钳咬除待提拉椎体前方骨质约 5 mm，根据术前测量椎体大小，递磨钻(滴水降温)或超声骨刀在骨化物的宽度外 1 mm 开槽，两槽相距 18～20 mm，槽宽 1.5～2 cm，槽深达椎体后侧皮质。主刀医师注意开槽方向始终垂直于地面，同法对右侧进行开槽。递 1 mm 枪钳从两侧椎间隙向椎体中部逐渐咬除剩余椎体后壁和增生骨赘，递神经钩子逐步处理后纵韧带，递明胶海绵止血。保留术者侧薄层骨质约 5 mm。递合适长度钢板和椎体钉，安装钛板螺钉。递枪钳咬除术者侧开槽底部骨质，彻底断开椎体骨化物复合体与椎体间的硬性连接，彻底止血。同时拧紧椎体钉，椎体逐渐前移，直至紧贴钛板。在 C 臂机下透视，确定钛板的位置

10. 关闭切口　递冲洗器用生理盐水冲洗、递双极切口内彻底止血，检查无明显出血点。清点器械无误后关闭伤口，递消毒纱布消毒切口周围皮肤和放引流管处的皮肤。放置引流管，依次递 11# 刀片破口、中弯钳钳拉出引流管、7×17 角针 4# 丝线妥善固定管路。缝合，递 7×17 圆针 1# 丝线缝合肌肉和皮下，再次清点物品数目。递 4-0 可吸收皮内线或 7×17 三角针 1# 丝线缝合皮肤，递无菌伤口敷料包扎。

第四节　颈椎后路手术护理配合

一、常见用物准备

（一）体位用物　石膏床×1、沙袋×2、气圈×1、脚圈×2、方形海绵垫×1(图 6-36)。

（二）一次性用物

1. 常规物品　高频电刀笔 1 个、双极电凝镊 1 个、吸引管 1 个、34 cm×35 cm 抗菌手术薄膜 1 张、冲洗器 1 个、医用真丝编织线 4# 和 10# 各 1 板、脊柱外科缝合针(含 5×12 小圆针、9×28 角针、11×34 角针各 2 枚)、无菌手术刀片 11# 和 20# 各 2 张、脑棉 1 包、骨蜡 1 包、吸收性明胶海绵 2 包、一次性负压引流球 1 个、备无菌导尿包 1 个、一次性使用灭菌橡胶外科手套若干。

2. 特殊物品　同种骨植入材料、植入物等高值耗材。

（三）无菌敷料　剖腹包(长方孔巾 1 块、中单 1 块、治疗巾 9 块、盐水盆 1 个、换药碗 2 个、弯盘 1 个、小药杯 1 个、显影纱布 10 块、显影纱垫 5 块)、无

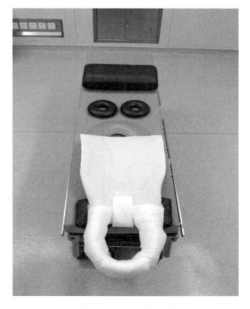

图 6-36　体位用物

菌手术衣 10 件、无菌持物干缸 1 个、无菌擦手小毛巾 2 包。

（四）手术器械 脊柱器械、手术医师专用补充器械、磨钻或超声骨刀、外来手术器械。

（五）仪器设备 单极高频电刀笔、双极电凝、吸引装置等使用前检查功能状态，根据手术需求调节模式及参数；充气式加温仪、磨钻等应提前设置好参数，妥善安置避免术中滑落。

二、麻醉方式

全身麻醉。

三、手术体位

石膏床俯卧位（详情见第三章第三节）。

四、器械护士护理配合

（一）常见手术方式 颈椎后路椎板成形术（单开门椎管扩大成形术、双开门椎管扩大成形术）、颈椎后路椎板切除内固定术（颈椎半椎板切除内固定术、颈椎全椎板切除内固定术）等。本章节以笔者单位最常见的单开门术式和颈椎全椎板切除内固定术为例详细展开讲解手术配合。

（二）手术配合步骤

1. 清点 器械护士提前 15～30 分钟执行外科洗手，保证有充足的时间进行物品的检查和清点，并与巡回护士共同清点物品，包括手术敷料、手术器械、手术特殊物品、杂项物品等。

2. 选择切口 一般取后正中切口，范围根据手术节段选择手术切口水平和切口长短，一般比手术节段向上下增加 1～2 个节段的长度作为切口范围（图 6-37）。

3. 消毒

（1）消毒液：参照使用说明选择和使用。常选用 0.5%～1% 碘伏直接涂擦手术区，消毒至少 2 遍。

（2）消毒范围：上至颅顶，下至两腋窝连线（图 6-38）。

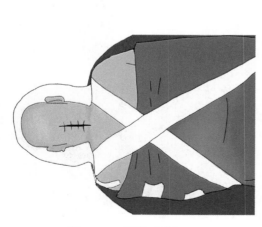

图 6-37 颈椎后路切口

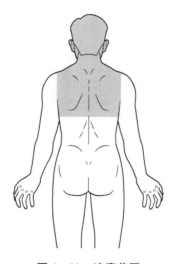

图 6-38 消毒范围

4. 铺单

(1) 器械护士将布类治疗巾按"我(纵行 1/4 折边对着自己)、你(纵行 1/4 折边对着外科医师)、你、我"顺序,依次传递给外科医师铺于切口四周,要求铺单后能看到切口标识,之后另递一块治疗巾蘸切口周围未干的消毒液。

(2) 器械护士用无菌剪刀在抗菌贴膜 1/2 处纵行剪开,将抗菌贴膜展开后传递。

(3) 切口下缘铺一块中单。

(4) 铺长方孔巾,下垂边缘至手术台缘≥30 cm。

5. 逐层显露深筋膜 递 20# 刀片依次切开皮肤及皮下组织,递 2 块薄垫拭血,递高频电刀笔沿正中线在左右椎旁肌之间分离至深筋膜,穿越中线的静脉丛可有少量出血,递双极电凝止血。

6. 显露椎板和关节突关节 递高频电刀笔自上而下正中切开项韧带,递骨膜剥离器(Cobb 骨膜剥离器)沿棘突、椎板行骨膜下剥离一侧椎旁肌,递双极电凝彻底止血后填塞纱布条压迫再分离另一侧。充分暴露两侧术野后递长有齿镊取出纱布递自动撑开器撑开两侧肌肉。

7. 处理棘突 递双关节咬骨钳处理棘突或骨化的项韧带,若手术节段棘突分叉较大、影响操作,或者项韧带骨化严重,可对其进行修剪以利于后续操作。

8. 不同术中护理配合区别 详见表 6-7。

表 6-7 不同术式的手术配合

手术名称	手术配合步骤
颈椎后路单开门椎板成形术	(1) 准备开门侧椎板:递高速磨钻在相应节段的棘突"开门"侧椎板上平行于棘突开槽。在开槽内磨除一侧椎板外层皮质骨及部分内层皮质骨,递 2 mm 枪状咬骨钳咬除剩余的内层骨皮质,形成"门缝" (2) 准备铰链侧椎板:递高速磨钻在相应节段的棘突"门轴"侧椎板上平行于棘突开槽。在开槽内磨除一侧椎板外层皮质骨及部分内层皮质骨(对于脊髓减压来说,铰链在哪一侧一般来说都是相同的,对于右利手的术者,铰链在右侧更利于术者操作,铰链侧截骨后应保留内层皮质骨),形成"门轴" (3) 处理黄韧带:在完成门轴和开门两侧椎板的准备后,如果局部存在黄韧带硬膜囊粘连等情况而使硬膜囊膨起受限或局部压迫,可采用 11# 刀片和带钩神经剥离子将其小心切断或切除 (4) 固定椎板:递椎板夹持器按顺序将准备好的椎板向门轴侧掀起,并用合适大小 Arch 微型钛板及 4 枚螺钉将椎板固定于开门位置 (5) 在 C 臂机下透视:伤口处填塞纱布拭血和覆盖伤口,用无菌单覆盖手术区域,无菌 C 臂机罩罩住球管 (6) 冲洗、止血:递冲洗器用生理盐水冲洗,递双极电凝切口内彻底止血,检查无明显出血点 (7) 植骨:递宽无齿长镊及减压修剪之骨粒(混合人工骨)于门轴侧植骨
颈椎后路椎板切除内固定术	(1) 确定椎板切除的位置:椎板截骨的位置在椎板和侧块交界处(有向下的痕迹),递神经剥离子探查侧块关节的内侧,术者经验感受。术者用超声骨刀或高速磨钻在相应节段椎板两侧开槽。递双关节咬骨钳和剥离子掀起椎板,分离粘连,整体取下相应节段椎板

手术名称	手术配合步骤
	(2) 植入侧块(或椎弓根)螺钉：术者选择合适的入钉点,于相应节段两侧侧块(或椎弓根)各植入合适大小及长度的侧块(或椎弓根)螺钉各一枚 (3) 在 C 臂机下透视：伤口处填塞纱布拭血和覆盖伤口,用无菌单覆盖手术区域,无菌 C 臂机罩罩住球管 (4) 植入钛棒、钛帽：取合适长度的钛棒按生理弯曲折弯,递配套持棒器将预弯好的钛棒分别植入两侧的侧块(或椎弓根)螺钉上,并锁紧钛帽。在 C 臂机下透视,确定内植入物的位置 (5) 冲洗、止血：递冲洗器用生理盐水冲洗、递双极电凝切口内彻底止血,检查无明显出血点 (6) 植骨：递宽无齿长镊及减压修剪之骨粒(混合人工骨)于两侧钛棒外侧植骨

9. 关闭伤口　递消毒纱布消毒切口周围皮肤和放引流管处的皮肤。放置引流管,依次递 11# 刀片、中弯钳、9×28 角针 4# 丝线妥善固定管路。清点器械无误后关闭伤口,递 11×34 角针 10# 丝线缝合肌肉,9×28 角针 4# 丝线缝合皮下。再次清点物品数目,递消毒皮肤,递 9×28 角针 4# 丝线缝合皮肤。递无菌伤口敷料包扎。

第五节　胸腰椎前路手术护理配合

一、常见用物准备

(一)体位用物　头枕×1、方形海绵垫×1、固定挡板×2、下肢支撑垫×1、托手板×1、可调节托手架×1、上下肢约束带×1(图 6-39)。

(二)一次性用物准备

1. 常规物品　高频电刀笔 1 个、双极电凝镊 1 个、吸引管 1 个、34 cm×35 cm 抗菌手术薄膜 1 张、冲洗器 1 个、医用真丝编织线 1#、4#、7# 和 10# 各 1 板、开胸脊柱外科缝合针(含 5×14 圆针 3 枚、7×17 圆针 2 枚、12×20 圆针 2 枚、9×28 角针 4 枚、11×34 角针 2 枚、9×28 圆针 2 枚、11×34 圆针 4 枚)、无菌

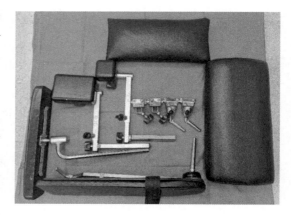

图 6-39　体位用物

手术刀片 20# 和 11# 各 2 张、脑棉 1 包、骨蜡 1 包、吸收性明胶海绵 2 包、一次性负压引流球 1 个、无菌导尿包 1 个、过氧化氢溶液、一次性使用无菌注射器 20 mL、备医用无菌防护套 2 片,一次性使用灭菌橡胶外科手套若干。

2. 特殊用物　同种骨植入材料、一次性生物膜、止血纱布、植入物等高值耗材。

(三)无菌敷料　无菌开胸包(开胸孔巾 1 块、中单 1 块、治疗巾 10 块、大盐水盆 1 个、换

药碗 2 个、小药杯 1 个、显影纱布 20 块、显影纱垫 10 块)、中单包、无菌手术衣 10 件、无菌持物干缸 1 个、无菌擦手小毛巾 2 包。

（四）手术器械　开胸脊柱器械、手术医师专用补充器械、磨钻或超声骨刀、外来手术器械。

（五）仪器设备　单极电刀、双极电凝、吸引装置等使用前检查功能状态,根据手术需求调节模式及参数;充气式加温仪、磨钻等应提前设置好参数,妥善安置避免术中滑落。

二、麻醉方式

全身麻醉。

三、手术体位

侧卧位。

四、器械护士护理配合

（一）常见手术方式　胸腰椎椎体骨折内固定术、胸腰椎结核病灶清除术等。

（二）手术配合步骤

1. 清点　器械护士提前 15～30 分钟执行外科洗手,保证有充足的时间进行物品的检查和清点,并与巡回护士共同清点物品,包括手术敷料、手术器械、手术特殊物品、杂项物品等。

2. 选择切口　常用的胸腰椎前路手术入路有以下 3 种,根据骨折或病灶部位(表 6-8)。

表 6-8　常用的胸腰椎前路手术入路

经 胸 入 路	经胸-腹膜后入路	肾 切 口
适用于第 5～12 胸椎的骨折或病变。切口选择宜经过病椎以上 1～2 节肋骨,如为第 9 胸椎病变则切除第 7 或 8 肋骨	适用于第 12 胸椎、第 1～2 腰椎骨折。沿第 10 肋做切口,切口前方顺延至肋缘(若需同时显露腰 3～5 椎体,切口可延伸到腹直肌外缘再向下行 5～6 cm)	用于第 12 腰椎以下的病变。经第 12 肋下方或第 12 肋骨床进入腹膜后

3. 消毒

（1）消毒液:参照使用说明选择和使用。常选用 0.5％～1％碘伏直接涂擦手术区,消毒至少 2 遍。

（2）消毒范围:上至肩,下至臀部,前后过正中线(图 6-40)。

4. 铺单

（1）器械护士将两块中单分别对折依次递给外科医师铺于患者两侧,将一块中单对折递给外科医生铺于切口上缘,器械护士将布类治疗巾按"我(纵行 1/4 折边对着自己)、你(纵行 1/4 折边对着外科医生)、你、我"顺序,依次传递给外科医师铺于切口四周,要求铺单后能看到切口标识,之后另递一块治疗巾蘸切口周围未干的消毒液。

（2）器械护士将抗菌贴膜展开后传递。

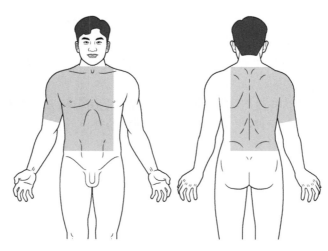

图 6-40 消毒范围

(3) 切口下缘铺一块对折中单。

(4) 铺长方孔巾,下垂边缘至手术台缘≥30 cm。

5. 不同胸椎前路手术方式在护理配合上的差别 详见表 6-9。

表 6-9 胸腰椎常见的不同术式手术配合

手术名称	手 术 配 合
胸腰椎椎体骨折内固定术	(1) 切口显露:递 20#刀片切开皮肤、皮下组织,递 2 块显影薄垫置于切口两侧,递高频电刀笔、短有齿镊依次切割皮下组织、肌肉,递 2 把甲状腺拉钩,显露需除肋骨的两端 (2) 切取肋骨:递肋骨骨膜剥离器、肋骨剪、咬骨钳切除最高脊椎之上一或两个节段的一根肋骨 (3) 显露椎间盘及椎体:递 2 块湿盐水纱布垫保护切口、胸腔自撑,递血管镊,直角钳分离椎旁动静脉,递中弯钳带 1#丝线结扎血管,递双极电凝止血 (4) 椎间盘切除松解:递 11#刀片切开伤椎椎间盘纤维环,递髓核钳取出髓核组织,递刮匙或骨刀清除上下椎体椎间隙的软骨终板 (5) 切除伤椎减压椎管:递咬骨钳咬除伤椎,活动性出血点递骨蜡止血。将椎管的骨折块完全切除后,硬膜的前方用吸收性明胶海绵覆盖,彻底止血 (6) 置入椎体螺钉:递开口器开槽、钻孔、探查测深、攻丝、旋入椎体螺钉。在胸椎体的相对应处先行开槽,以平行终板,钻孔、探查、测深、攻丝、旋入椎体螺钉。C 臂机透视确认螺钉的位置 (7) 植骨融合:递撑开器撑开上下方的椎体,递量角器测量上下椎体之间的高度。取大小合适的钛网于上下椎体的中部安置钛网,递吸收性明胶海绵隔离硬膜与钛网 (8) 装钛棒:分别测量上下椎体与螺钉之间的距离,剪取所需长度的钛棒。连接棒于椎体螺钉上,并旋紧钉尾螺帽。初步旋紧后 C 臂机下透视显示内固定器及钛网的位置良好后,递旋断螺帽尾部。最后连两个横连接装置
胸腰椎结核病灶清除术	(1) 切口显露:递 20#刀片切开皮肤、皮下组织,递 2 块纱布垫置于切口两侧,递高频电刀笔、短有齿镊依次切开各肌层,递 2 把甲状腺拉钩,显露出需除肋骨的两端 (2) 切取肋骨:递肋骨骨膜剥离器、肋骨剪、咬骨钳切除第 12 肋骨骨膜,递 11#刀片切开腹横筋膜

续 表

手术名称	手 术 配 合
	（3）分离椎旁组织：递长弯钳、血管镊分离肾脂肪囊、腹膜及输尿管，递 S 拉钩暴露病灶部位 （4）确定脓肿部位：递湿盐水纱布垫保护切口组织，递一次性使用无菌注射器 20 mL 抽取脓液 （5）清除结核性肉芽组织：递刮匙刮除结核肉芽组织，递咬骨钳咬除死骨和病骨，递骨膜剥离器钝性分离，咬骨钳清除病灶 （6）冲洗脓腔：递过氧化氢及生理盐水彻底冲洗脓腔，抗结核药配置后喷洒在脓腔内

6. 关闭切口　生理盐水冲洗伤口，同时请麻醉医师加压通气检查肺膜有无破损，彻底止血后 9×28 圆针 4# 丝线缝合膈肌及胸膜壁层。消毒皮肤安置引流管并 9×28 三角针 4# 丝线固定。用肋骨合拢器闭合第 12 肋和第 10 肋骨，间断缝合肋间肌，用 0# 抗菌薇乔可吸收缝线连续缝合各肌层，再次清点物品数目，11×34 角针 4# 丝线间断缝合皮下和皮肤。递无菌伤口敷料包扎。

第六节　胸腰椎后路手术护理配合

一、常见用物准备

（一）体位用物　头圈×1，U 形垫×2，膝圈×2，方形海绵垫×1（图 6 - 41）。

（二）一次性用物

1. 常规物品　高频电刀笔 1 个、双极电凝镊 1 个、吸引管 1 个、34 cm×35 cm 抗菌手术薄膜 1 张、冲洗器 1 个、医用真丝编织线 4# 和 10# 各 1 板、脊柱外科缝合针（含 5×12 圆针、9×28 角针、11×34 角针各 2）、无菌手术刀片 20# 和 11# 各 2 张，脑棉 1 包、骨蜡 1 包、吸收性明胶海绵 2 包、一次性负压引流球 1 个、备无菌导尿包 1 个、备医用无菌防护套 2 片，一次性使用灭菌橡胶外科手套若干。

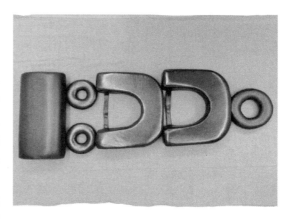

图 6 - 41　体位用物

2. 特殊用物　同种骨植入材料、一次性生物膜、止血纱布、植入物等高值耗材。

（三）无菌敷料　无菌剖腹包（长方孔巾 1 块、中单 1 块、治疗巾 9 块、盐水盆 1 个、换药碗 1 个、小药杯 1 个、显影纱布 10 块、显影纱垫 5 块）、无菌手术衣 10 件、无菌持物干缸 1 个、无菌擦手小毛巾 2 包。

（四）手术器械　脊柱器械、手术医师专用补充器械、磨钻或超声骨刀、外来手术器械。

（五）仪器设备　单极电刀、双极电凝、吸引装置等使用前检查功能状态，根据手术需求调节模式及参数;充气式加温仪、磨钻等应提前设置好参数,妥善安置避免术中滑落。

二、麻醉方式

全身麻醉。

三、手术体位

俯卧位。

四、器械护士护理配合

(一)常见手术方式　腰椎骨折切开复位内固定术、腰椎滑脱切开复位内固定术、腰椎管狭窄切开复位内固定术、腰椎间盘突出摘除术等。

(二)手术配合步骤

1. 清点　器械护士提前 15～30 分钟执行外科洗手,保证有充足的时间进行物品的检查和清点,并与巡回护士共同清点物品,包括手术敷料、手术器械、手术特殊物品、杂项物品等。

2. 选择切口　以病变部位为中心,取脊柱后正中切口。

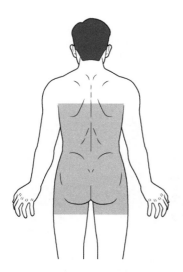

图 6 - 42　消毒范围

3. 消毒

(1)消毒液:参照使用说明选择和使用。常选用 0.5%～1%碘伏直接涂擦手术区,消毒至少 2 遍。

(2)消毒范围:上至肩,下至臀部,两侧至腋中线(图 6 - 42)。

4. 铺单

(1)器械护士将布类治疗巾按"我(纵行 1/4 折边对着自己)、你(纵行 1/4 折边对着外科医生)、你、我"顺序,依次传递给外科医师铺于切口四周,要求铺单后能看到切口标识,之后另递一块治疗巾蘸切口周围未干的消毒液。

(2)器械护士用无菌剪刀在抗菌贴膜 1/2 处纵行剪开,将抗菌贴膜展开后传递。

(3)切口下缘铺一块对折中单。

(4)铺长方孔巾,下垂边缘至手术台缘≥30 cm。

5. 浅层显露　递 20# 刀片切开皮肤、皮下组织。递甲状腺拉钩向两侧牵开皮肤,进一步切开深筋膜层,电凝止血。

6. 定位　一般情况下,根据肋骨的位置及关节突、横突的解剖特点确认脊柱节段,根据体表标志,先确认第 12 胸椎和第 1 腰椎,如果不能确定节段,则结合 C 臂机透视后确认位置。

7. C 臂机下透视　伤口处填塞纱布条拭血和覆盖伤口,用无菌单覆盖手术区域,无菌 C 臂机罩罩住球管。

8. 充分暴露目标节段　递高频电刀笔切开,骨膜剥离器剥作双侧椎旁肌、椎板骨膜下剥离,干纱布拭血,双极电凝止血,递单齿拉钩牵开椎旁肌。

9. 置入椎弓根螺钉　递咬骨钳咬除关节突部分皮质骨,用开口器、开路器探开钉道,探针探查钉道,攻丝扩钉道,涂纱布粒骨蜡,椎弓根螺钉植入后 C 臂机下透视。

10. 椎管加压　递咬骨剪去除棘突,递咬骨钳彻底咬除棘突,保留好骨头,递 11# 刀片切开黄韧带,递神经剥离子探查硬脊膜及神经根,递椎板咬骨钳咬除椎板,递神经剥离子边咬边探查递神经根挡板保护脊髓和神经根,递 11# 刀片切开后纵韧带和纤维环,递髓核钳摘除髓核。

11. 固定植骨　在安置内固定棒之前应用骨凿、咬骨钳或磨钻处理骨床,用自体骨或自体骨与人工骨的混合植骨材料紧密压入植骨床中。

12. 关闭切口　以生理盐水冲洗,递双极电凝切口内彻底止血,检查无明显出血点,清点器械无误后,递消毒纱布消毒皮肤,11# 刀片中弯钳切口内留置负压引流管 1 根,9×28 角针 4# 丝线固定引流管,然后 0# 抗菌薇乔线逐层缝合切口,缝合深筋膜层,9×28 角针 4# 丝线缝合皮下组织,再次清点物品数目,4-0 皮内线缝合皮肤。递无菌伤口敷料包扎。

第七节　脊柱微创手术护理配合

一、常见物品准备

（一）体位用物　见表 6-10。

表 6-10　椎间孔镜手术在体位用品中物品准备的区别

侧路腰椎	后路腰椎	后路颈椎	前路颈椎	微创通道手术
头圈×1、U 形垫×2、膝圈×2、方形海绵垫×1	头圈×1、U 形垫×2、膝圈×2、方形海绵垫×1	沙袋×2、石膏床×1、气圈×1、膝圈×2、方形海绵垫×1	细长肩垫×1,面包型颈枕×1,沙袋×2	头圈×1、U 形垫×2、膝圈×2、方形海绵垫×1

（二）一次性用物

1. 常规物品　一次性使用无菌 9# 针头、34 cm×35 cm 抗菌手术薄膜、无菌手术刀片 11# 1 张、关节镜套 1 个、Y 形冲洗管 1 根、9×28 角针缝针 2 枚(前路颈椎使用 7×17 角针缝针 2 枚)、医用真丝编织线 4# 1 板、3 000 mL 冲洗盐水若干。

2. 特殊物品　87 cm×74 cm 抗菌手术薄膜。

（三）无菌敷料　见表 6-11。

表 6-11　椎间孔镜手术在无菌敷料准备的区别

侧路腰椎、后路腰椎、后路颈椎、微创通道手术	前路颈椎椎间孔镜手术
剖腹包(长方孔巾 1 块、中单 1 块、治疗巾 9 块、盐水盆 1 个、换药碗 2 个、弯盘 1 个、小药杯 1 个、显影纱布 10 块、显影纱垫 5 块)、无菌中单 4 块、无菌手术衣 4 件、无菌持物干缸 1 个、无菌擦手小毛巾 1 包	甲状腺包(长方孔巾 1 块、中单 1 块、治疗巾 8 块、盐水盆 1 个、换药碗 1 个、小药杯 1 个、显影纱布 20 块、显影纱垫 7 块)、无菌中单 4 块、无菌手术衣 4 件、无菌持物干缸 1 个、无菌擦手小毛巾 1 包

（四）手术器械　见表 6‑12。

表 6‑12　椎间孔镜手术在手术器械中准备的区别

侧路腰椎	后路腰椎	后路颈椎	颈椎前路	微创通道手术
LC 器械、腰侧路孔镜器械及镜头、导光束	LC 器械、腰后路孔镜器械及镜头、导光束	LC 器械、颈后路孔镜器械及镜头、导光束	LC 器械、颈前路孔镜器械及镜头、导光束	脊柱器械、专用通道工具及导光束

（五）仪器设备　内镜系统、射频及磨钻使用前检查主机功能状态，根据手术需求调节模式及参数，妥善安置。

二、手术体位

除前路颈椎椎间孔镜为仰卧位，其他椎间孔镜手术均为俯卧位。

三、麻醉方式

全身麻醉，除侧路腰椎椎间孔镜手术局麻。

四、器械护士护理配合

（一）常见手术方式　侧路腰椎椎间孔镜手术、后路腰椎椎间孔镜手术、后路颈椎椎间孔镜手术、前路颈椎椎间孔镜手术、微创通道手术等。

（二）手术配合步骤

1. 清点　器械护士提前 15～30 分钟执行外科洗手，保证有充足的时间进行物品的检查和清点，并与巡回护士共同清点物品，包括手术敷料、手术器械、手术特殊物品、杂项物品等。若无器械护士则是手术医师和巡回护士共同清点。

2. 选择切口　根据患者 X 光片确定病变部位，定位板 C 臂机下透视定位，标记穿刺进针点。

3. 消毒

（1）消毒液：参照使用说明选择和使用。常选用 0.5%～1% 碘伏直接涂擦手术区，消毒至少 2 遍。

（2）消毒范围　见表 6‑13。

表 6‑13　不同椎间孔镜手术部位消毒范围的区别

侧路腰椎、后路腰椎、微创通道手术	后 路 颈 椎	前 路 颈 椎
上至肩，下至臀部，两侧至腋中线	上至颅顶，下至两腋窝连线	上至下唇、下至乳头，两侧至斜方肌前缘

4. 铺单

（1）侧路腰椎、后路腰椎、微创通道手术铺单见本章第六节。

（2）后路颈椎椎间孔镜手术铺单见本章第四节。

（3）前路颈椎椎间孔镜手术铺单见本章第三节。

5. 不同椎间孔镜手术方式在护理配合的各自特色　见表6-14。

表6-14　椎间孔镜手术配合

手术名称	手术配合步骤
侧路腰椎椎间孔镜手术	（1）局部麻醉：根据手术医师习惯稀释利多卡因（1∶1/1∶0.75），逐层局麻 （2）定位病变部位：递穿刺针于标记进针点置入到安全三角区，用无菌单覆盖手术区域，无菌C臂机罩罩住球管，C臂机透视定位。微调穿刺位置至病变位置后拔除针芯，向椎间盘内注入亚甲蓝造影（镜下病变髓核通常呈蓝色或蓝绿色） （3）放置导丝及扩张管：沿穿刺针置入导丝，退出穿刺针，置入定位导杆，递11#刀片在进针点切开8 mm的切口，递一、二、三级扩张管沿定位导杆置入扩张软组织 （4）环锯扩张椎间孔：在透视下递环锯保护套管及对应环锯沿扩张管逐级置入，磨除骨质，扩大椎间孔。扩张完椎间孔后，置入导丝，取出环锯及保护套管，递铅笔芯及工作套管沿导丝置入，再次透视确定工作通道位置 （5）放置椎间孔镜：与巡回护士共同配合依次连接镜头、光源、输水通道及双极射频止血，调节白平衡，沿工作套管置入孔镜，调节水流压力 （6）摘除病变髓核：内镜向下可见明显突出的椎间盘组织压迫神经根，以髓核钳逐步摘除突出的髓核组织，见神经根松解良好，逐层取出椎间孔镜及通道并彻底止血 （7）双极射频止血消融：递射频刀头经镜下通道到达工作区域用于术中止血、消融及通过组织收缩封闭直径3 mm以下的纤维环裂口
全麻后路颈/腰椎椎间孔镜手术	（1）定位病变部位：递穿刺针于后正中标记切口旁开0.8～1 cm进针，无菌C臂机罩罩住球管，C臂机透视辅助定位 （2）放置导丝及工作套管：沿穿刺针置入导丝，退出穿刺针，置入定位导杆。递11#刀片在进针点切开8 mm的切口，递工作套管沿定位导杆置入，递髓核钳清除病变节段术侧椎板间隙肌肉及软组织，暴露骨性结构，递椎板咬骨钳先后去除上椎体椎板下缘及下椎体椎板上缘 （3）放置椎间孔镜：与巡回护士共同配合依次连接镜头、光源、输水通道及双极射频止血，调节白平衡，沿工作套管置入孔镜，调节水流压力 （4）摘除病变髓核：内镜向下可见明显突出的椎间盘组织压迫神经根，递髓核钳逐步摘除突出的髓核组织，保护神经根。神经根松解良好后，逐层取出椎间孔镜及通道并彻底止血 （5）双极射频止血消融：递射频刀头经镜下通道到达工作区域用于术中止血、消融及通过组织收缩封闭直径3 mm以下的纤维环裂口
前路颈椎椎间孔镜手术	（1）定位病变部位：无菌C臂机罩罩住球管，C臂机透视辅助定位。通常于患者病理改变或临床症状出现部位的对侧进行9#长针头穿刺定点，穿刺点位于颈部前外侧 （2）椎间盘显影：递11#刀片于穿刺点局部做小切口（长4～5 mm），切开皮肤及颈阔肌，递穿刺针在C臂机透视引导下到达病变椎间盘内，适度调整针尖位置尽可能靠近突出部位，向病变椎间盘内注射造影染色剂（碘海醇/亚甲蓝）进行造影 （3）建立工作通道：通过穿刺针放置导丝，移除穿刺针，在C臂机透视下逐级放入一、二、三级扩张管，递工作套管沿扩张管放置，确定位置良好后撤除三级扩张管与导丝 （4）放置椎间孔镜：与巡回护士共同配合依次连接镜头、光源、输水通道及双极射频止血，调节白平衡，沿工作套管置入孔镜，调节水流压力

续　表

手术名称	手术配合步骤
	(5) 摘除病变髓核：内镜向下可见明显突出的椎间盘组织压迫神经根，递髓核钳逐步摘除突出的髓核组织，保护神经根。神经根松解良好后，逐层取出椎间孔镜及通道并彻底止血 (6) 双极射频止血消融：递射频刀头经镜下通道到达工作区域用于术中止血、消融及通过组织收缩封闭直径 3 mm 以下的纤维环裂口
微创经椎间孔腰椎椎体间融合术	(1) 显露：递 20# 刀片、有齿镊切开皮肤、皮下组织及腰背肌筋膜，递骨膜剥离器分离多裂肌与最长肌间隙至骨面，显露关节突及横突根部。先处理症状侧或症状严重侧 (2) 钉道准备：递 9# 长针头置入后侧位透视，确定进钉点 (3) 安装扩张通道及显微镜：递扩张通道置入，若用显微镜则接入显微镜，充分显露手术节段椎板及关节突 (4) 减压融合：递骨凿、锥子凿除下关节突，递椎板咬骨钳行中央椎管、侧隐窝及神经根管减压，递髓核钳切除椎间盘、软骨终板，递无齿长宽镊、自体碎骨块于椎间隙内植入，混合植骨材料人工锥体融合器紧密压入植骨床中 (5) 置钉：递实心短尾万向椎弓根螺钉植入 2 枚，递钛棒连接，适当加压后锁紧螺母，再次侧位透视 (6) 对侧减压及置钉：同法行切皮、显露、钉道准备、减压、置钉（对于本侧无下肢神经根性症状者，无需减压，仅予置钉），再次侧位透视

6. 缝合　撤出孔镜镜头及工作套管，递消毒纱布消毒，清点器械、纱布、缝针等无误后，递 9×28 角针 4# 丝线缝合皮肤，再次清点物品数目，递无菌敷料包扎。

第八节　髋关节置换手术护理配合

一、常规用物准备

（一）体位用物　头枕×1、方形海绵垫×1、固定挡板×2、下肢支撑垫×1、托手板×1、可调节托手架×1、上下肢约束带×1（图 6-39）。

（二）一次性用物　常规物品　高频电刀笔 1 个、吸引器 1 个、冲洗器 1 个、66 cm×40 cm 抗菌手术薄膜 1 张、医用真丝编织线 1# 和 4# 各 1 板、髋关节缝合针（含 9×28 圆针和角针各 2 枚）、无菌手术刀片 20#11# 各 2 张、一次性负压引流球 1 个、电刀清洁片 1 个、备抗菌薇乔 VCP752D2 板 0#。

（三）无菌敷料　大腿包（中单 2 块、台布 1 块、治疗巾 6 块、薄垫 10 块、纱布 20 块、绷带 2 个、盐水盆 1 个、换药碗 1 个、弯盘 1 个、小药杯 1 个）、中单包（中单 4 块）、无菌手术衣 16 件，无菌持物干缸 1 个、无菌擦水小毛巾 2 包。

（四）手术器械　髋关节器械，全髋，医师专用补充器械，外来手术器械。

（五）仪器设备　单极电刀、吸引装置使用前检查功能状态，根据手术需求调节模式及参数。

二、麻醉方式

全身麻醉。

三、手术体位

侧卧位。

四、手术配合步骤

1. 清点　器械护士提前 15～30 分钟执行外科洗手,保证有充足的时间进行物品清点和检查,并与巡回护士共同清点物品,包括手术敷料、手术器械、手术特殊物品、杂项物品等。

2. 选择切口　髋后外切口,由髂后上棘到大转子连线的外 1/2 处(图 6-43)。

3. 消毒

(1) 消毒液:参照使用说明选择和使用。常使用 0.5%～1% 碘伏直接涂擦手术区,消毒至少 2 遍。

(2) 消毒范围:前后过正中线,上至剑突,患肢远端至踝关节上方,健肢远端至膝关节。

4. 铺单

(1) 外科医师戴一次性使用灭菌橡胶外科手套协助抬高患肢,递 2 块布类中单(横行 1/2 对折)依次传递给外科医师铺于身体两侧。将布类治疗巾按"我(纵行 1/4 折对着自己)、你(纵行 1/4 折边对着外科医师)、你、我"递 2 块中单对折铺于切口两侧,再递 4 块治疗巾按"我(纵行 1/4 折边对着自己)、你(纵行 1/4 折边对着外科医生)、你、我"顺序,依次传递给外科医师铺于切口四周,另递一块治疗巾蘸切口周围未干的消毒液递,器械护士将抗菌贴膜(用无菌剪刀在横行 1/2 处剪开)展开后传递,并协助贴膜贴于切口。

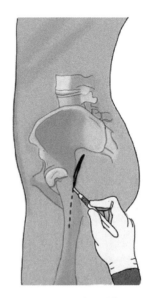

图 6-43　髋后外切口

(2) 手术医师与器械护士共同配合,展开 1 块手术大单平铺于患肢下方,同法再依次交替斜拉 2 块中单、平铺 1 块中单于患肢下方及覆盖切口周围。

(3) 递 1 块布类中单(横行 1/2 对折)包裹患肢。

(4) 于切口上缘交替斜拉 2 块中单、平铺 1 块中单,再将 1 块中单平铺于头架上,递无菌绷带包裹患肢。保证切口周围至少覆盖无菌敷料手术单 4～6 层,边缘下垂≥30 cm。

5. 切皮　递 20# 刀片切开皮肤,递高频电刀笔、中弯血管钳切开皮下组织和深筋膜,电凝止血,递甲状腺拉钩牵开切口筋膜,递中弯钳、骨膜剥离器钝性分离切口前后皮瓣递剪刀切除大粗隆滑囊,递电刀切开部分臀大肌纤维,递拉钩牵开大转子后方的前后肌群递电刀切断外旋肌,显露关节囊。

6. 处理关节囊　递 Homan 拉钩递沿关节囊外面进行剥离,递 20# 刀片工型切开关节囊,向两侧翻开,将后侧大半环关节囊递可克钳、11# 刀片切除,后递两把 Homan 拉钩插入关节囊与股骨颈之间,即可充分暴露股骨颈的两侧及后面。

7. 切除股骨头颈 将髋关节屈曲、内旋、内收将髋关节脱位，由股骨颈上缘与粗隆交界处到股骨颈下缘中点，距小粗隆上方 1.5 cm 左右，递电动摆锯垂直切断股骨颈，递取头器旋转取出股骨头，递游标卡尺测量股骨头大小，如为股骨颈骨折患者，在髋关节脱位后，可先将股骨头取出，再递电动摆锯修整股骨颈平面。

8. 修整髋臼 安放合适骨挺将髋臼充分显露，递 11# 刀片、可克钳切除髋臼盂唇，3.0 mm 克氏针用骨锤沿髋臼边缘锤入，显露髋臼。

9. 加深髋臼 按照股骨头大小选择与之适宜的髋臼锉，递髋臼锉按于电钻上，由小到大依次使用，将髋臼加深加大，髋臼中骨屑用刮匙清除。递试模检查髋臼修整是否合适：髋臼帽应完全置入髋臼内，髋臼直径应略大于髋臼帽，每侧臼与帽的间隙为 2 mm 最好，如髋臼帽恰好卡入髋臼内，则应扩大髋臼或采用较小的髋臼帽。

10. 髋臼打固定孔 电钻上换 3.5 mm 钻头在靠近髋臼边缘处向髂骨、坐骨和耻骨方向打 3 个骨孔，髋臼表面的骨屑必须用生理盐水清除冲洗干净。将测量好的髋臼帽打上台。

11. 固定髋臼帽 将髋臼帽用干净纱布托于术者，同时将髋臼帽固定手柄安装好备用，待术者将髋臼帽安入髋臼后，马上将髋臼帽固定手柄递于术者，妥善固定。

12. 修整股骨 将髋部屈曲到 90°，内收内旋髋部并屈膝，递 Homan 拉钩充分显露股骨，将骨凿和骨锤递于术者用于股骨开窗，由小到大型号长柄扩髓器扩大髓腔，根据患者情况选择适合的髓腔锉，由小到大逐次安装手柄，按股骨颈断面纵轴方向锤入髓腔内，扩大髓腔，用最后使用的髓腔锉作为人工股骨头的试模试插入髓腔，并用平台锉修整股骨颈断面骨质，使其与人工股骨头底座相密合平行，将股骨颈长短试模安装于髓腔锉顶端，将试插的人工股骨头复位入髋臼帽内，观察关节活动度及稳定性，检查颈长度是否合适。如人工股骨头的颈部过长或过短，则更换合适颈长的人工股骨头。一切合适后，脱位，取出人工股骨头试模，递生理盐水冲洗髓腔，以纱布填塞髓腔止血。

13. 固定人工股骨头 将人工股骨头假体用干净纱布托于术者，并将其紧贴大转子插入髓腔，递股骨头锤入器尽量将体锤假入髓腔底部，保持假体处于外翻位，使假体柄部的横径与股骨颈断面的长径一致；以保持人工股骨头假体 10°～15°前倾角，将人工股骨头安装于体柄上并锤紧。

14. 复位 复位前递中弯钳和吸引器去除髋臼内血凝块及骨碎片，将人工股骨头锤入髓腔内，充分止血，反复用盐水冲洗伤口。

15. 关闭切口 递 11# 刀片和中弯钳放置引流管，递 9×28 角针 4# 丝线缝合固定，清点器械、纱布、缝针清点用物，递中弯钳，0# 抗菌薇乔 VCP752D 依次缝合外旋肌群及阔筋膜，关节腔及筋膜，递有齿镊，9×28 角针 4# 丝线缝合皮下组织，再次清点器械、纱布、缝针，递安尔碘纱布消毒切口周围皮肤，递有齿镊，9×28 角针 1# 丝线缝合皮肤，覆盖敷料并加压包扎。

第九节　膝关节置换手术护理配合

一、常规用物准备

（一）体位用物 "鸡肉卷"×1（图 6-44），头枕×1。

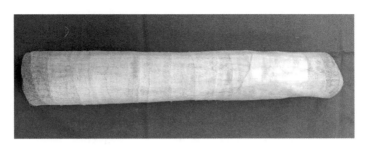

图 6 - 44 "鸡肉卷"

（二）一次性用物

1. 常规物品　高频电刀笔 1 个、吸引器 1 个、冲洗器 1 个、34 cm×35 cm 抗菌手术薄膜 2 张、医用真丝编织线 1# 和 4# 各 1 板、髋关节缝合针（含 9×28 圆针、9×28 角针各 2 枚）、无菌手术刀片 20# 和 11# 各 2 张、一次性负压引流球 1 个、电刀清洁片 1 个、0# 备抗菌薇乔 2 板。

2. 特殊物品　一次性清洗系统，3 000 mL 生理盐水。

（三）无菌敷料　大腿敷料包（手术大单 1 块、中单 2 块、治疗巾 6 块、盐水盆 1 个、换药碗 1 个、小药杯 1 个、显影纱布 20 块、显影纱垫 10 块）、中单包 1 包、无菌手术衣 16 件、无菌持物干缸 1 个、无菌擦水小毛巾 2 包。

（四）手术器械　髋关节器械、全髋器械、医师专用补充器械、外来手术器械。

（五）仪器设备　单极电刀、驱血带、吸引装置等使用前检查功能状态，根据手术需求调节模式及参数，妥善安置。

二、麻醉方式

全身麻醉。

三、手术体位

仰卧位。

四、手术配合步骤

1. 清点　器械护士提前 15～30 分钟执行外科洗手，保证有充足的时间进行物品清点和检查，并与巡回护士共同清点物品，包括手术敷料、手术器械、手术特殊物品、杂项物品等。

2. 选择切口　膝正中切口（图 6 - 45）。

3. 消毒

（1）消毒液：参照使用说明选择和使用。常使用 0.5%～1% 碘伏直接涂擦手术区，消毒至少 2 遍。

（2）消毒范围：以患侧膝为中心，上、下消毒超过一个关节。

4. 铺单

（1）外科医师戴一次性使用灭菌橡胶外科手套协助抬高患肢，依次递 2 块布类治疗巾"你（纵行 1/4 折边对着外科医师）"于

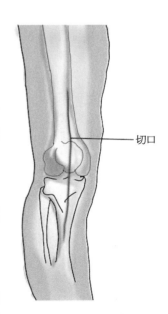

切口

图 6 - 45　膝正中切口

切口上缘环绕包裹大腿,分别用布巾钳固定,手术医师与器械护士共同配合,依次递展开 1 块中单、1 块手术大单和 1 块中单平铺于患肢下方及覆盖切口周围。

(2)递 2 块布类治疗巾(全部打开)包裹患侧脚至脚踝上。

(3)于切口上缘交替斜拉 2 块中单、平铺 1 块中单,再将 1 块中单平铺于头架上。

(4)递无菌绷带缠绕患肢的治疗巾,抗菌手术薄膜包裹手术切口。保证切口周围至少覆盖无菌敷料手术单 4～6 层,边缘下垂≥30 cm。

5. 启动驱血带 止血带固定于患肢距离手术部位上方 10～15 cm,手术切皮前抬高患肢,巡回护士按(star)泵气(下肢压力为 250～300 mmHg)。

6. 打开关节囊 递 20# 刀片取膝正中切口切开皮肤,换 20# 刀片取内侧髌旁路打开关节囊,高频电刀笔,中弯钳彻底切除增生的骨赘、髌骨下脂肪垫、半月板及交叉韧带时,递弯盘接切下组织。

7. 修髌骨 递巾钳固定髌骨,递咬骨钳,摆锯修整髌骨。

8. 处理胫骨侧 安装髓外定位器,将切割厚度指示器安装在截骨板上,必要时可安装力线杆,确定好正侧位力线截骨厚度后,递两枚黄金钉固定在 0 孔的位置,敲入 4 个固定钉后去除髓外定位杆,留下截骨板进行胫骨平台截骨。

9. 处理股骨侧 递 2 把腹腔拉钩暴露膝关节,股骨开口器开口,开髓钻开髓,根据左右侧膝关节调整外翻角度,并拧紧,将髓内导向器插入髓腔,敲击金属面紧贴股骨远端,将外翻定位杆和截骨模块间的组件拧好递给术者,递 2 个黄金钉和锤子钉紧在"0"的两个孔,术者卸下外翻定位杆,可能需要拔钉器拔出,递镰刀估计测量厚度后递摆锯,锯好后取下截骨板块,胫骨和股骨远端截骨后,将标准间隔器插入,确定力线以及内外侧稳定性,测量股骨大小和建立外旋 3°,递给术者测量器,术者将"手指"指向外侧骨皮质,同时读取大小,将确定外旋的模块插入测量器,递两个黄金钉打入"S"的位置,保留黄金钉,将测量器取出,插入之前测量到的"D"号的截骨板的横向槽向,并给镰刀确定截骨厚度,术者调整截骨板的内外侧位置到合适的位置,螺旋钉固定截骨模块,有条件可以用髋臼螺钉加固,固定后取出黄金钉,递摆锯依次截去前髁、后髁、后斜面、前斜面,递往复锯横向在"滑车沟槽"内锯出加深的滑车沟直到前髁,递往复锯在"滑车沟标记点"内锯出 2 个前髁标记,拧下髋臼螺钉,取下螺纹钉和截骨板,递骨刀沿往复锯轨迹取下滑车沟骨片,安装髁间截骨板,递大头钉斜向固定,递往复锯沿髁间截骨板的"三个斜向"成形髁间窝,取下大头钉和髁间截骨板。

10. 安装试模 安装股骨试模,递打击器和锤子打紧,给一个预估的平台试模,递平台连接手柄连接,加上合适厚度的关节面试模,取下股骨试模,给一个预估的平台试模,用平台连接手柄连接,让术者选择大小合适的平台,递 2 个小头钉固定,装入钻套筒,用转头沿套筒转入,选择跟平台配套胫骨翼与连接器连接,递给术者,放到平台试模,递一次性清洗系统连接 3 000 mL 盐水彻底冲洗。

11. 安装关节面假体 拆相应型号的股骨和胫骨假体,拆骨水泥,跟术者确认后调骨水泥,递骨水泥涂抹在胫骨平台底座、背面和股骨的后髁位置即可,递打击器打入股骨假体和胫骨假体,准备刚刚使用过的合适的关节面试模待用,待假体打入后塞入关节面试模等待骨水泥硬化,待骨水泥硬化后再次调整关节面试模,确定试模型号后拆关节面假体,递推入钳将关节面锁死。

12. 关闭切口缝合 装完假体后再次用 3 000 mL 盐水冲洗,放置引流管,递尖刀和血管钳放置引流管,递 9×28 角针 $4^{\#}$ 丝线缝合固定,清点器械、纱布、缝针清点用物,递中弯血管钳,$0^{\#}$ 抗菌薇乔依次缝合关节腔及筋膜,递有齿镊、9×28 角针 $4^{\#}$ 丝线缝合皮下组织,再次清点器械、纱布、缝针,递安尔碘纱布消毒切口周围皮肤,递有齿镊、9×28 角针 $1^{\#}$ 丝线缝合皮肤,覆盖敷料并加压包扎。

第十节　肩、髋、膝、踝关节镜手术护理配合

一、常见物品准备

（一）体位用物　见表 6-15。

表 6-15　在体位用物中不同术式的区别

肩关节镜手术	髋关节镜手术	膝关节、踝关节镜手术
头枕×1、海绵垫×1、气圈×1、脚圈×2、搁手板、可调节搁手板、骨盆固定架、牵引悬吊系统	牵引手术床、头枕×1、悬吊带、搁手板、牵引架	头枕×1、搁手板

（二）一次性用物

1. 常规物品　关节镜套 1 个、医用真丝编织线 $4^{\#}$ 1 板、9×28 角针缝针 1 板、一次性无菌注射器 20 mL 和 10 mL 各 1 个、无菌手术刀片 $11^{\#}$ 1 张、3 000 mL 冲洗盐水、一次性使用 Y 形冲洗管,不同点见表 6-16。

表 6-16　在体位用物中不同术式的区别

肩关节镜手术	髋关节镜手术	膝关节镜手术	踝关节镜手术
吸引管 3 根、34 cm×35 cm 抗菌手术薄膜 1 张、87 cm×74 cm 抗菌手术薄膜 1 张	吸引管 3 根、34 cm×35 cm 抗菌手术薄膜 3 张、87 cm×74 cm 抗菌手术薄膜 1 张	吸引管 2 根、87 cm×74 cm 抗菌手术薄膜 1 张、一次性使用棉纸	吸引管 2 根、87 cm×74 cm 抗菌手术薄膜 1 张、一次性使用棉纸

2. 特殊物品　射频刀头。

（三）无菌敷料　大腿包(手术大单 1 块、中单 4 块、治疗巾 8 块、盐水盆 1 个、换药碗 1 个、小药杯 1 个、显影纱布 20 块、显影纱垫 10 块)、中单包、无菌手术衣 4 件、无菌持物干缸 1 个、无菌擦手小毛巾 1 包。

（四）手术器械　LC 器械、关节镜器械、电动刨削器、等离子射频刀头。

（五）仪器设备　内镜系统、电动刨削系统、灌注系统、射频系统、吸引装置等检查功能状态,根据手术需求调节模式及参数;电动驱血带预设压力及时间并测试是否漏气,妥善安置。

二、麻醉方式

全身麻醉。

三、手术体位

（一）肩关节镜　侧卧位、沙滩椅位（沙滩椅位是仰卧位的一种变形，其标准的体位放置包括：① 患者仰卧位躺于标准的沙滩椅形状的桌子上；② 头部、颈部、躯干中立位放置，并使用约束带固定；③ 胸部和腹部靠近患侧肢体边缘固定；④ 手术床整体向后倾斜 $10°\sim15°$；⑤ 髋关节屈曲 $45°\sim60°$，膝关节屈曲 $30°$；⑥ 健侧上肢外展，或者内收固定；⑦ 患者上肢消毒后包扎，可自由活动）。

（二）髋关节镜　仰卧位＋牵引床。

（三）膝关节镜、踝关节镜　仰卧位。

四、器械护士配合

（一）常见手术方式　肩关节镜手术、髋关节镜手术、膝关节镜手术、踝关节镜手术等。

（二）手术配合步骤

1. 清点　器械护士提前 $15\sim30$ 分钟执行外科洗手，保证有充足的时间进行物品的检查和清点，并与巡回护士共同清点物品，包括手术敷料、手术器械、手术特殊物品、杂项物品等。若无器械护士则是由手术医生与巡回护士共同清点。

2. 肩、髋、膝、踝关节镜手术在护理配合上不同之处　见表 6-17。

表 6-17　肩、髋、膝、踝关节镜手术配合

手术名称	手术配合步骤
肩关节镜检查术	（1）牵引悬吊患肢 （2）消毒：外科医师协助外旋患肢，上至颈部上缘、下至脐水平线，前后过正中线。常规消毒至少 3 遍 （3）铺单 　1）依次递 2 块布类治疗巾"你（纵行 1/4 折边对着外科医师）"环绕包裹患肢肱骨远端，递布巾钳固定；于腋下及切口周围铺 1 块手术大单、斜拉 2 块中单、平铺 1 块中单 　2）递 1 块中单（横行 1/2 折）包裹悬吊的患肢 　3）于切口上缘交替斜拉 2 块中单、平铺 1 块中单，再将 1 块中单平铺于头架上 　4）递无菌绷带包裹患肢，抗菌手术薄膜覆盖手术切口。保证切口周围至少覆盖无菌敷料手术单 $4\sim6$ 层，边缘下垂 $\geqslant30$ cm （4）连接设备：整理摄像头数据线、导光束、刨削刀手柄线、等离子刀头、抽吸管、冲洗管路。与巡回护士共同配合依次将摄像系统、灌注系统、刨削系统、等离子射频等连接到各设备端口 （5）穿刺并扩张关节腔：递一次性使用无菌注射器 50 mL 穿刺关节腔，注入约 50 mL 生理盐水扩张关节囊 （6）建立操作孔，检查关节腔：递 11# 刀片切开皮肤，递直中弯钳分离皮下组织。递套管穿刺关节腔，置入关节镜依次探查关节腔，根据手术需要增加切口

手术名称	手术配合步骤
	(7) 处理病变组织：递髓核钳、活检钳取出游离体，递刨削头清理滑膜组织、撕裂的盂唇及一些退货病变组织。递磨削头磨除骨赘、清理软骨、磨平锐利的骨质边缘，递等离子射频刀切割软组织、松解粘连带
髋关节镜检查	(1) 牵引定位 (2) 消毒：前后过正中线、上至剑突，患肢远端至踝关节上方，健肢远端至膝关节。常规消毒至少 3 遍 (3) 铺单 　1) 将 1 块中单（横行 1/2 折）铺于切口下缘塞在臀部 　2) 递 4 块治疗巾按"我（纵行 1/4 折边对着自己）、你（纵行 1/4 折边对着外科医师）、你、我"顺序，依次传递给外科医师铺于切口四周 4 块治疗巾，另递 1 块治疗巾蘸切口周围未干的消毒液递，将抗菌贴膜贴于切口 　3) 将 1 块手术大单展开平铺于切口下缘患肢，将 1 块中单平铺于健侧 　4) 于切口上下缘依次分别交替斜拉 2 块中单、平铺 1 块中单，再将 1 块中单平铺于头架上，将抗菌手术薄膜覆盖手术切口。保证切口周围至少覆盖无菌敷料手术单 4～6 层，边缘下垂≥30 cm (4) 连接设备：整理摄像头数据线、导光束、刨削刀手柄线、等离子刀头、抽吸管、冲洗管路。与巡回护士共同配合依次将摄像系统、灌注系统、刨削系统、等离子射频等连接到各设备端口 (5) 透视定位：无菌 C 臂机罩罩住球管，C 臂机透视定位，再次确定各骨性标志 (6) 建立操作孔：递 9# 长针头刺入髋关节腔内建立前外侧入口，递一次性使用无菌注射器向关节腔内注射 40 mL 生理盐水，使髋关节松弛。巡回护士再次增加牵引力，进一步牵开关节腔。在关节镜监视下，透视确认建立下入口和后外侧入口 (7) 置入关节镜套管：递 11# 刀片切一小口，然后用中弯钳钝性分离组织。递导丝，空芯状关节镜导向棒、关节镜穿刺套管，使之沿导向棒穿入关节腔 (8) 检查关节腔：髋关节镜手术中，电动刨削器、射频刀头，活检钳和微骨折椎是最常用的器械。术中密切关注手术，根据不同疾病表现及时传递给术者操作器械。风湿关节炎以滑膜充血肥厚为主，手术以电动刨削行滑膜切除术；髋关节游离体及盂唇损伤，关节镜下可见多枚游离或松动关节面软骨，手术以髓核钳和蓝钳使用为主；关节内软骨损伤，可选用微骨折钻孔器行微骨折术，促进纤维软骨的生长
膝关节镜检查	(1) 绑扎止血带：检查止血带袖带，常规在大腿中上部绑扎止血带 (2) 消毒：以手术区周围消毒、上下各超过一个关节。常规消毒至少 3 遍 (3) 铺单 　1) 外科医师戴一次性使用灭菌橡胶外科手套协助抬高患肢，依次递 2 块布类治疗巾"你（纵行 1/4 折边对着外科医师）"于切口上缘环绕包裹大腿，分别用布巾钳固定，于患肢下方及切口周围铺 1 块手术大单、斜拉 2 块中单、平铺 1 块中单 　2) 递 2 块布类治疗巾（全部打开）包裹患侧脚至脚踝上 　3) 于切口上缘交替斜拉 2 块中单、平铺 1 块中单，再将 1 块中单平铺于头架上 　4) 递无菌绷带包裹患肢，腘窝下方平铺抗菌薄膜。保证切口周围至少覆盖无菌敷料手术单 4～6 层，边缘下垂≥30 cm (4) 连接设备：整理摄像头数据线、导光束、刨削刀手柄线、等离子刀头、抽吸管、冲洗管路。与巡回护士共同配合依次将摄像系统、灌注系统、刨削系统、等离子射频等连接到各设备端口 (5) 启动驱血带：止血带固定于患肢距离手术部位上方 10～15 cm 以上，手术切皮前抬高患肢，巡回护士按（star）泵气（下肢压力为 250～300 mmHg）

手术名称	手术配合步骤
	（6）建立操作孔：递 11# 刀片切开皮肤，直中弯钳分离皮下组织，递套管穿刺，灌注关节囊，植入关节镜。打开灌注泵灌注冲洗关节腔，使术野清晰，检查关节腔，根据手术需要另加切口 （7）探查关节腔：递探针拨开阻挡视野的软组织，显露关节内结构，探查镰韧带或半月板张力，探触关节软骨硬度，确定病变部位或损伤程度 （8）处理半月板：递半月板剪刀处理半月板破裂边缘，递半月板剪刀或钩刀松解粘连，递蓝钳或咬钳咬除半月板，留取组织标本。递半月板缝合器缝合半月板，递刨削刀清理半月板、滑膜组织、清除剥脱的软骨碎片等
踝关节镜检查	（1）绑扎止血带：检查止血带袖带，常规在大腿中上部绑扎止血带 （2）消毒：0.5%～1% 碘伏冲洗术侧脚，递 2 把直血管钳夹持消毒纱布消毒脚趾缝。以手术区周围，过膝关节上 1/3。常规消毒至少 3 遍 （3）铺单 　1）外科医师戴一次性使用灭菌橡胶外科手套协助抬高患肢，依次递 2 块布类治疗巾"你（纵行 1/4 折边对着外科医生）"于切口上缘环绕包裹大腿，分别用布巾钳固定，于患肢下方及切口周围铺 1 块手术大单、斜拉 2 块中单、平铺 1 块中单 　2）对折治疗巾包裹脚面 1/2 　3）于切口上缘交替斜拉 2 块中单、平铺 1 块中单，再将 1 块中单平铺于头架上 　4）递一次性使用灭菌橡胶 8# 外科手套包裹患侧脚部，于踝部下方平铺抗菌薄膜。保证切口周围至少覆盖无菌敷料手术单 4～6 层，边缘下垂≥30 cm （4）连接设备：整理摄像头数据线、导光束、刨削刀手柄线、等离子刀头、抽吸管、冲洗管路。与巡回护士共同配合依次将摄像系统、灌注系统、刨削系统、等离子射频等连接到各设备端口 （5）启动驱血带：止血带固定于患肢距离手术部位上方 10～15 cm 以上，手术切皮前抬高患肢，巡回护士按（star）泵气（下肢压力为 250～300 mmHg） （6）建立操作孔：在选定的前内侧入口处，向关节中点穿入一根 18 号腰穿针，注入 20 mL 盐水，扩大关节间隙。递 11# 刀片在针头原位切开皮肤，用直中弯钳分开皮下组织直到关节囊外壁。递套管针刺入关节囊内，连接进水管使关节囊进一步膨胀。递 11# 刀片在隆起部位腓骨第 3 肌外侧做切口，用套管针穿入关节腔内，换用关节镜进行观察 （7）探查关节腔：检查胫距关节面，观察内侧踝距关节间隙两侧的关节面、内踝及滑膜、三角韧带深部。观察后内、外关节间隙，胫腓关节的近端、距骨颈及前侧关节囊的远侧止点。通过前外侧入路可看到外侧距跟间隙、前距腓韧带，到后关节囊可看到后距腓韧带 （8）踝关节清理：踝关节手术最常见的是由反复内翻损伤引起的前外侧卡压前腓韧带或跟腓韧带不完全愈合导致的瘢痕形成和前外侧间室滑膜炎 　1）前外侧病变可经前内侧入口放入关节镜，经前外侧入口放入刨刀进行清理。为完成检查和清创，刨刀和关节镜要互换位置。经前侧入口，辅以通过器械的后外侧辅助性入口，可更好地观察后外侧的卡压病变 　2）后外侧病变的清创需用手法牵引。通常用一个小的 2.9 mm 全半径手术刀进行后外侧清创，并用一个 3.5 mm 全半径手术刀进行前外侧清创。非手术治疗无效的滑膜炎，包括类风湿关节炎、色素沉着绒毛结节性滑膜炎和滑膜软骨瘤病，可采用关节镜下滑膜切除术治疗

3. 止血、冲洗　递等离子射频刀头止血，冲洗关节腔，清除碎骨片，检查手术创面。

4. 缝合　清点纱布、缝针、器械等,无误后撤出关节镜器械。递消毒纱布消毒,9×28 角针 4[#] 丝线缝合伤口。再次清点物品数目,递无菌敷料包扎。

第十一节　骨盆骨折复位内固定手术护理配合

一、常见用物准备

（一）一次性用物

1. 常规物品　高频电刀笔 1 个、吸引管 1 个、34 cm×35 cm 抗菌手术贴膜 1 张、冲洗器 1 个、医用真丝编织线（1[#]、4[#]、7[#]、10[#] 各 1 板）、髋关节外科缝针（包含 9×28 圆针、9×28 角针各 2）、无菌刀片 20[#] 和 10[#] 各 1 张、导尿包 1 个、负压引流球 2 个、一次性使用灭菌橡胶外科手套若干。

2. 特殊用物　同种骨植入材料、植入物等高值耗材。

（二）无菌敷料　大腿包（手术大单 1 块、中单 2 块、治疗巾 6 块、盐水盆 1 个、换药碗 1 个、小药杯 1 个、显影纱布 20 块、显影纱垫 10 块）、中单包、无菌手术衣若干、无菌持物干缸 1 个、无菌擦手小毛巾 2 包。

（三）手术器械　髋关节器械、全髋器械、外来手术器械。

（四）仪器设备　单极电刀、吸引装置等使用前检查功能状态,根据手术需求调节模式及参数,妥善安置。

二、麻醉方式

硬膜外麻醉或全身麻醉。

三、手术体位

仰卧位。

四、器械护士护理配合

（一）常见手术方式　骨盆骨折复位内固定。

（二）手术配合步骤

1. 清点　器械护士提前 15～30 分钟执行外科洗手,保证有充足的时间进行物品的检查和清点,并与巡回护士共同清点物品,包括手术敷料、手术器械、手术特殊物品、杂项物品等。

2. 选择切口　髂腹股沟入路。

3. 消毒

（1）消毒液:参照使用说明选择和使用。常选用 0.5%～1% 碘伏直接涂擦手术区,消毒至少 2 遍。

（2）消毒范围:前后过正中线、上至剑突,患肢远端至踝关节上方,健肢远端至膝关节。

4. 铺单

（1）外科医师戴一次性使用灭菌橡胶外科手套协助抬高患肢,递 2 块布类中单（横行 1/

2 对折)依次传递给外科医师铺于身体两侧。将布类治疗巾按"我(纵行 1/4 折边对着自己)、你(纵行 1/4 折边对着外科医生)、你、我"顺序,依次传递给外科医师铺于切口四周,另递 1 块治疗巾蘸切口周围未干的消毒液,器械护士将抗菌贴膜(用无菌剪刀在纵行 1/2 处剪开)展开后传递,并协助贴膜贴于切口。

(2) 手术医师与器械护士共同配合,展开 1 块手术大单平铺于患肢下方,递 2 块中单交替斜拉 2 块中单、平铺 1 块中单于患肢下方及覆盖切口周围。

(3) 递 1 块布类中单(横行 1/2 对折)包裹患肢。

(4) 于切口上缘交替斜拉 2 块中单、平铺 1 块中单,再将 1 块中单平铺于头架上,递无菌绷带包裹患肢。保证切口周围至少覆盖无菌敷料手术单 4~6 层,边缘下垂≥30 cm。

5. 显露　递 20# 刀片于耻骨联合上 2 横指处横行切开 8~10 cm,助手应绷紧皮肤协助术者切皮,术者切开皮肤后,助手立即用纱布压迫止血或以中弯钳夹电凝止血,并协助术者牵开皮瓣高频电刀笔切开浅筋膜,吸引器吸走电凝产生的烟雾,显露腹壁及腹直肌腱鞘,于耻骨止点上 0.5 cm 处切断腹直肌腱鞘,即见分离的耻骨联合。若为陈旧性,分离处可有较多瘢痕。

6. 骨盆骨折复位内固定　递 20# 刀片切开分离处两侧的耻骨骨膜向两侧剥离各约 4 cm,助手以深部拉钩牵开软组织,注意保护耻骨联合两侧的精索结构,显露耻骨上面,用大巾钳、凹凸复位钳或角牙复位钳,持螺钉复位钳夹持耻骨联合处复位后,助手把持复位钳和钢板,以试模贴耻骨上面塑形,以六孔或七孔重建钢板按试模塑形后于耻骨上面用电钻自上向下(向闭孔方向)钻孔,钻孔后助手协术者测量螺钉长度,使钻孔、测量、拧钉各步连贯顺畅,两侧各 2~3 根螺钉固定钢板(注意复位后耻骨间的软骨应用骨凿去除,取局部骨片植以融合固定。切口附近有精索结构走行,注意勿伤及)。

7. 透视定位　进行 C 臂机 X 线机透视检查针位、针长及骨折复位情况。

8. 关闭切口　递冲洗器用生理盐水冲洗,检查切口无明显出血点。清点纱布、器械无误后关闭伤口,递消毒纱布消毒切口周围皮肤和放引流管处的皮肤。放置负压引流管于双侧髂窝处,依次递 11# 刀片、中弯钳钳拉出引流管、9×28 角针 4# 丝线妥善固定管路,缝合。分别递 9×28 圆针 10# 丝线和 9×28 圆针 7# 丝线缝合腹直肌前后鞘于原位,递 9×28 圆针 4# 丝线缝合浅筋膜,再次清点物品数目,递 9×28 角针 1# 丝线缝合皮肤,递无菌伤口敷料包扎。

第十二节　四肢创伤手术护理配合

一、常见用物准备

(一) 体位用物　见表 6-18。

表 6-18　在体位用物中四肢手术的区别

上　肢　手　术	下　肢　手　术
头枕×1、方形海绵垫×1(图 6-46)	骨科牵引床(图 6-47)、头枕×1

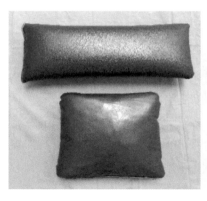

图 6－46 头枕、方形海绵垫

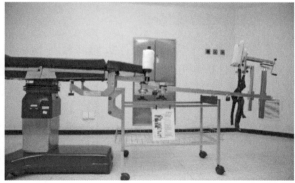

图 6－47 牵引床

（二）一次性用物

1. 常规物品 高频电刀笔 1 个、吸引管 1 个、34 cm×35 cm 抗菌手术贴膜 1 张、冲洗器 1 个、医用真丝编织线 1$^\#$、4$^\#$ 各 1 板、开放外科缝针（9×28 圆针、9×28 角针各 2 枚）或脊柱外科缝针（5×12 圆针、11×34 角针、9×28 圆针、9×28 角针各 2 枚）、无菌刀片 11$^\#$ 和 10$^\#$ 各 1 张（下肢手术备 11$^\#$ 和 20$^\#$ 各 1 张）、一次性使用灭菌橡胶外科手套若干。

2. 特殊物品 同种骨植入材料、植入物等高值耗材。

（三）无菌敷料 大腿包（大单 1 块、中单 2 块、治疗巾 6 块、盐水盆 1 个、换药碗 1 个、小药杯 1 个、显影纱布 20 块、显影纱垫 10 块）、中单包、无菌手术衣 10 件、无菌持物干缸 1 个、无菌擦手小毛巾 2 包。

（四）手术器械 见表 6－19。

表 6－19 在手术器械中四肢手术的区别

上 肢 手 术	下 肢 手 术
开放器械、外来手术器械	髋关节器械、全髋器械、外来手术器械

（五）仪器设备 单极电刀、吸引装置等使用前检查功能状态，根据手术需求调节模式及参数；充气式加温仪应提前设置好参数，妥善安置避免术中滑落。

二、麻醉方式

见表 6－20。

表 6－20 在麻醉方式中四肢手术的区别

上 肢 手 术	下 肢 手 术
全身麻醉或臂丛神经阻滞麻醉	全身麻醉或腰麻

三、手术体位

仰卧位。

四、器械护士护理配合

（一）手术方式 有肱骨干骨折切开复位钢板螺钉内固定术、锁骨骨折切开复位固定术、尺桡骨骨干骨折切开复位内固定术、股骨颈骨折闭合复位空心螺钉内固定手术、股骨干骨折髓内钉内固定手术、胫骨干骨折髓内钉内固定术、胫腓骨骨折钢板内固定术等。

（二）手术配合步骤

1. 清点 器械护士提前15～30分钟执行外科洗手，保证有充足的时间进行物品的检查和清单，并与巡回护士共同清点物品，包括手术敷料、手术器械、手术特殊物品、杂项物品等。

2. 选择切口

（1）上肢手术

1）肱骨干骨折切开复位内固定术：以骨折部位为中心上臂前外侧纵行切口（图6-48）。

2）锁骨骨折切开复位固定术：以锁骨骨折部为中心沿锁上缘2.5～5 cm横切（图6-49）。

3）尺桡骨骨干骨折切开复位内固定术：以骨折部位为中心前臂背侧切口（图6-50）。

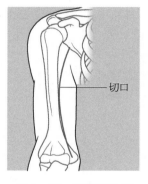
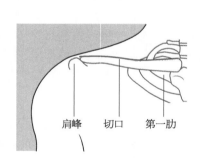
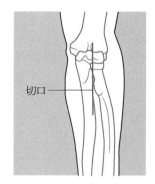

图6-48 肱骨前外侧纵行切口 | 图6-49 骨折中心沿锁骨上缘切口 | 图6-50 尺骨和桡骨前臂背侧切口

（2）下肢手术

1）股骨颈骨折闭合复位内固定术：以股骨外侧切（图6-51）。

2）股骨干骨折复位固定术：以股骨干骨折部位为中心，近端外侧做切口（图6-52）。

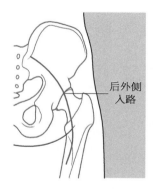
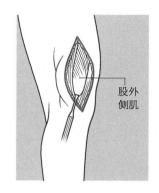

图6-51 股骨颈外侧切口 | 图6-52 股骨干近端外侧切口

3）胫骨干骨折复位内固定术：从髌骨下缘髌韧带近端止点至胫骨结节做一纵行切口（图6-53）。

4）胫腓骨骨折复位内固定术：以胫骨骨折线为中心做前外侧纵弧形切口，再以腓骨骨折线为中心做外侧纵行直切口（图6-54）。

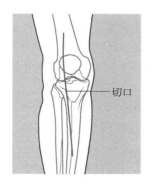 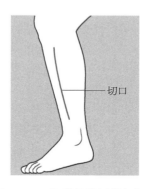

图6-53 胫腓平台前外侧切口　　　　图6-54 胫腓骨外侧纵行切口

3. 消毒

（1）消毒液：参照使用说明选择和使用。常选用0.5%～1%碘伏直接涂擦手术区，消毒至少2遍。

（2）消毒范围

1）上肢手术：① 肱骨干骨折切开复位内固定术：上界的前后方分别达下下颌支及乳突，下界至肋弓下缘，前后均超过中线（图6-55）；② 尺桡骨骨干骨折切开复位内固定术：手

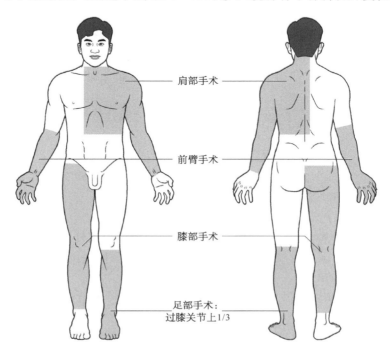

图6-55 消毒范围

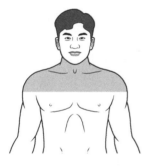

图6-56　消毒范围

术切口周围,上下超过肘关节、腕关节(图6-55);③ 锁骨骨折切开复位固定术:上至颈部上缘,下至上臂上1/3处和乳头上缘、两侧过腋中线(图6-56)。

2)下肢手术:① 股骨颈骨折闭合复位内固定术、股骨干骨折复位固定术:股骨骨折上至腰腹部与脐水平线对齐、下至膝关节以下,向内侧要过腹中线(包括整个会阴区),向外过股骨后中线(图6-55);② 胫骨干骨折复位内固定术、胫腓骨骨折复位内固定术:从髋部远端至整个足部;胫骨外侧平台骨折:从大腿中部至足部(图6-55)。

4. 铺单

(1)肱骨干骨折切开内固定术

1)台下助手戴一次性使用灭菌橡胶外科手套协助握持患肢外展,递1块布类中单(横行1/2对折)传递给外科医师铺于患侧下方;

2)将布类治疗巾按"我(纵行1/4折边对着自己)、我"的顺序,依次传递给外科医师兜绕至肩上分别用巾钳固定,要求铺单后能看到切口标识;

3)外科医师与器械护士共同配合将大单自胸部向下方展开;

4)外科医师与器械护士共同配合于切口上缘交替斜拉2块中单、平铺1块中单,再将1块中单平铺于头架上,于腋下交替斜拉2块中单,再将1块中单铺于切口下缘;

5)器械护士将2块布类治疗巾完全展开,将另一边传递给外科医师,外科医师与器械护士共同配合包裹肘以下至手,递无菌绷带传递给外科医生缠绕;

6)器械护士将抗菌贴膜(用无菌剪刀在1/2处纵行剪开),展开后传递,并协助贴膜贴于切口。

(2)锁骨骨折切开复位固定术

1)器械护士递1块布类中单(横行1/2对折)传递给外科医师铺于患侧下方;

2)递布类治疗巾按"我(纵行1/4折边对着自己)、你(纵行1/4折边对着外科医师)、你、我"顺序,依次传递给外科医师铺于切口四周,要求铺单后能看到切口标识,再递1块布类治疗巾蘸切口周围未干的消毒液;

3)器械护士将抗菌贴膜(用无菌剪刀在1/2处纵行剪开),展开后传递,并协助贴膜贴于切口;

4)外科医师与器械护士共同配合将大单铺于切口下方展开;

5)递2块布类中单交替斜拉,平铺一块布类中单;于切口上缘交替斜拉2块中单,平铺1块中单,再将1块中单平铺于头架上。

(3)尺桡骨骨折切开复位内固定

1)台下助手戴一次性使用灭菌橡胶外科手套协助握持患肢外展,器械护士递2块布类中单(横行1/2对折)依次传递给外科医师铺于臂桌,保证切口周围至少覆盖无菌敷料手术单4层,边缘下垂≥30 cm;

2)递2块布类治疗巾按"我(纵行1/4折边对着自己)"传递给外科医生兜绕于肘关节上方,递巾钳固定;

3)器械护士将2块布类治疗巾完全展开铺于臂桌上,将患肢放置于完全展开的治疗巾上外科医师与器械护士共同配合包裹手部,递无菌绷带缠绕;

4）外科医师与器械护士共同配合将大单铺于切口下方展开；

5）递 2 块布类中单交替斜拉，平铺一块布类中单；于切口上缘交替斜拉 2 块中单，平铺 1 块中单，再将 1 块中单平铺于头架上；

6）器械护士将抗菌贴膜（用无菌剪刀在 1/2 处纵行剪开），展开后传递，并协助贴膜贴于切口。

（4）股骨骨折切开复位内固定术

1）外科医师戴一次性使用灭菌橡胶外科手套协助抬高患肢，递 2 块布类中单（横行 1/2 对折）依次传递给外科医生铺于身体两侧；

2）将布类治疗巾按"我（纵行 1/4 折边对着自己）、你（纵行 1/4 折边对着外科医师）、你、我"顺序，依次传递给外科医师铺于股骨切口四周，另递 1 块治疗巾蘸切口周围未干的消毒液；

3）器械护士将抗菌贴膜（用无菌剪刀在纵行 1/2 处剪开）展开后传递，并协助贴膜贴于切口；

4）外科医师与器械护士共同配合，展开 1 块手术大单平铺于患肢下方，递 2 块中单交替斜拉、平铺 1 块中单于患肢下方及覆盖切口周围；

5）外科医师与器械护士共同配合对折 1 块布类中单（横行 1/2 对折）缠绕包裹患肢；

6）于切口上缘交替斜拉 2 块中单、平铺 1 块中单，再将 1 块中单平铺于头架上，递无菌绷带包裹患肢。保证切口周围至少覆盖无菌敷料手术单 4～6 层，边缘下垂≥30 cm。

（5）胫骨骨折切开复位内固定术

1）外科医师戴一次性使用灭菌橡胶外科手套协助抬高患肢，器械护士递 2 块布类治疗巾按"我（纵行 1/4 折边对着自己）"传递给外科医师兜绕于膝关节上方，递巾钳固定；

2）外科医师与器械护士共同配合，展开 1 块手术大单平铺于患肢下方，递 2 块中单交替斜拉、平铺 1 块中单于患肢下方及覆盖切口周围；

3）器械护士递 1 块布类中单（横行 1/2 对折）包裹患肢；

4）外科医师与器械护士于切口上缘交替斜拉 2 块中单、平铺 1 块中单，再将 1 块中单平铺于头架上，递无菌绷带包裹患肢，保证切口周围至少覆盖无菌敷料手术单 4～6 层，边缘下垂≥30 cm。

5．切开皮肤、皮下组织　递 10# 或 20# 刀片切开皮肤、皮下组织，递 2 块纱布垫置于切口两侧，递高频电刀笔、中弯钳沿切口方向切开皮下组织，电凝止血。

6．不同手术方式在护理配合上的差别　见表 6-21。

表 6-21　不同术式护理配合

手术名称	手术配合步骤
肱骨干骨折切开内固定术	（1）显露肱骨干：递甲状腺拉钩拉开切口，切开浅深筋膜及肱二头肌、肱三头肌肌膜，分离松解血管、探查桡神经，递甲状腺拉钩连同肱肌一起轻轻拉开，暴露肱骨干骨折处 （2）清理骨折处：切开骨膜，递骨膜剥离器剥离骨膜，递骨折复位，钳巾钳对合复位 （3）植入钢板固定：选择合适的钢板置于骨折前外侧；递电钻、钻套通过钢板孔钻骨孔；递测深器测量骨孔深度，递锥攻丝，递螺钉及起子拧入螺钉，同法拧入其余螺钉

手术名称	手术配合步骤
锁骨骨折切开复位固定术	(1) 显露锁骨：递骨膜剥离器剥离骨折断端周围少许骨膜，即可显露骨折端，递纱垫保护锁骨下组织，避免损伤锁骨下静脉，必要时显露肩锁关节 (2) 复位：递复位钳或复位钩对合骨折两端并复位，递持骨钳固定，依锁骨的外形从 8～12 孔锁定钢板中选取合适的钢板，将选择好的锁定钢板根据患者锁骨的形状稍作改变，使之与患者的锁骨更贴切。塑形后的锁定钢板紧贴在锁骨上，使其跨越骨折线并置于锁骨的上方，控制钻头长度，防止损伤锁骨下血管、神经及胸膜顶
尺桡骨骨干骨折切开复位内固定术	(1) 显露尺骨：递驱血带驱血，巡回护士上气囊止血带压力。递 2 块干纱布置于切口两侧，递 10# 刀片切开皮肤，高频电刀笔、中弯钳切开皮下组织及深筋膜，递中弯钳分离松解，甲状腺拉钩拉开肌肉，显露尺骨骨折部 (2) 桡骨骨折显露、整复并内固定：清除积血，桡骨复位后，将合适的钢板弯成一定的弧度，配合方法同尺骨内固定 (3) 尺骨骨折复位内固定：递克氏针、电钻自鹰嘴将克氏针钻入尺骨近骨折段髓腔；递骨膜剥离器和复位钳对合骨折，如尺骨为斜折或螺旋骨折，骨折端不稳定易再移位时，可用钢板固定。递电钻，钻套通过钢板孔钻骨孔，递测深器测量骨孔深度，递丝锥攻丝，递螺钉及起子拧入螺钉，同法拧入其余螺钉 (4) 透视检查针位、针长及骨折复位情况：递无菌中单遮盖手术野，进行 C 臂机 X 线机透视 (5) 被动活动检查骨折的稳定性：屈伸活动腕关节，松止血带
股骨颈骨折闭合复位内固定术	(1) 显露：粗隆顶点以上做 5～8 cm 皮肤纵行切口，递 20# 刀片及高频电刀笔依次切开皮肤，皮下组织，暴露部分股骨骨膜及深浅阔筋膜，股外侧肌等，递甲拉牵开组织显露股骨，骨膜剥离器剥离骨膜，暴露股骨上端骨折端确定进针点 (2) 置入入路导针：股骨入路开口，钻入骨皮质，直至限深处，组装髓内钉和手柄，拧紧吊紧螺栓，若手动置入有困难，可以安装打入器在手柄上，用固定锤敲击入，装配近端瞄准架，平衡拉力螺钉，瞄准孔轴线放置一导针于体表，正位透视下导针投影应位于股骨颈下半部分，测量拉力螺钉，置入螺纹导针套筒和软组织保护器，顺时针旋转微调螺母，推进套筒直至股骨外侧皮质 (3) 安置钢板：透视导引下置入了螺纹导针，测深尺测量长度，置入近端扩钻，固定锤敲螺钉置股骨头内，顺时针旋转打入器，锁紧螺钉；远端静态锁定，测深 (4) 调整钢板位置：取下近端瞄准器，连接远端瞄准器至手柄，切口标记，拧入主钉尾帽，取出髓内钉；使用复位钳、克氏针、Homan 拉钩等手术工具进行复位将钢板附于骨干，在股骨近端使用套筒与钢板链接 (5) 定位：使用导针顺套筒方向在股骨颈内进行定位以便打入空心螺纹钉，通过正侧位透视确认导针方向于股骨远端上锁定套筒，使用 3.5 钻头进行扩孔，并测深拧螺钉，卸下股骨近端套筒，顺导针打入空心螺纹钉使粗隆间骨折复位 (6) 透视：确认骨折复位是否完好，看有无明显出血点
股骨干骨折复位内固定术	(1) 显露：切开筋膜及大肌，薄垫拭血，遇出血电凝止血 (2) 探查与开孔：递弯曲尖锥于转子窝内探查，使其位于股骨中央直接开孔，于 C 臂机的导引下插入 3.2 mm 导杆 (3) 扩大股骨髓腔：递扩皮器插入髓腔以保护皮肤，从小号到大号依次递髓腔绞刀扩大髓腔 (4) 测量髓内钉长度：于 C 臂机的引导下测量尺（可透 X 线）测量髓内钉的长度，根据测量的数据安装髓内钉待用 (5) 替换髓内导杆：导入髓内交换管以维持骨折复位，髓内交换管插至远端干骺端后，递 4 mm 髓内钉导杆替换原 3.2 mm 导杆，移去髓内交换管

续　表

手术名称	手术配合步骤
	(6) 髓内钉的植入：递骨锤敲入髓内钉 (7) 近端内锁定：选择适合的钻头钻孔，递钻头保护套插入保护组织，用合适钻头的动力钻孔，递测深器测量近端锁定螺钉的长度，递旋凿和合适的螺钉作近端锁定 (8) 远端螺钉徒手锁定：递定位针，于 C 臂机的导向下准确打入螺钉内，递与螺钉匹配的动力钻替换定位针，递测深器测量螺钉长度，递旋凿和合适的螺钉作远端锁定
胫骨干骨折复位内固定术	(1) 暴露：递 20# 刀片切开皮肤、皮下组织以及深筋膜，递 2 块干纱布垫拭血，遇出血电凝止血，递中弯钳、高频电刀笔逐层分离，递骨膜剥离器剥离筋膜，递甲状腺拉钩牵开髌韧带，显露出胫骨粗隆 (2) 扩髓：递骨锥于胫骨结节近髌韧带处钻一髓腔入口，通过复位杆递长导针从近侧骨折端髓腔通过骨折部插至远端骨骺部，通过 C 臂机透视确认位置，递电钻安装髓腔扩大器从小到大扩大髓腔，根据扩髓大小选择髓内钉直径，测长后选择合适的髓内钉，通过长导针置入安装好锁钉瞄准器的髓内钉 (3) 髓内钉固定：递电钻沿瞄准器近端和远端套管钻孔，递测深器测量深度，拔出套管，递合适长度的螺钉，最后 C 臂机透视确认锁钉长度及位置，卸除瞄准器
胫腓骨骨折复位内固定术	(1) 暴露胫骨断端：递 20# 刀片切开皮肤、皮下组织以及深筋膜，递 2 块干纱布垫拭血，遇出血电凝止血，递中弯钳、高频电刀笔逐层分离，递甲状腺拉钩、骨膜剥离器牵开，充分暴露术野，递中弯钳、吸引器清除积血、积液以及骨碎片，递骨膜剥离器剥离骨膜，暴露骨折断端 (2) 钢板螺钉固定胫骨骨折断端：递尺骨钳复位胫骨断端，如是粉碎性骨折，可用克氏针进行临时固定。根据骨折片大小和方向选择合适的钢板和螺钉，置入钢板，递钻头钻孔，递测深器测深，选择合适的螺钉长度，递攻丝，最后拧入螺钉，通过 C 臂机透视观察螺钉长度以及钢板位置是否合适 (3) 暴露腓骨断端：递甲状腺拉钩牵开、骨膜剥离器剥离骨膜，充分暴露术野，显现腓骨断端 (4) 钢板螺钉固定腓骨骨折断端：递尺骨钳复位胫骨断端。选择合适的钢板和螺钉，置入钢板，递钻头钻孔，递测深器测深，选择合适的螺钉长度，递攻丝，最后拧入螺钉，通过 C 臂机透视观察螺钉长度以及钢板位置是否合适

7. 缝合切口　递适量的过氧化氢冲洗伤口，再用生理盐水冲洗，递电刀切口内彻底止血，检查无明显出血点。清点器械无误后关闭伤口，递消毒纱布消毒切口周围皮肤。缝合，递 0# 抗菌薇乔线缝合肌肉及筋膜，3-0 抗菌薇乔线缝合皮下组织，再次清点物品数目。递 9×28 角针 4# 丝线缝合皮肤，递无菌伤口敷料包扎。

第十三节　骨肿瘤手术护理配合

一、手术常见用物准备

（一）体位用物　见表 6-22。

表 6-22　在体位用物中不同术式的区别

颈椎肿瘤前路手术	脊柱肿瘤后路手术	
	颈椎后路	胸腰椎后路及骶骨后路
细长肩垫×1,面包形颈枕×1,沙袋×2(图6-32)	石膏床×1、沙袋×2、膝圈×2、方形海绵垫×1、备气圈×1(图6-36)	头圈×1、U形垫×2、膝圈×2、方形海绵垫×1(图6-41)

（二）一次性用物

1. 常规物品　见表 6-23。

表 6-23　在物品准备中不同术式的区别

颈椎肿瘤前路手术	脊柱肿瘤后路手术
高频电刀笔 1 个、双极电凝镊 1 个、吸引管 1 个、34 cm×35 cm 抗菌手术薄膜 1 张、冲洗器 1 个、医用真丝编织线 1# 和 4# 各 1 板、颈前路外科缝合针(含 7×17 圆针、角针各 2 枚)、4-0 可吸收皮内线、无菌手术刀片 10# 和 11# 各 2 张、脑棉 1 包、骨蜡 1 包、吸收性明胶海绵 2 包、一次性负压引流球 1 个、备无菌导尿包 1 个、一次性使用灭菌橡胶外科手套若干	医用真丝编织线 4# 和 10# 各 1 板、脊柱外科缝合针(含 9×28 角针、11×34 角针各 2 枚)、无菌手术刀片 11# 和 20# 各 2 张,其他同颈椎肿瘤前路手术

2. 特殊物品　同种骨植入材料、植入物等高值耗材。脊柱肿瘤后路手术备 2#、1#、3-0 PDO 可吸收蛋白线。

（三）无菌敷料　见表 6-24。

表 6-24　在无菌敷料中不同术式的区别

颈椎肿瘤前路手术	脊柱肿瘤后路手术
甲状腺包(长方孔巾 1 块、中单 1 块、治疗巾 8 块、盐水盆 1 个、换药碗 1 个、小药杯 1 个、显影纱布 20 块、显影纱垫 7 块)、无菌手术衣 10 件、无菌持物干缸 1 个、无菌擦手小毛巾 2 包	剖腹包(长方孔巾 1 块、中单 1 块、治疗巾 9 块、盐水盆 1 个、换药碗 2 个、弯盘 1 个、小药杯 1 个、显影纱布 10 块、显影纱垫 5 块)、无菌手术衣 20 件、无菌持物干缸 1 个、无菌擦手小毛巾 3 包

（四）手术器械　见表 6-25。

表 6-25　在手术器械中不同术式的区别

颈椎肿瘤前路手术	脊柱肿瘤后路手术
颈前路器械、手术医师专用补充器械、手术医师进口双极、磨钻或超声骨刀、外来手术器械	脊柱器械,其他同颈椎肿瘤前路手术

（五）仪器设备　单极电刀、双极电凝、吸引装置等使用前检查功能状态，根据手术需求调节模式及参数；充气式加温仪、磨钻、超声骨刀设备等应提前设置好参数，妥善安置避免术中滑落。

二、麻醉方式

全身麻醉。

三、手术体位

见表6-26。

表6-26　在手术体位中不同术式的区别

颈椎肿瘤前路手术	脊柱肿瘤后路手术
颈仰卧位	俯卧位

四、器械护士护理配合

（一）常见手术方式

1. 前路颈椎肿瘤常见手术方式　颈椎椎体切除术、颈椎间盘切除融合术、人工颈椎间盘置换术等。本章节以颈椎椎体切除术为例来进行介绍。

2. 后路颈椎肿瘤常见手术方式　颈椎后路椎板双侧开门成形术，颈椎后路单开门成形术，颈椎后路寰枢椎侧块螺钉内固定术等。本章节以颈椎后路寰枢椎侧块螺钉内固定术为例来进行介绍。

3. 后路胸腰椎肿瘤常见手术方式　胸腰椎肿瘤切除术，胸椎椎板及附件肿瘤切除术，本章节以胸腰椎椎板及附件肿瘤切除术为例来展开介绍。

4. 后路骶骨肿瘤常见手术方式　骶骨肿瘤骶骨部分切除术，骶骨肿瘤骶骨次全切除术，骶骨肿瘤骶骨全切除及骶骨重建术，本章节以最常见的骶骨肿瘤骶骨部分切除为例来展开介绍。

（二）手术配合

1. 清点　器械护士提前15～30分钟执行外科洗手，保证有充足的时间进行物品的检查和清点，并与巡回护士共同清点物品，包括手术敷料、手术器械、手术特殊物品、杂项物品等。

2. 选择切口　见表6-27。

表6-27　在切口选择中不同术式的区别

颈椎肿瘤前路手术	脊柱肿瘤后路手术		
	颈椎肿瘤后路手术	胸腰椎肿瘤后路手术	骶骨肿瘤后路手术
通常选择经右侧与手术节段对应皮肤皱纹前做横切口入路	通常选择颈椎后路正中入路	通常选择以病变为中心后正中切口	通常选择以病变为中心后正中型倒置"Y"形切口

3. 消毒

（1）消毒液：参照使用说明选择和使用。常选用 0.5%～1% 碘伏直接涂擦手术区，消毒至少 2 遍。

（2）消毒范围：见表 6-28。

表 6-28　在消毒范围中不同术式的区别

颈椎肿瘤前路手术	颈椎肿瘤后路手术	胸腰椎肿瘤后路手术	骶骨肿瘤后路手术
见本章第三节	见本章第四节	见本章第六节	上至两腋窝连线，下过臀部，两侧至腋中线

4. 铺单　见表 6-29。

表 6-29　在铺单中不同术式的区别

颈椎肿瘤前路手术	颈椎肿瘤后路手术	胸腰椎肿瘤后路手术	骶骨肿瘤后路手术
见本章第三节	见本章第四节	见本章第六节	见本章第三节

5. 不同脊柱肿瘤手术方式在护理配合上的差别　见表 6-30。

表 6-30　不同术式的手术配合

手术名称	手术配合步骤
经前入路颈椎肿瘤切除术	（1）切皮：递 10# 刀片于右侧颌下至甲状软骨水平取长一约 6 cm 的弧形切口。递高频电刀笔依次切开皮肤、皮下组织，递有齿镊游离皮下间隙，递脑膜剪纵行切开颈阔肌，由颈血管鞘和内脏鞘之间钝性分离进入椎间隙 （2）显露：递 S 拉钩和甲状腺拉钩将颈血管鞘及胸锁乳突肌牵向右侧，将食管、气管向左侧牵开，显露并切开椎前筋膜，显露颈第 1～3 椎体 （3）减压：递磨钻、一次性使用无菌注射器 50 mL 冲水，磨钻沿第 2～3 颈椎横突前缘和椎弓根交界处磨断，去除第 2～3 颈椎右侧椎动脉孔前方骨质。将右侧椎动脉与肿瘤组织分离 （4）切除肿瘤：递刮匙、椎板咬骨钳切除第 2～3 颈椎肿瘤组织及破坏的骨质结构，并将右侧第 2～3 颈椎椎体与椎弓根断离，充分游离前方肿瘤组织并保护椎动脉 （5）固定：量取合适的钛网，填塞适量异体骨后，安装于椎体间。取合适长度的钛板安装固定于颈椎体，再次透视确认内固定、椎间融合器及钛网位置是否良好
经后入路颈椎肿瘤切除术	（1）切皮：递 2 块纱垫，20# 刀片于后正中切口切皮，递高频电刀笔逐层切开皮肤、皮下、筋膜组织及项韧带，递骨膜剥离器沿枕后、寰椎后弓至颈 6 棘突骨膜下向两侧剥离颈后肌群 （2）显露：递双极电凝镊止血，递双齿撑开器撑开后，充分显露枕后、第 2～6 寰椎棘突、双侧椎板、侧块和关节突 （3）探查：术中探查见椎体附件及椎旁肿瘤组织，包膜完整，同周围软组织边界较清，递双极电凝镊止血 （4）定位：在 C 臂机下透视定位准确无误后，于颈双侧置入椎弓根螺钉

手术名称	手术配合步骤
	(5) 切除肿瘤：递磨钻、椎板咬骨钳切断椎板,神经剥离子在肿瘤组织包膜外分离肿瘤边缘并向右侧钝性分离,显露神经根 (6) 暴露术野：充分暴露可见神经根穿行包绕在肿瘤内,予以结扎、离断神经根,沿肿瘤包膜外整块切除肿瘤。递双极电凝镊止血,明胶海绵填塞 (7) 固定：量取并预弯双侧钛棒和枕骨钛板,将双侧钛棒和枕骨钛板连接,于双侧安装钛棒并锁定 (8) 置入螺钉：于枕骨粗隆处安装钛板后,中线处置入螺钉,固定枕骨钛板 (9) 定位：术中C臂机透视见钛板、螺钉位置、方向、深度,逐一拧紧、锁定螺帽
经后入路胸腰椎椎体及附件肿瘤切除术	(1) 切皮：递20#刀片、有齿镊切开皮肤、皮下组织及筋膜,备好长纱条、干纱布止血,遇出血电凝止血 (2) 定位：在C臂机下透视确定需要手术的胸腰椎节段 (3) 暴露：递高频电刀笔切开棘上韧带至棘突尖,递骨膜剥离器钝性分离两侧椎旁肌肉。用后颅凹撑开器牵开周围组织 (4) 植入螺钉：递双关节咬骨钳咬除椎弓根,植入螺钉固定 (5) 显露术野：以棘突剪、咬骨钳、枪钳切除第10胸椎下半部分椎板、下关节突及棘突,第11胸椎棘突、双侧椎板、黄韧带,将为肿瘤侵蚀的骨质及周围软组织完整切除。充分显露第11胸椎水平硬膜囊,探查见肿瘤稍压迫硬膜囊,仔细分离硬膜囊背侧肿瘤组织,并扩大减压咬除第12胸椎上关节突及部分椎板,彻底探查椎管内无明显肿瘤组织,椎管两侧填塞条状明胶海绵止血 (6) 确定肿瘤位置：自左侧以咬骨钳、枪钳切除第11胸椎附件结构及第11胸椎部分肋骨,锐性剥离子仔细分离肋骨下胸膜组织,分离并结扎左侧第11胸椎神经根,离断相应节段肋间血管 (7) 切除肿瘤：术中见第11胸椎椎体后缘有肿瘤组织累及和骨质破坏,以剥离子沿第11胸椎椎体左侧外缘分离椎体至前纵韧带,以止血纱及纱布填塞保护,临时固定右侧纵行连接棒,安装右侧纵行连接棒,拧紧螺帽 (8) 探查胸膜：递11#刀片和骨凿断开前、后纵韧带及第11胸椎上下椎间盘。同法于右侧处理第11胸椎椎体后,递剥离子撑开第10~12胸椎椎体间隙,保护两侧胸膜,自左向右侧旋出前方椎体,彻底止血,术中探查未见双侧胸膜破损 (9) 固定：递血管钳带4#丝线夹闭椎体前方节段血管。再次探查未见肿瘤组织残余,取人工椎体,其内植入同种异体髂骨块,调整适当长度后,将人工椎体小心置入胸髓前方后,术中C臂机透视见人工椎体位置、方向、深度均佳
经后入路骶骨肿瘤切除术	(1) 切皮：递纱垫、20#刀片、有齿镊切开皮肤、皮下组织及腰背筋膜,备好长纱条,干纱布止血,遇出血双极电凝止血。沿骨膜向两侧剥离骶棘肌,暴露第4、5腰椎两侧椎板和关节突关节及第1~3骶椎后方附件结构 (2) 显露：递后颅凹撑开器牵开周围组织,递骨膜剥离器、高频电刀笔显露骶骨、骶髂后纵韧带、臀大肌的起点、骶骨结节韧带的内衬附着点,充分暴露术野 (3) 定位：C臂机透视准确定位需要手术的节段 (4) 植入螺钉：咬骨钳咬掉关节突表面部分骨皮质,分别置入内植入螺钉。术中C臂机透视见椎弓根螺钉、髂骨螺钉、骶髂螺钉位置、深度、方向均良好。量取钛棒长度并预弯,将钛棒与双侧螺钉钉尾相连接并逐一拧紧、锁定螺帽 (5) 暴露肿瘤：递镊子、高频电刀笔继续显露坐骨神经下半部分的神经根、梨状肌及骶骨的后缘 (6) 确定肿瘤侵犯位置：递椎板咬骨钳咬出相应节段脊柱后方结构,同时根据影像学检查结果决定肿瘤上界的分离位置,双极电凝镊、条状明胶海绵填塞椎板两侧止血

手术名称	手术配合步骤
	(7) 探查：术中探查见沿左侧骶 1 神经根走行方向，有一大小约为 2 cm×6 cm 肿瘤，质韧，外周有假包膜覆盖 (8) 暴露术野：递双关节咬骨钳、骨凿、椎板咬骨钳咬除左侧部分髂骨，充分显露肿瘤组织 (9) 切除肿瘤：递锐利剥离子、精细镊子分离肿瘤周围组织，近端神经根部予以结扎，完整切除肿瘤组织 (10) 止血固定：递双极电凝镊彻底止血，安装横连接并锁紧

6. 冲洗　遵医嘱配灭菌注射用水 500 mL 加入注射用泉铂 100 mg 冲洗浸泡，过氧化氢溶液冲洗，大量生理盐水冲洗。

7. 关闭切口　递消毒纱布消毒皮肤，11# 刀片切开皮肤后中弯钳拉出引流管，9×28 角针 4# 丝线固定引流管，清点（纱布、纱垫、缝针、刀片等）。递 11×34 角针 10# 丝线缝合肌肉，递 2#、1#、3－0 可吸收线逐层缝合深筋膜层、皮下组织。再递消毒纱布，再次清点（纱布、纱垫、缝针、刀片等）无误后，递 11×34 角针 4# 丝线缝皮，递无菌伤口敷料包扎。

第十四节　骨科手术巡回护士配合规范

骨科手术相较于其他手术而言，在体位摆放、器械使用、仪器设备方面具有其特殊性，根据国家卫生和计划生育委员会印发《全国护理事业发展规划（2016—2020 年）》，明确到 2020 年有计划地培养一批专科护士。手术室骨科巡回护士一直是我院重点培训与管理对象，其工作繁琐、应对的突然状况多，为更好地给患者提供优质、安全的护理服务，骨科手术巡回护士除遵守手术室巡回护士配合常规（第一章第一节）外，还应具备能给患者提供更精准的临床评估能力和临床判断能力，在手术开始前做专业的护理计划，以便手术安全而高效地开展。本章节对骨科 4 个亚专科（脊柱外科、骨创伤科、骨关节、骨肿瘤科）巡回护士工作配合重点进行梳理，每个亚专科的巡回护士配合均有不同的侧重点，具体如下。

一、术前专科化访视

骨科患者访视重点在于评估患者的活动度、询问术前运动准备、对于术前活动情况不理想或长时间卧床患者应给予深静脉血栓评估等，更多亚专科访视要点见表 6－31。

表 6－31　4 个亚专科巡回护士术前配合要点

手术名称	配　合　要　点
脊柱外科	除一般术前访视内容，应询问患者是否有术前运动的准备，如颈椎前路患者有无气管推移、腰椎后路患者有无做俯卧位训练等，以便正确健康宣教。对于有长期疼痛和骨肿瘤患者注意心理护理

续　表

手术名称	配　合　要　点
关节外科	除一般术前访视内容,关节外科手术患者都会引起家属的焦虑等不良心理,尤其是老年的患者。应耐心向患者说明手术方式、麻醉方式缓解其心理负担
骨创伤科	按照骨关节外科术前访视常规,骨创伤患者由于肢体活动障碍,术前应充分评估患肢血运、感觉、活动度、肿胀情况、骨筋膜室综合征、生命体征等,及时与主刀医师沟通
骨肿瘤科	除常规术前访视内容,尤其注意: (1) 深静脉血栓评估:对于骨肿瘤患者术前活动情况不理想或长时间卧床,及预估手术过程持续时间较长的人群,应给予深静脉血栓评估,建议参照 Caprini 血栓风险因素评估报表,体位摆放时,仰卧位在不影响手术的前提下将患者腿部适当抬高,侧卧位时避免腋窝和股静脉受压。转运患者过程中搬动不宜快、幅度不宜过大,建议使用转运板转运。在不影响手术的情况下采用间歇性压力装置或者穿弹力袜等综合预防深静脉血栓措施 (2) 手术获得性压力性损伤评估:骨科手术患者体位多变,体位复杂;手术时间较长的患者如多节段截骨矫形和骨肿瘤等需做好评估,这均与手术获得性压力损伤高度相关。术前评估患者年龄、BMI、麻醉类型,告知患者手术体位及发生手术体位并发症的风险、分析手术类型。有国外学者发现,评估术前低蛋白血症和高乳酸血症是预测手术获得性压力性损伤发生的独立危险因素

二、术中护理配合要点

(一)迎接患者

1. 安全核查　严格执行手术查对制度,正确核对患者基本信息和手术信息。认真核查手术部位及手术标识是否规范,尤其是骨科四肢手术的患者左右侧肢体。

2. 转运交接

(1)患者转运:骨科手术患者大多伴有不同程度的肢体活动障碍,脊柱手术患者搬运时严格按照轴线翻身法,尽量保持患者处于平面整体的移动及翻转状态。对于有颈椎外伤的患者应在手术医师的指导下正确搬运。对于骨肿瘤患者要有预警意识,提前与团队沟通病情,搬运时注意动作轻柔避免引起病理性骨折。

(2)用物交接:颈椎手术患者术前检查颈托是否合适,上缘抵下颌,下缘抵胸骨,保证颈部不能伸屈活动;颈椎后路手术使用石膏床固定手术患者,应注意石膏床面部大小与患者的面部匹配度是否适用于操作。若患者携带必要的 X 线片、CT 片等影像学资料需要清点其数量避免遗失。

3. 手术间布局和物品准备

(1)手术间布局:骨科医疗设备配置种类多,巡回护士在术前检查手术间仪器设备在位备用情况。应充分考虑手术间的布局和设备摆放,避免术中影像扫描时有不必要的床体调整或者患者体位移动现象。

(2)骨科特殊物品准备:手术体位用物(参考第三章第二节)、专用仪器如超声骨刀、动力磨钻等应提前准备好。协助器械护士提前将 C 臂机或 O 形臂用无菌保护套套好,处于备用状态。

(3) 外来手术器械准备：检查外来器械信息与患者信息关联正确性,实现可追溯。外来手术器械消毒、灭菌、包装、储存应遵守 WS310.2 - 2016。使用前根据器械清单确认外来手术器械名称、数量、性能以及查看完整性,严格遵循清点制度。

(4) 高值耗材准备：骨科巡回护士在手术开始前,按照二级库耗材预约单上的信息逐项领用,实时收费。对于些特殊用物,如深低温冰箱储备量的骨骼应当与二级库管理人员对接使用时间,保证骨骼存放于合理的保存环境中。

(二) 安全用药 严格按照医嘱执行术中用药。一般骨科手术为Ⅰ类切口,术前严格执行《抗菌药物使用原则》,把握好给药时机,术前 0.5～2 小时内,或麻醉开始时首次给药;手术时间超过 3 小时或失血量大于 1 500 mL,术中可给予第二剂。关节外科术中用药各家医院甚至各个组都有所差异,我院术前常规使用抗生素、止血药(物氨甲环酸注射液 1 g + 0.9％生理盐水静滴 100 mL),原则上在启动电动止血带前将术前药液滴完。术中用 5 mL 盐酸罗哌卡因注射液 + 枸橼酸舒芬太尼 1 mL + 复方倍他米松注射液 1 mL + 肾上腺素 0.1 mL 调制成"鸡尾酒"注入关节腔,有助术后止血和缓解术后疼痛。

(三) 麻醉护理 参考第二章第二节,麻醉前执行第一次安全核查。

(四) 体位摆放 参考第三章第二节。

(五) 各亚专科巡回护士术中配合要点 见表 6－32。

表 6－32 4 个亚专科巡回护士术中配合要点

手术名称	配 合 要 点
脊柱外科	(1) 有效的体位管理 　1) 术中颈椎牵引患者护理：在患者处于俯卧位时需使用软垫,避免眼睛受压。做到勤巡察,未撤出负重砝前不可随便调动手术床 　2) 前后联合入路患者护理：巡回护士提前准备好体位用物,检查器械护士准备用物是否齐全,提前做好翻身准备。一个手术部位结束后及时与器械护士做好物品的清点工作,严格执行清点制度。翻身时,注意患者的各个管路在位、通畅,各个线路理顺没有牵扯,所有人、物均准备就绪后,由一人主导发号"动令"妥善翻转患者,翻转后及时调整患者与体位用物位置、梳理各管路,按常规体位安置要求摆放 (2) 神经电生理监测护理：穿刺点的皮肤消毒范围不少于 8 cm×8 cm。监测术中应严密观察术中诱发电位刺激情况 (3) 内镜下椎间融合手术配合：在术中为了保证术野的清晰需要持续冲洗,注意观察冲洗液的剩余量,及时更换以防空气进入形成气泡影响视野。同时由于需要大量的冲洗液需做好防水措施,防止水流入患者体表,在切口四周贴上防水贴膜让水引流到防水大单旁两侧的塑料袋内,将吸引管置入袋内。如遇出血情况影响视野操作可适度调高输液架以加大冲洗压力
关节外科	(1) 掌握骨水泥配置时间：骨水泥是液体状的单体和粉末状的聚合体混合而成,单体主要成分是甲基丙烯酸甲酯,而聚合体主要成分是聚甲基丙烯酸甲酯,其搅拌过程由半流期→黏糊期→面团期→固化期,其凝固过程为 10～12 分钟。半流期和黏糊期是骨水泥单体毒素释放的过程,此过程最易引起患者出现血压下降,甚至心脏骤停,巡回护士在骨水泥的前两期应密切观察患者的血压、脉搏、呼吸等生命体征的变化

续　表

手术名称	配　合　要　点
	(2) 预防脂肪栓塞：关节手术在手术过程中行骨髓腔扩髓时可引起髓腔压力增高，出现髓腔内的脂肪进入肺循环，阻塞肺血管导致患者死亡。巡回护士术中要注意观察患者生命体征、氧饱和度数值等，发现变化及时告知手术医师和麻醉医师，提前做好抢救预案 (3) 预防"止血带休克"：术前评估患者情况，设置电动压力止血带。一般上肢压力≤40 kPa，下肢≤80 kPa。时间上肢是<60分钟，下肢是<90分钟。术中遵医嘱在放松止血带的时候，应告知麻醉医师评估患者全身情况，预先加快输液速度并看护好血压，松止血带时遵循逐渐缓慢的方式，避免突然放松止血带导致血流动力学改变，加重患者心、肺负担。巡回护士在止血带与皮肤之间垫绵纸或者弹力内衬可保护受压部位皮肤。合理使用下肢止血带
骨创伤科	搬运患者：骨创伤因肢体运动障碍，搬运时会疼痛需要轻抬轻放，尤其是骨盆骨折、股骨颈骨折，为缓解患者搬运带来不适感建议麻醉后再搬运，年龄大的患者在转运时巡回护士注意观察患者生命体征。巡回护士术中注意巡视患者体位，尤其摆放牵引床体位时患者会偏移向一侧，避免滑落
骨肿瘤科	(1) 球囊扩张导管的护理：巡回护士术前评估球囊压力泵的位置，摆放体位时注意避免皮肤受压，妥善放置压力泵以便术中调整压力。遵医嘱调节压力泵数值，通知麻醉医师记录压力泵工作开始时间及每次释放压力的时间 (2) 皮肤压力性损伤预防：骨肿瘤患者手术持续时间长，建议每1~2小时变换体位或微调整床体 (3) 术中输血输液管理：因手术时间持续时间长，巡回护士注意观察切口引流量，若患者术中出血较多，参考Hb（血红蛋白）和Hct（红细胞比容），根据患者的心血管功能、年龄、动脉血氧合情况、混合静脉血氧张力、心输出量和血容量综合考虑，由麻醉医师下达医嘱、巡回护士填写术中用血领取单（交叉配血已在病房完成），与麻醉主治医师核对双签名。电话通知血库取血，并与血库人员核对患者各项信息，通知取血护士取血。检查患者静脉通路，更换生理盐水进行冲管，悬挂血型牌，在患者腕带上粘贴输血红色标识。取回血后，巡回护士与麻醉主治医师进行三查十二对核对血制品，核对无误后更换液体开始输血并记录，输血过程中要密切关注患者情况。输完的血袋，术后随患者返回病房，送回血库低温保存24小时。若出现输血反应立即减慢或停止输血，更换输血器，用生理盐水维持静脉通畅，通知医师，做好抢救准备，保存余血，并做好记录 (4) O形臂及导航系统定位护理配合：巡回护士应保证透视区域的无菌环境，使用无菌保护套。理顺并安置好O形臂和导航系统机器及各线路，避免人员走动，防止干扰导航信号接收。扫描期间进行全面安全巡查，检查患者各个管路是否在位通畅、体位是否妥善固定、监测生命体征做好及时处理突发意外的准备 (5) 手术标本管理：骨肿瘤手术和其他骨科不同的是会产生手术标本，为防止标本丢失或送检措施应严格遵循"手术室标本管理制度"。与器械护士、手术医师共同核对病理及病理单的各项内容，确定标本的来源、名称和数量，妥善管理标本，督促及时送检，并及时签字记录。对于术中冰冻应于术前由手术医师填写好病历单并注明冰冻，冰冻标本切除后巡回护士与器械护士、手术医师共同核对送检标本的来源、名称、数量，无误后立即送检

三、术后护理观察要点

（一）各管路在位通畅　骨科手术常见的管路有外周静脉输液管路、深静脉置管、有创动脉置管、留置尿管、引流管等,出室前检查各个管路的在位、标识清晰。

（二）各亚专科术后护理的不同点　见表6-33。

表6-33　4个亚专科巡回护士术后配合要点

手术名称	配　合　要　点
脊柱外科	（1）患者搬运：颈椎手术患者必须戴好颈托后搬运,搬运时麻醉医师在头端保护患者头颈身体在同一直线;腰椎手术患者由俯卧位变换平卧位时,动作应慢且轻柔,遵循轴线翻身原则始终保持脊柱在同一水平面 （2）检查活动度：患者清醒后,即刻检查肢体活动情况
关节外科	术后体位：髋关节置换术后,尤其是后外侧入路患者,由侧卧改为平卧位翻身后不能屈髋内收内旋,应注意保持患肢处于外展中立位,避免发生术后关节脱位
骨创伤科	（1）搬运患者：骨创伤患者在转运时应当注意患肢保护,有专人托住患肢 （2）缠绕绷带：肘关节部位使用八字绷带,可防止术后肿胀。固定敷料缠绕时应松紧适宜,不能过紧,防止血液回流受阻 （3）医用粘胶剂相关性皮肤损伤（medical adhesive-related skin injury, MARS）预防：操作前评估皮肤情况,贴胶布时不可以有张力,防止术后水泡 （4）患肢保护：患者转运至转运床上后,上肢手术患者会选择将术侧肢体悬吊在胸前,下肢手术患者必要时选用支具保护
骨肿瘤科	（1）患者搬运：肿瘤在脊柱部位,翻身注意事项同常规脊柱;肿瘤部位在四肢,搬运时注意事项同骨创伤科 （2）观察创面渗血渗液：骨肿瘤伤口创面一般都相对较大,需密切注意伤口渗血渗液 （3）手术获得性压力性损伤：骨肿瘤患者手术持续时间,术后及时观察维持术中体位的身体受压部位的皮肤情况。及时与病房护士交接,随访术后患者皮肤状况

（三）患者出室前　执行第三次安全核查,待患者离开即安排打扫手术间、补充手术间物品,将仪器设备定位放置。

（四）术后随访　术后48～72小时内进行术后随访,了解患者术后恢复情况及对手术室工作的满意度,及时改进工作。

四、骨科其他

（一）医用铅衣管理与维护　医用铅衣施行"定点放置、上锁、专册管理",器械班人员负责每天清点数目与记录。注意铅衣使用中避免与尖锐物体接触;不用的时候应挂在衣架上,不可折叠或者挤压,长时间折叠会减少铅衣寿命,影响防护效果;使用后不可洗涤,若医疗铅衣沾染了污染可用软布沾酒精或者用中性洗涤剂擦拭,必要时用环氧乙烷气体消毒灭菌处理;定期检测铅衣及其零配件的铅含量,确保铅含量的正常值及是否能够有效防护。

（二）外来手术器械取出管理　在手术开始前,主刀医师、器械护士、巡回护士共同查阅X片中植入物的种类和数量;术中器械护士及时检查取出物的种类、数量和完整性,并与主刀医师核对;术毕,器械护士与巡回护士共同清点、核对取出物的种类、数量和完整性。巡回护士先准备干净塑料袋贴上标签纸,并注明患者信息和内植入物名称、数量和公司名称,其次,在"内植入物取出登记本"上详细记录手术间号、患者姓名、床号/病区、住院号、手术日期、内植入物名称、数量和公司名称、取出物去向、主刀医师和巡回护士签名。器械护士将物品放置在定点位置上锁保管,待医疗垃圾机构人员统一时间回收,并签字为证。

(孙雅倩　孙璟川　杨志秀　梁姗姗　朱光李　黄萍

王晓雯　朱玉琼　王娟　赵琴　吴义杰)

[1] 宗倩,郑霞,张静.手术室特殊手术体位患者术前访视及风险告知的实践研究[J].中国继续医学教育,2016,8(1):193 - 195.

[2] 周苗,李育玲.骨科手术患者术前焦虑现状及影响因素分析[J].中华现代护理杂志,2020,26(5):617 - 622.

[3] 张春燕,陈兆伦,李瑛,等.O 型臂三维计算机导航系统辅助下脊柱恶性肿瘤切除并重建的术中护理[J].当代护士:综合版,2018,025(008):123 - 125.

[4] Kim JM,Lee HJ,Ha T,et al. Perioperative factors associated with pressure ulcer development after major surgery[J]. Korean J Anesthesiol,2018,71(1):48 - 56.

[5] 蒋琪霞,苗素琴,陈文芳,等.手术获得性压力性损伤流行特征和危险评估新进展[J].医学研究生学报,2019(8):882 - 885.

[6] 郭莉.手术护理实践指南[M].北京:人民卫生出版社,2020:146.

[7] 张进,阎效红,郭锦丽.手术室护理教学查房[M].北京:科学技术文献出版社,2016:48.

[8] 廖嫣姬,刘燕,唐凤梅,等.手术获得性压力性损伤高危因素分析及护理对策研究进展[J].实用临床护理学电子杂志,2020,5(26):197.

[9] 郑霞,陈丽津,郑秀如.弹力袖套衬垫在减少骨科四肢手术中局部皮肤损伤的研究[J].医学理论与实践,2017,30(015):2310 - 2311.

[10] 孙肃红.手术室护理操作指南[M].2 版.上海:上海科学技术出版社,2020:20 - 243.

[11] 郭莉.手术护理实践指南[M].北京:人民卫生出版社,2020:25 - 34.

[12] 史建刚,袁文.脊柱外科手术解剖图解[M].2 版.上海:上海科学技术出版社,2018.

[13] 杨建香,钱卫伦,朱春华,等.锁定钢板结合微型螺钉应用于锁骨骨折切开复位内固定术的手术配合[J].护理实践与研究,2016,13(18):106 - 107.

[14] Matthew Porteous,Susanne Bäuerle.手术室操作原则与技术[M].王晓宁,庄敏,姚英,译.山东:科学技术出版社,2019:11.

第七章
神经外科手术护理配合

第一节　神经外科疾病概述

神经外科是外科学中的一个分支，是在外科学以手术为主要治疗手段的基础上，应用独特的神经外科学研究方法，研究人体神经系统，如脑、脊髓和周围神经系统，以及与之相关的附属机构，如颅骨、头皮、脑血管、脑膜等结构的损伤、炎症、肿瘤、畸形和某些遗传代谢障碍或功能紊乱疾病，并探索新的诊断、治疗、预防技术的一门高、精、尖学科。

一、颅脑

（一）解剖学基础　颅位于脊柱上方包括头颅和面颅（图7-1）。脑位于颅腔内，全脑约

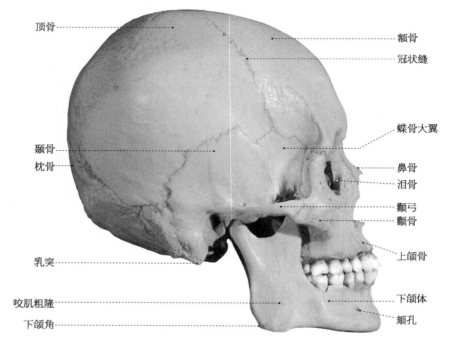

图7-1　颅骨侧面解剖图

重1 400 g,大脑约占颅腔容积的3/4,覆盖间脑及小脑,并借脑干续连于脊髓。脑由神经管前部发育而来,管腔在脑的各部形成脑室(图7-2)。

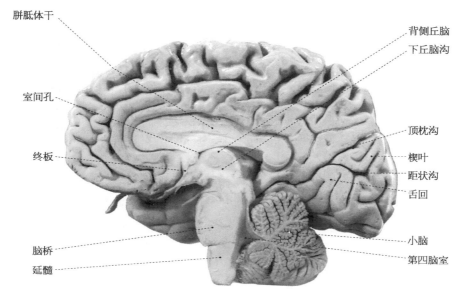

图7-2 颅脑矢状面解剖图

(二)常见疾病 常见的疾病包括高血压脑出血、硬脊膜下血肿、蛛网膜下腔出血、垂体瘤、脑膜瘤、脑室炎等。

(三)常见手术方式及手术入路 见表7-1。

表7-1 常见手术方式及手术入路

手 术 方 式	手 术 入 路
侧脑室钻孔引流术	经额穿刺侧脑室前角入路
骨瓣开颅血肿清除术 大骨瓣开颅血肿清除术 慢性硬膜下血肿钻孔引流术	额颞顶切口 切口开口于颧弓上耳屏前1 cm,于耳郭上方向后方延伸至顶固正中线,沿正中线向前至前额发际
鞍区肿瘤	翼点入路
小脑幕切迹肿瘤 颞叶病变	颞枕开颅颞下入路 颞枕马蹄形切口,前端起自颧弓中点,围绕耳郭,后端至横窦中外1/3交界处
内镜下第三脑室造瘘术 内镜辅助锁孔手术	冠状切口额部入路
内镜下脑室肿瘤切除术等	经额叶皮质-侧脑室(室间孔)入路

二、脊髓

（一）解剖学基础　正常的脊柱是由颈椎、胸椎、腰椎、骶椎、尾椎组成，脊髓属于中枢神经的一部分，位于椎管内，全长 40～45 cm。上端在枕骨大孔处与脑相连，下端在成人平第一腰椎体下缘，其外形呈现前后略扁圆柱状，表面有 6 条沟裂，2 个膨大分别为颈膨大和腰骶膨大，分为 31 个节段，连有 31 对脊神经。内部结构分为灰质、网状结构、白质，灰质内有神经元，白质主要是神经纤维（图 7-3）。

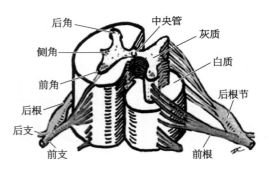

图 7-3　脊髓

（二）常见外科疾病　常见的疾病包括脊髓神经鞘瘤、脊髓栓系综合征、脊髓瘤、脊髓内管膜瘤、脊髓胶质瘤等。

（三）常见手术方式及手术入路　见表 7-2。

表 7-2　常见手术方式及手术入路

手 术 方 式	手 术 入 路
脊髓髓内肿瘤病变切除 脊髓髓外肿瘤病变切除 脊髓硬膜外肿瘤病变切除	后正中入路

第二节　神经外科常用专科器械

神经外科手术常规器械见动力系统见第六章第二节。专科特殊器械有头皮夹钳、精细剪刀、持针器等。

一、专科器械

（一）钳子

1. 头皮夹钳　与头皮夹配套使用，掀开头皮，暴露切口（图 7-4）。

2. 双环钳　用于垂体瘤手术中咬取蝶骨（图 7-5）。

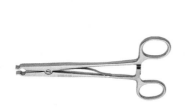

图 7-4　头皮夹钳

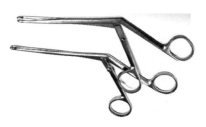

图 7-5　双环钳

3. 动脉瘤夹及施夹器　用于夹闭脑动脉瘤瘤蒂或者载瘤动脉,达到杜绝或者减少动脉瘤破裂的目的(图7-6、图7-7)。

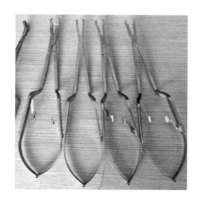

图7-6　施夹器

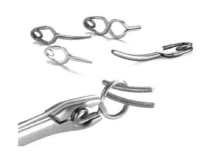

图7-7　动脉瘤夹

(二)剪刀　见图7-8。

(三)持针器　见图7-9。

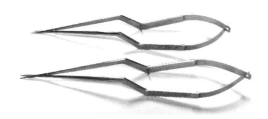

图7-8　剪刀

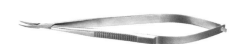

图7-9　持针器

(四)抓持镊　见图7-10。

(五)线锯柄　线锯柄主要配合线锯导板、线锯,用于截骨(图7-11)。

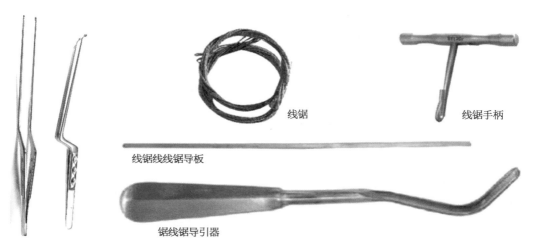

线锯

线锯手柄

线锯线线锯导板

锯线锯导引器

图7-10　抓持镊

图7-11　线锯柄

（六）脑膜剥离器　脑膜剥离器用于术中分离脑深部组织（图 7 - 12）。

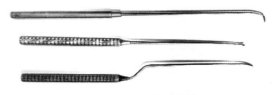

图 7 - 12　脑膜剥离器

（七）脑外吸引器和脑压板　见图 7 - 13、图 7 - 14。

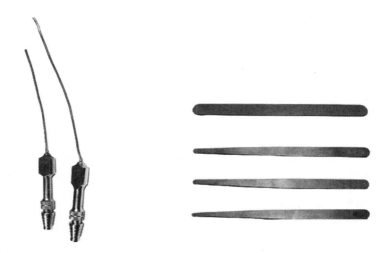

图 7 - 13　脑外吸引器　　　　　　　　**图 7 - 14　脑压板**

二、电外科器械

（一）双极电凝　双极电凝主要是对于脑组织止血，神经外科用处颇多（图 7 - 15）。

（二）动力系统　见第六章第二节（图 6 - 28、图 6 - 29）。

（三）颅钻　颅钻用于传统颅骨钻孔（图 7 - 16）。

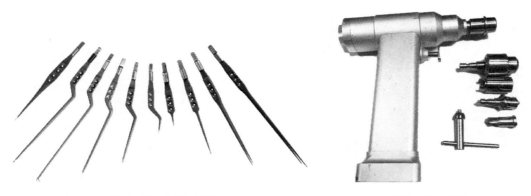

图 7 - 15　双极电凝　　　　　　　　**图 7 - 16　颅钻**

三、内镜手术微创器械

见图 7-17、图 7-18。

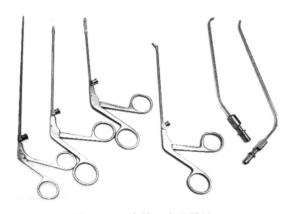

图 7-17 内镜手术微器械 1

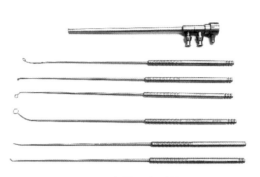

图 7-18 内镜手术微器械 2

四、脑外头钉和脑外头架

脑外头钉放置头皮层(图 7-19);脑外头架固定住头钉,方便术者操作(图 7-20)。

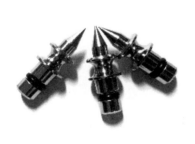

图 7-19 脑外头钉

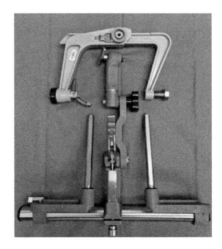

图 7-20 脑外头架

第三节 钻孔引流手术护理配合

一、常见用物准备

(一)体位用物 头圈×1(图 7-21)。

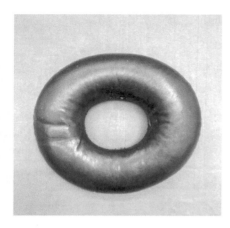

图 7-21　头圈

（二）一次性用物

1. 常规物品　高频电刀笔 1 个、双极电凝镊 1 个、吸引管 1 个、35 cm×34 cm 抗菌手术薄膜 1 张、冲洗器 1 个、医用真丝编织线 4[#]1 板、9×28 角针 2 枚、无菌手术刀片 11[#]1 张、脑棉 1 包、骨蜡 1 包、吸收性明胶海绵 2 包、一次性引流袋、一次性使用灭菌橡胶外科手套若干。

2. 特殊用物　脑室外引流管、磨钻。

（三）无菌敷料　无菌敷料包括剖腹包（长方孔巾 1 块、中单 1 块、治疗巾 9 块、盐水盆 1 个、换药碗 2 个、小药杯 1 个、显影纱布 10 块、显影纱垫 5 块）、无菌手术衣若干、无菌持物干缸 1 个、无菌擦手小毛巾 2 包。

（四）手术器械　手术器械指钻孔引流器械。

（五）仪器设备　单极电刀、双极电凝、吸引装置、神经外科显微仪器等使用前检查功能状态，根据手术需求调节模式及参数，充气式加温仪、磨钻应提前设置好参数，妥善安置避免术中滑落。

二、麻醉方式

麻醉方式包括全身麻醉或局部麻醉。

三、手术体位

（一）侧脑室钻孔引流　侧脑室钻孔引流多经右侧脑室，仰卧位或仰卧头偏向健侧。

（二）慢性硬膜下血肿钻孔引流　额颞顶部血肿取仰卧位，头正中或偏向健侧；枕部血肿取侧卧位。

四、器械护士护理配合

（一）常见手术方式　常见的手术方式包括侧脑室钻孔引流术（external ventricular drainage，EVD）、慢性硬膜下血肿钻孔引流术等。

（二）手术配合步骤

1. 清点　器械护士提前 15～30 分钟执行外科洗手，保证有充足的时间进行物品的检查和清点，并与巡回护士共同清点物品，包括手术敷料、手术器械、手术特殊物品、杂项物品等。

2. 选择切口　根据头颅 CT 断层片标记皮肤切口，长约 3 cm。

3. 消毒

（1）消毒液：参照使用说明选择和使用。常选用 0.5%～1% 碘伏直接涂擦手术区，消毒至少 2 遍。

（2）消毒范围：头部及前额。

4. 铺单

（1）放置头部托盘，器械护士将布类治疗巾按"我（纵行 1/4 折边对自己）、你（纵行 1/4 折边对医生）、2/3（横行 1/3 折边对医生）、全开（纵行全部展开）、1/2（横行对折）"顺序，依次传递给外科医生铺于切口四周,要求铺单后能看到切口标识,之后另递一块治疗巾蘸切口周围未干的消毒液。

（2）器械护士用无菌剪刀将抗菌贴膜 1/2 纵行剪开,展开抗菌贴膜并粘贴于手术切口,要求贴膜无气泡、无褶皱、与铺单粘贴紧密无缝隙。

（3）切口下缘铺一块中单。

（4）铺长方孔巾,下垂边缘至手术台缘≥30 cm。

（5）用剩余 1/2 抗菌贴膜覆盖孔巾,要求铺单平整,贴膜无空隙。

（6）托盘加铺两层治疗巾。

5. 局部浸润　30 mL 0.9％生理盐水＋0.1 mL 肾上腺素做切口局部浸润,在帽状腱膜层形成一皮丘,防止切口出血过多。

6. 切皮、暴露　递20#刀片全层切开皮肤、皮下各层组织至颅骨外板,骨膜剥离器剥离表面骨膜,双极电凝镊止血后用乳突撑开器撑开暴露颅骨。

7. 钻孔　递手动颅骨钻在颅骨标记点钻孔,刮匙刮除骨屑及锋利边缘,递骨蜡于骨缘止血。

8. 放置引流管　递双极电凝镊烫除孔内硬脑膜表面血管,递11#刀片"十"字切开硬脑膜,将型号适中的脑室引流管置入脑室内,变换位置,直至流出清亮脑脊液（慢性硬脑膜下血肿钻孔引流时,应将引流管插入血肿腔内,生理盐水反复冲洗直至流出较清液体）,脑内留管长约5.5 cm。

9. 冲洗、缝合　递装有生理盐水的冲洗器冲洗切口,递双极电凝镊于切口内彻底止血,清点器械无误后,递消毒纱布消毒皮肤。依次递11#刀片、中弯钳、9×28 角针 4#丝线,放置并固定引流管,引流管接一次性使用引流袋。递 9×28 角针 4#丝线全层缝合皮肤,再次清点物品。递消毒纱布消毒皮肤,无菌敷料覆盖包扎。

第四节　硬膜下血肿清除术护理配合

一、常见用物准备

（一）体位用物　体位用物有头圈×1。

（二）一次性用物

1. 常规物品　高频电刀笔 1 个、双极电凝镊 1 个、吸引管 1 个、34 cm×35 cm 抗菌手术薄膜 1 张、冲洗器 1 个、医用真丝编织线（1#、4# 各 2 板）、开颅缝合针（5×12 圆针 3 枚、12×20 圆针 2 枚、9×28 角针 5 枚）、无菌手术刀片（20#、11# 各 1 张）、脑棉 3 包、一次性使用大脑棉片 1 包、骨蜡 1 包、吸收性明胶海绵（若干）、一次性使用止血夹、一次性使用橡胶引流管、一次性使用引流袋、一次性使用导尿包 1 个、一次性使用灭菌橡胶外科手套若干。

2. 特殊用物　一次性生物膜、植入物等高值耗材。

（三）无菌敷料　无菌敷料包括剖腹包（长方孔巾 1 块、中单 1 块、治疗巾 9 块、盐水盆 1 个、换药碗 2 个、小药杯 1 个、显影纱布 10 块、显影纱垫 5 块）、无菌手术衣若干件、无菌治疗巾 1 块、无菌盐水盆 1 个、无菌持物干缸 1 个、无菌擦手小毛巾 2 包。

（四）手术器械　手术器械包括开颅器械、脑外精细器械、手术医生专用补充器械、外来手术器械、脑外头钉、磨钻。

（五）仪器设备　单极电刀、双极电凝、吸引装置、神经外科显微仪器等使用前检查功能状态，根据手术需求调节模式及参数；充气式加温仪、磨钻应提前设置好参数，妥善安置避免术中滑落。

二、麻醉方式

麻醉方式为全身麻醉。

三、手术体位

额颞顶部血肿取仰卧位，头正中或偏向健侧；枕部血肿取侧卧位。

四、器械护士护理配合

（一）常见手术方式　常见手术方式包括骨瓣开颅血肿清除术、大骨瓣开颅血肿清除术、小骨窗开颅血肿清除术、慢性硬膜下血肿钻孔引流术等。

（二）手术配合步骤

1. 清点　器械护士提前 15～30 分钟执行外科洗手，保证有充足的时间进行物品的检查和清点，并与巡回护士共同清点物品，包括手术敷料、手术器械、手术特殊物品、杂项物品等。

2. 选择切口　根据头颅 CT 估计血肿范围，标记皮肤，做马蹄形皮肤切口。

3. 消毒

（1）消毒液：参照使用说明选择和使用。常选用 0.5%～1% 碘伏直接涂擦手术区，消毒至少 2 遍。

（2）消毒范围：头部及前额。

4. 铺单

（1）放置头部托盘，器械护士将布类治疗巾按"我（纵行 1/4 折边对自己）、你（纵行 1/4 折边对医生）、2/3（横行 1/3 折边对医生）、全开（纵行全部展开）、1/2（横行对折）"顺序，依次传递给外科医生铺于切口四周，要求铺单后能看到切口标识，之后另递一块治疗巾蘸切口周围未干的消毒液。

（2）器械护士用无菌剪刀将抗菌贴膜 1/2 纵行剪开，展开抗菌贴膜并粘贴于手术切口，要求贴膜无气泡、无褶皱、与铺单粘贴紧密无缝隙。

（3）切口下缘铺一块中单。

（4）铺长方孔巾，下垂边缘至手术台缘≥30 cm。

（5）用剩余 1/2 抗菌贴膜覆盖孔巾，要求铺单平整，贴膜无空隙。

（6）托盘加铺两层治疗巾。

5. 切皮、暴露　递两块纱布按压切口两侧拭血，递 20# 刀片切开皮肤、皮下组织及帽状腱膜，递头皮夹夹住皮瓣创缘的腱膜层和出血点，递双极电凝镊止血。

6. 游离、悬吊　递骨膜剥离器剥离皮瓣，高频电刀分离颞肌，递双极电凝镊止血后，递 12×20 圆针双股 4# 丝线悬吊皮瓣和颞肌，手套圈、蚊式钳固定，暴露颅骨。

7. 钻孔　递气动磨钻在颅骨标记点钻孔，冲洗器及时冲洗，刮匙刮除骨屑及锋利边缘，递骨蜡于骨缝止血,递神经钩子将两骨孔间的内板与硬膜或静脉窦分离,明胶海绵填塞止血。

8. 开窗　递气动铣刀沿骨孔锯开骨瓣,递锐性剥离子分离骨瓣与硬脑膜间隙,递骨剥掀开骨瓣。

9. 保留骨瓣　取下的骨瓣洗净后用生理盐水纱布进行包裹保存以备回植。

10. 切开、悬吊硬脑膜　递咬骨钳咬平骨窗边缘,双极电凝镊止血,递细长条明胶海绵填塞硬膜与骨窗间隙,防止硬膜出血和术后硬膜外血肿发生。递显微镊提夹、11[#]刀片在硬脑膜切开一小口,放出部分血肿,递尖脑棉片(剪三角脑棉)塞于切口内保护脑组织,待颅内压降低后递脑膜剪扩大硬脑膜切口,递 5×12 圆针 1[#] 丝线将硬脑膜缝吊在骨窗边缘,大脑棉覆盖,冲洗手术术野。

11. 建立新的"无菌区"　递 4 块大脑棉片覆盖硬脑膜四周,形成新"无菌区",托盘加盖治疗巾,医生及器械护士更换无菌手套。剪无菌手套边做橡皮圈协助医生一同套好显微镜套。剪不同型号脑棉和明胶海绵备用。

12. 血肿清除并止血　递显微吸引管吸除、无损伤镊夹取伤口表面血块,递生理盐水缓慢反复冲洗,递大小不等的明胶海绵、止血纱布及脑棉压迫止血,递显微剥离子分离腔内血块,递双极电凝镊夹烫出血点,递生理盐水反复冲洗。

13. 清点脑棉片、关硬脑膜　清点取出填塞的脑棉片确认无误后,递 5×12 圆针 1[#] 丝线缝合硬脑膜(无脑肿胀时,可取颞肌筋膜或用一次性生物膜做修补减张缝合;若脑肿胀明显,硬膜可不缝合)。

14. 回植骨瓣　钛板、钛钉连接骨瓣,螺丝钉固定,注意使用前后均需清点内植入数目及检查完整性(若缝合硬脑膜时脑肿胀明显或脑挫裂伤严重,应去除部分或整块骨瓣作外减压)。

15. 冲洗、止血　过氧化氢、生理盐水冲洗切口(硬脑膜缺损时不能用过氧化氢进行冲洗),双极电凝彻底止血。

16. 放置引流　清点手术器械敷料无误后,递消毒纱布消毒选取的引流部位皮肤,依次递 11[#] 刀片破口、血管钳拉出引流管、9×28 角针 4[#] 丝线缝合固定并留线待结扎,引流管接引流袋。

17. 缝合包扎　撤除头皮夹,双极电凝止血,递 12×20 圆针 4[#] 线缝合筋膜至皮下组织,再次清点器械敷料无误后,递 9×28 角针 4[#] 丝线缝合皮肤,递消毒纱布消毒皮肤,无菌敷料覆盖包扎。

第五节　颅内肿瘤切除术护理配合

一、常见用物准备

(一)体位用物　体位用物有脑外头架×1(图 7-20)。

(二)一次性用物

1. 常规物品　高频电刀笔 1 个、双极电凝镊 1 个、吸引管 1 个、34 cm×35 cm 抗菌手术薄膜 1 张、冲洗器 1 个、医用真丝编织线 1[#]、4[#] 各 2 板、开颅缝合针(5×12 圆针 3 枚、12×20

圆针 2 枚、9×28 角针 5 枚）、无菌手术刀片（20#、11# 各 1 张）、脑棉 3 包、一次性使用大脑棉片 1 包、骨蜡 1 包、吸收性明胶海绵（若干）、一次性使用止血夹、一次性使用橡胶引流管、一次性使用引流袋、一次性使用导尿包 1 个、一次性使用灭菌橡胶外科手套若干。

2. 特殊用物　如一次性生物膜、植入物等高值耗材。

（三）无菌敷料　无菌敷料包括剖腹包（长方孔巾 1 块、中单 1 块、治疗巾 9 块、盐水盆 1 个、换药碗 2 个、小药杯 1 个、显影纱布 10 块、显影纱垫 5 块）、无菌手术衣若干件、无菌治疗巾 1 包、无菌盐水盆 1 个、无菌持物干缸 1 个、无菌擦手小毛巾 2 包。

（四）手术器械　手术器械包括开颅器械、脑外精细器械、手术医生专用补充器械、外来手术器械、脑外头钉、神经外科气动磨钻。

（五）仪器设备　单极电刀、双极电凝、吸引装置、神经外科显微仪器等使用前检查功能状态，根据手术需求调节模式及参数；充气式加温仪、磨钻应提前设置好参数，妥善安置避免术中滑落。

二、麻醉方式

麻醉方式选择全身麻醉。

三、手术体位

一般采用头架固定，双眼用眼贴膜覆盖，根据肿瘤部位选择；额颞顶部取仰卧位，枕部取侧卧位或俯卧位。

四、器械护士护理配合

（一）常见手术方式　常见的手术方式有胶质瘤切除术、血管母细胞瘤切除术、额叶占位性病变切除术。

（二）手术配合步骤

1. 清点　器械护士提前 15～30 分钟执行外科洗手，保证有充足的时间进行物品的检查和清点，并与巡回护士共同清点物品，包括手术敷料、手术器械、手术特殊物品、杂项物品等。

2. 选择切口　根据头颅 CT 和磁共振标出肿瘤范围，标记手术切口线。

3. 上脑外头架　递消毒纱布常规消毒两遍，医生戴无菌手术将灭菌合格的头钉安装在头架弓上，选择合适位置固定头钉，根据手术部位及患者的生理曲度调整头架位置并妥善固定。

4. 消毒

（1）消毒液：选用 0.5%～1% 碘伏直接涂擦手术区，消毒至少 2 遍。

（2）消毒范围：头部及前额。

5. 铺单

（1）放置头部托盘，器械护士将布类治疗巾按"我（纵行 1/4 折边对自己）、你（纵行 1/4 折边对医生）、2/3（横行 1/3 折边对医生）、全开（纵行全部展开）、1/2（横行对折）"顺序，依次传递给外科医生铺于切口四周，要求铺单后能看到切口标识，之后另递一块治疗巾蘸切口周围未干的消毒液。

（2）器械护士用无菌剪刀将抗菌贴膜 1/2 纵行剪开，展开抗菌贴膜并粘贴于手术切口，要求贴膜无气泡、无褶皱、与铺单粘贴紧密无缝隙。

（3）切口下缘铺一块中单。

（4）铺长方孔巾，下垂边缘至手术台缘≥30 cm。

（5）用剩余 1/2 抗菌贴膜覆盖孔巾，要求铺单平整，贴膜无空隙。

（6）托盘加铺两层治疗巾。

6. 切皮、暴露　递两块纱布按压切口两侧，20#刀片切开皮肤、皮下组织及帽状腱膜，递头皮夹夹住皮瓣创缘的腱膜层和出血点，递双极电凝镊止血。

7. 游离、悬吊　递骨膜剥离器剥离皮瓣，双极电凝镊止血后，递圆针双股 4#线悬吊皮瓣，手套圈蚊式钳固定，暴露颅骨。

8. 钻孔　递气动磨钻在颅骨标记点钻孔，冲洗器及时冲洗，刮匙刮除骨屑及锋利边缘，用骨蜡进行骨缘止血，递神经钩子将两骨孔间的内板与硬膜或静脉窦分离，明胶海绵填塞止血。

9. 开窗　用气动铣刀沿骨孔锯开骨瓣，递锐性剥离子分离骨瓣与硬脑膜间隙，递骨剥掀开骨瓣。

10. 保留骨瓣　取下的骨瓣洗净后用生理盐水纱布进行包裹保存以备回植（如骨瓣被肿瘤侵蚀，则不予以回植）。

11. 止血、悬吊硬脑膜　递咬骨钳咬平骨窗边缘，递双极电凝镊止血，递细长条明胶海绵填塞硬膜与骨窗间隙，防止硬膜出血和术后硬膜外血肿发生。递 5×12 圆针 1#丝线将硬脑膜外层悬吊在骨窗边缘肌腱上，冲洗手术术野。

12. 建立新"无菌区"　递 4 块大脑棉片覆盖硬脑膜四周，形成新"无菌区"，托盘加盖治疗巾，医生及器械护士更换无菌手套。剪无菌手套边做橡皮圈协助医生一同套好显微镜套。

13. 切开、悬吊硬脑膜　20%甘露醇脱水，递显微镊提夹、11#刀片挑开硬脑膜，递尖脑棉片塞于切口内保护脑组织，递脑膜剪扩大硬脑膜切口，递 5×12 圆针 1#丝线将硬脑膜缝吊在骨窗边缘，大脑棉覆盖。

14. 切开皮质游离肿瘤并切取　递双极电凝镊和显微剥离子分离肿瘤与正常脑组织，遇到需要切断的血管，用双极电凝镊夹烫后递显微剪刀剪断，递显微吸引管吸除散碎肿瘤组织，取瘤镊分块取出大块肿瘤组织，取下的肿瘤保存在生理盐水容器内。

15. 充分止血　用大小不等的明胶海绵、止血纱布填塞空腔，脑棉片压迫止血，双极电凝镊夹烫出血点。

16. 清点脑棉片、关硬脑膜　清点取出填塞的脑棉片，生理盐水冲洗硬脑膜，递 5×12 圆针 1#丝线缝合硬脑膜（若硬脑膜缺损，用一次性生物膜进行修补）。

17. 回植骨瓣　钛板、钛钉连接骨瓣，螺丝钉固定，注意使用前后均需清点内植入数目及检查完整性。

18. 冲洗、止血　递 3%过氧化氢、生理盐水冲洗切口（硬脑膜缺损时不能用过氧化氢进行冲洗），递双极电凝彻底止血。

19. 放置引流　清点手术器械敷料无误后，递消毒纱布消毒选取的引流部位皮肤，依次递 11#刀片破口、血管钳拉出引流管、9×28 角针 4#丝线缝合固定并留线待结扎，引流管接引流袋。

20. 缝合包扎　撤除头皮夹，递双极电凝止血、12×20 针 4#丝线缝合筋膜及皮下组织，再次清点器械敷料无误后，递 9×28 角针 4#丝线缝合皮肤，消毒皮肤，无菌敷料覆盖包扎。

21. 撤头架　医护协助卸除头架,收回头钉。递消毒纱布消毒固定点,无菌敷料覆盖,绷带加压包扎。

第六节　经鼻垂体瘤切除术护理配合

一、常见用物准备

(一)体位用物　体位用物有头圈×1。

(二)一次性用物

1. 常规物品　高频电刀笔 1 个、双极电凝镊 1 个、吸引管 1 个、34 cm×35 cm 抗菌手术薄膜 1 张、一次性冲洗器 1 个、无菌手术刀片(11#、15# 各 1 张)、3-0 可吸收缝线 1 个、脑棉 2 包、骨蜡 1 包、吸收性明胶海绵(若干)、医用缆线无菌隔离护套、一次性使用无菌注射器(1 mL、5 mL 各 1 个)、一次性使用导尿包 1 个、一次性使用灭菌橡胶外科手套若干。

2. 特殊用物　如医用聚乙烯醇海绵等。

(三)无菌敷料　无菌敷料包括剖腹包(长方孔巾 1 块、中单 1 块、治疗巾 9 块、盐水盆 1 个、换药碗 2 个、小药杯 1 个、显影纱布 10 块、显影纱垫 5 块)、无菌手术衣 10 件、无菌持物干缸 1 个、无菌擦手小毛巾 2 包。

(四)手术器械　手术器械包括垂体瘤器械、脑外精细器械、手术医生专用补充器械、外来手术器械、神经外科气动磨钻、双环钳、内镜补充器械。

(五)仪器设备　单极电刀、双极电凝、吸引装置、神经外科腔镜成像系统(光源、摄像机、监视器、脑室镜)等使用前检查功能状态,根据手术需求调节模式及参数;充气式加温仪、磨钻应提前设置好参数,妥善安置避免术中滑落。

二、麻醉方式

麻醉方式选择全身麻醉。

三、手术体位

手术体位选择仰卧位。

四、器械护士护理配合

(一)常见手术方式　常见的手术方式有经鼻内镜辅助的经蝶入路、内镜颅底入路等。

(二)手术配合步骤

1. 清点　器械护士提前 15～30 分钟执行外科洗手,保证有充足的时间进行物品的检查和清点,并与巡回护士共同清点物品,包括手术敷料、手术器械、手术特殊物品、杂项物品等。

2. 选择切口　选择经鼻-鼻中隔-蝶窦入路。

3. 鼻腔预处理　将 6～8 块带线脑棉片浸泡于 5 mL 呋麻滴鼻液中,递短开鼻器、枪状镊填塞鼻腔。

4. 消毒

（1）消毒液：选用 0.5％～1％碘伏直接涂擦手术区，消毒至少 2 遍。

（2）消毒范围：头部和前额，消毒范围距切口至少 15 cm。

5. 铺单

（1）器械护士将布类治疗巾按"我（纵行 1/4 折边对着自己）、你（纵行 1/4 折边对着外科医生）你、我"顺序，依次传递给外科医生铺于切口四周，递一块治疗巾蘸切口周围未干的消毒液。

（2）器械护士用无菌剪刀将抗菌贴膜 1/2 纵行剪开，展开抗菌贴膜并粘贴于手术切口，要求贴膜无气泡、无褶皱、与铺单粘贴紧密无缝隙。

（3）切口下缘铺一块中单。

（4）铺长方孔巾，下垂边缘至手术台缘≥30 cm。

（5）用剩余 1/2 抗菌贴膜覆盖孔巾，要求铺单平整，贴膜无空隙。

（6）托盘加铺两层治疗巾。

6. 取脑棉片　递镊子将术前填塞的脑棉片取出，与巡回护士共同清点。

7. 切皮、暴露　连接内镜，递 11# 尖刀切开鼻中隔黏膜，递双极电凝镊止血，自鼻中隔软骨向鼻底延伸作一侧黏膜切开，递锐性剥离子分离黏膜瓣直至暴露骨性鼻中隔，建立第一通道。

8. 创建通道　递锐性剥离子沿鼻底分离骨膜，建立第二通道，在上颌鼻脊处离断鼻中隔软骨，离断骨性鼻中隔与软骨连接点，分离双侧骨膜瓣直至蝶窦前壁喙突，递双环钳咬开骨性鼻中隔，髓核钳取出骨头，生理盐水纱布包裹保存。

9. 打开蝶窦前壁　递长柄气动磨钻在蝶窦前壁开窗，递蝶窦咬骨钳咬开蝶窦前壁，暴露鞍底，冲洗器及时冲洗，用双极电凝进行止血，明胶海绵填塞止血。

10. 打开鞍底　根据肿瘤大小在鞍底用长柄气动磨钻进行开窗，鞍底咬骨钳扩大骨窗，低功率双极电凝灼烧鞍底硬膜，递长柄尖刀"十"字切开鞍底硬膜。

11. 肿瘤暴露并刮除　递显微吸引管和不同角度的刮匙，一般按照向后、向两旁、向前的顺序刮除瘤体，递小枪状息肉钳取出大块肿瘤组织，取下的肿瘤保存在生理盐水容器内。

12. 止血　递双极电凝镊止血，检查有无脑脊液漏，小块明胶海绵及小脑棉片压迫止血。

13. 颅底重建　一般不做鞍底和蝶窦前壁骨性重建。如术中出现脑脊液漏，通常采取自体脂肪填塞、生物蛋白胶进行修补。（自体脂肪与筋膜可从肚脐旁开两指处的做一横行切口或沿大腿外侧缘做一纵行切口采取。）

14. 冲洗处置　生理盐水冲洗切口，清点器械敷料无误后，将鼻中隔软骨和垂直板复位，黏膜切口一般不做缝合（必要时用 3-0 可吸收缝线缝合），生理盐水冲洗。

第七节　脊髓肿瘤切除术护理配合

一、常见用物准备

（一）体位用物　体位用物包括头枕×1、长形软垫×1、气圈×1、膝圈×2、海绵垫×1（图 7-22）。

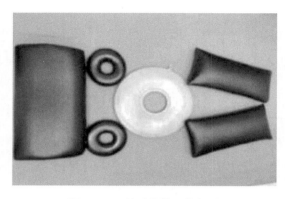

图 7 - 22 俯卧位体位垫摆放

（二）一次性用物

1. 常规物品 高频电刀笔 1 个、双极电凝镊 1 个、吸引管 1 个、34 cm×35 cm 抗菌手术薄膜 1 张、冲洗器 1 个、医用真丝编织线 1#、4#、7#、10# 各 1 板、脑外脊柱缝合针（5×12 圆针 3 枚、12×20 圆针 2 枚、9×28 角针 5 枚、11×34 角针 2 枚）、无菌手术刀片 20# 1 张、11# 2 张，脑棉 2 包、一次性使用大脑棉片 1 包、骨蜡 1 包、吸收性明胶海绵（若干）、一次性使用负压引流球 1 个、一次性使用导尿包 1 个、一次性使用灭菌橡胶外科手套若干。

2. 特殊用物 如一次性生物膜、植入物等高值耗材。

（三）无菌敷料 无菌敷料包括剖腹包（长方孔巾 1 块、中单 1 块、治疗巾 9 块、盐水盆 1 个、换药碗 2 个、小药杯 1 个、显影纱布 10 块、显影纱垫 5 块）、无菌手术衣 10 件、无菌治疗巾 1 包、无菌盐水盆 1 个、无菌持物干缸 1 个、无菌擦手小毛巾 2 包。

（四）手术器械 手术器械包括脑外脊柱器械、脑外精细器械、手术医生专用补充器械、外来手术器械、脑外头钉、磨钻。

（五）仪器设备 仪器设备包括神经外科显微镜（光源、摄像机、显示器、脑室镜）。

二、麻醉方式

麻醉方式选择全身麻醉。

三、手术体位

手术体位选择俯卧位。

四、器械护士护理配合

（一）常见手术方式 常见手术方式有脊髓髓内肿瘤病变切除、脊髓髓外肿瘤病变切除、脊髓硬膜外肿瘤病变切除等。

（二）手术配合步骤

1. 清点 器械护士提前 15～30 分钟执行外科洗手，保证有充足的时间进行物品的检查和清点，并与巡回护士共同清点物品，包括手术敷料、手术器械、手术特殊物品、杂项物品等。

2. 选择切口 一般采用后正中切口，根据 CT 标出肿瘤范围，标记手术切口线。

3. 消毒

（1）消毒液：参照使用说明选择和使用。常选用 0.5%～1% 碘伏直接涂擦手术区，消毒至少 2 遍。

（2）消毒范围

1）颈椎段病变：上至颅顶，下至两侧腋窝连线。

2）胸椎段病变：上至肩，下至髂嵴连线，两侧至腋中线。

3）腰骶椎段病变：上至腋窝连线，下过臀部，两侧至腋中线。

4. 铺单

（1）颈椎及胸椎上段

1）放置头部托盘，器械护士将布类治疗巾按"我（纵行 1/4 折边对自己）、你（纵行 1/4 折边对医生）、2/3（横行 1/3 折边对医生）、全开（纵行全部展开）、1/2（横行对折）"顺序，依次传递给外科医生铺于切口四周，要求铺单后能看到切口标识，之后另递一块治疗巾蘸切口周围未干的消毒液。

2）器械护士用无菌剪刀将抗菌贴膜 1/2 纵行剪开，展开抗菌贴膜并粘贴于手术切口，要求贴膜无气泡、无褶皱、与铺单粘贴紧密无缝隙。

3）切口下缘铺一块中单，铺长方孔巾，下垂边缘至手术台缘≥30 cm。

4）用剩余 1/2 抗菌贴膜覆盖孔巾，要求铺单平整，贴膜无空隙，托盘加铺两层治疗巾。

（2）胸椎下段及腰椎

1）器械护士将布类治疗巾按"我（纵行 1/4 折边对着自己）、你（纵行 1/4 折边对着外科医生）你、我"顺序，依次传递给外科医生铺于切口四周，要求铺单后能看到切口标识，之后另递一块治疗巾蘸切口周围未干的消毒液。

2）器械护士用无菌剪刀将抗菌贴膜 1/2 纵行剪开，展开抗菌贴膜并粘贴于手术切口，要求贴膜无气泡、无褶皱、与铺单粘贴紧密无缝隙。

3）切口下缘铺一块中单，铺长方孔巾，下垂边缘至手术台缘≥30 cm。

4）用剩余 1/2 抗菌贴膜覆盖孔巾，要求铺单平整，贴膜无空隙，托盘加铺两层治疗巾。

5. 切皮、暴露　递两块纱布垫按压切口两侧，20# 刀片切开皮肤、皮下组织，高频电刀切开组织至棘上韧带，递骨膜剥离器剥离椎旁肌，递双极电凝镊止血。

6. 椎板定位及切除　递梳式拉钩或单齿撑开器拉开椎旁肌，显露肿瘤对应椎板，术中 C 臂机透视再次确定病变区对应椎板。根据肿瘤大小去除椎板窗的大小，递 11# 刀片切断棘间韧带，用磨钻在病变椎体尾侧开一个 3 mm 窗口，铣刀从窗口自病变尾端开始分离两侧椎板，布巾钳夹持棘突，锐性剥离子协助分离组织，缓慢掀起椎板，取下的椎板洗净后用生理盐水纱布进行包裹保存（如椎板被肿瘤侵蚀，则不予以回植），用 3 mm 枪钳和咬骨钳咬平骨窗边缘，骨面涂骨蜡止血。

7. 建立新"无菌区"　递冲洗器冲洗术野周围骨屑，递 4 块大脑棉片覆盖骨窗四周，形成新无菌区，托盘加盖治疗巾，医生及器械护士更换无菌手套。剪无菌手套边做橡皮圈协助医生一同套好显微镜套。

8. 肿瘤切除　因髓内、髓外、脊髓硬膜外肿瘤切除在这一步骤中的不同，术中护理配合也有区别（表 7-3）。髓外硬膜下肿瘤切除术护理配合步骤与髓内肿瘤切除相似，肿瘤与脊髓一般无粘连，硬脊膜切开后即可发现肿瘤。

表 7-3　髓内、脊髓硬膜外肿瘤切除的手术配合

手术名称	手术配合步骤
髓内肿瘤切除术	（1）显露硬脊膜：递显微剥离子分离硬脊膜外脂肪，静脉丛出血可用双极电凝止血或明胶海绵、止血棉、脑棉片压迫止血

手术名称	手术配合步骤
	(2) 切开、悬吊硬脊膜：更换显微吸引头，递显微镊提夹，11#刀片后正中切口挑开硬脊膜，递尖脑棉片塞于切口内保护脊髓，递11#刀片或显微剪扩大硬脊膜切口，递5×12圆针1#丝线将硬脊膜缝吊在椎旁肌肉上 (3) 显露肿瘤：根据肿瘤大小，于后正中沟继续切开软脊膜，沿后正中沟向两侧分离直至充分暴露肿瘤。如遇脊髓后正中静脉，可以用低功率双极电凝，显微剪切断 (4) 分离肿瘤：用6-0无损伤缝线悬吊软脊膜于硬膜上，牵开两侧后索充分暴露肿瘤。递显微剥离子分离背侧肿瘤，取瘤镊提夹，递双极电凝镊夹烫来自脊髓实质的细小供应动脉，显微剪剪断。如肿瘤偏大，可做肿瘤瘤内分块切除，待瘤内掏空塌陷，再做肿瘤分离。分离腹侧肿瘤，先游离肿瘤一端，自下向上或自上向下，分离肿瘤腹侧界面，明胶海绵、止血棉填塞间隙防止出血或脑棉片压迫，直至肿瘤全部切除，取下的肿瘤保存在生理盐水容器内。如遇腹侧供血动脉，双极电凝镊夹烫，显微剪剪断，注意避免损失脊髓前动脉 (5) 止血：生理盐水缓慢冲洗，低功率双极电凝彻底止血，去除多余明胶海绵、止血棉 (6) 清点脑棉片、关闭硬脊膜：递线剪剪断悬吊线，递6-0无损伤缝线关闭软脊膜，5×12圆针1#丝线间断缝合硬脊膜，如张力较大或硬脊膜缺损，可用筋膜或一次性生物膜修补缝合，最后检查有无脑脊液渗漏
脊髓硬膜外肿瘤切除术	(1) 显露硬脊膜：递显微剥离子分离硬脊膜外脂肪，静脉丛出血可用双极电凝止血或明胶海绵、止血棉压迫止血。硬膜外肿瘤通常在椎板切除时就可以看见，有时甚至侵犯椎板 (2) 肿瘤分离与切除：更换显微吸引头，递显微剥离子锐性分离肿瘤与硬脊膜交界处，明胶海绵或脑棉片填塞间隙，双极电凝夹烫供应小动脉，显微剪剪断，肿瘤与脊髓硬膜一般无粘连，做肿瘤分离，递取瘤镊分块切除或完整取下肿瘤组织，取下的肿瘤保存在生理盐水容器内。如肿瘤侵犯硬膜，应将相应硬膜一同切除，最后做硬脊膜修补 (3) 止血：生理盐水缓慢冲洗，低功率双极电凝彻底止血，去除多余明胶海绵、止血棉
髓外硬膜下肿瘤切除术	(1) 显露硬脊膜：递显微剥离子分离硬脊膜外脂肪，静脉丛出血可用双极电凝止血或明胶海绵、止血棉、脑棉片压迫止血 (2) 切开、悬吊硬脊膜：更换显微吸引头，递显微镊提夹，11#刀片后正中切口挑开硬脊膜，递尖脑棉片塞于切口内保护脊髓，递11#刀片或显微剪扩大硬脊膜切口，递5×12圆针1#丝线将硬脊膜缝吊在椎旁肌肉上 (3) 显露肿瘤：递11#刀片切开蛛网膜，6-0无损伤缝线悬吊于硬脊膜上，充分暴露肿瘤 1) 若肿瘤为神经鞘瘤辨认载瘤神经和过路神经，递显微剥离子分离并保存过路神经，载瘤神经无法分离时，递双极电凝镊从肿瘤两极夹烫，显微剪剪断，随后取出肿瘤 2) 若肿瘤为脊膜瘤，递双极电凝镊夹烫硬膜脏层基底部，显微剪剪断，分块取出肿瘤，肿瘤取出后，脏层硬膜若被侵犯，再次夹烫肿瘤基底层 (4) 止血：生理盐水缓慢冲洗，低功率双极电凝彻底止血，去除多余明胶海绵、止血棉

9. 回植椎板 取出填塞的脑棉片进行清点无误后，递钛板、钛钉连接骨瓣，螺丝钉固定，注意使用前后均需清点内植入数目及检查完整性。

10. 冲洗止血 过氧化氢、生理盐水冲洗切口（硬脊膜缺损时不能用过氧化氢进行冲洗），双极电凝镊切口内彻底止血。

11. 放置引流管 再次清点手术器械敷料无误后，递消毒纱布消毒选取的引流部位皮肤,依次递 11# 刀片破口、中弯钳拉出引流管一端、9×28 角针 4# 丝线缝合固定并留线待结扎,引流管接引流球。

12. 缝合包扎　递 11×34 角针 10# 丝线间断缝合深筋膜,12×20 圆针 4# 丝线间断缝合浅筋膜及皮下组织,再次清点器械敷料无误后,递 9×28 角针 4# 丝线缝合皮肤,递消毒纱布消毒皮肤,无菌敷料覆盖包扎。

第八节　颅内镜手术护理配合

一、常见用物准备

（一）体位垫　体位垫指头圈×1。

（二）一次性用物

1. 常规物品　高频电刀笔 1 个、双极电凝镊 1 个、吸引管 1 个、34 cm×35 cm 抗菌手术薄膜 1 张、冲洗器 1 个、医用缆线无菌隔离护套、医用真丝编织线(1#、4# 各 2 板)、开颅缝合针(5×12 圆针 3 枚、12×20 圆针 2 枚、9×28 角针 5 枚)、无菌手术刀片(20#、11# 各 1 张)、脑棉 3 包、一次性使用大脑棉片 1 包、骨蜡 1 包、吸收性明胶海绵(若干)、一次性使用止血夹、1 mL 空针 1 支、一次性使用橡胶引流管、一次性使用引流袋、一次性使用导尿包 1 个、一次性使用冲洗管路、0.9%生理氯化钠溶液 3 000 mL、一次性使用灭菌橡胶外科手套若干。

2. 特殊用物　如脑室穿刺针、Fogarty 球囊导管、一次性生物膜、植入物等高值耗材。

（三）无菌敷料　无菌敷料包括剖腹包(长方孔巾 1 块、中单 1 块、治疗巾 9 块、盐水盆 1 个、换药碗 2 个、小药杯 1 个、显影纱布 10 块、显影纱垫 5 块)、无菌治疗巾 1 包、无菌手术衣 10 件、无菌持物干缸 1 个、无菌擦手小毛巾 2 包。

（四）手术器械　手术器械包括开颅器械、脑室镜器械、手术医生专用补充器械、外来手术器械、神经外科气动磨钻、内镜固定支臂。

（五）仪器设备　单极电刀、双极电凝、吸引装置、神经外科内镜成像系统(光源、摄像机、显示器、脑室镜)等使用前检查功能状态,根据手术需求调节模式及参数;充气式加温仪、磨钻应提前设置好参数,妥善安置避免术中滑落。

二、麻醉方式

麻醉方式选择全身麻醉。

三、手术体位

手术体位选择仰卧位(头部垫头圈,双眼用眼贴膜覆盖,上身抬高 30°,下肢稍抬高)。

四、器械护士护理配合

（一）常见手术方式　有单纯内镜神经外科手术(pure endoscopic neurosurgery, PEN)、内镜辅助显微外科手术(endoscopic-assisted micro-neurosurgery,EAM)、内镜监视显微神经外科手术(endoscope-controlled micro-neurosurgery,ECM)、内镜观察手术

（endoscopic inspection）。目前最为常见的包括内镜下第三脑室造瘘术、内镜辅助锁孔（keyhole）手术、内镜下脑室肿瘤切除术等，本节介绍内镜下第三脑室造瘘术的手术配合。

（二）手术配合步骤

1. 清点　器械护士提前 15～30 分钟执行外科洗手，保证有充足的时间进行物品的检查和清点，并与巡回护士共同清点物品，包括手术敷料、手术器械、手术特殊物品、杂项物品等。

2. 选择切口　通过 MRI 矢状位和冠状位片，室间孔和靶点（造瘘口）的连线向皮肤表面延伸，交点即钻孔位置。通常取右侧冠状缝前 1 cm（儿童位于冠状缝上），中线旁开 2.5 cm。如需同时行松果体肿瘤活检，则应根据具体病例仔细选择合理手术切口。

3. 消毒

（1）消毒液：选用 0.5%～1%碘伏直接涂擦手术区，消毒至少 2 遍。

（2）消毒范围：头部及前额。

4. 铺单

（1）放置头部托盘，器械护士将布类治疗巾按"我（纵行 1/4 折边对自己）、你（纵行 1/4 折边对医生）、2/3（横行 1/3 折边对医生）、全开（纵行全部展开）、1/2（横行对折）"顺序，依次传递给外科医生铺于切口四周，要求铺单后能看到切口标识，之后另递一块治疗巾蘸切口周围未干的消毒液。

（2）器械护士用无菌剪刀将抗菌贴膜 1/2 纵行剪开，展开抗菌贴膜并粘贴于手术切口，要求贴膜无气泡、无褶皱、与铺单粘贴紧密无缝隙。

（3）切口下缘铺一块中单。

（4）铺长方孔巾，下垂边缘至手术台缘≥30 cm。

（5）用剩余 1/2 抗菌贴膜覆盖孔巾，要求铺单平整，贴膜无空隙。

（6）托盘加铺两层治疗巾。

5. 切皮、暴露　递两块纱布按压切口两侧、20# 刀片全层切开皮肤、皮下各层组织至颅骨外板，递骨膜剥离器剥离表面骨膜，递头皮夹夹住皮瓣创缘的腱膜层和出血点，双极电凝镊止血，用乳突撑开器撑开暴露颅骨。

6. 颅骨钻孔　递气动磨钻在颅骨标记点钻孔，递枪状咬骨钳扩大骨孔，直径约 1.5 cm，冲洗器及时冲洗，刮匙刮除骨屑及锋利边缘，用骨蜡进行骨缝止血，递细条明胶海绵填塞内板与硬膜间隙压迫止血。

7. 连接器械　协助医生一同组装脑室镜，一般选用 0°硬质镜头，连接镜头、冷光源，调节白平衡后插入工作鞘，递内镜固定支臂将镜头固定在床边备用。递一次性使用冲洗管路连接 37℃温生理盐水，做脑室腔冲洗备用。

8. 穿刺侧脑室　取右侧脑室前角入路，递双极电凝镊夹烫除孔内硬脑膜表面血管，11# 刀片"十"字切开硬脑膜，将型号适中的脑室引流管置入脑室腔内，穿刺方向与矢状面平行，对准两外耳道连线，深度不超过 5 cm。

9. 确认靶点　穿刺成功后，将镜头工作鞘沿侧脑室通道进入侧脑室，协助医生连接冲洗管，打开冲洗阀门，沿脉络丛、丘纹静脉和隔静脉的汇聚点找到室间孔（Monro 孔），并进入第三脑室，选择在鞍背和乳头体之间，半透明、略显蓝色的无血管薄膜做造瘘口。

10. 造瘘　递低功率单极电凝在薄膜上烧灼开口，递湿润的 3 F 或 4 F 球囊导管放置在造瘘口中，一次性使用无菌注射器 1 mL 抽生理盐水，递给医生向球囊内缓慢注入生理盐水，扩张球囊后缓慢拉出,反复多次,直至瘘口直径达到 5 mm 以上。造瘘成功后,须将内镜通过瘘口观察基底池和桥前池,确保三脑室与脑池相通。

11. 冲洗、止血 在内镜下观察有无出血,如有小血管出血,可冲洗止血,止血后退出内镜,递明胶海绵或止血纱填塞空隙止血,递 5×12 圆针以及 1# 丝线缝合硬脑膜切口。

12. 修复骨窗 取出填塞的脑棉片进行清点无误后,递钛板、钛钉连接骨瓣,螺丝钉固定,注意使用前后均需清点内植入数目及检查完整性。

13. 缝合 清点器械无误后关闭伤口,撤除头皮夹,递双极电凝切口止血,12×20 圆针以及 4# 丝线缝合筋膜及皮下组织,再次清点器械敷料无误后,9×28 角针以及 4# 丝线缝合皮肤,消毒皮肤,无菌敷料覆盖包扎。

第九节 神经外科手术巡回护士配合规范

神经外科专业性强,患者病情危重,变化快,病死率高,新上岗护士及轮转护士工作经验不足,处理突发事件能力不够,因此需要巡回护士加强自身各方面的素质修养,熟练掌握专科急病的护理常规,熟练掌握急救意识,提高自己的抢救水平,提高应对危急症和突发事件的判断处理能力,对使用的各种仪器设备、器械做到心中有数。密切关注手术进展,果断采取有效的抢救措施,确保手术安全。

一、术前访视

术前与手术医生讨论患者病例,了解手术入路方式(特殊器械及外来器械的选用,提前一天与消毒供应科联系发放)。向患者讲解麻醉及手术相关知识,减少患者的焦虑情绪,树立手术治疗信心,针对患者心理问题进行疏导,解答患者疑问。患者如意识不清,手术医生与其家属及病房责任护士交代术前注意事项,手术部位注意备皮,减少伤口的感染率。

二、术中护理配合要点

(一)迎接患者

1. 安全核查 严格执行手术查对制度,正确核对患者基本信息和手术信息。认真核查手术部位及手术标识转运交接。

2. 患者转运

(1)急诊手术患者转运:脑外科急诊患者多呈突发性、紧急性,巡回护士应与医生共同核对患者,评估患者携带护送用物,去除金属物品,贵重物品与医生共同交于患者家属(无家属、无名氏交于医生)并签字留存病历。评估患者基本情况,包括血压、脉搏、呼吸、体温,如意识不清行气管插管的患者或气管切开术的患者,应检查氧气装置是否连接完好。

(2)择期手术患者转运:脑外科手术患者大多伴有不同程度的意识障碍、意识不清,未成年儿童患者搬运时严格执行四人搬运法正确搬运,妥善固定患者,巡回护士不可擅自离开房间。

3. 用物交接 手术患者术前检查脑外头架是否合适,保证每个关节处于锁定状态,若患者携带必要的 X 片、CT 片等影像学资料需要清点其数量避免遗失,资料是否规范。

4. **脑外科特殊物品准备** 手术体位垫（参考第七章第二节）、专用仪器如脑外显微镜、动力磨钻等应提前准备好。协助器械护士提前将脑外显微镜臂用无菌保护套套好，处于备用状态。

5. **外来手术器械准备** 检查外来器械信息与患者信息关联的正确性，实现可追溯。外来手术器械消毒、灭菌、包装、储存应遵守 WS310.2 - 2016。使用前根据器械清单确认外来手术器械名称、数量、性能以及查看完整性，严格遵循清点制度。

6. **高值耗材准备** 巡回护士在手术开始前，按照二级库耗材预约单上的信息逐项领用，实时收费。

（二）安全用药 严格按照医嘱执行术中用药。一般脑外科手术为Ⅰ类切口，术前严格执行《抗菌药物使用原则》，把握好给药时机，术前 0.5～2 小时内，或麻醉开始时首次给药；手术时间超过 3 小时或失血量大于 1 500 mL，术中可给予第二剂。甘露醇是渗透性脱水药，可降低颅内压减轻头痛，需按时快速输入（15～30 分钟内），不可随意调节滴速。

（三）麻醉护理（参考第二章第二节） 麻醉前执行第一次安全核查。全身麻醉后，要用凡士林纱布遮盖好眼睛，用棉球塞好耳朵，防止术中体液和血液进入耳朵。

（四）体位摆放（参考第三章第二节） 常规摆放平卧位或俯卧位，如果手术是摆坐位，其摆放注意事项：① 暴露动脉穿刺的接口，方便麻醉医生术中抽取血液做血气分析。② 绑胸带固定胸廓，背后锁扣固定，防止患者身体前倾。③ 膝关节弯曲处放长行软枕，足跟下放置脚圈，床尾安装足部挡板，覆盖一次性隔离垫防止直接接触皮肤造成压力性损伤。④ 坐位手术时，由于头部高于心脏，术野水平静脉压力降低甚至低于大气压力，容易将空气吸入血液循环引起空气栓塞，术前双下肢至大腿根部缠弹力绷带，防止空气栓塞。

（五）手术中巡回护士注意事项

1. **脑外头架使用注意事项** ① 颅脑及后颅窝手术需安置头架者，应在头架和前额接触部位，放置一次性隔离垫，尽量避免压迫眼眶。② 颈部手术颈部不可过度扭曲，保证气管导管通畅，摆放体位时，动作平稳，保证头部与身体同时转动，避免动作过猛导致脑干摆动或移位，无法充分暴露手术部位。③ 使用脑外头架体位摆放结束后，巡回护士必须检查头架各关节连接处是否锁定，禁止有任何松动，术中随时观察头架情况。④ 固定头钉时应严格执行无菌技术，头钉避免钉在骨质较薄、肌肉丰富、额窦等部位，以免引起头架脱落、血肿，应选在颅骨较厚或骨结节处。⑤ 对于老年人、小儿骨质疏松的患者，颅钉固定时，用力要适当，以免用力过度造成固定不牢固，使用前必须掌握好颅钉的深度。

2. **坐位术中观察** ① 手术时间过长，加强保暖措施。② 在下肢覆盖保温毯，其他暴露肢体部位覆盖中单。③ 坐位时颅内压偏低，经常无法常规升压，因此要压迫颈静脉减少回流，增加颅内静脉压，通过颅内压升高来检测有无出血。（"压颈实验"在术中止血完毕后，压迫双侧颈静脉 15 秒，以检查止血是否彻底，必要时重复一遍）④ 观察肢体末端血液循环状况，防止缺血坏死。

3. **术中使用的甘露醇时护理观察** ① 气温较低时常析出结晶，可用热水（80℃）温热、振摇溶解后使用。② 遵医嘱执行使用时机、调节输液速度，使用时严格观察患者生命体征。注意：心功能不全、因脱水而尿少的患者慎用，活动性出血的患者除非在手术过程中或危及生命时，一般不宜用。③ 及时巡视患者的血管情况，漏出血管外可发生局部组织肿胀，热敷后可消退。如漏出较多时，会引起组织坏死。④ 脱水后及时查看尿量，倾倒后准确记录。

4. 术中增补精密器械注意事项　与器械清点单数目仔细核对，双人清点记录，检查其完整性，如损坏及时与消毒供应室联系，告知医生更换替补器械。

三、术后护理观察要点

（一）头架拆除伤口护理　患者头钉处若有出血点，用无菌棉球覆盖，绷带加压止血。

（二）标本处理　手术结束后，器械护士将标本交于医生和巡回护士，三人共同交接标本数量、标本名称，由巡回护士与医生共同送检登记，严格按医院《手术室标本管理制度》执行。

（三）麻醉苏醒期观察　协助麻醉医生拔管，医护人员应站于患者身体两侧，防止患者躁动坠床。气道压力不可超过 25 cmH_2O，气道压力过高则检查管路是否打折，也可听诊双肺根据呼吸音判断。痰多者吸痰，哮喘者视病情予以地塞米松、氢化可的松、氨茶碱、甲泼尼龙等。

（四）术后各管路的护理

1. 脑室外引流管　正常脑脊液无色透明且无沉淀，脑脊液中有大量血液或血性脑脊液的颜色逐渐变深，常提示有脑室内出血，需紧急手术止血。

2. 腰大池引流管　适用于颅内感染、脑脊液漏，引流量正常在 150～200 mL，＜150 mL 提示引流管堵塞或引流瓶位置过高；＞200 mL 提示引流瓶位置过低，过度引流会导致头痛、呕吐。

3. 颅骨缺损的患者要注意保护缺损部位　禁止剧烈运动，减少缺损脑部摆动，若张力过大，绷带加压包扎限制活动。

（五）患者送入病房　巡回护士与病房护士交接手术过程中出入量、术中输血情况及术中特殊情况。

（瞿亚峰　李艳良　周望利）

[1] 周良辅. 神经外科手术步骤点评[M]. 北京：科学技术文献出版社，2011：111-531.

[2] Christopher E. Wolfla, Daniel K. Resnick. 神经外科手术图谱：脊髓脊柱及周围神经分册[M]. 范涛，译. 北京：科学出版社，2011：131.

[3] Martin Lehecka, Aki Laakso, JuhaHernesniemi. 赫尔辛基显微神经外科学的基础与技巧[M]. 毛颖，译. 上海：复旦大学出版社，2014：179-182.

[4] 维贾伊·阿南德，西奥多·施瓦兹. 实用内镜颅底外科学[M]. 侯立军，卢亦成，译. 上海：上海科学技术出版社，2012：39-85.

[5] Edward R. Laws, Shereen Ezzat. 垂体疾病的诊断和管理[M]. 卞留贯，孙青芳，译. 上海：上海科学技术出版社，2018：200-206.

第八章
胸外科手术护理配合

第一节　胸外科疾病概述

　　胸外科即普胸外科,研究胸腔内器官,主要指食管、肺部、纵隔病变的诊断及治疗,随着现代医学诊断技术的不断发展,在 20 世纪,欧洲一直是胸外科发展的摇篮,中国胸外科专科的建立始于 20 世纪 50 年代,随着胸外科在学科发展中专业化程度要求的提高,分化出普通胸外科,主要研究胸腔内器官,指食管、肺部、纵隔病变等的诊断及治疗。1980 年后,随着电视成像系统及内镜下切割缝合器械的技术成熟,胸腔镜手术得到快速发展,掀起了外科新的前瞻性与革命性的概念。自 2003 年后我国胸腔镜技术开始迅猛发展,专家各有独特技术风格。至今,胸腔镜可以完成 80% 以上的胸外科手术。

一、肺

　　(一)解剖学基础　肺主要是人体的呼吸器官,也是人体重要的造血器官,位于胸腔内纵隔的两侧,左右各一,覆盖于心之上。肺有分叶,左二右三,共五叶。肺上端钝圆叫肺尖,向上经胸廓上口突入颈根部,底位于膈上面,对向肋和肋间隙的面叫肋面,朝向纵隔的面叫内侧面,该面中央的支气管、血管、淋巴管和神经出入处叫肺门,这些出入肺门的结构,被结缔组织包裹在一起叫肺根。左肺由斜裂分为上、下二个肺叶,右肺除斜裂外,还有一水平裂将其分为上、中、下三个肺叶。肺经肺系(指气管、支气管等)与喉、鼻相连,故称喉为肺之门户,鼻为肺之外窍间(图 8-1)。

　　(二)常见外科疾病　常见外科疾病包括肺癌(腺癌、鳞癌、小细胞癌等)、肺良性肿物、肺大疱。

　　(三)常见手术方式及手术入路　见表 8-1。

表 8-1　肺手术方式及手术入路

手 术 方 式	手 术 入 路
肺叶切除术	胸部改良后外侧切口
全肺切除术	胸部后外侧切口,经第 6 肋骨床中线或第 7 肋骨上缘

续　表

手 术 方 式	手 术 入 路
腔镜肺大疱切除术	根据肺大疱位置在肋间选择观察孔切口和主操作切口,必要时选择辅助操作切口
腔镜肺叶切除术	在肋间选择观察孔切口和主操作切口,必要时选择辅助操作切口

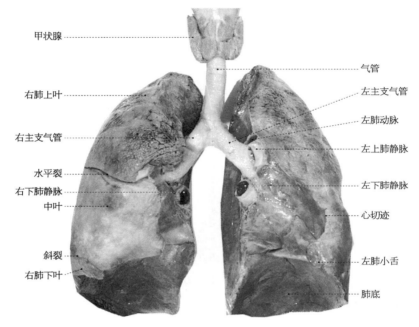

图 8-1　肺解剖图

二、食管

（一）解剖学基础　食管又称"食道",是消化管道的一部分。上连咽部,沿脊柱椎体下行,与胃的贲门相连成一条细长管道,穿过膈肌的食管裂孔通入胃,全长约 25 cm。依食管的行程可将其分为颈部、胸部和腹部三段(图 8-2)。

（二）常见外科疾病　常见外科疾病包括食管良性肿物、食管癌。

（三）常见手术方式及手术入路　见表 8-2。

表 8-2　食管手术方式及手术入路

手 术 方 式	手 术 入 路
食管中断平滑肌瘤切除术	右后外侧切口
食管下断平滑肌瘤切除术	左后外侧切口
食管癌根治术	胸壁第 5 肋间隙前外侧弧形切口

手 术 方 式	手 术 入 路
腔镜食管癌根治术	胸腔镜孔放于腋后线第8肋,操作孔放于腋后线第6肋,一个辅助孔放于腋前线后第7肋,另一个辅助孔放于腋前线第4肋

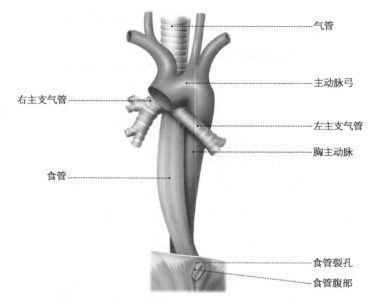

气管

主动脉弓

右主支气管

左主支气管

胸主动脉

食管

食管裂孔

食管腹部

图 8-2　食管解剖图

三、纵隔

（一）解剖学基础　　纵隔是左右纵隔胸膜之间全部器官、结构和结缔组织的总称。由于出生后心向左侧偏移,故纵隔位于胸腔正中偏左,呈上窄下宽,前短后长的矢状位。纵隔前界为胸骨和肋软骨内面,后界为脊柱的胸段,两侧为纵隔胸膜,上为胸骨上口,下为膈肌。纵隔内器官有心脏及出入心脏的大血管、食管、气管、胸腺神经、淋巴组织等,这些组织器官借疏松的结缔组织相连。通常以胸骨角和第四胸椎下缘的假想平面,将纵隔分为上纵隔和下纵隔。而下纵隔又以心包为界,分为前纵隔、中纵隔和后纵隔三个部分（图 8-3、图 8-4）。

（二）常见外科疾病　　常见外科疾病包括纵隔良性肿物、纵隔恶性肿物等。

（三）常见手术方式及手术入路　　见表 8-3。

表 8-3　纵隔手术方式及手术入路

手 术 方 式	手 术 入 路
纵隔肿物切除术	胸部正中切口入路
腔镜纵隔肿物切除术	侧胸入路、剑突下入路

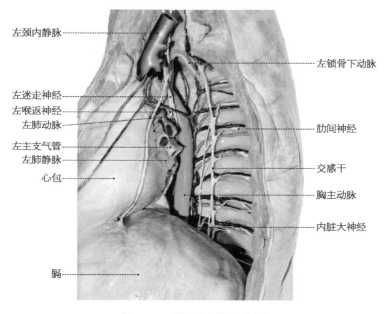

左颈内静脉
左迷走神经
左喉返神经
左肺动脉
左主支气管
左肺静脉
心包
膈

左锁骨下动脉
肋间神经
交感干
胸主动脉
内脏大神经

图 8-3 纵隔左侧面解剖图

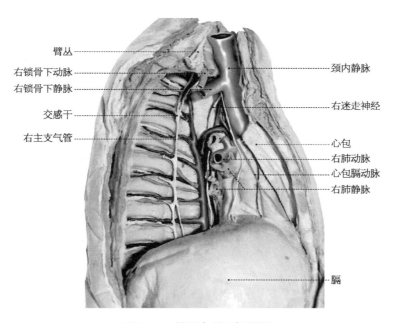

臂丛
右锁骨下动脉
右锁骨下静脉
交感干
右主支气管

颈内静脉
右迷走神经
心包
右肺动脉
心包膈动脉
右肺静脉

膈

图 8-4 纵隔右侧面解剖图

第二节　胸外科常用专科器械

胸外科手术器械与普外科手术器械有诸多类似之处,但是由于胸腔位置较腹部深,因而器械相对长度较普外科器械更长,更为精细。

一、胸外科常规器械

（一）手术钳子

1. 胸腔止血钳　主要用于胸部深部手术时,分离组织、夹闭血管,帮助外科医生手术时夹持人体组织或组织内血管作止血用(图8-5)。

2. 可克钳　用于夹持牵引被切除的病变部位,以利于手术进行,钳夹纱布垫与切口边缘的皮下组织,避免切口内组织被污染(图8-6)。

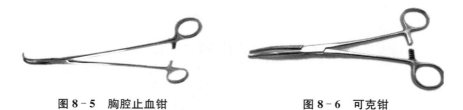

图8-5　胸腔止血钳　　　　　　图8-6　可克钳

3. 肺叶钳　用于夹提、牵引肺叶,显露手术视野(图8-7)。

4. 直角钳　可游离和绕过主要血管、胆道等组织的后壁,如胃左动脉、胆囊管等(图8-8)。

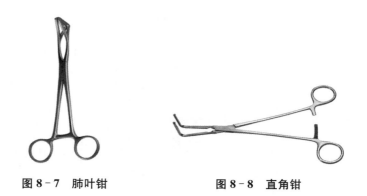

图8-7　肺叶钳　　　　　　图8-8　直角钳

5. 辛氏阻断钳　血管阻断钳,用于钳夹,阻断血管(图8-9)。

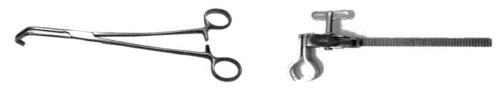

图8-9　辛氏阻断钳　　　　　　图8-10　肋骨合拢器

（二）手术撑开器

1. 肋骨合拢器　辅助闭合肋骨(图8-10)。

2. 胸骨撑开器　暴露手术视野,撑开胸骨间隙(图8-11)。

3. 肩胛拉钩　牵拉肩胛,暴露视野(图8-12)。

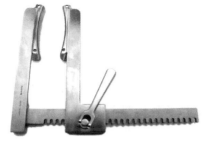
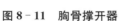
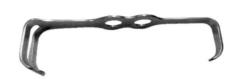

图 8‑11　胸骨撑开器　　　　　图 8‑12　肩胛拉钩

二、胸外科腔镜器械

（一）镜头、光缆、穿刺器　见第四章第二节。

（二）胸腔镜微创手术器械　① 卵圆钳（图 8‑13）；② 弯剪刀（图 8‑14）；③ 弯持针器（图 8‑15）；④ 直角分离钳（图 8‑16）；⑤ 淋巴结活检钳（图 8‑17）；⑥ 推结器（图 8‑18）；⑦ 蛇头钳（图 8‑19、图 8‑20）。

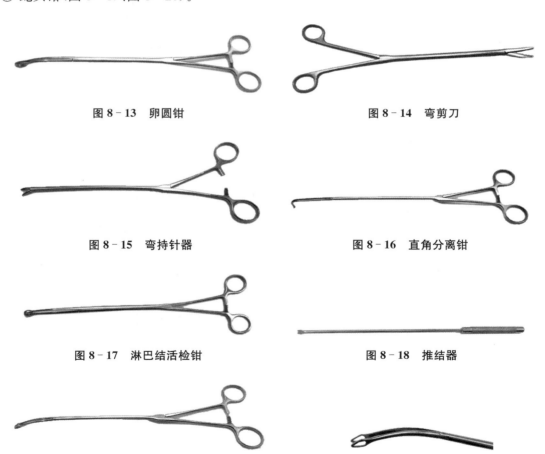

图 8‑13　卵圆钳　　　　　　　　图 8‑14　弯剪刀

图 8‑15　弯持针器　　　　　　　图 8‑16　直角分离钳

图 8‑17　淋巴结活检钳　　　　　图 8‑18　推结器

图 8‑19　蛇头钳　　　　　　　　图 8‑20　蛇头钳前端

第三节　肺部手术护理配合

一、常见用物准备

（一）体位用物　包括头枕×1、腋下垫×1、侧卧位架×1、搁手板×1。

（二）一次性用物

1. 常规物品　高频电刀笔1个、吸引管1个、35×34 cm 抗菌手术薄膜1张、医用真丝编织线（1#、4#、7#、10#各1板）、开胸缝合针（含5×14圆针、7×17圆针、12×20圆针、11×34圆针、9×28角针×2枚）、0# PDS 不可吸收缝线、无菌手术刀片20#和11#各1个、石蜡油1包、吸收性明胶海绵、棉球1包、胸腔闭式引流瓶1个、胸引管粗细各备一根、备无菌导尿包1个、一次性使用灭菌橡胶外科手套若干。

2. 特殊物品　见表8-4。

表8-4　在特殊物品准备中开放手术和腔镜手术的区别

开 放 手 术	腔 镜 手 术
Hem-o-Lok 夹若干、一次性直线切割闭合器、闭合钉若干、备止血纱	同左,医用缆线无菌隔离护套1个、标本取出器1个、一次性切口牵开器两个

（三）无菌敷料　包括开胸包（开胸孔巾1块、治疗巾10块、显影纱垫10块、显影纱布20块、大盐水碗1个、换药碗2个、弯盘1个、小药杯1个）、无菌手术衣服若干、无菌持物缸1个、无菌擦手小毛巾若干包。

（四）手术器械　见表8-5。

表8-5　在手术器械准备中开放手术和腔镜手术的区别

开 放 手 术	腔 镜 手 术
开胸器械、肺器械、撑开器、超声刀、超声刀线	胸腔镜器械、医生腔镜补充器械、超声刀、超声刀线、光缆线、保温杯

（五）仪器设备　单极电刀、超声刀使用前检查主机功能状态,调节模式、根据手术需求调节参数,粘贴负极板时应符合要求（详见第一章第二节）；充气式加温仪应提前设置好参数,并摆放好位置避免术中滑落,腔镜手术中还应检查摄影系统设备。

二、麻醉方式

麻醉方式选择全身麻醉。

三、手术体位

医生根据病灶部位选择左侧或右侧卧位。

四、器械护士配合

（一）肺部常见手术方式　常见手术方式包括肺叶切除术、全肺切除术、腔镜肺大疱切除术、腔镜肺叶切除术。

（二）手术配合步骤

1. 清点　器械护士提前15～30分钟执行外科洗手，保证有充足的时间进行物品的检查和清点，并与巡回护士共同清点物品，包括手术敷料、手术器械、手术特殊物品、杂项物品等。

2. 选择切口　见表8-6。

表8-6　开放手术和腔镜手术的切口区别

开 放 手 术	腔 镜 手 术
肺叶：改良后外侧切口 全肺：后外侧，经第6肋骨床中线或第7肋骨上缘	根据手术方式在肋间做切口，选择主操作孔：腋前线第4或第4、5肋间做4～5 cm切口，选择观察孔腋前线第6或第7肋间做1 cm小口

3. 消毒

（1）消毒液：参照使用说明选择和使用。常选用0.5％～1％碘伏直接涂擦手术区，消毒至少2遍。

（2）消毒范围：前后过正中，上肩及上臂上1/3，下过肋缘，包括同侧腋窝。

4. 铺单

（1）器械护士将三块中单对折打开依次递给医生铺于身体两侧及头端，布类治疗巾按"我（纵行1/4折边对着自己）、你（纵行1/4折边对着外科医生）、你、我"顺序，依次传递给外科医生铺于切口四周，要求铺单后能看到切口标识，之后另递一块治疗巾蘸切口周围未干的消毒液。

（2）器械护士将抗菌贴膜展开后与医生共同贴于切口上方。

（3）切口下缘铺一块中单。

（4）铺开胸孔巾，下垂边缘至手术台缘≥30 cm。

5. 切开皮肤、皮肤组织　见表8-7。

表8-7　开放肺手术和腔镜肺手术切开方式的区别

开 放 手 术	腔 镜 手 术
递20#刀片切开皮肤，同时两块纱布垫擦拭出血，递电刀、中弯钳分离皮下组织和肌肉，遇出血电凝止血，递甲状腺拉钩牵开皮肤及皮下组织	递11#刀片切开皮肤后递电刀、有齿镊切开皮下组织，递一块干纱布垫拭血，递电刀纵行逐层切开皮下组织及肌层，遇出血用电凝止血。放入一次性切口牵开器

6. 不同术式的手术配合　见表8-8。

表 8-8 肺叶切除术的手术配合

手术名称	手术配合步骤
肺叶切除术	(1) 暴露术野,探查胸腔:递两块湿纱布垫保护切口,递胸骨撑开器撑开切口,显露术野,递生理盐水医生洗手探查胸腔 (2) 游离肺血管并结扎:递两把肺钳或无齿卵圆钳将肺提起将上叶向后牵开,递无损伤镊、精细脑膜剪剪开肺门处纵隔胸膜,显露肺血管,递超声刀、血管镊分离血管周围组织,再递密氏钳充分暴露肺血管和血管旁组织;分离钳或密氏钳游离血管,递Hem-o-Lock夹结扎血管或传统丝线缝扎+结扎血管后离断,(也可用一次性切割闭合钉夹闭血管后离断,钉仓要涂抹石蜡油润滑)必要时用5×14圆针缝合加固残端 (3) 闭合气管:肺叶动静脉剪断结扎缝合后,开始递无损伤镊、超声刀分离肺叶支气管,分离后递直角钳夹住支气管,递11#刀片切断,递洗必泰棉球擦拭后递抗菌薇乔或普理灵线缝合断端,或用一次性切割闭合器钉闭离断气管,取出标本放入弯盘 (4) 检查有无漏气:递温热盐水灌洗胸腔,同时麻醉医生鼓肺,外科医生检查支气管残端和剩余肺组织是否漏气,包埋残端,如有漏气递7×17中5×12圆针4#丝线修补;递吸引器吸干
全肺切除术	(1) 暴露探查同肺叶 (2) 游离肺动脉、肺静脉并结扎 (3) 右全肺叶切除:递卵圆钳将肺向上牵引,电刀或超声刀离断下肺韧带,密氏钳、无损伤镊游离下肺静脉,血管闭合器钉闭后离断或传统缝扎及结扎后离断,同法处理右上肺静脉。递无损伤镊、超声刀,离断奇静脉下方及肺门前方的纵隔胸膜。显露右肺动脉主干及分支,递密氏钳或无损伤分离韧带7#或4#丝线结扎处理或Hem-o-Lok夹结扎处理肺动脉分支及,使用血管切割闭合器处理肺动脉主干 (4) 左全肺切除:上下肺静脉处理同右全肺切除。递超声刀、血管镊、在主动脉弓下缘下方切开纵隔胸膜向肺门延伸,显露左肺动脉主干及上肺静脉,依次使用血管闭合器处理,必要时残端使用抗菌薇乔或普理灵线加固 (5) 游离切断支气管同肺叶切除
腔镜肺大疱切除术	(1) 腔镜探查:递保温杯、纱布垫擦拭镜头,医生将镜头放入观察孔 (2) 切除病灶:递卵圆钳提起肺病灶边缘正常组织,确认病灶位置后递腔内直线切割闭合器将病灶切除,检查肺残面,有无出血或病变残留
腔镜肺叶切除术	(1) 腔镜探查:递保温杯、纱布垫擦拭镜头,医生将镜头放入观察孔,首先探查病灶位置及是否有胸腔内播散情况 (2) 游离肺动静脉:递腔镜下长卵圆钳、超声刀打开叶间裂,游离肺动脉、肺静脉及支气管。递腔镜下长分离钳分离周围组织,显露肺动、静脉及各分支,递Hem-o-Lok夹结扎分支血管超声刀离断或使用一次性直线切割闭合器闭合离断血管 (3) 处理气管:递超声刀、电钩分离气管,递一次性直线切割闭合器夹闭气管,嘱麻醉医生鼓肺检查余肺复张情况,启动闭合器切割闭合叶支气管 (4) 取标本:递标本袋或8号手套取出标本,检查无误后放入弯盘内 (5) 清扫淋巴结:递腔镜下长吸引器和超声刀或电钩分离淋巴结及周围脂肪组织,递淋巴结活检钳取出淋巴结,与医生核对无误后用湿纱布包裹好放入弯盘中,做好标记以便区分

7. 冲洗切口,缝合 见表 8-9。

表 8-9　在关闭手术切口中开放手术和腔镜手术的区别

开 放 手 术	腔 镜 手 术
(1) 冲洗、止血：递生理盐水冲洗，递碘伏消毒纱布消毒切口周围皮肤，递 11# 刀片于胸腔低位皮肤切一小口，电刀切开肌层，递中弯血管钳经肋间戳口引出胸腔引流管，递三角针 7# 丝线固定引流管 2 针（先缝针，再戳孔） (2) 清点后关闭切口：清点数目无误后递合拢器闭合肋骨，根据医生要求递合适 12×20 圆针双 10# 或 0# PDS 不可吸收缝线关胸，缝线逐层关闭切口，递消毒纱布消毒后，递无菌敷料包扎伤口	(1) 冲洗、止血：递生理盐水冲洗，遇出血用电凝止血或应用止血材料填塞。递胸腔引流管或负压球，递三角针 7# 丝线固定引流管 2 针 (2) 清点后关闭切口：清点数目无误后根据医生要求递合适缝线逐层关闭切口，递消毒纱布消毒后，递无菌敷料包扎伤口 (3) 安全撤离腔镜物品

第四节　食管手术护理配合

一、手术常见用物准备

（一）体位垫　体位垫包括大垫子×1、骨盆固定架×2、搁手板×1、侧手架×1。

（二）一次性用物

1. 常规用物　高频电刀笔 1 个、吸引器 1 个、电刀清洁片、34 cm×35 cm 抗菌手术薄膜 2 张、医用真丝编织线（1#、4#、7#、10# 各 2 板）、无菌手术刀片 20# 和 11# 各 2 个、三切口缝针（含 5×14 圆针、7×17 圆针、12×20 圆针、11×34 圆针、9×28 角针）、石蜡油 1 包、无菌导尿包 1 个、棉球 1 包、胸引管 1 个、胸引瓶 1 个、备一次性使用灭菌橡胶外科手套若干。

2. 特殊用物　开放手术时根据需要使用 0# 不可吸收缝线。腔镜手术时，应准备切口保护套、Hem-o-Lok 夹若干、医用缆线无菌隔离护套。

（三）无菌敷料　无菌敷料包括开胸包（开胸孔巾 1 块、治疗巾 10 块、纱垫 10 块、纱布 20 块、大盐水碗 1 个、换药碗 2 个、弯盘 1 个、小药杯 1 个）、三切口包（三切口单 1 块、治疗巾 12 块、纱垫 10 块、盐水碗 1 个）、无菌手术衣服若干、无菌持物缸 1 个、无菌擦手小毛巾若干包。

（四）手术器械　见表 8-10。

表 8-10　在手术器械准备中开放手术和腔镜手术的区别

开 放 手 术	腔 镜 手 术
三切口器械、荷包钳、超声刀、立格秀	同左，保温杯、胸腔镜镜头、光缆线、腔镜器械

（五）仪器设备　电刀、负压吸引器、超声刀、立格秀平台使用前检查主机功能状态，调节模式、根据手术需求调节参数（详见第一章第二节），腔镜手术中还应检查摄影系统、CO_2 气源等设备。

二、手术麻醉方式

手术麻醉选择全身麻醉。

三、手术体位

食管癌手术体位采用先右侧卧位再平卧位,食管平滑肌瘤手术体位根据肿瘤的位置采用侧卧位。

四、器械护士配合

(一)食管手术方式　包括食管平滑肌瘤切除术、食管癌根治术、胸腔镜食管癌根治术。

(二)手术配合步骤

1. 清点　器械护士提前15～30分钟执行外科洗手,保证有充足的时间进行物品的检查和清单,并与巡回护士共同清点物品,包括手术敷料、手术器械、手术特殊物品、杂项物品等。

2. 选择切口　见表8-11。

表8-11　开放食管手术和腔镜食管手术切口的区别

开 放 手 术	腔 镜 手 术
食管癌: 上段:颈、胸、腹三切口 上段、部分中段:右侧胸壁第5肋间隙前外侧做一弧形切口 中段、中下段:胸腹联合切口 食管平滑肌瘤: 中段:右后外侧切口 下段:左后外侧切口	食管癌:先左侧卧位,剑突水平线与腋中线交界处1.0 cm小切口作腔镜镜头探视孔,观察后取腋前线第7或第4肋间3.0 cm左右小切口及腋后线第6肋间0.5 cm切口作为操作通道。再平卧位,取上腹正中4.0～5.0 cm切口

3. 消毒

(1)消毒液:参照使用说明选择和使用。常选用0.5%～1%碘伏直接涂擦手术区,消毒2遍。

(2)消毒范围

1)胸部:前后过正中线,上肩及上臂1/3,下过肋缘,包括同侧腋窝。

2)腹部:上至平乳头,下至平大腿上1/3,两侧过正中线。

4. 铺单

(1)胸部:① 递两块布类中单(纵行1/2对折)依次传递给外科医生分别铺于患者身体两侧,再递对折的布类中单覆盖切口上缘包含头架,其余治疗巾按“我(纵行1/4折边对着自己)、你(纵行1/4折边对着外科医生)、你、我”顺序,依次传递给外科医生铺于切口四周,要求铺单后能看到切口标识,之后另递一块治疗巾蘸切口周围未干的消毒液;② 器械护士将抗菌贴膜展开后传递;③ 切口下缘铺一块中单;④ 铺长方孔巾,下垂边缘至手术台缘

≥30 cm。

（2）腹部：① 两块中单对折分别铺于患者的两侧，其余治疗巾按"我（纵行 1/4 折边对着自己）、你（纵行 1/4 折边对着外科医生）、你、我"顺序，依次传递给外科医生铺于切口四周，要求铺单后能看到切口标识，之后另递一块治疗巾蘸切口周围未干的消毒液；② 器械护士将抗菌贴膜展开后传递；③ 切口下缘铺一块中单；④ 铺长方孔巾，下垂边缘至手术台缘≥30 cm。

5. 食管手术不同术式的手术配合　见表 8-12。

表 8-12　食管平滑肌瘤切除术手术配合

手术名称	手术配合步骤
食管平滑肌瘤切除术	（1）切皮、皮下组织：递 20# 刀片切开皮肤及皮下组织，递电刀、有齿镊分离皮下组织 （2）充分暴露手术野：递两块湿纱垫放于肋缘两侧以保护切口，递胸腔撑开器撑开胸腔（根据切口的大小选择合适的撑开器），打开纵隔胸膜 （3）探查平滑肌瘤位置，游离肿瘤附近的食管：递超声刀游离，直角钳绕过食管牵出纱带，用胸腔止血钳夹住尾端，牵拉起食管 （4）纵行切开平滑肌瘤表面，显露瘤体：组织剪锐性剥离或能量器械小心剥离，如不慎将食管黏膜撕破，递长持针器 1# 丝线缝合 （5）缝合肌层，关闭胸膜：递长无损伤镊协助，递 11×34 圆针 4# 丝线间断缝合食管肌肉层；递长无损伤镊协助，7×17 圆针 4# 丝线缝合胸膜，关闭纵隔胸膜（注意，关闭胸膜层时应增加清点次数） （6）冲洗胸腔，彻底止血：递 38～40℃ 的生理盐水冲洗胸腔，检查胸腔彻底止血 （7）关闭胸腔：清点器械、纱布、缝针等所有数目确认无误后，递 0# 不可吸收缝线或圆针双 10# 丝线关胸，递合拢器闭合肋骨，12×20 圆针 7# 丝线缝合肌肉，递血管钳或有齿短镊 12×20 圆针 4# 丝线缝合皮下组织，用 0.5%～1% 碘伏纱布消毒皮肤，角针 4# 丝线缝合皮肤
食管癌根治术	（1）逐层暴露：递 20# 刀片依次切开皮肤，递有齿镊、干纱布垫两块，递电刀切开皮下组织、胸壁各肌层及肋间肌肉，电刀止血或中弯钳夹住出血点，1# 丝线结扎 （2）切开胸膜、探查胸腔：递两块湿纱布垫放于肋缘两侧以保护切口，递胸腔撑开器撑开胸腔（根据切口的大小选择合适的撑开器），用手探查胸腔、食管肿瘤的位置 （3）切开纵隔胸膜、游离食管：递长镊、长组织剪剪开胸膜，递超声刀分离食管周围组织，用纱带提起食管，再向上、下扩大游离范围，游离出一大段食管，食管游离完毕，递 2 把胸腔止血钳提起膈肌，切开膈肌，7×17 圆针 7# 丝线悬吊膈肌 （4）分离胃大网膜，胃、脾、肝胃韧带：递 4# 丝线结扎或圆针 4# 丝线缝扎胃左动脉，递直角钳和可克钳夹住食管和胃贲门部，递 11# 刀片切除标本端，残端用 1：2 000 洗必泰棉球消毒，食管近段用 12×20 圆针双 7# 号线缝扎后递中弯钳牵引 （5）切除病变食管及近端胃：递中弯游离胃右血管，结扎后离断并保留胃网膜右血管，使用组织切割闭合将余消化道裁成管胃待吻合，取出肿瘤组织＋近端胃组织 （6）胃、食管吻合：在食管近段上荷包钳，用荷包线缝合食管，递 3 把皮肤钳夹住食管黏膜及肌肉层，把吻合器砧头放入食管内，收紧荷包线，将代替食管的胃提到胸腔，电刀打开管胃近端，递吸引器吸净管胃内内容物，递长镊子夹持洗必泰棉球擦拭食管残端，递吻合器手柄插入，对接砧头与吻合器手柄，完成吻合；退出吻合器，递中弯钳及中单两块协助检查吻合圈是否完整

手术名称	手术配合步骤
	（7）冲洗胸腔，彻底止血：递 38～40℃的生理盐水冲洗胸腔，检查胸腔彻底止血 （8）放置胸引管：递 0.5%～1%碘伏纱布消毒皮肤，11# 刀片切开，9×28 角针 7# 丝线、4# 丝线各一针固定胸引管 （9）关闭胸腔：物品清点无误后，递 0# PDS 可吸收线或大圆针双 10# 丝线关胸，递合拢器闭合肋骨，12×20 圆针 7# 丝线缝合肌肉，递中弯钳或有齿短镊、12×20 圆针 4# 丝线缝合皮下组织，递消毒纱布球擦拭皮肤，9×28 角针 4# 丝线缝合皮肤
胸腹腔镜食管癌根治术	（1）切开皮肤、皮下组织及肌肉：在胸部做 4 个切口并放入穿刺器（两个 10 mm，两个 5 mm），胸腔镜孔放于腋后线第 8 肋间，操作孔放于腋后线第 6 肋间，一个辅助孔放于腋前线第 7 肋间，另一个辅助孔放于腋前线第 4 肋间 （2）切开胸膜，探查胸腔 （3）切开纵隔胸膜、游离食管：递超声刀切开食管表面的纵隔胸膜，把胸段的食管充分暴露，分离出奇静脉，用腔内血管闭合器切断奇静脉或金色 Hem-o-Lok 夹 4 枚处理，再往奇静脉远端及近端游离食管，递腔镜蓝柄分离钳探查各区域淋巴结后清扫 （4）分离胃大网膜、胃、脾、肝胃韧带：腹部做 4 个操作孔，放入合适位置穿刺器，递超声刀切断胃短动静脉，递紫色 Hem-o-Lok 夹处理胃左血管，后转开放，作腹部正中小切口，直视下递切割闭合器制成管状胃，必要时递蓝海钳或长镊子及超声刀清扫腹腔内淋巴结 （5）切除病变食管：通过颈部切口将管状胃提至颈部，递可克钳夹住食管，递 11# 刀片切断食管，递吻合器完成端侧食管胃吻合，取出标本 （6）胃、食管吻合：在食管近段缝闭处的上方用荷包钳夹住，在荷包钳的下方 1 cm 切断食管远端，用荷包线缝合食管，递 3 把皮肤钳夹住食管黏膜，把吻合器砧头放入食管内，收紧荷包线，把代替食管的胃提到颈部，递吸引器吸净内容物，插入吻合器手柄，对接砧头与吻合器手柄，完成吻合；退出吻合器，递中弯钳协助检查吻合圈是否完整（同前） （7）冲洗胸腔，彻底止血：递 38～40℃生理盐水冲洗胸腔，检查胸腔彻底止血 （8）放置胸引管：递 0.5%～1%碘伏纱布球消毒皮肤，11# 刀片切开，9×28 角针 7# 丝线、4# 丝线各一针固定胸引管 （9）关闭胸腔：用 12×20 圆针 7# 丝线关胸，递血管钳或有齿短镊辅助圆针 4# 丝线缝合皮下组织，用 0.5%～1%碘伏纱布消毒皮肤，9×28 角针 4# 丝线缝合皮肤。关胸已在翻身前完整，同腔镜手术；之后在平卧位同时关颈部和腹部切口

第五节　纵隔手术护理配合

一、常见用物准备

（一）体位用物　包括枕头×1、中单胸骨垫×1，长沙袋×3，挡板×2；侧卧位：大垫子×1、侧卧位架一套（侧手架×1、骨盆固定架×1）、搁手板×1（图 8-21）。

（二）一次性用物

1. 常规物品　高频电刀笔 1 个、电刀清洁片、吸引管 1 个、35×34 cm 抗菌手术薄膜 1

张、冲洗器 1 个、医用真丝编织线 $1^{\#}$、$4^{\#}$、$7^{\#}$、$10^{\#}$ 各一板、骨蜡 3 包、开胸缝合针(含 5×14 圆针、7×17 圆针、12×20 圆针、11×34 圆针、9×28 角针×2 枚)、$20^{\#}$ 无菌手术刀和 $11^{\#}$ 各 2 片,$5^{\#}$ 成人钢丝 1 包、骨蜡 3 包、吸收性明胶海绵 2 包、胸引管 1 个、胸引瓶 1 个、无菌导尿包 1 个、灯炳套。

2. 特殊物品　腔镜手术需准备医用缆线无菌隔离护套、Hem-o-Lok 夹若干、切口保护套、备止血纱。

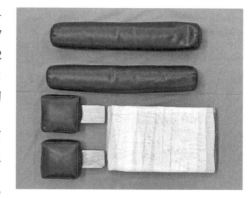

图 8-21　体位垫

(三)无菌敷料　开胸包(开胸孔巾 1 块、治疗巾 10 块、纱垫 10 块、纱布 20 块、大盐水碗 1 个、换药碗 2 个、弯盘 1 个、小药杯 1 个)、无菌中单 1 包、无菌手术衣 5 件、无菌持物干缸 1 个、无菌擦手小毛巾 1 包。

(四)手术器械　见表 8-13。

表 8-13　在手术器械准备中开放手术和腔镜手术的区别

开 放 手 术	腔 镜 手 术
胸腺瘤器械、胸骨锯、超声刀	胸腺瘤器械、超声刀、腔镜器械

(五)仪器设备　电刀、负压吸引器、超声刀平台使用前检查主机功能状态,调节模式、根据手术需求调节参数(详见第一章第二节),腔镜手术中还应检查摄影系统、CO_2 气源等设备。

二、手术麻醉方式

麻醉方式选择全身麻醉。

三、手术体位

见表 8-14。

表 8-14　开放纵隔手术和胸腔镜纵隔手术体位区别

开 放 手 术	腔 镜 手 术
仰卧位胸骨下垫高,头下垫枕头,右手固定于身体旁左手外展,患者左侧腋下塞 2 根长沙条和挡板固定	侧卧位腋下垫腋垫,头下垫枕头,左手固定于侧手架,右手固定于搁手板上两腿之间垫软垫,头端放头架保护头部

四、器械护士配合

(一)纵隔手术方式　包括纵隔肿物切除术、腔镜下纵隔肿物切除术。

（二）手术配合步骤

1. 清点　器械护士提前 15～30 分钟执行外科洗手，保证有充足的时间进行物品的检查和清单，并与巡回护士共同清点物品，包括手术敷料、手术器械、手术特殊物品、杂项物品等。

2. 选择切口　见表 8-15。

表 8-15　开放纵隔手术和胸腔镜纵隔手术手术切口区别

开 放 手 术	腔 镜 手 术
正中开胸入路	侧胸入路 剑突下入路

3. 消毒

（1）消毒液：参照使用说明选择和使用。常选用 0.5%～1% 碘伏直接涂擦手术区，消毒 2 遍。

（2）消毒范围　见表 8-16。

表 8-16　开放纵隔手术和胸腔镜纵隔手术切口区别

开 放 手 术	腔 镜 手 术
左右过腋中线，上至锁骨，下过脐平行线	前后过正中，上肩及上臂上 1/3，下过肋缘，包括同侧腋窝

4. 铺单　见表 8-17。

表 8-17　在手术铺单中开放手术和胸腔镜手术区别

开 放 手 术	腔 镜 手 术
（1）用布类治疗巾团成球状递于外科医生铺于颈部左右两侧 （2）头架上铺横向对折中单 （3）纵向对折中单铺于躯干左右两侧 （4）将布类治疗巾按"我（纵行 1/4 折边对着自己）、你（纵行 1/4 折边对着外科医生）你、我"顺序，依次传递给外科医生铺于切口周围，之后另递一块治疗巾蘸切口周围未干的消毒液。术野贴上抗菌手术薄膜 （5）纵向对折中单铺于切口下缘，铺开胸孔巾 （6）两块中单分别展开铺于头架，大单平切口下缘铺遮至托盘，下垂边缘至手术台缘≥30 cm	（1）器械护士将三块中单对折打开依次递给医生铺于身体两侧及头端，布类治疗巾按"我（纵行 1/4 折边对着自己）、你（纵行 1/4 折边对着外科医生）、你、我"顺序，依次传递给外科医生铺于切口四周，要求铺单后能看到切口标识，之后另递一块治疗巾蘸切口周围未干的消毒液 （2）器械护士将抗菌贴膜展开后与医生共同贴于切口上方 （3）切口下缘铺一块中单 （4）铺长方孔巾，下垂边缘至手术台缘≥30 cm

5. 切开皮肤、皮肤组织　见表 8-18。

表 8‑18　在手术切开方式中开放手术和胸腔镜区别

开 放 手 术	腔 镜 手 术
递 20# 刀片和两把有短齿镊切开皮肤和皮下组织,递两块干纱垫拭血,递电刀纵行逐层切开皮下组织及肌层,遇出血用电凝止血	递 11# 刀片切开皮肤后递电刀有齿镊切开皮下组织,递一块干纱垫拭血,递电刀纵行逐层切开皮下组织及肌层,遇出血用电凝止血,放入一次性切口牵开器

6. 纵隔手术不同术式的手术配合　见表 8‑19。

表 8‑19　纵隔肿物切除术的手术配合

手术名称	手术配合步骤
纵隔肿物切除术	(1) 暴露分离:递甲状腺拉钩牵开皮肤,递密氏钳撑开胸骨上凹,递 2 把中弯血管钳钳夹剑突,线剪剪开,递血管钳或组织剪钝性分离胸骨后疏松结缔组织 (2) 劈开胸骨:递电刀切开胸骨骨膜,逐步分离胸骨切迹达胸骨后,递组织剪剪断剑突后,递胸骨锯沿胸骨中线纵行锯开胸骨,骨膜用电凝止血,骨蜡涂于骨髓腔止血 (3) 显露胸骨:显露胸腺、前纵隔,递两块纱布垫保护,递胸骨撑开器撑开胸骨。递血管钳分离,递超声刀分离止血,递血管钳钳夹牵引或 12×20 圆针 7# 丝线贯穿缝扎,蚊式钳钳夹线尾牵引 (4) 取出标本:递组织剪锐性或术者食指包裹纱布垫钝性沿包膜外自上而下剥离瘤体,递血管钳钳夹肿瘤蒂部,组织剪剪断后移除标本,递 12×20 圆针 7# 丝线缝扎或结扎,遇出血用电凝止血或应用止血材料填塞
腔镜下纵隔肿物切除术	(1) 腔镜探查:递保温杯、纱布垫擦拭镜头,医生将镜头放入观察孔,首先探查病灶位置及是否有播散情况 (2) 分离止血:递分离钳夹提组织,找出肿物所在位置,充分暴露肿物的位置,递超声刀分离止血或电凝接在分离钳上止血,递 Hem-o-Lok 夹结扎血管 (3) 取出标本:递超声刀和分离钳沿包膜外自上而下剥离瘤体,递卵圆钳钳夹肿瘤蒂部,长剪刀剪断,移除标本,递中号圆针 7# 丝线缝扎或结扎,遇出血用电凝止血或应用止血材料填塞

7. 冲洗切口,缝合　见表 8‑20。

表 8‑20　在关闭切口中开放手术和胸腔镜手术的区别

开 放 手 术	腔 镜 手 术
(1) 检查伤口,彻底止血:递生理盐水冲洗伤口,递骨蜡涂封骨髓腔或电凝止血 (2) 放引流器:递 11# 刀片于胸腔低位距离切口 3～4 cm 皮肤切一小口,电刀切开肌层,递中弯血管钳戳口引出胸腔引流管,递角针 7# 丝线固定引流管 2 针	(1) 检查伤口,彻底止血:递生理盐水冲洗,遇出血用电凝止血或应用止血材料填塞 (2) 放引流器:递 11# 尖刀于胸腔低位皮肤切一小口,电刀切开肌层,递中弯血管钳戳口引出胸腔引流管,递 9×28 角针 7# 丝线固定引流管 2 针

续 表

开 放 手 术	腔 镜 手 术
（3）缝合：清点无误后关闭切口，递胸骨钢丝对称缝合 4～5 针缝合胸骨，尾端递钢丝血管钳钳夹，遇出血递电凝止血或 5×12 圆针 1# 线缝扎；递合拢器对合牵拉，并拧紧胸骨钢丝，递钢丝剪减去多余部分；递 11×34 圆针 10# 丝线间断缝合骨膜、结缔组织与皮肤，7# 丝线缝合皮下组织，递 9×28 角针 4# 丝线缝合皮肤，备无菌伤口敷料	（3）缝合：清点无误后关闭切口，递合拢器合拢肋骨关胸，递 11×34 圆针 10# 丝线间断缝合骨膜、结缔组织与皮肤，7# 丝线缝合皮下组织，递 9×28 角针 4# 丝线缝合皮肤，备无菌伤口敷料

第六节　胸外科手术巡回护士配合规范

胸外科手术具有手术时间长、手术风险大、突发状况多、使用器械及物品多、对器械要求高、手术复杂、配合难度大等特点。目前主要以胸腔镜手术和机器人两种手术方式为主，其优点在于手术切口小，恢复快。目前有些医院已使用无线胸腹腔镜一体机，新设备的更新对于手术室护士来讲也是一种考验。护士需要不断学习，与医疗设备发展共同进步。本节对胸外科巡回护士工作配合重点进行梳理。

一、术前专科化访视

1. 胸腺瘤患者术前评估患者的心脏及肺功能　有无大血管压迫、呼吸困难等症状及是否合并肌无力备相应的急救器械与设备，如气管切开包、氧气枕、呼吸囊等。

2. 肺功能锻炼　嘱患者做上肢扩胸运动、深呼吸及有效咳嗽，指导患者吹气球和吹水泡，反复练习，增强患者的呼吸功能和肺活量。

3. 通常建议戒烟 2 周　术后肺部感染等相关并发症发生率大大降低，也提高了手术的安全性。

4. 腹式呼吸　吸气时用鼻吸入，尽力挺腹，胸部不动；呼气时用口呼出，同时收缩腹部，胸廓保持最少活动幅度，缓呼深吸，增进肺泡通气量，每分钟呼吸 7～8 次，如此反复训练，每次 10～20 分钟，每日 2 次。

5. 雾化吸入　术前 3 日开始进行药物雾化吸入，每日 2～3 次，每次 15～20 分钟。

二、术中护理配合要点

（一）迎接患者

1. 安全核查　严格执行手术查对制度，正确核对患者基本信息和手术信息。认真核查手术部位及手术标识是否规范，尤其是胸科肺手术。

2. 转运交接

（1）患者转运：转运患者前，肺部术前做定位的患者应注意保护定位针在位，采用平移或者四人搬运法,不可拖拽患者。如患者有意识障碍或病情不稳定时,需有医护人员全程陪同。

(2)用物交接:胸科手术患者术前检查胸腔闭式引流管和瓶,引流管粗细各备一根。携带必要的X线片、CT片等影像学资料。核对术中用药数量和剂量等,避免遗失。

3. 手术间布局和物品准备

(1)手术间布局:巡回护士在术前检查手术间仪器设备在位备用情况。应充分考虑手术间的布局和设备摆放,避免术中有不必要的床体调整或者患者体位移动现象(腔镜机器放置于患者的头端)。

(2)胸科特殊物品准备:仪器如超声刀、立格秀、带有氩气的ERBE、无线腔镜一套(镜头、冷光源)、腔镜显示设备等应提前准备。

(3)高值耗材准备:胸科巡回护士在手术开始前,按照二级库耗材预约单上的信息逐项领取、使用,做好出入库的登记收费。

(二)安全用药 严格按照医嘱执行术中用药。术前严格执行《抗菌药物使用原则》,把握好给药时机,术前0.5～2小时内或麻醉开始时首次给药;手术时间超过3小时或失血量大于1 500 mL,术中可给予第二剂。

(三)麻醉护理(参考第二章第二节) 麻醉前执行第一次安全核查。

(四)体位摆放(参考第三章第二节) 胸科手术常规都是90°的侧卧位,腋下垫勿紧贴腋窝(留约一拳的间隙),避免腋神经及血管受压。骶尾部、耻骨联合处注意固定的松紧适宜,避免过紧,男性患者注意会阴部有无压迫。胸外科侧卧位是上腿弯曲,下腿伸直,这样有利于腹部的放松。根据医生习惯看是否需要摆腰桥(顺序:先整体将床头低脚高,然后压低床的头板),这样就可以将胸部抬高,从而充分暴露手术野。做食管手术时,应提前调整手术床位置,以便术中更换体位时医生摆放侧卧位并抬高胸部。

(五)胸科不同手术巡回护士术中配合要点

(1)肺部手术时,肺部有定位针的患者,术中取出定位针应及时查看定位钩的完整性;严格控制全肺手术患者的输液量,液体滴速控制在20～30滴/分,24小时的补液量控制在2 000 mL。

(2)各管路管理:胸外科手术管路种类(输液管、深静脉管、胸引管、导尿管)。胸引管作为胸外科开胸手术的常用引流管道,应注意随时观察引流管中液面的波动,术后早期水柱波动范围为3～4 cm。随着胸腔内气体和液体的排出残腔缩小,术后48～72小时水柱波动范围为0.5～1 cm。水柱波动范围小或无波动,考虑引流不畅,应分析原因(挤压或调整胸引管位置);针对肺段切除或肺裂不全行肺叶切除可造成肺断面漏气,术后患者在清醒期咳嗽、深呼吸时有少量气体是正常的,不需特殊处理后均可自行愈合。

(3)更换体位护理:① 特别注意胸引管,勿牵拉;② 撤手术单时需轻拿轻放,严格遵守无菌操作原则。

(4)术中保温护理:采取棉被、输液加温系统及暖风机对患者进行保暖。

三、术后护理观察要点

(一)各管路在位通畅 胸科手术常见的管路有外周静脉输液管路、深静脉置管、有创动脉置管、留置尿管、引流管、胸引管等,出室前检查各个管路的在位、标识清晰。

(二)胸腔闭式引流的注意事项 观察胸引瓶是否通畅最简单的方法是观察胸引管能

否排出气体和液体,只需让患者深呼吸或者咳嗽,胸引瓶内水柱会随着呼吸上下波动,波动范围一般在 4～6 cm。胸引瓶液面应低于引流管胸腔出口平面 60 cm,任何情况下不应高于患者胸腔,以免引流液逆流入胸膜腔而造成感染。胸腔闭式引流应妥善固定,保持管道密闭,保持引流管的通畅,勿折叠、勿扭曲、勿受压,定时挤压引流管,30～60 分钟 1 次,防止血凝块堵塞引流管。如过床时引流管脱落,应立即用手捏闭伤口处皮肤,然后协助医生做进一步处理。随时检查引流装置是否密闭及有无脱出,搬动患者或更换引流瓶时应双重夹闭引流管,以防漏气,导致气胸。胸腔闭式引流的有效体位为半坐位。

(三)患者出室前执行第三次安全核查 待患者离开即安排打扫手术间、补充手术间物品,将仪器设备定位放置。

(四)术后随访 术后 48～72 小时内进行术后随访,了解患者术后恢复情况及对手术室工作的满意度,及时改进工作。

(朱霞　朱慧　张德玲　杨淇　闫冰冰)

[1] 郭莉. 手术室护理操作指南[M]. 北京:人民卫生出版社,2020.
[2] 钱蒨健. 实用手术室护理[M]. 上海:上海科学技术出版社,2005.
[3] 李泽坚. 实用临床胸外科学[M]. 北京:科学技术文献出版社,2007:6.

第九章
心脏外科手术护理配合

第一节　心脏外科疾病概述

　　心脏外科主要研究心脏大血管创伤、心包疾病、先天性心脏病、后天性心脏瓣膜病、心脏肿瘤等方面疾病。1954 年 2 月兰锡纯教授首先在国内成功施行二尖瓣狭窄闭式交界分离术，推动心脏外科的迅速发展，随即心内直视手术在国内多地开展，收效良好。随着现代医学诊断技术的不断发展，微创技术已不断被应用于临床，内镜技术、介入技术、腔镜技术和机器人辅助外科技术已经成为心外科微创治疗的重要手段。

一、心脏

　　（一）解剖学基础　　心脏位于胸骨后方和胸椎前方的纵隔之中，稍偏左下方，呈前后略扁的圆锥形，大小约跟本人拳头相等，内部有四个空腔，上部两个是心房，下部两个是心室。心房和心室的舒张和收缩推动血液循环全身。心脏瓣膜由心内皱褶构成。主动脉瓣位于主动脉窦的内壁，每个瓣叶游离缘形成主动脉瓣的闭合缘。二尖瓣位于主动脉口的左下方，呈圆形，又称左房室瓣。三尖瓣位于房间隔之间，又称右房室瓣（图9-1）。

　　冠状动脉为心脏供血的主要血管，分左、右 2 支，分别起始于主动脉窦。其主干及主要分支在冠状沟和前、后室间沟的心外膜下行走，在下行途中又出很多分支，最后的细支进入深部，分布于心肌之中。冠状动脉的各主支分布在心肌表面上。其分支则沿肌的肌肉纤维、筋膜分出属支，随心肌的深度而减少，其间的交通支越至深层则越少。如其属支发生阻塞，部分心肌将部分或全部发生缺血病变（图9-2）。

　　（二）常见疾病

　　1. 先天性心脏病　　心脏在胎儿期发育异常所致，病变可累及心脏各组织，常见疾病包括先天性房间隔缺损、先天性室间隔缺损、法洛四联症等。

　　2. 后天性心脏病　　出生后心脏受到外来或机体内在因素作用而致病。常见疾病包括冠状动脉粥样硬化性心脏病、风湿性心脏病、肺源性心脏病、感染性心脏病等。

　　（三）常见手术方式及手术入路　　见表 13-1（介于心脏手术术式烦多、复杂，本章以笔者单位最常见的几种心脏手术方式展开讨论）。

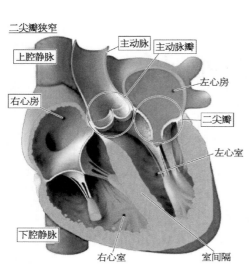

图 9-1　心脏解剖图

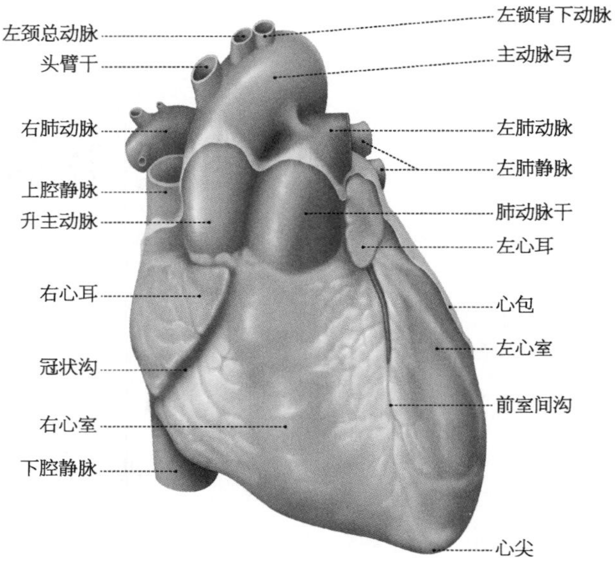

图 9-2　心脏的形状

表 9-1　心脏手术方式及手术入路

手 术 方 式	手 术 入 路
主动脉瓣膜置换术	胸部正中切口入路
二尖瓣瓣膜置换术	胸部正中切口入路
三尖瓣瓣膜成形术	胸部正中切口入路
心脏良性肿瘤切除术	胸部正中切口入路
冠状动脉旁路移植术	胸部正中切口入路 + 腹股沟大隐静脉切口入路

第二节　心脏外科常见专科器械

心脏外科手术常规手术器械见第一章第三节，特殊器械有补片钳、钢丝结扎剪等，以下将逐一介绍。

一、手术钳子

（一）血管钳

1. **钢丝结扎钳**　用于胸骨钢丝的结扎（图 9-3）。

2. **补片钳**　用于夹取补片（图 9-4）。

3. **主动脉游离钳**　血管阻断钳的一种（图 9-5）。

4. **弓背钳**　上下腔阻断固定上下腔套带（图 9-6）。

5. **测瓣钳**　测量所需换瓣尺寸（图 9-7）。

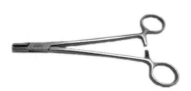

图 9-3　钢丝结扎钳

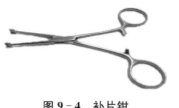

图 9-4 补片钳

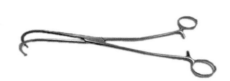

图 9-5 血管游离钳

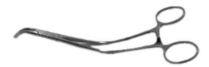

图 9-6 弓背钳

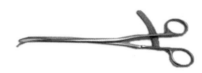

图 9-7 测瓣钳

（二）精细血管镊

1. 精细血管镊　术中夹取组织（图 9-8）。

2. 血栓镊　术中夹取血栓（图 9-9）。

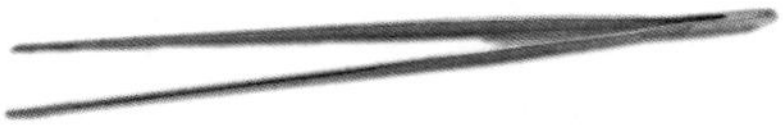

图 9-8 精细血管镊

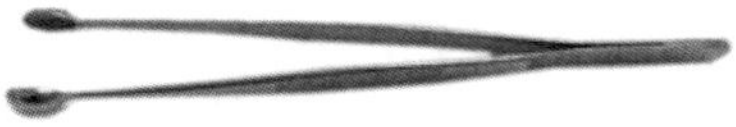

图 9-9 血栓镊

（三）拉钩　静脉拉钩，牵开组织（图 9-10）。

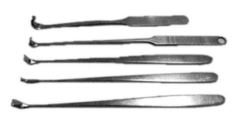

图 9-10 静脉拉钩

（四）其他

1. 鲁米尔　心脏手术时荷包收线用（图 9-11）。

2. 勺子　拿取少量冰碴（图 9-12）。

3. 槽针头　穿刺主动脉进行排气（图 9-13）。

4. 神经钩剥离子　用于神经分离（图 9-14）。

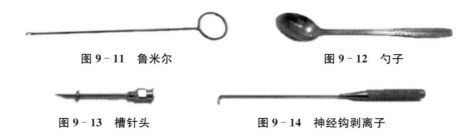

图 9-11 鲁米尔　　　　　　图 9-12 勺子

图 9-13 槽针头　　　　　图 9-14 神经钩剥离子

第三节　心脏瓣膜手术护理配合

一、常见用物准备

（一）体位用物　体位用物包括枕头×1、中单胸骨垫×1、长沙袋×3、挡板×2。

（二）一次性物品

1. 常规物品　高频电刀笔 1 个、电刀清洁片 1 个、2 米吸引管 1 个、34 cm×35 cm 抗菌手术薄膜 1 张、冲洗器 2 个、医用真丝编织线 4[#]、10[#] 各 2 板，医用无菌防护套 2 个、一次性使用鲁米尔套线器 1 包（G-LMR-C1）、骨蜡 3 个、明胶海绵若干、医用纱布片若干、5[#] 成人钢丝 1 包、无菌测温导尿包 1 个、一次性胸腔引流管 2 个、一次性胸腔闭式引流瓶 2 个、体外缝合针（含 12×28 圆针 2 枚、9×28 圆针、9×28 角针 3 枚、12×20 圆针 2 枚、7×17 圆针、7×17 角针各 2 枚、5×14 圆针各 2 枚），无菌手术刀片 11[#]、15[#]、20[#] 各 1 个。

2. 特殊用物　聚酯不可吸收线主动脉缝瓣线 2-0、主动脉悬吊线 4-0、聚酯不可吸收线 2-0、二尖瓣缝瓣线 2-0、三尖瓣成形线 2-0、聚丙烯血管缝线 4-0、5-0、6-0。

（三）无菌敷料　包括 1 号体外包（中单 7 块、手术大单 1 块、显影纱布 20 块、显影纱垫 20 块）、2 号体外包（开胸孔巾 1 块、治疗巾 16 块、弯盘 2 个、盐水盆 3 个、换药碗 4 个、小药杯 4 个）、中单包 1 包、无菌手术衣 10 件、无菌持物干缸 1 个、无菌擦手小毛巾 2 包。

（四）手术器械　包括体外器械、手术医生专用瓣膜器械、胸骨锯、正中胸骨撑开器、除颤仪、制冰机、手术医生专用瓣膜测量器械、胸骨合拢固定系统器械。

（五）仪器设备　包括高频电刀、自体血液回收机、自动凝血时间测定仪（ACT）、除颤仪、体外循环设备、变温毯。

二、麻醉方式

麻醉方式选择全身麻醉。

三、手术体位

手术体位选择仰卧位，胸骨下垫高，头下垫枕头，右手固定于身体旁左手外展、患者左侧腋下塞 2 根长沙条和挡板固定。

四、心脏瓣膜器械护士配合

（一）常见手术方式　常见手术方式有主动脉瓣膜置换术（aortic valve replacement）、二尖瓣瓣膜置换术（mitra and tricuspid valve replacement）、三尖瓣瓣膜成形术（mitra and tricuspid valvuloplasty）。

（二）手术配合步骤

1. 清点　器械护士提前 15～30 分钟执行外科手术，保证有充足的时间进行物品的检查和清点，并与巡回护士共同清点物品，包括手术敷料、手术器械、手术特殊物品、杂项物品等。

2. 选择切口　自胸骨切迹下两指至剑突，纵行切开。

3. 消毒

（1）消毒液：常选用 0.5%～1% 碘伏直接涂擦手术区，消毒至少 2 遍。

（2）消毒范围：左右过腋中线，上至锁骨，下过脐平行线。

4. 铺单

（1）用布类治疗巾团成球状递于外科医生铺于颈部左右两侧。

（2）头架上铺横向对折中单。

（3）横向对折中单铺于躯干左右两侧。

（4）将布类治疗巾按"我（纵行 1/4 折边对着自己）、你（纵行 1/4 折边对着外科医生）、你、我"顺序，依次传递给外科医生铺于切口周围，之后另递一块治疗巾蘸切口周围未干的消毒液。术野贴上抗菌手术薄膜。

（5）纵向对折中单铺于切口下缘，铺开胸孔巾。

（6）两块中单分别展开铺于头架，手术大单平切口下缘铺遮至托盘，下垂边缘至手术台缘≥30 cm。

5. 切皮　递 20# 刀片和 2 把有齿镊切开皮肤和皮下组织，递两块干纱垫拭血，递电刀纵行逐层切开皮下组织及肌层，遇出血用电凝止血。

6. 显露胸骨　递甲状腺拉钩牵开皮肤，递密氏钳撑开胸骨上凹，递 2 把中弯钳钳夹剑突，线剪剪开，递血管钳或组织剪钝性分离胸骨后疏松结缔组织。

7. 锯胸骨　递电刀切开胸骨骨膜，逐步分离胸骨切迹达胸骨后，递组织剪剪断剑突后，递胸骨锯沿胸骨中线纵行锯开胸骨，骨膜用电凝止血，骨蜡涂于骨髓腔止血。

8. 悬吊心包，显露心脏　递甲状腺拉钩牵开显露胸腺、前纵隔及纤维心包膜，递主刀无损伤镊夹持、组织剪剪开心包。递 12×20 圆针 10# 丝线缝合悬吊心包切缘缝合于双侧胸骨外的软组织。递胸骨自动撑开器撑开胸骨，显露心脏。

9. 递无损伤血管镊和脑膜剪剪开升主动脉与肺动脉主干之间的结缔组织，遇出血用电凝止血。

10. 主动脉插管荷包　递 2-0 不可吸收线在主动脉插管区域做主动脉荷包，递红色一次性使用鲁米尔套线器，蚊式钳钳夹线尾。递 2-0 不可吸收线在主动脉插管区域做主动脉荷包，递红色一次性使用鲁米尔套线器，蚊氏钳钳夹线尾。

11. 上腔静脉插管荷包　递 2-0 不可吸收线在右心耳处做上腔静脉荷包，递一根蓝色一次性使用鲁米尔套线器，蚊式钳钳夹线尾。

12. 主动脉插管　递无损伤血管镊 15# 刀片在主动脉荷包线中心血管壁上切开主动脉黏膜层，递 11# 刀片切开主动脉荷包插入主动脉插管，收紧荷包线，递 10# 医用真丝编织线结扎固定插管和荷包线上的套线器。递 9×28 角针 10# 医用真丝编织线将主动脉管固定在胸壁上，松开主动脉夹管钳，排尽主动脉空气后，与人工心肺机体外循环管道对接。

13. 上腔静脉插管　递无损伤血管钳和 11# 刀片在上腔静脉荷包中心血管壁上切一小口，来海钳扩大切口、递上腔静脉插管，插入上腔静脉管，收紧荷包线，递 10# 丝线结扎固定插管和荷包线上的套线器，再与人工心肺机体外循环管道对接。开始体外循环。

14. 上腔静脉阻断带　游离上腔静脉后递密氏钳带约 60 cm，纱带绕过上腔静脉，鲁米尔套上阻断管，中弯钳夹线尾。

15. 下腔静脉阻断带　游离下腔静脉后递下腔静脉游离钳带约 70 cm，纱带绕过下腔静脉,套上阻断管,中弯钳夹线尾。

16. 下腔静脉插管荷包 递2-0不可吸收线(右房前壁)近下腔静脉开口处做下腔静脉插管处荷包,递一根蓝色一次性使用鲁米尔套线器,蚊式钳钳夹线尾。

17. 下腔静脉插管 递11#刀片在下腔静脉荷包中心血管壁上切一小口,来海钳扩大切口,递下腔静脉插管,插入下腔静脉管,收紧荷包线,递10#丝线结扎固定插管和荷包线上的套线器,与人工心肺机体外循环管道对接。

18. 左心吸引管插管荷包 递2-0不可吸收线在右上肺静脉根部处做一左心吸引管荷包,递一根蓝色一次性使用鲁米尔套线器,蚊式钳钳夹线尾。

19. 开启体外循环 递11#刀片切开右上肺静脉根部,将左心吸引管头放至左心房,收紧荷包。

20. 阻断上、下腔和主动脉 依次用弓背钳夹闭上、下腔静脉转流管,递主动脉阻断钳,阻断升主动脉,同时给心脏表面用冰屑降温,灌注心脏冷停搏液。

21. 固定递卡线器 递卡线器固定于切口处。

22. 手术配合 主动脉瓣置换、二尖瓣置换、三尖瓣成形三种术式在这一步骤中的不同术中护理配合也有区别(表9-2)。

表9-2 瓣膜置换不同术式的手术配合

手术名称	手术配合步骤
主动脉置换术	(1) 切开主动脉:递15#刀片切开主动脉,做牵引线悬吊主动脉,心脏冷停搏液灌注,递主动脉悬吊线分别悬吊4针于主动脉壁,递无损伤血管镊和脑膜剪延长主动脉切口。递心房拉钩拉开,显露主动脉瓣及左右冠状动脉开口。用无损伤镊协助,夹冠状动脉灌注管插入左、右冠状动脉开口处,进行灌注 (2) 切除坏死瓣膜:递心脏瓣膜镊和11#刀片或15#刀片切开瓣环,递脑膜剪剪除瓣叶和病变纤维组织。冰盐水冲洗心腔 (3) 测量瓣环,缝合主动脉瓣,试瓣:递主动脉测瓣器测量瓣环大小,选择合适的人工瓣膜型号。递2-0主动脉换瓣线,换瓣线为两种颜色依次将人工瓣膜间断缝合在主动脉瓣环上,蚊式钳夹线。推下人工瓣后依次打结。递测瓣器并用盐水冲洗测试瓣叶活动情况 (4) 缝合主动脉切口:递4-0聚丙烯血管缝线带补片缝合主动脉切口
二尖瓣置换术	(1) 主动脉冷灌荷包,插冷灌管:递2-0不可吸收线在主动脉根部做主动脉灌注荷包,递红色一次性使用鲁米尔套线器,蚊式钳钳夹线尾。递一次性使用灌注管针头插于主动脉根部,收紧荷包线,递10#医用真丝编织线结扎固定插管和荷包线上的套线器 (2) 剪开右心房、切开房间隔:递11#尖刀切小口,精细脑膜剪剪开右心房,给冰屑降温。递11#尖刀切一小口,长镊子配合精细脑膜剪纵向剪开房间隔。递心房拉钩、递悬吊线做牵引(4针)牵开房间隔,显露左房 (3) 切除坏死瓣膜:递心脏瓣膜镊夹持瓣膜,11#尖刀切开,精细脑膜剪剪除瓣膜,放入盛水的小碗中。递大量盐水,冲洗左心房 (4) 测量瓣环,缝合二尖瓣,试瓣:递二尖瓣测瓣器测量瓣环大小,选择合适的人工瓣膜型号。递2-0二尖瓣缝瓣线,换瓣线为两种颜色依次将人工瓣膜间断缝合在二尖瓣瓣环上,蚊式钳夹线。推下人工瓣后依次打结。递测瓣器并用盐水冲洗测试瓣叶活动情况 (5) 关房间隔:递4-0不可吸收血管缝线带补片关闭房间隔 (6) 关右心房:递5-0不可吸收血管缝缝合右心房

续　表

手术名称	手术配合步骤
三尖瓣成形术	（1）主动脉冷灌荷包，插冷灌管：递 2-0 不可吸收线在主动脉根部做主动脉灌注荷包，递红色一次性使用鲁米尔套线器，蚊式钳钳夹线尾。递一次性使用灌注管针头插于主动脉根部，收紧荷包线，递 10[#] 医用真丝编织线结扎固定插管和荷包线上的套线器 （2）剪开右心房，显露三尖瓣：递 11[#] 刀片切小口，精细脑膜剪剪开右心房。递给冰屑降温。递悬吊线做牵引（4 针）牵开右房，递心房拉钩牵开右房壁，显露三尖瓣 （3）三尖瓣成形：测量三尖瓣瓣环型号，递 2-0 聚酯不可吸收三尖瓣成形线，缝合人造三尖瓣瓣环。成形线为两种颜色依次将人工瓣环间断缝合在三尖瓣瓣环上，蚊式钳夹线。推下人工瓣环后依次打结 （4）关右房：递 5-0 聚丙烯血管缝线缝合右心房

23. 复温　心内操作结束后，左心房引流管排气，温生理盐水冲洗，进行心脏复温。

24. 开放升主动脉　撤除阻断钳开放升主动脉，观察心脏是否有自主复跳，如有室颤等可用除颤仪除颤。

25. 拔除各个插管　停体外循环机后，递管道阻断钳夹闭管道，递 15[#] 刀片挑线，拔出灌注针插入排气针头，收紧荷包。再依次拔出插管，顺序一般左心引流管、下腔静脉、上腔静脉、主动脉管（注意拔管立刻收紧荷包）。排气完成后，拔排气针头，检查各插管口是否有出血，如有出血，用聚丙烯血管缝线 4-0 带毡片缝合。

26. 放置起搏导线　在心包表面缝两针起搏导线，聚丙烯血管缝线 5-0 半针加固，连接起搏导线桥线，调节起搏器参数。

27. 清点　依次清点手术敷料、手术器械、手术特殊物品、杂项物品等。

28. 关胸　用单针荷包线，连续缝合心包。

（1）放置心包处引流管和胸骨后引流管各一根：消毒皮肤，递 11[#] 刀片于胸腔低位皮肤切一小口，电刀切开肌层，中弯血管钳扩大切口引出胸腔引流管，9×28 三角针 10[#] 线固定引流管两针。

（2）合拢胸骨：合拢胸骨前清点手术物品，递不锈钢单丝不可吸收缝合线合拢左右胸骨片或用胸骨合拢固定系统固定合拢左右胸骨片，合拢胸骨后再次清点手术物品。

（3）逐项缝合切口：用 12×28 圆针 10[#] 丝线缝合肌层，12×28 圆针 7[#] 丝线缝合各层，9×28 圆针 4[#] 丝线缝合皮下，7×17 角针 4[#] 丝线缝合皮肤。

（4）消毒皮肤，覆盖敷料。

第四节　心脏肿瘤手术护理配合

一、常见用物准备

（一）体位垫　包括枕头×1、中单胸骨垫×1、长沙袋×3、挡板×2。

（二）一次性用物

1. 常规物品　高频电刀笔 1 个、电刀清洁片 1 片、吸引管 1 个、34 cm×35 cm 抗菌手术薄膜 1 张、冲洗器 2 个、医用真丝编织线（4#、7#、10# 各 2 板）、医用无菌防护套 2 片、一次性使用鲁米尔套线器 1 包（G-LMR-C1）、骨蜡 3 包、明胶海绵若干、医用纱布片若干、5# 成人钢丝 1 包、无菌测温导尿包 1 包、一次性胸腔引流管、一次性胸腔闭式引流瓶、体外缝合针（含 12×28 圆针 2 枚、9×28 圆针、9×28 角针各 3 枚、12×20 圆针 2 枚、7×17 圆针、7×17 角针各 2 枚、5×14 圆针各 2 枚）、一次性使用灭菌橡胶外科手套若干。

2. 特殊用物　2-0 聚酯不可吸收线、2-0 二尖瓣缝瓣线、2-0 三尖瓣成形线、4-0、5-0、6-0 聚丙烯不可吸收血管缝线。

（三）无菌敷料　包括 1 号体外包（中单 7 块、手术大单 1 块、显影纱布 20 块、显影纱垫 20 块）、2 号体外包（长方孔巾 1 块、治疗巾 16 块、弯盘 2 个、盐水盆 3 个、换药碗 4 个、小药杯 4 个）、中单包 1 包、无菌手术衣若干件、无菌持物干缸 1 个、无菌擦手小毛巾 2 包。

（四）手术器械　包括体外器械、胸骨锯、正中胸骨撑开器、除颤仪、制冰机、手术医生心脏专用器械、胸骨合拢固定系统器械。

（五）仪器设备　包括高频电刀、自体血液回收机、自动凝血时间测定仪（ACT）、除颤仪、体外循环设备、变温毯。

二、麻醉方式

麻醉方式选择全身麻醉。

三、手术体位

手术体位选择仰卧位，胸骨下垫高，头下垫枕头，右手固定于身体旁左手外展、患者左侧腋下塞 2 根长沙条和挡板固定。

四、心脏肿瘤器械护士配合

（一）心脏肿瘤常见手术方式　包括有右心房黏液瘤切除术（resection of right atrial myxoma）、左心房黏液瘤切除术（resection of left atrial myxoma）。

（二）手术配合步骤

1. 清点　器械护士提前 15～30 min 执行外科手术，保证有充足的时间进行物品的检查和清点，并与巡回护士共同清点物品，包括手术敷料、手术器械、手术特殊物品、杂项物品等。

2. 选择切口　自胸骨切迹下两指至剑突，纵行切开。

3. 消毒

（1）消毒液：常选用 0.5%～1% 碘伏直接涂擦手术区，消毒至少 2 遍。

（2）消毒范围：左右过腋中线，上至锁骨，下过脐平行线。

4. 铺单

（1）用布类治疗巾团成球状递于外科医生铺于颈部左右两侧。

（2）头架上铺纵向对折中单。

（3）纵向对折中单铺于躯干左右两侧。

（4）将布类治疗巾按"我（纵行 1/4 折边对着自己）、你（纵行 1/4 折边对着外科医生）、你、我"顺序，依次传递给外科医生铺于切口周围，之后另递一块治疗巾蘸切口周围未干的消毒液。术野贴上抗菌手术薄膜。

（5）横向对折中单铺于切口下缘,铺开胸孔巾。

（6）两块中单分别展开铺于头架,大单平切口下缘铺遮至托盘,下垂边缘至手术台缘≥30 cm。

5. 切皮　递20#刀片和两把有齿镊切开皮肤和皮下组织,递两块干纱布垫拭血,递电刀纵行逐层切开皮下组织及肌层,遇出血用电凝止血。

6. 显露胸骨　递甲状腺拉钩牵开皮肤,递密氏钳撑开胸骨上凹,递2把中弯钳钳夹剑突,线剪剪开,递中弯钳或组织剪钝性分离胸骨后疏松结缔组织。

7. 劈开胸骨　递电刀切开胸骨骨膜,逐步分离胸骨切迹达胸骨后,递组织剪剪断剑突后,递胸骨锯沿胸骨中线纵行锯开胸骨,骨膜用电凝止血,骨蜡涂于骨髓腔止血。

8. 悬吊心包,显露心脏　递甲状腺拉钩牵开显露胸腺、前纵隔及纤维心包膜,递主刀无损伤镊夹持、组织剪剪开心包。递12×20圆针10#医用真丝编织线缝合悬吊心包切缘缝合于双侧胸骨外的软组织。递胸骨自动撑开器撑开胸骨,显露心脏。

9. 主动脉荷包　递无损伤血管镊和脑膜剪剪开升主动脉与肺动脉主干之间的结缔组织,遇出血用电凝止血。

10. 递线　递2-0不可吸收线在主动脉插管区域做主动脉荷包,递红色一次性使用鲁米尔套线器,蚊式钳钳夹线尾。递2-0不可吸收线在主动脉插管区域做主动脉荷包,递红色一次性使用鲁米尔套线器,蚊式钳钳夹线尾。

11. 上腔荷包　递2-0不可吸收线(右心耳)上腔静脉插管处做一上腔静脉荷包,递一根蓝色一次性使用鲁米尔套线器,蚊式钳钳夹线尾。

12. 主动脉插管　递无损伤血管镊和15#刀片在主动脉荷包线中心血管壁上切开主动脉黏膜层,递11#刀片切开主动脉荷包插入主动脉管,收紧荷包线;递10#医用真丝编织线结扎固定插管和荷包线上的套线器。递9×28角针10#医用真丝编织线将主动脉管固定在胸壁上,松开主动脉管夹管钳,排尽主动脉空气后,与人工心肺机体外循环管道对接。

13. 上腔静脉插管　递无损伤血管钳和11#刀片在上腔静脉荷包中心血管壁上切一小口,来海钳扩大切口、递上腔静脉插管,插入上腔静脉管,收紧荷包线;递10#医用真丝编织线结扎固定插管和荷包线上的套线器,与人工心肺机体外循环管道对接,开始体外循环。

14. 上腔静脉套带　游离上腔静脉后递密氏钳带长纱带绕过上腔静脉,套上阻断管,中弯钳夹线尾。

15. 下腔静脉套带　游离下腔静脉后递下腔静脉游离钳带纱带绕过下腔静脉,套上阻断管,中弯钳夹线尾。

16. 下腔荷包　递2-0不可吸收线(右房前壁)近下腔静脉开口处做一下腔静脉荷包,递一根蓝色一次性使用鲁米尔套线器,蚊式钳钳夹线尾。

17. 下腔静脉插管　递11#刀片在下腔静脉荷包中心血管壁上切一小口,来海钳扩大切口、递下腔静脉插管,插入下腔静脉管,收紧荷包线;递10#医用真丝编织线结扎固定插管和荷包线上的套线器,与人工心肺机体外循环管道对接。

18. 左心吸引荷包　递2-0不可吸收线左心吸引荷包在右上肺静脉根部处做一左心吸引管荷包,递一根蓝色一次性使用鲁米尔套线器,蚊式钳钳夹线尾。

19. 左心吸引插管　递11#刀片切开右上肺静脉根部,将左心吸引管头放至左心房,收紧荷包,连机。

20. 主动脉灌注荷包、插管　递2-0不可吸收线在主动脉根部做主动脉灌注荷包,递红

色一次性使用鲁米尔套线器,蚊式钳钳夹线尾。荷包中心插入灌注针头,收紧荷包,递10#
医用真丝编织线结扎固定灌注管和荷包线上的套线器。

21. 上、下腔阻断、主动脉阻断 依次阻断钳夹闭上、下腔静脉转流管,递主动脉阻断
钳,阻断升主动脉,同时给心脏表面用冰屑降温,灌注心脏冷停搏液。

22. 固定递卡线器 递卡线器固定于切口处。

23. 护理配合 因右心房黏液瘤、左心房黏液瘤两种式式在这一步骤中的不同术中护
理配合也有区别(表9-3)。

表9-3 心房黏液瘤两种术式的护理配合

手术名称	手术配合步骤
右心房黏液瘤切除术	(1) 纵行或平行切开右心房,暴露肿瘤:递无损伤镊,15#刀片切开右心房,递2个心房拉钩牵开心房切口边缘,充分暴露肿瘤 (2) 切除肿瘤:递无损伤血管钳钳夹瘤蒂,递15#刀片或者精细组织剪将正常房间隔壁与肿瘤一起切除 (3) 缝合房间隔缺损:递心包补片、无损伤镊、无损伤持针器、4-0聚丙烯线缝合缺损处。递吸取生理盐水冲洗器彻底冲洗,清除肿瘤 (4) 缝合右心房切口:递无损伤镊、无损伤持针器、5-0不可吸收线缝合
左心房黏液瘤切除术	(1) 剪开右心房、切开房间隔:递11#刀片切小口,精细脑膜剪剪开右心房,给冰屑降温。递11#刀片切小口,长镊子配合精细脑膜剪纵向剪开房间隔。递心房拉钩、递悬吊线做牵引(4针)牵开房间隔,显露左房 (2) 切除肿瘤:递无损伤血管钳钳夹瘤蒂,递15#刀片或者精细组织剪将正常房间隔壁与肿瘤一起切除 (3) 缝合房间隔缺损:递心包补片、无损伤镊、无损伤持针器、4-0不可吸收线缝合缺损处。递吸取生理盐水冲洗器彻底冲洗,清除肿瘤 (4) 缝合右心房切口:递无损伤镊、无损伤持针器、5-0不可吸收线缝合

24. 心脏复温 心内操作结束后,左心房引流管排气,温生理盐水冲洗,进行心脏复温。

25. 心脏复跳 撤除阻断钳开放升主动脉,观察心脏是否有自主复跳,如有室颤等可用
除颤仪除颤。

26. 依次拔出各种插管 停体外循环机后,递管道阻断钳夹闭管道,递15#刀片挑线,依
次拔出插管,顺序一般为:灌注针、左心引流管、下腔静脉、上腔静脉、主动脉管,注意拔管立
刻收紧荷包,拔排气针头,检查各插管口是否有出血,如有出血,用4-0带垫片聚丙烯血管
缝线缝合。

27. 安装起搏导线 在心包表面缝两针起搏导线,5-0聚丙烯血管缝线半针加固,连接
起搏导线桥线,调节起搏器参数。

28. 清点 依次清点手术敷料、手术器械、手术特殊物品、杂项物品等。

29. 关胸 用单针荷包线,连续缝合心包。

(1) 放置心包处引流管和胸骨后引流管各一根:消毒皮肤,递11#刀片于胸腔低位皮肤
切一小口,电刀切开肌层,中弯血管钳扩大切口引出胸腔引流管,9×28角针10#丝线固定引
流管两针。

（2）合拢胸骨：合拢胸骨前清点手术物品,递不锈钢单丝不可吸收缝合线合拢左右胸骨片或用胸骨合拢固定系统固定合拢左右胸骨片,合拢胸骨后再次清点手术物品。

（3）逐项缝合切口：用 12×28 圆针 10$^\#$丝线缝合肌层,12×28 圆针 7$^\#$丝线缝合各层,9×28 圆针 4$^\#$丝线缝合皮下,7×17 角针 4$^\#$丝线缝合皮肤。

（4）消毒皮肤,覆盖敷料。

第五节　冠状动脉旁路移植手术护理配合

一、常见用物准备

（一）体位垫　包括枕头×1、中单胸骨垫×1,长沙袋×2、挡板×2、软垫×1。

（二）一次性用物

1. 常规物品　高频电刀笔 2 个、电刀清洁片 1 片、吸引管 1 个、35 cm×34 cm 抗菌手术薄膜 6 张、冲洗器 2 个、医用真丝编织线 1$^\#$、4$^\#$、7$^\#$、10$^\#$各 2 板、医用无菌防护套 2 片、一次性使用鲁米尔套线器 1 包(G-LMR-C1)、骨蜡 4 包、明胶海绵若干、5$^\#$不锈钢单丝不可吸收缝合线 1 包、无菌测温导尿包、一次性胸腔引流管、一次性胸腔闭式引流瓶、体外缝合针(含 12×28 圆针 2 枚、9×28 圆针、9×28 角针各 3 枚、12×20 圆针 2 枚、7×17 圆针、7×17 角针各 2 枚、5×14 圆针各 2 枚)、一次性使用灭菌橡胶外科手套若干。

2. 特殊用物　2-0 不可吸收缝线、4-0、5-0、6-0、7-0、8-0 聚丙烯缝线。

（三）无菌敷料　包括 1 号体外包(中单 7 块、手术大单 1 块、显影纱布 20 块、显影纱垫 20 块)、2 号体外包(开胸孔巾 1 块、治疗巾 16 块、弯盘 2 个、盐水盆 3 个、换药碗 4 个、小药杯 4 个)、托盘套 2 包、特剖单 1 包、中单包(中单 4 块)、无菌手术衣 10 件、无菌持物干缸 1 个、无菌擦手小毛巾 2 包。

（四）手术器械　包括体外器械、胸骨锯、乳内撑开器、心内除颤仪、手术医生专用冠脉搭桥器械。

（五）仪器设备　单极电刀使用前检查主机功能状态,调节模式、根据手术需求调节参数,粘贴负极板时应符合要求(详见第一章第二节);自体血液回收机、自动凝血时间测定仪(ACT)、除颤仪、体外循环设备、变温毯。

二、麻醉方式

麻醉方式选择全身麻醉。

三、手术体位

手术体位选择仰卧屈膝位(蛙式仰卧位),仰卧头枕垫圈,肩背部垫中单胸骨垫,腘窝处垫一软垫,并将膝部外展呈 45°角、双足并拢。

四、冠状动脉搭桥手术的器械护士配合

（一）冠状动脉旁路移植术简称冠状动脉搭桥术　常见手术方式包括体外循环下冠状

动脉搭桥术(coronary-bypass-grafting，GABG)、非体外循环下冠状动脉搭桥术(off-pump coronary aortic bypass grafting，OPCABG)，因体外循环下冠状动脉搭桥术与非体外循环下冠状动脉搭桥术手术步骤大致雷同，本节采取较为复杂的体外循环下冠状动脉搭桥术的术式进行介绍。

(二)手术配合步骤

1. 清点　器械护士提前15～30分钟执行外科手术消毒，保证有充足的时间进行物品的检查和清点，并与巡回护士共同清点物品，包括手术敷料、手术器械、手术特殊物品、杂项物品等。

2. 选择切口　自胸骨切迹下两指至剑突纵行正中切口以及取大隐静脉切口。

3. 消毒

(1)消毒液：常选用0.5%～1%碘伏直接涂擦手术区，消毒至少2遍。

(2)消毒范围：胸部左右过腋中线，上至锁骨及上臂，下至脐平行线；下肢从上至脐平行线，下至双侧踝关节均需消毒。

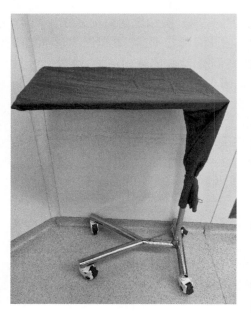

图9-15　托盘套

4. 铺单

(1)器械护士将两块布类中单完全打开铺于双下肢至大腿根部，手术大单再次加铺一层，中单对折成三角形递医生包脚，巾钳固定。

(2)治疗巾不展开铺于会阴部。

(3)治疗巾做成球状塞在患者颈部两侧左右各一，横行对折中单一块铺于头架上，横行对折中单两块铺于躯干两侧，中单做成菱形铺于两腿之间，中单完全展开铺于躯干两侧。

(4)治疗巾按"我(纵行1/4折边对着自己)、你(纵行1/4折边对着外科医生)、你、我"顺序，依次传递给外科医生铺于切口四周，要求铺单后能看到切口标识，另递一块治疗巾蘸切口周围未干的消毒液。

(5)器械护士将抗菌贴膜展开后传递，切口下缘铺一块中单铺剖胸单，腿部切口铺特剖单，下垂边缘至手术台缘≥30 cm。

(6)无菌托盘套(图9-15)套托盘，加铺无菌治疗巾，铺单不少于四层。

5. 取大隐静脉

(1)腹股沟大隐静脉切口，自腹股沟韧带下摸到股动脉搏动内侧一指，递20#刀片做一切口，暴露大隐静脉，将皮肤切口沿静脉行进的路径用脑膜剪剪开，乳突撑开器撑开切口。

(2)递精细脑膜剪游离大隐静脉，精细脑膜剪切除静脉周围的脂肪组织，蚊式钳、橡皮筋牵引静脉，无损伤镊协助，脑膜剪锐性分离静脉，根据大隐静脉侧枝粗细程度选择大号或小号钛夹钳夹闭，分离至血管桥所需长度，脑膜剪剪断静脉，4#丝线结扎。

(3)递橄榄头将游离好的大隐静脉远心端与之连接，用稀释的肝素液加压冲试，若有漏血处用1#丝线结扎或钛夹夹闭。

（4）修整大隐静脉断端,递蚊式钳将大隐静脉上的血管膜尽量去除,精细脑膜剪修整断端血管以备吻合使用。

6. 胸骨正中切口,显露心脏

（1）切皮:胸骨正中切口进胸,切开皮肤和皮下组织,递两块干纱垫拭血,递电刀纵行逐层切开皮下组织及肌层,遇出血用电凝止血。

（2）显露胸骨:递甲状腺拉钩牵开皮肤,小直角钳撑开胸骨上凹,中弯钳2把钳夹剑突,组织剪剪开,血管钳或组织剪钝性分离胸骨后疏松结缔组织。

（3）劈开胸骨:递电刀切开胸骨骨膜,胸骨锯尖端置入胸骨后纵行锯开胸骨,电凝止血,骨蜡涂于骨髓腔止血。

（4）暴露心包、止血:递小撑开器牵开显露胸腺、前纵隔及心包,电刀止血。

（5）暴露乳内动脉:将小撑开器换成乳内撑开器牵开胸腔,暴露乳内动脉。

（6）取乳内动脉:手术床改为右侧卧位,递弯头镊、脑膜剪及电刀游离乳内动脉及伴行的静脉,遇到侧枝,用大号或小号钛夹钳止血。全身肝素化,建立体外循环后,中弯血管钳钳夹动脉远端,哈氏夹钳夹住血管近端,脑膜剪剪断。根据乳内动脉粗细情况,用中号钛夹钳或4#丝线结扎。递罂粟碱溶液冲洗管腔,以防止血管痉挛。递静脉剪修整乳内动脉前端,以备吻合使用。递罂粟碱溶液纱布包裹乳内动脉,避免牵拉,将血管放于胸腔内备用。

（7）悬吊心包,暴露心脏:将乳内撑开器换成胸腔撑开器牵开胸腔,用无损伤镊提起心包,脑膜剪剪开心包,递12×20圆针10#间断悬吊心包,尾部固定于专用撑开器上,暴露心脏。

（8）主动脉荷包:递2-0不可吸收线在主动脉插管区域做主动脉荷包,递红色一次性使用鲁米尔套线器,蚊式钳钳夹线尾。递2-0不可吸收线在主动脉插管区域做主动脉荷包,递红色一次性使用鲁米尔套线器,蚊式钳钳夹线尾。

（9）腔房荷包:递2-0不可吸收线在右心耳做腔房荷包,递蓝色一次性使用鲁米尔套线器,蚊式钳钳夹线尾。

（10）主动脉插管:递无损伤血管镊和15#刀片在主动脉荷包线中心血管壁上切开主动脉黏膜层,递11#刀片切开主动脉荷包插入主动脉管,收紧荷包线,递10#丝线结扎固定插管和荷包线上的套线器。递9×28角针10#丝线将主动脉管固定在胸壁上,松开主动脉夹管钳,排尽主动脉空气后,与人工心肺机体外循环管道对接。

（11）腔房插管:递无损伤血管钳,脑膜剪剪开腔房静脉荷包中心,插入腔房静脉管,收紧荷包线,递10#丝线结扎固定插管和荷包线上的套线器,再与人工心肺机体外循环管道对接。开始体外循环。

（12）主动脉灌注荷包:递2-0不可吸收线在主动脉根部做主动脉灌注荷包,递红色一次性使用鲁米尔套线器,蚊式钳钳夹线尾。荷包中心插入灌注针头,收紧荷包,递10#丝线结扎固定灌注管和荷包线上的套线器。

（13）阻断主动脉:递主动脉阻断钳阻断主动脉,心脏灌注停跳液。

（14）暴露移植血管:根据吻合部位摇床调整体位,递生理盐水纱布将心脏垫起,暴露预移植血管。

（15）检查移植血管:递15#刀片切开冠状动脉表面,根据动脉粗细情况选择冠脉探条(1.0～3.0 mm)探查状动脉远端是否通畅,根据医生要求选择45°或135°冠脉剪刀上下扩大吻合口。

（16）根据患者术式的不同，具体血管桥吻合方法不同（表 9 - 4）。

表 9 - 4 血管桥不同的吻合方法

手术名称	手术配合步骤
乳内动脉桥血管吻合	递蚊式钳协助，根据医生要求选择 45°或 135°冠脉剪刀再次修剪乳内动脉，递显微持针器夹持 8 - 0 聚丙烯线端侧吻合乳内动脉和前降支，7 - 0 聚丙烯线缝合血管桥的筋膜和心外膜，固定乳内动脉
大隐静脉桥吻合	（1）递蚊式钳协助，根据医生要求选择 45°或 135°冠脉剪刀再次修剪大隐动脉 （2）递显微持针器夹持 7 - 0 聚丙烯线，大隐静脉倒转后松开哈氏夹将原近心端大隐静脉与冠状动脉行端侧吻合 （3）松开主动脉阻断钳，开放主动脉，心脏复跳，如未能复跳，可给予除颤 （4）递侧壁钳钳夹升主动脉，脑膜剪去除主动脉外膜，11# 刀片切开主动脉，打孔器打洞，递显微持针器夹持 6 - 0 聚丙烯线将大隐静脉远心端与升主动脉行端侧吻合 （5）松开侧壁钳，递 1 mL 注射器针头进行桥血管排气，开放血流，检查吻合口有无漏血，如有出血递显微持针器夹持 7 - 0 聚丙烯线缝合

（17）安装起搏导线：在心包表面缝两针起搏导线，5 - 0 聚丙烯血管缝线半针加固，连接起搏导线桥线，调节起搏器参数。

（18）关胸：用 2 - 0 不可吸收缝线，连续缝合心包。

7. 放置心包处引流管和胸骨后引流管 消毒皮肤 11# 刀片于胸腔低位皮肤切一小口，电刀切开肌层，中弯钳扩大切口引出胸腔引流管，9×28 角针 10# 丝线固定引流管两针。

8. 合拢胸骨 用不锈钢单丝不可吸收缝合线合拢左右胸骨片或用胸骨合拢固定系统固定合拢左右胸骨片，骨膜用电凝止血，骨蜡涂于骨髓腔止血。

9. 逐项缝合切口 分别用 12×28 圆针 10# 丝线、7# 丝线、9×28 角针 4# 丝线，9×28 圆针 4# 丝线缝合切口各层，或选用合适的可吸收缝线进行切口缝合。

10. 覆盖敷料 消毒皮肤，覆盖敷料。

第六节 心脏外科手术巡回护士配合规范

心脏外科手术具有专业强、风险高、技术难、操作繁等特点。这对心脏手术巡回护士提出了强应变能力、高综合素质等要求，除掌握心脏外科手术解剖特点、围手术期护理配合流程还应具备处理急危情况与实施抢救的技能。心脏手术专科护理小组在术前应有专业的护理计划，将使手术安全而高效地开展并给患者创造良好预后条件。

一、术前专科化访视

1. 术前讨论 参与外科手术小组的术前病例讨论，了解手术特殊的配合要点，如手术入路方式、特殊器械及耗材的选用，提前备齐患者所需用物。

2. 术前准备 巡回护士访视患者时，向患者自我介绍并亲切主动与患者交谈，主要目的是建立护患之间的信任感,告知患者手术环境及麻醉流程的相关信息,疏导患者及家属的紧张焦虑情绪,尽可能使患者保持积极乐观的心态面对手术,减轻和降低患者生理和心理上的应激反应。指导患者腹式呼吸锻炼,有效咳痰方法及肺功能锻炼。腹式呼吸能缓解因胸部手术后疼痛而呼吸受限能增大肺活量改善心肺功能。

二、术中护理配合要点

(一)迎接患者

1. 安全核查 安全核查严格执行手术查对制度,正确核对患者基本信息和手术信息。认真核查手术部位及手术标识是否规范。

2. 转运交接

(1)患者转运:若患者携带临时起搏器、输液微泵、胃管或胸引瓶注意轻柔搬运至手术床,保证各个管路在位通畅并妥善固定,并为患者准备好保暖棉被。

(2)物品交接:逐项清点术中用药、影像学片、尿袋、胸引管、胸引瓶、输液泵等。

3. 手术间布局和物品准备

(1)手术间布局:心脏手术仪器设备配置种类多,巡回护士在术前检查手术间普通仪器和设备在位及备用情况。如手术床、无影灯、负压吸引装置3套、输液架2个、暖风机、控温水毯、制冰机、血液回收机。并应充分考虑手术间的布局使设备摆放固定且合理。如术中食道超声机可在麻醉医生进行完食道置管操作后摆放于患者左侧头端,体外循环设备摆放时注意与手术床保留恰当的间距并套上透明的无菌屏障,防止术中手术医生手术衣污染、循环管道脱出。

(2)特殊物品准备:手术体位垫(参考第十三章)、各种血管瓣膜缝线、涤纶补片、止血材料、人工瓣膜、胸骨固定系统、体外循环管路、胸内除颤电极板、体外除颤电极片、无菌冰水及冰屑。专用仪器如自动凝血时间测定仪、除颤仪、体外循环设备、自体血回输装置、腔镜设备等应根据手术需求提前准备好。同时巡回护士在手术开始前,按照二级库耗材预约单上的信息逐项领用,实时收费。

(二)安全用药 严格按照医嘱执行术中用药。心脏手术为Ⅰ类切口,术前严格执行《抗菌药物使用原则》,把握好给药时机,术前$0.5\sim2$ h内,或麻醉开始时首次给药;手术时间超过3小时或失血量大于1 500 mL,术中可给予第二剂。提前抽取止血药(氨甲环酸注射液为麻醉泵注)。准确配置心脏搭桥时所需准备的动脉保存液、静脉保存液。配置方法如下:① 动脉保存液:罂粟碱1支30 mg加入200 mL生理盐水;② 静脉保存液:肝素1支200 mg加入300 mL生理盐水中。

(三)麻醉护理(参考第二章第二节) 麻醉前执行第一次安全核查。

(四)体位摆放(参考第三章第二节) 心脏外科患者病情重、变化快,心脏功能不稳定,建议术前给患者粘贴体外除颤电极片,分别贴于左肩胛下方和右胸壁位置注意避开消毒区域。必要时可贴手术贴膜防止消毒液浸湿电极片。整理好导联线,勿扭曲折叠于患者身下。

(五)术中配合要点

1. 患者体温的调控护理 非体外循环下的心脏手术,维持环境温度在$24\sim25$℃,尽量减少过多皮肤暴露。术中做好保暖措施,非手术消毒部位可盖绒毯,根据患者手术时长、实时体温、手术需求及时调整室温、加温输液装置和变温毯的温度。如体外循环的手术,需要在主动脉阻断前迅速降低环境温度和变温毯温度,使患者鼻咽温度及膀胱温度降至33～34℃,完成心内操作后,鼻咽温度复至35℃,在主动脉即将开放前,巡回护士升高环境温度和变温毯温度,给器械护士更换成约37℃温水的冲洗液,使患者咽温及膀胱温度复温至36～37℃。

2. 术中体位护理 根据术中需求及时准确地调整手术床角度。如主动脉根部排气时,及时将手术床调整为头低位,使排气针头位于身体最高位置,能快速排除心脏内的气体。医生根据心内血容量由巡回护士及时调整床的高度及角度。

3. 心脏特殊耗材备用 巡回护士根据患者病情及年龄等综合情况准备术中特殊物品(瓣膜、毡片等),术中遵医嘱选择瓣膜型号和种类、注意检查瓣膜的有效期;准备好各种型号的血管缝线及止血材料。

4. 监督无菌技术操作 心脏手术位于百级层流手术间,严格按手术通知单安排手术人员进入,其他无关人员一律禁止入室,特殊情况下参观手术人员严格控制在2人以内,且只允许在指定方位参观,不得随意走动,保持手术室的"相对密闭状态"。因百级层流手术间压力高于相邻低级别手术间,进出手术室应使用自动门。严格要求各类人员的无菌操作,保持手术间安静、整洁。术中应保持房间呈正压状态,减少人员进出次数。

(六)术中输血管理

1. 自体输血 血液回收机(洗涤式自体血回收)能充分收集术中出血、渗血、手术纱布上残留的血液,将其再经过多重滤过、洗涤、离心等处理,能回输45%至65%的红细胞盐水悬浮液回输给患者。这样可以增加患者血容量,减少异体血输血量,避免血液传播疾病及各种输血反应的发生。术中自体血回输需要保证血回收集装置无菌且密闭,如污染或疑似污染不得使用,应立即更换;术中创面如使用止血药物如胶原、凝血酶,则不进行收集;督促器械护士妥善保管术中使用的血纱布,用0.9%生理盐水进行初次洗涤,勿用力挤压,破坏红细胞,确保证待洗涤的血液不被消毒液等污染,及时吸入血回机中进行离心。输血装置使用超过6小时应进行更换,防止感染。回收机洗涤血液时用0.9%生理盐水或者乳酸钠林格溶液。巡回护士在回收完毕的血袋贴上患者的信息卡并正确记录回收的血量。

2. 常规输血 参考血红蛋白(Hb)和血细胞比容(Hct),麻醉医生根据心排血量和血容量等综合考虑患者是否需要输血。如需输注血制品,巡回护士与麻醉主治医生、体外循环师进行三查十二对,核对无误后开始输血并准确、如实记录,输血过程中要密切关注患者情况。输完的血袋,术后随患者返回病房,送回血库低温保存24小时。

(七)术中出入量观察 做好术中出入量检测,将尿袋悬挂在方便医务人员观察的方位,定时观察记录尿液的色、质、量。尿瓶及时倾倒并告知麻醉医生和体外循环师做好出量记录。根据医嘱严格控制液体的滴速。及时配合麻醉医生配置肝素,鱼精蛋白,氨甲环酸等药物,做好双人核对并及时准确记录。

(八)心脏复跳期护理 术中心脏复跳不佳或出现室颤时,及时准确地执行临时除颤医嘱,确认除颤模式及功率,复数一遍确认无误后,进行除颤仪能量调试,由医生使用胸内除颤电极板除颤或使用体外除颤电极片除颤。胸内除颤电极片注意事项:除颤前吸尽心包内冰水和血液,将除颤电极的导电面用盐水打湿后置于心脏两侧除颤,注意电极的导电面只接触心脏,避免与其他组织或手术器械有接触。调节除颤仪能量时,能量由低到高选择,尽量用较小的能量达除颤效果。成人一般从10 J开始,第二次可升至20～30 J。不宜反复无限制增加能量,以免引起心肌损伤。

（九）手术标本管理　严格遵循"手术室标本管理制度"及时送检。

三、术后护理观察要点

（一）各管路护理　心脏手术常见的管路有外周静脉输液管路、深静脉置管、有创动脉置管、留置尿管、胸腔引流管、胃管、气管插管、临时起搏器、ECMO 等,术后保证各管路标识清晰,检查各管路在位通畅情况。

（二）患者搬运注意点　搬运患者时至少备 6 名医务人员,麻醉医生保护患者头端各类置管,3～4 名医生站于患者身体两侧,一名护士负责胸引瓶和输液微泵,巡回护士负责患者下肢及各类置管,搬运时由麻醉医生发布指令,要求保持患者头颈躯干在同一直线。要求保障各个置管在位通畅、临时心脏起搏器正常运行、输液泵等仪器持续运行,搬运时动作轻柔且平稳无拖拽。

（三）患者出室前进行第三次核查　配合麻醉医生转接呼吸机和心电监护等设备,由麻醉医生、巡回护士及外科医生陪同护送患者,转运途中各管路妥善固定并保证在位通畅。巡回护士与病房护士交接物品、用药及用血情况。

（四）整理擦拭手术间、补充手术间物品　妥善放置体外循环机等仪器。

（五）术后随访　术后 48～72 小时内进行术后随访,了解患者术后恢复情况及对手术室工作的满意度,及时改进工作。

（朱霞　陈茹　吉文静）

［1］孙育红.手术室护理操作指南［M］.2 版,北京：科学出版社,2019：445.

［2］钱蒨健,周嫣.实用手术室护理［M］.上海：上海科学技术出版社,2005：10.

［3］郭莉.手术室护理实践指南［M］.北京：人民卫生出版社,2020：25,34.

第十章
泌尿外科手术护理配合

第一节 泌尿外科相关疾病概述

泌尿外科是专门研究男女泌尿道与男性生殖系统的一门学科,主要包含了肾脏、输尿管、膀胱、尿道和男性生殖系统。泌尿外科是最早使用内镜外科技术的学科,70年代后期,我国泌尿外科医学事业逐渐恢复并行成一定的规模,随后腔内技术得到迅速发展。近年来在全国范围内已常规开展,以体外、内镜、腹腔镜、机器人等技术主要应用于临床。

一、肾脏

(一)解剖学基础 肾位于腰部脊柱两侧,左右各一,肾贴腹后壁的上部,位于腹膜后间隙内。左肾上极平第11胸椎,其后方有第11、12肋斜行跨过下端与第二腰椎齐平。右肾上方与肝相邻,位置比左肾低半个到一个椎体,右肾上极平第12胸椎,下极平第3腰椎,第12肋斜行跨过其后方。在竖脊肌的外侧缘与第12肋之间的部位称为肾区(脊肋角)(图10-1、图10-2)。

(二)常见相关外科疾病 常见疾病包括肾癌、无功能肾、肾上腺肿瘤、肾积水、肾结石等。

(三)常见手术方式及入路 见表10-1。

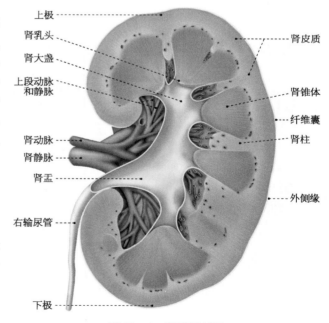

图 10-1 肾脏解剖图

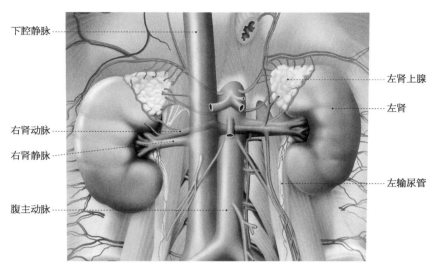

图 10 - 2　肾脏位置解剖图

表 10 - 1　常见手术方式及手术入路

手 术 方 式	手 术 入 路
腹腔镜肾癌根治术 腹腔镜肾部分切除术 腹腔镜肾上腺切除术 腹腔镜肾输尿管离断成形术(UPJ)	经腰背部或经腹入路
经皮肾镜碎石取石术(PCNL)	先经会阴部后经左(右)腰背部入路

二、输尿管

（一）解剖学基础　输尿管是细长的肌性管道，长 20～30 cm，直径 0.5～0.7 cm，上端与肾盂相连，在腹后壁沿脊柱两侧下行，进入小骨盆，下端在膀胱底的外上方斜行插入膀胱壁，开口于膀胱。输尿管有三个狭窄部，一个在肾盂与输尿管移行处（输尿管起始处），一个在越过小骨盆入口处，最后一个在进入膀胱壁的内部（图 10 - 3）。

（二）常见外科疾病　包括输尿管癌、肾盂癌、输尿管畸形、输尿管结石（上、中、下段）等。

（三）常见手术方式及入路　见表 10 - 2。

表 10 - 2　常见手术方式及手术入路

手 术 方 式	手 术 入 路
腹腔镜下输尿管癌根治术	经左(右)腰背部入路
腹腔镜下输尿管切开取石术	经腰背部或经腹入路
经输尿管镜碎石取石术	经会阴部入路

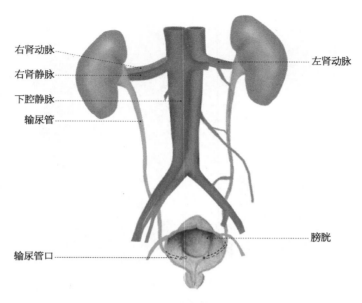

右肾动脉

右肾静脉

下腔静脉

输尿管

左肾动脉

膀胱

输尿管口

图 10-3　输尿管解剖图

三、前列腺

（一）解剖学基础　前列腺位于盆腔底部,其上方是膀胱,下方是尿道,前方是耻骨,后方是直肠。前列腺外形如栗子,底向上,尖向下,位于膀胱颈部下方,包绕着膀胱口与尿道结合部位,前列腺与输尿管、精囊紧密相邻,射精管由上部进入前列腺,并开口于前列腺中间的隐窝之中,前列腺外有被膜包绕,由前列腺韧带和侧韧带固定于耻骨后。前列腺底部横径 4 cm,纵径 3 cm,前后径 2 cm(图 10-4)。

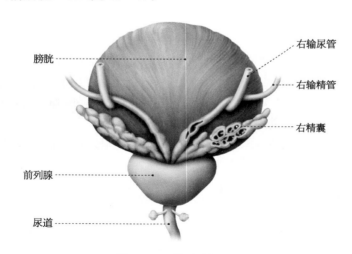

膀胱

右输尿管

右输精管

右精囊

前列腺

尿道

图 10-4　前列腺解剖图

（二）常见外科疾病　包括前列腺癌、前列腺增生、前列腺炎等。

（三）常见手术方式及手术入路　见表 10-3。

表 10 - 3 常见手术方式及手术入路

手 术 方 式	手 术 入 路
腹腔镜下前列腺癌根治术	在脐下约 3 cm 建立观察孔,在脐下 2～3 cm 左右腹直肌旁、左右髂前上棘内上方 2～3 cm 处建立主辅操作孔
B 超引导下经会阴前列腺穿刺活检术	经会阴部入路

四、膀胱

(一)解剖学基础　膀胱就是一个袋状物,它储存肾脏所产生的尿液,并在排尿时将尿液排出体外,膀胱壁布满褶皱且富有弹性,他能储存超过 500 mL 的尿液,当膀胱盛满尿液时,其肌肉壁会手缩,从而使尿液从尿道中排出。此外,膀胱的基部有两块环状的肌肉,叫括约肌,控制着尿液的排出(图 10 - 5)。

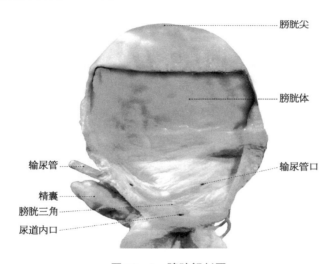

图 10 - 5　膀胱解剖图

(二)常见外科疾病　包括膀胱癌、腺性膀胱炎、膀胱结石等。

(三)常见手术方式及手术入路　见表 10 - 4。

表 10 - 4　常见手术方式及手术入路

手 术 方 式	手 术 入 路
腹腔镜下全膀胱癌根治术(原位新膀胱术、回肠代膀胱术、输尿管皮肤造口)	脐下缘建立操作孔,在左右腹直肌旁、脐下 2～3 cm、左右髂前上棘上内方 2～3 cm 处建立主辅操作孔
经尿道膀胱肿瘤电切术 经尿道膀胱碎石取石术	经会阴部入路

第二节　泌尿外科常用专科器械

泌尿外科常规手术器械详细见第一章第三节,腔镜手术器械详细见第四章第二节。常用器械如输尿管镜水管、输尿管抓钳等以下将逐一介绍。

一、常规器械(详细见第一章第三节)

肾盂拉钩　肾盂拉钩用于牵拉组织(图 10 - 6)。

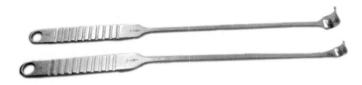

图 10 - 6　肾盂拉钩

二、普通腔镜类

(一)腔镜器械　腔镜器械常规见第四章第二节,如钛夹钳、镜头、光缆等,以下介绍输尿管镜器械以及尿道镜器械。

1. 输尿管镜水管　主要作用是连接输尿管镜通过高压输水泵向输尿管注水,使输尿管扩张,方便输尿管镜进入以及查看病情(图 10 - 7)。

2. 尿道内冷刀切开镜　见图 10 - 8。

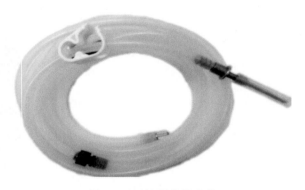

图 10 - 7　输尿管镜水管

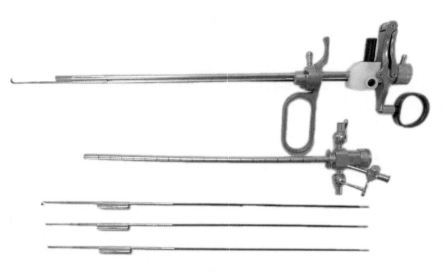

图 10 - 8　尿道内冷刀切开镜

3. 输尿管镜　由尿道经膀胱进入输尿管,前端有镜面,可将影像通过反射或光机传导至另一端,可透过管镜视窗观察输尿管构造及病变(图 10 - 9)。

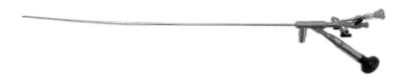

图 10 - 9　输尿管镜

4. 输尿管镜抓钳　见图 10 - 10。

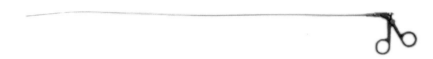

图 10 - 10　输尿管镜抓钳

5. 输尿管抓钳　按头端份为活检钳、异物钳等,主要用于夹取异物,取石等(图 10 - 11)。

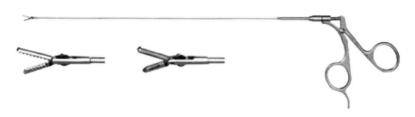

图 10 - 11　输尿管抓钳

6. 经皮肾镜　主要用于取石,就是在腰部建立一条从皮肤到肾脏的通道,通过这个通道把肾镜插入肾脏,利用激光、超声等碎石工具,把肾结石击碎取出,这就是所谓的"打孔取石(PCNL)"(图 10 - 12)。

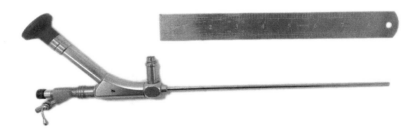

图 10 - 12　经皮肾镜

7. 膀胱镜　是内镜的一种,经反向的强冷光通过光学纤维导光束,传送到膀胱内部,观察内部情况(图 10 - 13)。

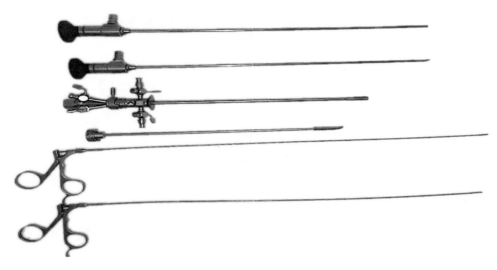

图 10 - 13　膀胱镜

8. 等离子电切镜　具有"冷切割"、热穿透、热损伤效应低、快速凝血及术中可用生理盐水冲洗的特点(图 10 - 14)。

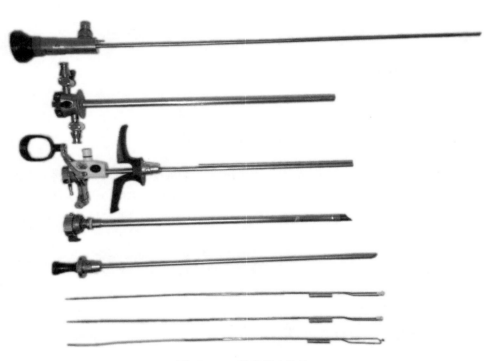

图 10 - 14　等离子电切镜

9. 输尿管软镜　镜体弯曲度大,可达 180°/270°,主用于治疗肾结石,并发症少(图 10 - 15)。

10. 钬激光光纤　主要应用于泌尿系结石碎石(图 10 - 16)。

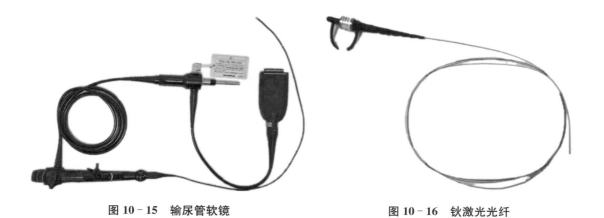

图 10 - 15　输尿管软镜　　　　　　　　　　**图 10 - 16　钬激光光纤**

三、特殊腔镜类

（一）镜头类　3D 腹腔镜区别于 2D 腔镜镜头，在立体感和层次感上极具优势，提高了效率，减少手术时间（图 10 - 17）。

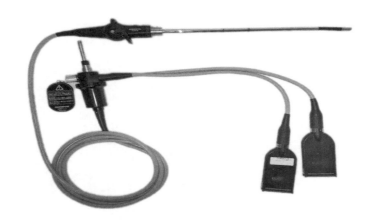

图 10 - 17　3D 腹腔镜镜头

（二）钳子类

1. 带锁扣肠钳　功能与普通腔镜肠钳相似，不同点在于手柄部位可按照夹取目标大小调节锁扣松紧（图 10 - 18）。

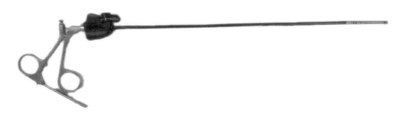

图 10 - 18　带锁扣肠钳

2. ERBE 钳（百克钳）　主要用于腔镜下手术,相比普通双极可闭合大血管（FDA 认证可安全闭合 7 mm 血管）（图 10 - 19）。

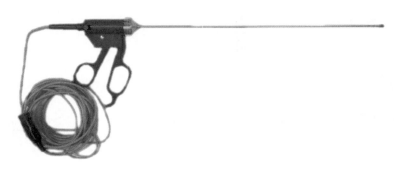

图 10 - 19　ERBE 百克钳

四、达·芬奇机器人

1. 达·芬奇机器人主机　见图 10 - 20。

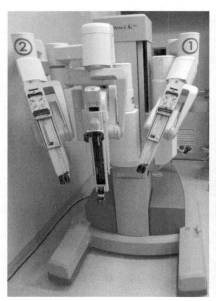
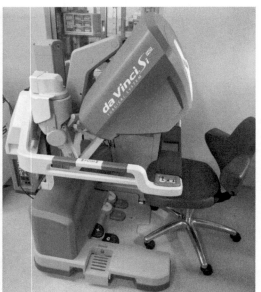

图 10 - 20　达·芬奇机器人

2. 达·芬奇机器人腔镜镜头　有 0°和 30°镜头,分别对应不同手术（图 10 - 21）。

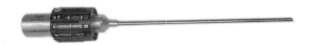

图 10 - 21　达·芬奇机器人腔镜镜头

3. 达·芬奇手术器械 见图 10 - 22。

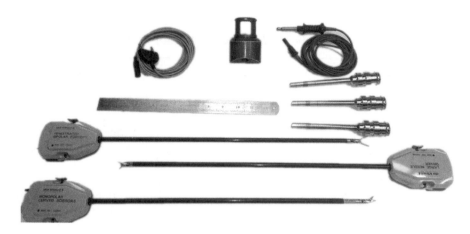

图 10 - 22 达·芬奇手术器械

4. 达·芬奇操作臂各器械 见图 10 - 23。

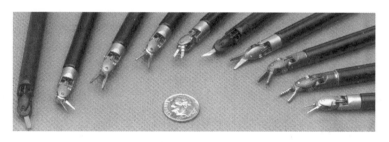

图 10 - 23 达·芬奇操作臂

第三节 肾脏手术护理配合

一、常用物品准备

（一）体位用物 见表 10 - 5。

表 10 - 5 在体位用物中开放手术和腔镜手术的区别

开 放 手 术	腔 镜 手 术	
肾根治术、肾部分切除术	肾根治术、肾部分切除术	经皮肾盂镜碎石取石
头枕 × 1、骨盆固定架 × 2、5 cm × 160 cm 医用橡皮膏两条	头枕 × 1、骨盆固定架 × 2、5 cm × 160 cm 医用橡皮膏两条	截石位腿架 × 2、方形海绵垫 × 3、头圈 × 1、脚圈 × 2

（二）一次性物品

1. 常规物品　见表 10-6。

表 10-6　在物品准备中开放手术和腔镜手术的区别

开　放　手　术	腔　镜　手　术	
肾根治术、肾部分切除术	肾根治术、肾部分切除术	经皮肾盂镜碎石取石
高频电刀笔 1 个、电刀清洁片、吸引管 1 个、34×35 cm 抗菌手术薄膜 1 张、医用真丝编织线（1#、4#、7# 各 2 板）、肾外科缝合针（含 7×17 圆针、9×28 圆针、9×28 角针各 2 枚）、3-0 可吸收缝线、无菌手术刀片（20#、11# 各 2 张）、石蜡油、一次性负压引流球 1 个、备无菌导尿包 1 个、一次性使用灭菌橡胶外科手套若干	同左，一次性使用无菌注射器 50 mL、双腔气囊导尿管、一次性引流袋、无菌保温杯、医用无菌隔离镜套	无菌纱布 4 包、双腔气囊导尿管 1 根、一次性引流袋 2 个、一次性使用无菌注射器 20 mL 和 50 mL 各 1 个、石蜡油 1 包、无菌手术 11# 刀片 1 个、9×28 角针 2 枚、医用真丝编织线 4#、关节镜套、红色橡皮导尿管、一次性冲洗管路、3 000 mL 温生理盐水若干

2. 特殊物品　见表 10-7。

表 10-7　在特殊物品中开放手术和腔镜手术的区别

开　放　手　术	腔　镜　手　术	
肾根治术、肾部分切除术	肾根治术、肾部分切除术	经皮肾盂镜碎石取石
阻断夹、短柄超声刀、超声刀线、一次性切口保护套、1# 可吸收 PDS 倒刺线	肾蒂阻断夹、大号 Hem-o-Lok 钳、长柄超声刀、超声刀线、腔镜持针器、一次性使用腹腔穿刺器、3-0 可吸收线、1# 可吸收 PDS 倒刺线	经皮扩张鞘、F6～F7 输尿管导管、输尿管导引导丝、各型号双 J 管

（三）无菌敷料　见表 10-8。

表 10-8　在无菌敷料中开放手术和腔镜手术的区别

开　放　手　术	腔　镜　手　术	
肾根治术、肾部分切除术	肾根治术、肾部分切除术	经皮肾盂镜碎石取石
腹腔包（长方孔巾 1 块、中单 1 块、治疗巾 9 块、盐水盆 1 个、换药碗 2 个、小药杯 1 个、显影纱布 10 块、显影纱垫 10 块）、无菌中单包（中单 4 块）、无菌手术衣 4 件、无菌持物干缸 1 个、无菌擦手小毛巾 1 包	剖腹包（长方孔巾 1 块、中单 1 块、治疗巾 8 块、盐水盆 1 个、换药碗 2 个、小药杯 1 个、显影纱布 10 块、显影纱垫 5 块）、无菌手术衣 5 件、无菌持物干缸 1 个、无菌擦手小毛巾 1 包	经皮肾镜（PCNL）包（布巾钳 4 把、卵圆钳 1 把、大盆 1 个、小治疗碗 2 个、小药杯 1 个、治疗巾 1 块、中单 3 块）、中单包、治疗巾包、无菌一次性手术衣 4 件、无菌持物干缸 1 个、无菌擦手小毛巾 1 包

（四）手术器械　见表 10-9。

表 10 - 9　在手术器械中开放手术和腔镜手术的区别

开 放 手 术		腔 镜 手 术
肾根治术、肾部分切除术	肾根治术、肾部分切除术	经皮肾盂镜碎石取石
肾器械、奥尼拉钩	腹腔镜肾器械、泌尿外科腔镜器械	经皮肾镜、细输尿管镜、细输尿管抓钳、经皮肾镜输水管道、钬激光导光纤（型号：FTIR200、FTIR365、FTIR550 FTIR1000）

（五）仪器设备　单极电刀、吸引装置、超声刀使用前检查功能状态，根据手术需求调节模式及参数。腔镜手术中还应检查摄影系统、CO_2 气源、输水管道压力泵等设备。

二、麻醉方式

麻醉方式选择全身麻醉。

三、手术体位

一般采取健侧卧位，背倾 90°。经皮肾盂镜碎石取石则先膀胱截石位，再俯卧位。

四、器械护士护理配合

（一）常见手术方式　常见手术方式有腹腔镜辅助下肾部分切除术（laparoscopic assisted partial nephrectomy）、腹腔镜辅助下根治性肾切除术（laparoscopic assisted radical nephrectomy）、腹腔镜辅助下肾上腺切除术（laparoscopic assisted adrenalectomy）、腹腔镜辅助下肾盂输尿管离断成形术（laparoscopic-assisted ureteroplasty of renal pelvis and ureter）以及内镜通道手术，经皮肾盂镜碎石取石术（percutaneous nephrolithotomy lithotripsy，PCNL）等。

（二）手术配合步骤

1. 清点　器械护士提前 15～30 分钟执行外科洗手，保证有充足的时间进行物品的检查和清点，并与巡回护士共同清点物品，包括手术敷料、手术器械、手术特殊物品、杂项物品等。

2. 选择切口　见表 10 - 10。

表 10 - 10　在选择切口中开放手术和腔镜手术的区别

开 放 手 术	腔 镜 手 术
第 12 肋下或第 11 肋下做一长 7～8 cm 切口	（1）经腹腔入路：腹直肌外缘脐上 2～3 cm 处作观察孔，锁骨中线肋缘下 2 cm 处及髂前上棘上方 3 cm 处分别作主辅操作孔 （2）经腹膜后入路：腋后线第 12 肋下作观察孔腋前线肋弓下 2 cm 处和腋中线髂棘上 2 mm 处分别为主辅操作孔

3. 消毒

（1）消毒液：参照使用说明选择和使用。常选用 0.5%～1% 碘伏直接涂擦手术区，消毒至少 2 遍。

(2) 消毒范围：前后过正中线，上至腋窝下至腹股沟。

4. 铺单

(1) 器械护士依次递 2 块中单(横行对折 1/2)给外科医生分别铺于患者身体两侧。

(2) 器械护士将布类治疗巾按"我(纵行 1/4 折边对着自己)、你(纵行 1/4 折边对着外科医生)、你、我"顺序，依次传递给外科医生铺于切口四周，要求铺单后能看到切口标识。

(3) 抗菌贴膜展开传递给外科医生(腔镜手术此时递布巾钳固定)。

(4) 切口上、下缘各铺一块中单。

(5) 铺长方孔巾，下垂边缘至手术台缘≥30 cm。

5. 切皮或建立气腹　见表 10-11。

表 10-11　在切皮或建立气腹中开放手术和腔镜手术的区别

开 放 手 术	腔 镜 手 术
(1) 递 20# 刀片于第 12 肋下或第 11 肋下切一纵行切口(7~8 cm)，切开皮肤更换刀片，递两块干纱垫拭血，递有齿镊、电刀劈开皮下组织，腰部各层肌肉至腹膜后间隙，用湿纱布推开胸腔及腹膜，遇出血点时递中弯钳或蚊式钳钳夹，1#、4# 丝线结扎或电凝止血。三翼拉钩牵开切口，两侧切口用湿盐水纱布保护 (2) 递两块湿盐水纱布垫保护切口，递 S 拉钩、腹腔拉钩牵开暴露手术术野，递生理盐水协助洗手	(1) 仪器设备连接与腹腔镜建立：整理并连接镜头、光源线、摄像头数据线、气腹管、吸引管并用皮肤钳固定，递 11# 刀片、在腋后线第 12 肋下缘 2 cm 处切皮，递布巾钳 2 把提起侧腹壁后建立腹膜后间，递一次性使用无菌注射器 50 mL 向扩张器气囊内注入 6~8 管空气 (2) 置入穿刺器并在镜头引导下置入 10 mm 或 12 mm 穿刺器，连接气腹管建立气腹，压力为 12~15 mmHg (3) 将经过白平衡调试及热盐水预热过的镜头置入穿刺器探查腹腔。确定病变部位、有无淋巴结及腹腔转移等情况

6. 不同手术方式在护理配合上的不同之处　见表 10-12。

表 10-12　肾脏不同术式的手术配合

手术名称	手术配合步骤
肾根治术	(1) 游离肾蒂：递超声刀、胆管钳，清除腹膜外脂肪，显露侧椎筋膜。在腹膜后反折的背侧，超声刀纵行切开侧椎筋膜，显露肾前筋膜，在肾前筋膜外与腹膜之间向腹侧深面分离，显露出肾脏中下极的肾旁前间隙。递超声刀、胆管钳在肾后筋膜与腰肌筋膜之间钝性分离。继续游离扩大腹侧的肾旁前间隙，并与背侧会合 (2) 暴露动、静脉及输尿管离断肾脏：递 S 拉钩牵开，递 Hem-o-Lok 夹闭输尿管，递长平镊、超声刀在近髂血管水平将肾下极连接组织和输尿管离断，切断肾上极与膈下筋膜相连的部分移除肾脏，递 7×17 圆针 4# 丝线缝扎血管
肾部分根治术	(1) 剪开肾筋膜，游离肾血管：递超声刀、胆管钳，充分游离腹膜后脂肪，超声刀纵行切开肾周筋膜及肾周脂肪，沿腰大肌、腰方肌分离肾背侧至肾蒂组织 (2) 暴露肿瘤：术中用手指或刀柄刀背面继续钝性分离上极、腹侧、背侧，充分暴露肿瘤

手术名称	手术配合步骤
	(3) 阻断血管、切除肿瘤：递肾蒂阻断钳阻断肾动脉，巡回护士和麻醉医生参与计时，递脑膜剪刀，7$^#$丝线套扎、圆针 4$^#$丝线缝扎、10$^#$圆刀切开肾包膜，递超声刀沿肿瘤外缘 0.5 cm 将瘤体完整切除 (4) 缝合肾脏：递持针器缝内层，标尺量出 15 cm 的 3-0 可吸收线或 20 cm 的 1$^#$可吸收 PDS 倒刺线缝合，外层用 2/3 长度的 1$^#$可吸收 PDS 倒刺线缝合，递中号 Hem-o-Lok 夹钳加固并收紧线结处 (5) 开放肾动脉：递撤夹钳取出血管阻断夹，检查创面，彻底止血
腔镜下肾根治术	(1) 穿刺器位置 　1) 经腹腔入路：腹直肌外缘脐上 2～3 cm 处作观察孔，锁骨中线肋缘下 2 cm 处及髂前上棘上方 3 cm 处分别作主辅操作孔 　2) 经腹膜后入路：腋后线第 12 肋下作观察孔腋前线肋弓下 2 cm 处和腋中线髂棘上 2 mm 处分别为主辅操作孔 (2) 游离肾脏：递超声刀、分离钳，清除腹膜外脂肪，显露侧椎筋膜。递超声刀、胆管钳在腹膜后反折的背侧，纵行切开侧椎筋膜，显露肾前筋膜，在肾前筋膜外与腹膜之间向腹侧深面分离，显露出肾脏中下极的肾旁前间隙。递超声刀、分离钳在肾后筋膜与腰肌筋膜之间钝性分离 (3) 暴露动、静脉及输尿管离断肾脏：递 Hem-o-Lok 夹闭输尿管及动、静脉，递超声刀在近髂血管水平用将肾下极连接组织和输尿管离断，切断肾上极与膈下筋膜相连的部分移除肾脏
腔镜下肾部分根治术	(1) 穿刺器位置：同腹腔镜下肾根治术 (2) 剪开肾筋膜，游离肾血管：递超声刀、抓钳，充分游离腹膜后脂肪，超声刀纵行切开肾周筋膜及肾周脂肪，沿腰大肌、腰方肌分离肾背侧至肾蒂组织 (3) 暴露肿瘤：继续分离上极、腹侧、背侧，充分暴露肿瘤 (4) 阻断血管、切除肿瘤：递肾蒂阻断钳阻断肾动脉，巡回护士和麻醉医生参与计时，递剪刀沿肿瘤外缘 0.5 cm 将瘤体完整切除 (5) 缝合肾脏后开放肾动脉：步骤同开放肾部分根治术
腹腔镜下肾囊肿去顶减压术	(1) 穿刺器位置：在患侧腰肾区寻三点作一等边三角形，其中 A 点位于腋前线第 12 肋下缘，B 点位于腋前线 11 肋下缘，C 点位于腋中线髂棘上 1～2 cm 处 (2) 切皮腹腔镜手术（表 10-3-7） (3) 显露囊肿部位：递电凝钩或者超声刀打开筋膜，分离肾周脂肪，递分离钳或无损伤肠钳提起囊壁，递超声刀剪开、吸引器吸尽囊液，观察囊壁无异常后距实质 0.5 cm 环形剪除大部分囊壁

7. 缝合关闭伤口　见表 10-13。

表 10-13　在缝合中不同术式的区别

开　放　手　术	腔　镜　手　术
(1) 递温无菌蒸馏水冲洗腹腔，检查有无出血移除切口保护套和三翼拉钩 (2) 清点物品、纱布、纱垫、缝针等，消毒液纱布消毒	(1) 取标本：放标本袋取标本 (2) 留置引流管，关闭伤口：残缘用电凝止血，彻底检查无活动性出血。放置负压球，9×

开　放　手　术	腔　镜　手　术
皮肤,放置引流管递 11# 刀片、中弯钳、9×28 角针 4# 丝线固定引流管 (3) 递 12×28 圆针 7# 丝线或 1# 可吸收缝线连续缝合肌肉 (4) 递生理盐水冲洗切口,更换纱布垫,递 12×28 圆针 4# 丝线间断缝合皮下组织 (5) 去除抗菌手术贴膜,递消毒纱布擦拭皮肤,递有齿镊、9×28 角针 1# 丝线间断缝合皮肤,递消毒纱布再次消毒皮肤,递无菌伤口敷料包扎	28 角针 4# 丝线固定,取出穿刺器,清点无误后消毒穿刺部位皮肤,12×20 圆针 7# 丝线关闭肌层、1# 丝线缝皮下,9×28 角针 1# 丝线缝皮,递无菌伤口敷料包扎

（三）经皮肾盂镜碎石取石手术配合

1. 清点　巡回护士提前 15 分钟与有资质的手术医生共同清点物品,包括手术敷料、手术器械、手术特殊物品、杂项物品等。

2. 选择切口　先取截石位尿道入口再取腰背部（第 11 肋或 12 肋下与腋后线的交点）。

3. 消毒　先取膀胱截石位,耻骨联合、肛门周围及臀,大腿上 1/3 内侧。

4. 铺单　一块布类中单加一块布类治疗巾递于外科医生垫于臀部,2 块中单完全打开分别交叉包裹两条腿;2 块中单对折打开分别搭于两腿之上,下垂边缘至手术台缘 ≥30 cm。

5. 递输尿管镜、输尿管导管　在患侧输尿管内插入输尿管导管,以刚进入肾盂为佳,将导管固定在导尿管上。

6. 改为俯卧位　患者在麻醉状态下更换体位应关注各导管是否在位有无扭曲并注意保暖。

7. 俯卧位消毒　上至两腋窝连线,下过臀部,两侧至腋中线。

8. 铺单　两块中单铺于切口两侧,两块治疗巾分别按"我（纵行 1/4 折边对着自己）、你（纵行 1/4 折边对着外科医生）、你、我"顺序铺于大腿根部,三块治疗巾按"我（纵行 1/4 折边对着自己）、你（纵行 1/4 折边对着外科医生）、我（纵行 1/4 折边对着自己）、我、你、我",2 把布巾钳固定,切口下缘再铺两块对折中单,切口上缘两块中单对折铺于头架上。

9. 穿刺　通过 B 超定位,穿刺于肾下盏,穿刺成功后见尿液流出,经穿刺置入输尿管导引导丝;于肾盂依次以 8 F、10 F、12 F、14 F、16 F 扩张器逐渐扩张后保持每次扩张深度相同,同时注意保持导丝的深度与位置不变。

10. 碎石、取石　递经皮肾镜置入扩张鞘中,探查结石。置入钬激光光纤,调至合适功率将结石粉碎并利用加压灌注泵的压力使粉碎的结石通过穿刺鞘被冲出体外（冲出的结石按照标本收集,术后与患者一同返回病房）。

11. 退出肾镜,更换输尿管镜　递输尿管镜并递合适的双 J 管顺行置入输尿管,检查无活动性出血后退出输尿管镜,退出扩张鞘。

12. 留置肾造瘘管　递红色导尿管置入伤口内。清点物品,递 9×28 角针 4# 丝线固定管路。再次清点物品,连接无菌集尿袋,递菌敷料包扎。

第四节　输尿管手术护理配合

一、常用物品准备

（一）体位用物　见表 10 - 14。

表 10 - 14　在体位用物中开放手术和腔镜手术的区别

开 放 手 术	腔 镜 手 术	
输尿管切开取石术、输尿管癌根治术	输尿管切开取石术、输尿管癌根治术	经尿道输尿管镜碎石取石术
头枕×1、骨盆固定架×2 5 cm×160 cm 医用橡皮膏两条	头枕×1、骨盆固定架×2 5 cm×160 cm 医用橡皮膏两条	头枕×1、截石位腿架×2

（二）一次性物品

1. 常规物品　见表 10 - 15。

表 10 - 15　在物品准备中开放手术和腔镜手术的区别

开 放 手 术	腔 镜 手 术	
输尿管切开取石术、输尿管癌根治术	输尿管切开取石术、输尿管癌根治术	经尿道输尿管镜碎石取石术
高频电刀笔 1 个、电刀清洁片、吸引管 1 个、34×35 cm 抗菌手术薄膜 1 张、医用真丝编织线（1#、4#、7# 各 2 板）、肾外科缝合针（含 7×17 圆针、9×28 圆针、9×28 角针各 2 枚）、3 - 0 可吸收缝线、无菌手术刀片 20# 和 11# 各 2 张、石蜡油、1# 和 0# 可吸收 PDS 倒刺线（肾部分切除术）、一次性负压引流球 1 个、备无菌导尿包 1 个、一次性使用灭菌橡胶外科手套若干	同左，一次性使用无菌注射器 50 mL、双腔气囊导尿管、一次性引流袋、3 - 0 可吸收缝线、无菌保温杯、医用缆线无菌隔离镜套	显影纱布 4 包、双腔气囊导尿管 1 根、一次性引流袋 2 个、一次性使用无菌注射器 20 mL 和 50 mL 各 1 个、石蜡油 1 包、无菌手术刀片 11# 1 个、9×28 角针 2 枚、4# 医用真丝编织线、医用缆线无菌隔离镜套、红色橡皮导尿管、一次性冲洗管路、3 000 mL 温生理盐水若干

2. 特殊物品　见表 10 - 16。

表 10 - 16　在特殊物品中开放手术和腔镜手术的区别

开 放 手 术	腔 镜 手 术	
输尿管切开取石术、输尿管癌根治术	输尿管切开取石术、输尿管癌根治术	经尿道输尿管镜碎石取石术

续　表

开　放　手　术	腔　镜　手　术	
短柄超声刀、超声刀线	长柄超声刀、超声刀线、一次性使用腹腔穿刺器	不同型号双 J 管和 D-J 管、一次性无菌输尿管导引导丝、各类型号套石篮

（三）无菌敷料　见表 10 - 17。

表 10 - 17　在无菌敷料中开放手术和腔镜手术的区别

开　放　手　术	腔　镜　手　术	
输尿管切开取石术、输尿管癌根治术	输尿管切开取石术、输尿管癌根治术	经尿道输尿管镜碎石取石术
腹腔包（长方孔巾 1 块、中单 1 块、治疗巾 9 块、盐水盆 1 个、换药碗 2 个、小药杯 1 个、显影纱布 10 块、显影纱垫 10 块）、无菌中单包（中单 4 块）、无菌手术衣 4 件、无菌持物干缸 1 个、无菌擦手小毛巾 1 包	剖腹包（长方孔巾 1 块、中单 1 块、治疗巾 8 块、盐水盆 1 个、换药碗 2 个、小药杯 1 个、显影纱布 10 块、显影纱垫 5 块）、无菌手术衣 5 件、无菌持物干缸 1 个、无菌擦手小毛巾 1 包	膀胱镜包（中单 3 块、盐水盆 1 个、换药碗 2 个、弯盘 1 个、小药杯 1 个、巾钳 4 把、海绵钳 1 把）、无菌一次性手术衣 2 件、无菌持物干缸 1 个、无菌擦手小毛巾 1 包

（四）手术器械　见表 10 - 18。

表 10 - 18　在手术器械中开放手术和腔镜手术的区别

开　放　手　术	腔　镜　手　术	
输尿管切开取石术、输尿管癌根治术	输尿管切开取石术、输尿管癌根治术	经尿道输尿管镜碎石取石术
肾器械、奥尼拉钩	腹腔镜肾器械、泌尿外科腔镜器械	细输尿管镜、细输尿管抓钳、输水管道、钬激光导光纤维（型号：FTIR200、FTIR365、FTIR550、FTIR1000）

（五）仪器设备　单极电刀、吸引装置、超声刀使用前检查功能状态，根据手术需求调节模式及参数。腔镜手术中还应检查摄影系统、CO_2 气源、输水管道压力泵等设备。

二、麻醉方式

麻醉方式选择全身麻醉。

三、手术体位

见表 10 - 19。

表 10 - 19　在手术体位中开放手术和腔镜手术的区别

开 放 手 术	腔 镜 手 术	
输尿管切开取石术、输尿管癌根治术	输尿管切开取石术、输尿管癌根治术	经尿道输尿管镜碎石取石术
健侧卧位,背倾 90°	(1) 经腹腔入路:健侧卧位,背倾 90°,患者腹部与手术床缘平齐 (2) 经后腹腔入路:健侧卧位,背倾 90°,患者背部与手术床缘平齐	膀胱截石位

四、器械护士护理配合

(一) 常见手术方式　常见手术方式有腹腔镜下输尿管癌根治术(laparoscopic radical resection of ureteral cancer)、腹腔镜下输尿管切开取石术(laparoscopic ureterectomy and lithotripsy)、经尿道输尿管镜碎石取石术(transurethral ureteroscopic lithotripsy,TUL)等。

(二) 手术配合步骤

1. 清点　器械护士提前 15～30 分钟执行外科洗手,保证有充足的时间进行物品的检查和清点,并与巡回护士共同清点物品,包括手术敷料、手术器械、手术特殊物品、杂项物品等。

2. 选择切口　见表 10 - 20。

表 10 - 20　在选择切口中开放手术和腔镜手术的区别

开 放 手 术	腔 镜 手 术	
输尿管切开取石术、输尿管癌根治术	输尿管切开取石术、输尿管癌根治术	经尿道输尿管镜碎石取石术
第 12 肋下或第 11 肋下做一长 7～8 cm 切口	(1) 经腹腔入路:腹直肌外缘脐上 2～3 cm 处作观察孔,锁骨中线肋缘下 2 cm 处及髂前上棘上方 3 cm 处分别作主辅操作孔 (2) 经腹膜后入路:腋后线第 12 肋下作观察孔腋前线肋弓下 2 cm 处和腋中线髂棘上 2 mm 处分别为主辅操作孔	经尿道入口入路

3. 消毒

(1) 消毒液:参照使用说明选择和使用。常选用 0.5%～1% 碘伏直接涂擦手术区,消毒至少 2 遍。

(2) 消毒范围:前后过正中线,上至腋窝下至腹股沟。

4. 铺单

(1) 器械护士依次递 2 块中单(横行对折 1/2)给外科医生分别铺于患者身体两侧。

(2) 器械护士将布类治疗巾按“我(纵行 1/4 折边对着自己)、你(纵行 1/4 折边对着外科医生)、你、我”顺序,依次传递给外科医生铺于切口四周,要求铺单后能看到切口标识。

（3）抗菌贴膜展开传递给外科医生（腔镜手术此时递布巾钳固定）。

（4）切口上、下缘各铺一块中单。

（5）铺长方孔巾，下垂边缘至手术台缘≥30 cm。

5. 切皮或建立气腹　见表 10 - 21。

表 10 - 21　切皮或建立气腹时开放手术和腔镜手术的区别

开　放　手　术	腔　镜　手　术
（1）切皮和皮下组织等逐层暴露进腹：递 20# 刀片于第 12 肋下或第 11 肋下切一纵行切口（约 7～8 cm），切开皮肤更换刀片，递两块干纱垫拭血，递有齿镊、电刀劈开皮下组织，腰部各层肌肉至腹膜后间隙，用湿纱布推开胸腔及腹膜，遇出血点时递中弯钳或蚊式钳钳夹，1#、4# 丝线结扎或电凝止血 （2）三翼拉钩牵开切口，两侧切口用湿盐水纱布保护。递两块湿盐水纱布垫保护切口，腹腔拉钩牵开暴露手术术野，递生理盐水协助洗手	（1）仪器设备连接与腹腔镜建立：整理并连接镜头、光源线、摄像头数据线、气腹管、吸引管并用皮肤钳固定，递 11# 刀片、在腋后线第 12 肋下缘 2 cm 处切皮，递布巾钳 2 把提起侧腹壁后建立腹膜后间，递一次性使用无菌注射器 50 mL 向扩张器气囊内注入 6～8 管空气 （2）置入穿刺器并在镜头引导下置入 10 mm 或 12 mm 穿刺器，连接气腹管建立气腹，压力为 12～15 mmHg （3）将经过白平衡调试及热盐水预热过的镜头置入穿刺器探查腹腔。确定病变部位、有无淋巴结及腹腔转移等情况

6. 不同手术方式在护理配合上也有差别　见表 10 - 22。

表 10 - 22　输尿管不同术式的手术配合

手术名称	手术配合步骤
输尿管切开取石术	（1）剪开肾筋膜，游离肾血管：递超声刀、密氏钳充分游离腹膜后脂肪，超声刀纵行切开肾周筋膜及肾周脂肪，沿腰大肌、腰方肌分离肾背侧至肾蒂组织 （2）显露输尿管，找到结石部位：递长无齿镊协助、血管钳钝性或者电刀分离近端，递纱带悬吊，再分离前壁，递密氏钳、长无齿镊协助，超声刀分离，纱带控制输尿管近端，如遇血管出血用超声刀止血 （3）纵行切开输尿管，取石：递切开刀切开，抓钳取出结石，如结石较大不能通过穿刺器，可适当扩大穿刺口以方便装有结石的标本袋顺利通过 （4）缝合输尿管切口：置入双 J 管作为支架，递持针器、3 - 0 可吸收线缝合
腔镜下输尿管切开取石术	（1）穿刺器位置 　1）经腹腔入路：腹直肌外缘脐上 2～3 cm 处作观察孔，锁骨中线肋缘下 2 cm 处及髂前上棘上方 3 cm 处分别作主辅操作孔 　2）经腹膜后入路：腋后线第 12 肋下作观察孔腋前线肋弓下 2 cm 处和腋中线髂棘上 2 mm 处分别为主辅操作孔 （2）游离输尿管：递超声刀在腰大肌前方切开肾筋膜后层，递抓钳和分离钳在肾下极和腰大肌内侧找出输尿管及结石部位。先在结石上方游离输尿管，防止结石移动进入肾盂。腹腔镜下可见输尿管结石所在部膨大，一般钳夹时质地较硬可以证实是输尿管结石

手术名称	手术配合步骤
	(3) 取出结石：用无创抓钳固定结石及输尿管，递切开刀切开结石上 2/3 输尿管管壁，用抓钳剜出结石或用取石钳取出结石。结石可经下腹壁 10 mm 穿刺器取出，如较大，可先置入拾物袋，术毕经下腹壁穿刺器处切口取出 (4) 放置输尿管支架管：递抓钳和分离钳经输尿管切口放置双 J 管 (5) 缝合输尿管切口：递持针器输尿管切口用 3 - 0 可吸收线，一般缝合 3 或 4 针即可
腔镜下输尿管癌根治术	(1) 穿刺器位置： 　1) 经腹腔入路：腹直肌外缘脐上 2～3 cm 处作观察孔，锁骨中线肋缘下 2 cm 处及髂前上棘上方 3 cm 处分别作主辅操作孔 　2) 经腹膜后入路：腋后线第 12 肋下作观察孔腋前线肋弓下 2 cm 处和腋中线髂棘上 2 mm 处分别为主辅操作孔 (2) 游离、显露肾脏：递分离抓钳提夹，递超声刀分开肾周筋膜和肾脂肪囊，锐性分离，游离肾血管。备好 Hem-o-Lok，密切关注手术进展，根据要求递 Hem-o-Lok，显露肾脏 (3) 充分暴露血管、离断：递抓钳和分离钳沿腰大肌向深面分离，约平肾脏中段水平见肾动脉搏动，超声刀切开肾动脉鞘，直角钳游离出肾动脉，递 Hem-o-Lok 钳夹闭（近心端 2 个、远心端 1 个）后离断，继续向深面游离显露肾静脉及其属支，同法以 Hem-o-Lok 夹闭 (4) 显露输尿管、离断肾脏：递分离抓钳提夹，超声刀分开肾周筋膜和肾脂肪囊，锐性分离，游离肾血管。备好 Hem-o-Lok，密切关注手术进展，根据要求（夹子曲面前面还是曲面后面）递 Hem-o-Lok，显露肾脏。Hem-o-Lok 夹闭肾动脉，剪断。Hem-o-Lok 夹闭肾静脉，剪断，按肾脏内侧、上级、前侧和下级的顺序，分离钳协助提夹，超声刀依次分离、切断 (5) 游离输尿管、缝合膀胱：超声刀止血，递分离钳和超声刀游离输尿管全长，侵犯膀胱做膀胱部分切除，2 - 0 可吸收线缝合膀胱 (6) 止血、放引流、关闭侧卧位切口：影像可见下止血、腹腔冲洗，两把分离钳放置负压引流球取出穿刺器，12×20 圆针 7# 丝线关闭肌肉层，角针 4# 丝线固定负压球，角针 1# 丝线缝皮，递伤口敷料直接覆盖切口

7. 缝合关闭伤口　见表 10 - 23。

表 10 - 23　在缝合中开放手术和腔镜手术的区别

开　放　手　术	腔　镜　手　术
(1) 递温无菌蒸馏水冲洗腹腔，检查有无出血移除切口保护圈和三翼拉钩 (2) 清点物品、纱布、纱垫、缝针等，消毒液纱布消毒皮肤，放置引流管递 11# 刀片、中弯钳、9×28 角针 4# 丝线固定引流管 (3) 递 12×28 圆针 7# 丝线或 1# 可吸收缝线连续缝合肌肉 (4) 递生理盐水冲洗切口，更换纱布垫，递 12×28 圆针 4# 丝线间断缝合皮下组织	(1) 彻底检查无出血后撤出腔镜相关用物。递消毒纱布消毒皮肤，递 11# 刀片切口、中弯钳、9×28 角针 4# 丝线固定引流管 (2) 清点器械、纱布、纱布垫、缝针等正确后拔出各穿刺套管。12×20 圆针 7# 丝线关闭肌肉层，9×28 角针 4# 丝线固定负压球，9×28 角针 1# 丝线缝皮，递伤口敷料直接覆盖切口

开 放 手 术	腔 镜 手 术
（5）去除抗菌手术贴膜,递消毒纱布擦拭皮肤,递有 齿镊、9×28 角针 1# 丝线间断缝合皮肤,递消毒 纱布再次消毒皮肤,递无菌伤口敷料包扎	

（三）经尿道输尿管镜碎石取石术手术配合

1. 清点　巡回护士提前 15 min 与有资质的手术医生共同清点物品,包括手术敷料、手术器械、手术特殊物品、杂项物品等。

2. 选择切口　经尿道入口入路。

3. 消毒

（1）消毒液：参照使用说明选择和使用。常选用黏膜消毒液直接涂擦手术区,消毒至少 2 遍。

（2）消毒范围：耻骨联合、肛门周围及臀、大腿上 1/3 内侧。

4. 铺单　一块布类中单加一块布类治疗巾递于外科医生垫于臀部,2 块中单完全打开分别交叉包裹两条腿;2 块中单横向对折打开分别搭于两腿之上,下垂边缘至手术台缘≥30 cm。

5. 连接各管路　连接输尿管镜、光缆、钬激光、术中灌注液、调节各仪器参数,输尿管镜顺利进入膀胱,见膀胱各壁无异常,双侧输尿管开口位置正常,助手递输尿管导引导丝在导丝引导下输尿管镜顺利进入患侧输尿管。

6. 递钬激光光纤　FTIR365,偶尔用 FTIR550 或 FTIR200,调节参数 1.0 焦耳,频率 20 赫兹,将结石击碎,较大块的结石钳夹取出,继续进镜直至肾盂未见明确结石后留置双 J 管后退出输尿管镜,留置双腔气囊导尿管。

第五节　前列腺手术护理配合

一、常用物品准备

（一）体位用物　见表 10 - 24。

表 10 - 24　在体位用物中开放手术和腔镜手术的区别

开 放 手 术		腔 镜 手 术
前列腺切除手术	前列腺切除手术	经尿道前列腺电切术
头枕×1、肩挡固定架	头枕×1、肩挡固定架	截石位腿架×2、头枕×1

（二）一次性物品

1. 常规物品　见表 10 - 25。

表 10 - 25　在物品准备中开放手术和腔镜手术的区别

开 放 手 术	腔 镜 手 术	
前列腺切除手术	前列腺切除手术	经尿道前列腺电切术
高频电刀笔 1 个、电刀清洁片、吸引管 1 个、34×35 cm 抗菌手术薄膜 1 张、医用真丝编织线（1#、4#、7# 各 2 板）、肾外科缝合针（含 7×17 圆针、9×28 圆针、9×28 角针各 2 枚）、无菌手术刀片 20# 和 11# 各 2 张、石蜡油、一次性负压引流球 1 个、三腔气囊导尿管、16 号双腔导尿管 1 个、一次性引流袋 2 个、一次性使用无菌注射器 50 mL 和 20 mL 各 1 个、一次性使用灭菌橡胶外科手套若干	同左，一次性使用无菌注射器 50 mL、双腔气囊导尿管、一次性引流袋、3 - 0 可吸收线、2 - 0 可吸收线、单乔 Y605 线、无菌保温杯、医用缆线无菌隔离镜套	无菌纱布 2 包、石蜡油 1 包、三腔气囊导尿管 1 根、一次性使用无菌注射器 20 mL 1 个、一次性冲洗管路、医用缆线无菌隔离镜套 2 个、3 000 mL 温生理盐水若干

2. 特殊物品　见表 10 - 26。

表 10 - 26　在特殊物品中开放手术和腔镜手术的区别

开 放 手 术	腔 镜 手 术	
前列腺切除手术	前列腺切除手术	经尿道前列腺电切术
短柄超声刀、超声刀线	腔镜持针器、一次性使用穿刺器、ERBE 双极钳	橡皮筋 8 个、标本瓶 24 个（实际数量按照医生要求增减）、福尔马林标本固定液

（三）无菌敷料　见表 10 - 27。

表 10 - 27　在无菌敷料中开放手术和腔镜手术的区别

开 放 手 术	腔 镜 手 术	
前列腺切除手术	前列腺切除手术	经尿道前列腺电切术
腹腔包（长方孔巾 1 块、中单 1 块、治疗巾 9 块、盐水盆 1 个、换药碗 2 个、小药杯 1 个、显影纱布 10 块、显影纱垫 10 块）、无菌中单包（中单 4 块）、无菌手术衣 4 件、无菌持物干缸 1 个、无菌擦手小毛巾 1 包	剖腹包（长方孔巾 1 块、中单 1 块、治疗巾 8 块、盐水盆 1 个、换药碗 2 个、小药杯 1 个、显影纱布 10 块、显影纱垫 5 块）、无菌手术衣 5 件、无菌持物干缸 1 个、无菌擦手小毛巾 1 包	膀胱镜包（中单 3 块、盐水盆 1 个、换药碗 2 个、弯盘 1 个、小药杯 1 个、巾钳 4 把、海绵钳 1 把）、无菌一次性手术衣 2 件、无菌持物干缸 1 个、无菌擦手小毛巾 1 包

（四）手术器械　见表 10 - 28。

表 10 - 28　在手术器械中开放手术和腔镜手术的区别

开 放 手 术		腔 镜 手 术
前列腺切除手术	前列腺切除手术	经尿道前列腺电切术
肾器械、奥尼拉钩	腹腔镜肾器械、泌尿外科腔镜器械	泌尿外科电切镜器械、成像显示系统、冷光源、各型号电切环、电切镜对应机器、橡皮筋 8 个

（五）仪器设备　单极电刀、吸引装置、超声刀使用前检查功能状态，根据手术需求调节模式及参数。腔镜手术中还应检查摄影系统、CO_2 气源、泌尿外科电切镜能量平台等设备。

二、麻醉方式

麻醉方式选择全身麻醉。

三、手术体位

一般采取仰卧位，经尿道前列腺电切术则用膀胱截石位。

四、器械护士护理配合

（一）常见手术方式　常见手术方式有腹腔镜下前列腺癌根治术、经尿道前列腺电切术等。

（二）手术配合步骤

1. 清点　器械护士提前 15～30 分钟执行外科洗手，保证有充足的时间进行物品的检查和清点，并与巡回护士共同清点物品，包括手术敷料、手术器械、手术特殊物品、杂项物品等。

2. 选择切口　见表 10 - 29。

表 10 - 29　在选择切口中开放手术和腔镜手术的区别

开 放 手 术	腔 镜 手 术
下腹部正中切口	脐下缘为观察孔，在左右腹直肌旁、左右髂前上棘上内方 2～3 cm 处分别为主辅操作孔

3. 消毒

（1）消毒液：参照使用说明选择和使用。常选用 0.5%～1% 碘伏直接涂擦手术区，消毒至少 2 遍。

（2）消毒范围：上到乳头平面，两侧至腋后线，下至大腿上 1/3 内侧。

4. 铺单

（1）器械护士将两块中单展开 1/2 处横向对折分别铺于患者身体两侧。

（2）器械护士将布类治疗巾按"我（纵行 1/4 折边对着自己）、你（纵行 1/4 折边对着外科医生）、你、我"顺序，依次传递给外科医生铺于切口四周，要求铺单后能看到切口标识，四把巾钳固定。

（3）在切口下缘斜拉两块完全打开的中单。

（4）中单 1/2 处横向对折,分别铺于患者双下肢。

（5）中单 1/2 处横向对折,铺于患者切口上缘。

（6）铺长方孔巾,下垂边缘至手术台缘≥30 cm。

5. 切皮或建立气腹　见表 10 - 30。

表 10 - 30　在切皮或建立气腹中不同术式的区别

开 放 手 术	腔 镜 手 术
（1）递 20# 刀片于腹部正中线旁 2 cm 处切一纵向切口(上腹部切口自剑突下至脐旁或脐下,下腹部切口自脐上 3～4 cm 至耻骨联合处),切开皮肤更换刀片,递两块干纱垫拭血,递有齿镊、电刀劈开皮下组织,递甲状腺拉钩牵开显露腹直肌前鞘,遇出血点时递中弯钳或蚊式钳钳夹,1#、4# 丝线结扎或电凝止血 （2）递中弯钳、电刀钳夹并切开腹直肌前鞘,换湿盐水纱垫钝性推开脂肪显露腹直肌。递甲状腺拉钩牵开,手指钝性分离,遇出血点时递中弯钳或蚊式钳钳夹,1# 丝线结扎或电凝止血 （3）递中弯钳分别于切口两侧钳夹,递 20# 刀片将开一小口,将手指插入切口探查托起腹膜,递脑膜剪、电刀在两指之间延长切口 （4）递两块湿盐水纱布垫保护切口,腹腔拉钩牵开暴露手术术野,递生理盐水协助洗手	（1）递整理好的医用缆线无菌隔离镜套套好镜头给术者,递套好的镜头和光纤线连接头(和巡回护士连接光纤线、连接冷光源线,协助医师连接)、连接二氧化碳管道、电凝线、超声刀线、吸引器管(连接好吸引器)递组织钳固定 （2）递消毒纱布消毒脐孔,递 11# 刀片脐下缘纵行切开皮肤皮下组织约 3 cm,置入 12 mm 穿刺器作为镜头孔,递 11# 刀片,第二、三穿刺点在左右腹直肌旁,脐 2～3 cm,置入 12 mm 穿刺器,第四、五穿刺点在左右髂前上棘上内方 2～3 cm 处,置入 5 mm 穿刺器前列腺手术穿刺点,腹膜间隙充入二氧化碳,压力 13～15 mmHg,连接光缆、将经过白平衡调试及热盐水预热过的镜头置入穿刺器探查腹腔。确定病变部位、有无淋巴结及腹腔转移等情况

6. 不同手术方式的护理配合　见表 10 - 31。

表 10 - 31　前列腺不同术式的手术配合

手术名称	手术配合步骤
前列腺切除手术	（1）显露膀胱间隙:递两块湿盐水纱布垫保护切口,腹腔拉钩牵开暴露手术术野,递生理盐水协助洗手探查,更换深部手术器械 （2）先行两侧盆腔淋巴清扫:递中弯钳游离、钳夹,递组织剪剪开将髂外动静脉、闭孔神经周围淋巴组织整块切除 （3）游离前列腺:递超声刀清除前列腺表面的脂肪组织,将前列腺两侧的盆内筋膜切开,手指伸入将前列腺两侧游离 （4）缝扎背深静脉:将前列腺向下压,显露耻骨前列腺韧带,递组织剪剪断,递持针器 1# 可吸收 PDS 倒线缝扎背深静脉,在前列腺尖部剪断尿道。将导尿管从尿道断端拉出,提起前列腺分离直肠与前列腺的间隙。递超声刀离断尿道直肠肌,沿直肠后壁分离至膀胱颈。游离两侧精索,从膀胱处离断,移去前列腺精囊标本 （5）吻合膀胱颈口与尿道残端:将膀胱颈口外翻缝合,将膀胱颈口与尿道残端缝合(6 针法)内置三腔气囊导尿管,气囊注水 20 mL。无尿外渗,冲洗盆腔创口,彻底止血,盆腔置引流管一根,另戳口引出。清点器械、无菌纱条无误后,逐层关腹

手术名称	手术配合步骤
腔镜下前列腺切除术	(1) 穿刺器位置：脐下缘为观察孔,在左右腹直肌旁、左右髂前上棘上内方 2～3 cm 处分别为主辅操作孔 (2) 术中导尿：器械护士递消毒纱布(常选用皮肤黏膜消毒液)再次消毒会阴,递导尿管、10 mL 水、纱布垫,进行导尿；递中弯钳妥善固定尿袋,防止其牵拉尿道 (3) 暴露,缝合背深静脉：分离膀胱表面及两侧附着的脂肪,将膀胱向后牵拉,显露前列腺,切开盆内筋膜,游离背深静脉复合体,递 2-0 可吸收线,"8"字缝合背深静脉,缝合过程中助手注意引导导尿管进出,以防尿管被缝住 (4) 暴露膀胱颈部：切除前列腺分离抓钳提夹组织,超声刀分离切开前列腺尿道内壁,暴露尿道后侧和外侧壁,抽出导尿管气囊中残余水,拔出导尿管,抓钳钳夹导尿管前段,助手拉住尿管与主刀形成对抗,暴露膀胱颈后部 (5) 处理血管：递分离抓钳分离提夹处理血管蒂内动静脉,超声刀分离前列腺后外侧的神经血管束,必要时 Hem-o-Lok 夹毕处理,超声刀切开尿道尖部后壁 (6) 取标本：递标本取出器,镜头直视下放入标本,收紧袋口,放置于适当位置 (7) 更换尿管：吻合完毕,将一次性使用无菌双腔导尿管更换为三腔导尿管 (8) 膀胱冲洗：助手递 60 mL 空针抽取无菌生理盐水从三腔导尿管冲洗,观察吻合口是否渗漏 (9) 止血及放置引流管：探查腹腔情况,遇出血双极止血,将引流管放置适当位置,拔除穿刺器,9×28 角针 4# 丝线固定 (10) 取出标本：递中弯钳、电刀扩张穿刺口,取出标本

7. 缝合关闭伤口　见表 10-32。

表 10-32　在缝合中不同术式的区别

开　放　手　术	腔　镜　手　术
(1) 递温无菌蒸馏水冲洗腹腔,检查有无出血移除切口保护圈和全方位拉钩 (2) 清点物品、纱布、纱垫、缝针等,消毒液纱布消毒皮肤,放置引流管递 11# 刀片、中弯钳、9×28 角针 4# 线固定引流管 (3) 递 12×28 圆针 7# 丝线或 1# 可吸收缝线连续缝合腹膜 (4) 递生理盐水冲洗切口,更换纱布垫,递 12×20 圆针 7# 丝线或 2-0 可吸收缝线间断缝合前鞘 (5) 再次清点物品数目,递 S 拉钩、冲洗液冲洗切口,递 12×28 圆针 4# 丝线间断缝合皮下组织,去除抗菌手术贴膜,递消毒纱布擦拭皮肤,递有齿镊、9×28 角针 1# 丝线间断缝合皮肤,递消毒纱布再次消毒皮肤,递无菌伤口敷料包扎	清点敷料、器械等各项杂物无误后关闭伤口,递消毒纱布消毒切口周围皮肤和放引流管处的皮肤。递 12×20 圆针 7# 医用真丝编织线缝合肌肉,递 12×20 圆针 1# 医用真丝编织线缝合皮下组织,递 7×17 角针 4# 医用真丝编织线缝合皮肤,备无菌伤口敷料

(三) 经尿道前列腺电切术手术配合

1. 清点　巡回护士提前 15 分钟与有资质的手术医生共同清点物品,包括手术敷料、手术器械、手术特殊物品、杂项物品等。

2. 选择切口　经尿道入口入路。

3. 消毒　耻骨联合、肛门周围及臀,大腿上 1/3 内侧。

4. 铺单　一块布类中单加一块布类治疗巾递于外科医生垫于臀部,2 块中单完全打开分别交叉包裹两条腿;2 块中单对折打开分别搭于两腿之上,下垂边缘至手术台缘≥30 cm。

5. 置入电切镜并观察膀胱、尿道及前列腺情况　递电切镜置入,连接成像显示系统、冷光源;连接膀胱冲洗装置向膀胱内灌注温生理盐水(使用的电切镜可用生理盐水作灌注液);电切顺序:先作腺体标志沟切除,远端至精阜深至前列腺包膜逐层切除中叶组织,再分别向上切除两侧叶;术中保持灌注液的连续性,不得中断灌注(电切或汽化中须使用非电解质液),严格关注患者生命体征等变化,严防电切综合征。

6. 电切　连接电切装置并调节好合适功率,过程中及时止血;冲洗膀胱,检查排尿控制情况、有无活动性出血等。递电切镜专用冲洗器装满冲洗液反复加压抽吸并收集冲洗出来的前列腺组织及时送检;再次通过显示系统观察。

7. 留置导尿管,持续灌注　递润滑后的三腔气囊可持续灌注留置导尿,连接无菌尿袋;递 8 根连接在一起的橡皮筋系于尿管末端和患者一侧垫好医用隔离垫的脚掌上进行弹性加压止血。

(四) B 超引导下前列腺穿刺活检术手术配合

1. 清点　巡回护士提前 15 min 与有资质的手术医生共同清点物品,包括手术敷料、手术器械、手术特殊物品、杂项物品等。

2. 选择切口　经会阴入路,B 超经肛引导下确定穿刺部位及范围。

3. 消毒范围　耻骨联合、肛门周围及臀,大腿上 1/3 内侧。

4. 铺单　一块布类中单加一块布类治疗巾递于外科医生垫于臀部,2 块中单完全打开分别交叉包裹两条腿;2 块中单对折打开分别搭于两腿之上,下垂边缘至手术台缘≥30 cm。

5. 安装精准靶向定位器　递穿刺靶协助医生安装并连接好 B 超机保持性能良好。

6. 穿刺　递穿刺针按照穿刺靶方位进行穿刺;标本瓶装适量福尔马林标本固定液按 1～24 顺序摆放正确;并协助医生记录穿刺点(标本较小,须妥善保管)穿刺结束后及时送检。

7. 留置导尿管　递润滑后的双腔气囊导尿管留置导尿并连接无菌尿袋。

第六节　膀胱手术护理配合

一、常用物品准备

(一) 体位用物　见表 10 - 33。

表 10 - 33　在体位用物中开放手术和腔镜手术的区别

开 放 手 术	腔 镜 手 术	
膀胱手术	膀胱手术	经尿道膀胱肿瘤电切术
头枕×1、肩挡固定架	头枕×1、肩挡固定架	截石位腿架×2、头枕×1

（二）一次性物品

1. 常规物品　见表10-34。

表10-34　在物品准备中开放手术和腔镜手术的区别

开 放 手 术	腔 镜 手 术	
膀胱手术	膀胱手术	经尿道膀胱肿瘤电切术
高频电刀笔1个、电刀清洁片、吸引管1个、34×35 cm抗菌手术薄膜1张、医用真丝编织线（1#、4#、7#各2板）、肾外科缝合针（含7×17圆针、9×28圆针、9×28角针各2枚）、无菌手术刀片20#和11#各2张、石蜡油、一次性负压引流球1个、三腔气囊导尿管、16号双腔导尿管1个、一次性引流袋2个、一次性使用无菌注射器50 mL和20 mL各1个、一次性使用灭菌橡胶外科手套若干	同左，一次性使用无菌注射器50 mL、三腔气囊导尿管、一次性引流袋、3-0可吸收线、2-0可吸收线、单乔Y605线、无菌保温杯、医用缆线无菌隔离镜套	无菌纱布2包、石蜡油1包、三腔气囊导尿管1根、11#无菌手术刀片1张、20 mL一次性使用无菌注射器1个、一次性冲洗管路、医用缆线无菌隔离镜套2个、3 000 mL温生理盐水若干

2. 特殊物品　见表10-35。

表10-35　在特殊物品中开放手术和腔镜手术的区别

开 放 手 术	腔 镜 手 术	
膀胱手术	膀胱手术	经尿道膀胱肿瘤电切术
短柄超声刀、超声刀线	一次性使用穿刺器、ERBE双极钳、吻合器	橡皮筋8个、各型号电切环

（三）无菌敷料　见表10-36。

表10-36　在无菌敷料中开放手术和腔镜手术的区别

开 放 手 术	腔 镜 手 术	
膀胱手术	膀胱手术	经尿道膀胱肿瘤电切术
腹腔包（长方孔巾1块、中单1块、治疗巾9块、盐水盆1个、换药碗2个、小药杯1个、显影纱布10块、显影纱垫10块）、无菌中单包（中单4块）、无菌手术衣4件、无菌持物干缸1个、无菌擦手小毛巾1包	剖腹包（长方孔巾1块、中单1块、治疗巾8块、盐水盆1个、换药碗2个、小药杯1个、显影纱布10块、显影纱垫5块）、无菌手术衣5件、无菌持物干缸1个、无菌擦手小毛巾1包	膀胱镜包（中单3块、盐水盆1个、换药碗2个、弯盘1个、小药杯1个、巾钳4把、海绵钳1把）、无菌一次性手术衣2件、无菌持物干缸1个、无菌擦手小毛巾1包

（四）手术器械　见表 10 - 37。

表 10 - 37　在手术器械中开放手术和腔镜手术的区别

开 放 手 术	腔 镜 手 术	
膀胱手术	膀胱手术	经尿道膀胱肿瘤电切术
肾器械、奥尼拉钩	腹腔镜肾器械、泌尿外科腔镜器械、腔镜持针器	泌尿外科电切镜器械、成像显示系统、冷光源

（五）仪器设备　单极电刀、吸引装置、超声刀使用前检查功能状态，根据手术需求调节模式及参数。腔镜手术中还应检查摄影系统、CO_2 气源、泌尿外科电切镜能量平台等设备。

二、麻醉方式

麻醉方式选择全身麻醉。

三、手术体位

手术体位选择仰卧位。

四、器械护士护理配合

（一）常见手术方式　包括输尿管皮肤造口术、回肠代膀胱术、原位新膀胱术等。

（二）手术配合步骤

1. 清点　器械护士提前 15～30 分钟执行外科洗手，保证有充足的时间进行物品的检查和清点，并与巡回护士共同清点物品，包括手术敷料、手术器械、手术特殊物品、杂项物品等。

2. 选择切口　见表 10 - 38。

表 10 - 38　在选择切口中开放手术和腔镜手术的区别

开 放 手 术	腔 镜 手 术
下腹部正中切口	脐下缘为观察孔，在左右腹直肌旁、左右髂前上棘上内方 2～3 cm 处分别建立主辅操作孔

3. 消毒

（1）消毒液：参照使用说明选择和使用。常选用 0.5%～1% 碘伏直接涂擦手术区，消毒至少 2 遍。

（2）消毒范围：上到乳头平面，两侧至腋后线，下至大腿上 1/3 处。

4. 铺单

（1）器械护士将两块中单展开 1/2 处横向对折，分别铺于患者身体两侧。

（2）器械护士将布类治疗巾按"我（纵行 1/4 折边对着自己）、你（纵行 1/4 折边对着外科医生）、你、我"顺序，依次传递给外科医生铺于切口四周，要求铺单后能看到切口标识，四把巾钳固定。

（3）在切口下缘斜拉两块完全打开的中单。

（4）中单 1/2 处横向对折，分别铺于患者双下肢。

（5）中单 1/2 处横向对折，铺于患者切口上缘。

（6）铺长方孔巾，下垂边缘至手术台缘≥30 cm。

5. 切皮或建立气腹　见表 10－39。

表 10－39　在切皮或建立气腹中开放手术和腔镜手术的区别

开 放 手 术	腔 镜 手 术
（1）递 20# 刀片于腹部正中线旁 2 cm 处切一纵向切口（上腹部切口自剑突下至脐旁或脐下，下腹部切口自脐上 3～4 cm 至耻骨联合处），切开皮肤更换刀片，递两块干纱垫拭血，递有齿镊、电刀劈开皮下组织，递甲状腺拉钩牵开显露腹直肌前鞘，遇出血点时递中弯钳或蚊式钳钳夹，1#、4# 丝线结扎或电凝止血 （2）递中弯钳、电刀钳夹并切开腹直肌前鞘，换湿盐水纱垫钝性推开脂肪显露腹直肌。递甲状腺拉钩牵开，手指钝性分离，遇出血点时递中弯钳或蚊式钳钳夹，1 号丝线结扎或电凝止血 （3）递中弯钳分别于切口两侧钳夹，递 20# 刀片将开一小口，将手指插入切口探查托起腹膜，递脑膜剪、电刀在两指之间延长切口 （4）递两块湿盐水纱布垫保护切口，腹腔拉钩牵开暴露手术术野，递生理盐水协助洗手	（1）递整理好的医用缆线无菌隔离镜套套好镜头给术者，递套好的镜头和光纤线连接头（和巡回护士连接光纤线、连接冷光源线，协助医师连接），连接二氧化碳管道、电凝线、超声刀线、吸引器管（连接好吸引器），递组织钳固定 （2）递消毒纱布消毒脐孔，递 11# 刀片脐下缘纵行切开皮肤皮下组织约 3 cm，置入 12 mm 穿刺器作为镜头孔，递 11# 刀片第二、三穿刺点在左右腹直肌旁，脐下 2～3 cm，置入 12 mm 穿刺器，第四、五穿刺点在左右髂前上棘上内方 2～3 cm 处，置入 5 mm 穿刺器腹膜间隙充入二氧化碳，压力 13～15 mmHg，连接光缆，将经过白平衡调试及热盐水预热过的镜头置入穿刺器探查腹腔。确定病变部位、有无淋巴结及腹腔转移等情况

6. 不同手术方式在护理配合上也有差别　见表 10－40。

表 10－40　膀胱不同术式的手术配合

手术名称	手术配合步骤
回肠代膀胱术	（1）游离膀胱：递超声刀松解肠管与两侧后腹膜的疏松粘连，沿右侧输尿管跨髂外动脉处分离侧腹膜，游离右侧输尿管，向下游离到近膀胱处，切断结扎，同法处理左侧，于双侧输尿管分别置入 8 Fr 支架管一根，手套包裹放置尿液污染伤口；沿侧腹壁游离膀胱右侧壁，沿直肠膀胱陷凹游离膀胱至左侧壁，遇髂内动脉分支钳夹并切断 （2）离断尿道：递超声刀游离膀胱至后尿道处，于膀胱尿道连接处离断尿道，完整取下膀胱 （3）回肠断端吻合：切除阑尾，截取距回盲部 15 cm 处截断长约 45 cm 回肠一段，游离系膜；将近远端回肠断端行端端吻合，并关闭系膜；将离断肠管沿对系膜缘纵行切开，肠切割吻合器吻合肠道 （4）输尿管与回肠隧道吻合：将双侧输尿管分别与回肠流出道行隧道吻合，将肠襻远端和皮肤间做乳头外翻缝合。通过前壁腹壁将双侧输尿管的单 J 管引出体外 （5）仔细检查创面，未见明显出血后，经腹壁留置血浆引流管一根，缝合固定；逐层关闭切口，纱布敷料包扎，贴上造口袋

手术名称	手术配合步骤
原位新膀胱术	(1) 游离膀胱:递超声刀松解肠管与两侧后腹膜的疏松粘连,沿右侧输尿管跨髂外动脉处分离侧腹膜,游离右侧输尿管,向下游离到近膀胱处,切断结扎,同法处理左侧,于双侧输尿管分别置入 8 Fr 支架管一根,手套包裹放置尿液污染伤口;沿右侧腹壁游离膀胱右侧壁,沿直肠膀胱陷凹游离膀胱至左侧壁,遇髂内动脉分支钳夹并切断 (2) 离断尿道:递超声刀游离膀胱至后尿道处,于膀胱尿道连接处离断尿道,完整取下膀胱 (3) 回肠断端吻合:切除阑尾,截取距回盲部 15 cm 处离断长约 45 cm 回肠一段,游离系膜;将近远端回肠断端行端端吻合,并关闭系膜;将离断肠管沿对系膜缘纵行切开,肠切割吻合器吻合肠道 (4) 缝合新膀胱:将离断回肠沿对系膜缘纵行切开,人工缝合呈形球状新膀胱,经尿道留置 22 Fr 三腔尿管一根,取新膀胱最低位,开孔后将其余后尿道断端行六定点端端吻合;将双侧输尿管分别与新膀胱行隧道吻合,关闭新膀胱
腔镜下回肠代膀胱术	(1) 穿刺器位置:脐下缘为观察孔,在左右腹直肌旁、左右髂前上棘上内方 2～3 cm 处分别建立主辅操作孔 (2) 台上导尿:递消毒纱布(常选用黏膜消毒液)再次消毒会阴,递导尿管、10～15 mL 生理盐水、纱布垫,进行导尿;递中弯钳妥善固定尿袋,防止其牵拉尿道 (3) 探查盆腔内无损伤及转移:游离乙状结肠外侧的粘连并向内侧推开,于右侧髂内外动脉分叉处找到左侧输尿管,沿输尿管切开膜鞘,用抓钳将输尿管提起,向下游离至膀胱外并切断。然后同法找到右侧输尿管并游离切断 (4) 游离膀胱,显露前列腺并切除:沿左侧髂外动脉表面切开腹膜和髂血管鞘,远端至血管穿出腹壁处,近端至髂总动脉分叉处,用超声刀切断跨过髂外动脉位置的输精管,清扫双侧闭孔旁淋巴结,将肠管推向头侧,显露膀胱直肠陷窝,用超声刀横行切开腹膜并与两侧已切开的腹膜相连。找到输精管壶腹部,游离后切断,紧贴精囊外下方游离至前列腺底部外侧。牵引左右侧精囊及输尿管,在其下方横行切开狄氏筋膜,钝性分离前列腺后方至直肠尿道肌。分离膀胱前间隙,用超声刀暴露前列腺尖部两侧,缝扎阴茎背深静脉复合体。局部止血后在缝扎线的近端切断阴茎背深静脉复合体,向下分离至前列腺尖部。切开尿道前壁,用 Hem-o-Lok 钳将导尿管夹闭后切断,向上牵引显露尿道后壁并切断,将膀胱前列腺完整切除 (5) 盆腔淋巴结清扫:主刀清扫双侧髂血管,助手 Hem-o-Lok 钳钳夹止血 (6) 取膀胱标本:器械护士递剪刀拆除脐下切口缝线,递 20# 刀片将切口扩大,递弯盘接标本 (7) 游离回肠段:距回肠 15～20 cm 处取带蒂回肠段,洗必泰棉球擦拭,将游离肠端用闭合器做断端吻合 (8) 递 3-0 可吸收线缝合肠片及尿道残端,5×12 圆针 1# 丝线缝合浆肌层,形成新膀胱 (9) 放入支架管:输尿管种植递无齿尖镊,于新膀胱和输尿管内置单"J"管并固定,将输尿管种植到截取肠管的近端,用 3-0 可吸收线缝合 (10) 新膀胱固定修剪右侧腹直肌处切口,将回肠膀胱远端从切口引出,并与腹膜、肌层、皮下组织缝合固定,将远端外翻成乳头,并与皮肤缝合固定 (11) 将两根单"J"管从回肠膀胱中引出,并置入 16# 红色橡皮导尿管引流,贴上造瘘贴和造瘘袋
腔镜下原位新膀胱术	(1) 穿刺器位置:脐下缘为观察孔,在左右腹直肌旁、左右髂前上棘上内方 2～3 cm 处分别建立主辅操作孔 (2) 台上导尿:递消毒纱布(常选用黏膜消毒液)再次消毒会阴,递导尿管、10 mL 水、纱布垫,进行导尿;递中弯钳妥善固定尿袋,防止其牵拉尿道

手术名称	手术配合步骤
	(3) 探查盆腔内无损伤及转移：游离乙状结肠外侧的粘连并向内侧推开，于右侧髂内外动脉分叉处找到左侧输尿管，沿输尿管切开腹膜，用抓钳将输尿管提起，向下游离至膀胱外并切断。然后同法找到右侧输尿管并游离切断 (4) 游离膀胱，显露前列腺并切除：沿左侧髂外动脉表面切开腹膜和髂血管鞘，远端至血管穿出腹壁处，近端至髂总动脉分叉处，递超声刀切断跨过髂外动脉位置的输精管，清扫双侧闭孔旁淋巴结，将肠管推向头侧，显露膀胱直肠陷窝，用超声刀横行切开腹膜并与两侧已切开的腹膜相连。找到输精管壶腹部，游离后切断，紧贴精囊外下方游离至前列腺底部外侧。牵引右侧精囊及输尿管，在其下方横切开狄氏筋膜，钝性分离前列腺后方至直肠尿道肌。分离膀胱前间隙，用超声刀暴露前列腺尖部两侧，缝扎阴茎背深静脉复合体。局部止血后在缝扎线的近端切断阴茎背深静脉复合体，向下分离至前列腺尖部。切开尿道前壁，用 Hem-o-Lok 钳将导尿管夹闭后切断，向上牵引显露尿道后壁并切断，将膀胱前列腺完整切除 (5) 盆腔淋巴结清扫：主刀清扫双侧髂血管，助手 Hem-o-Lok 钳钳夹止血 (6) 游离回肠断：取距回盲部 15～20 cm 处的带血管蒂回肠段 40～50 cm，并保证血运 (7) 去管化：助手用爱惜龙闭合残端，主刀将回肠段排列成"U"形或"W"形，2-0 可吸收线连续全层缝合肠片，形成新膀胱 (8) 两侧输尿管与回肠新膀胱行端-侧吻合，留置双"J"管 (9) 回肠新膀胱下缘与尿道残端吻合 6 针

7. 缝合关闭伤口　见表 10-41。

表 10-41　在缝合中不同术式的区别

开　放　手　术	腔　镜　手　术
(1) 递温无菌蒸馏水冲洗腹腔，检查有无出血移除切口保护圈和全方位拉钩 (2) 清点物品、纱布、纱垫、缝针等，消毒液纱布消毒皮肤，放置引流管递 11# 刀片、中弯钳、9×28 角针 4# 丝线固定引流管 (3) 递 12×28 圆针 7# 丝线或 1# 可吸收缝线连续缝合腹膜 (4) 递生理盐水冲洗切口，更换纱布垫，递 12×20 圆针 7# 丝线或 2-0 可吸收缝线间断缝合前鞘 (5) 再次清点物品数目，递 S 拉钩、冲洗液冲洗切口，递 12×28 圆针 4# 丝线间断缝合皮下组织，去除抗菌手术贴膜，递消毒纱布擦拭皮肤，递有齿镊、9×28 角针 1# 丝线间断缝合皮肤，递消毒纱布再次消毒皮肤，递无菌伤口敷料包扎	(1) 清点敷料、器械等各项杂物无误后关闭伤口，递消毒纱布消毒切口周围皮肤和放引流管处的皮肤 (2) 缝合：递 12×20 圆针 7# 丝线缝合肌肉，递 12×20 圆针 1# 丝线缝合皮下组织，递 7×17 角针 4# 丝线缝合皮肤，备无菌伤口敷料

（三）经尿道膀胱肿瘤电切术手术配合

1. 清点　巡回护士提前 15 分钟与有资质的手术医生共同清点物品，包括手术敷料、手术器械、手术特殊物品、杂项物品等。

2. 选择切口　经尿道入口入路。

3. 消毒　耻骨联合、肛门周围及臀、大腿上 1/3 内侧。

4. 铺单　一块布类中单加一块布类治疗巾递于外科医生垫于臀部,2 块中单完全打开分别交叉包裹两条腿;2 块中单对折打开分别搭于两腿之上,下垂边缘至手术台缘≥30 cm。

5. 置入膀胱镜,充盈膀胱并观察尿道及膀胱　连接成像显示系统、冷光源;连接膀胱冲洗装置向膀胱内灌注温生理盐水,经显示器观察膀胱内壁情况。

6. 必要时取组织活检　递活检钳夹取部分标本收集于标本袋中及时送检。

7. 电切肿瘤　安装电切环,连接高频电发生器,调节功率并切除。

8. 止血并冲洗膀胱　递膀胱冲洗装置装满生理盐水后连接电切镜并反复抽吸、收集,冲洗出来的膀胱肿瘤标本并及时送检,观察肿瘤基底部止血是否彻底。

9. 留置导尿　置入润滑后的三腔气囊可灌洗导尿管,连接冲洗用生理盐水和无菌尿袋。

第七节　泌尿外科手术巡回护士配合规范

泌尿外科手术多为对称性手术,手术特殊体位较多,仪器设备繁多。工作中应严格执行查对制度,及时观察病情。手术室护士专科化发展对泌尿外科巡回护士提出了高要求,不仅要熟悉各项手术的护理配合,还要熟练掌握各项仪器设备特点、使用方法及故障排除。为巡回护士能够更加安全、精准、高效配合完成手术,本节对泌尿外科巡回护士工作要点进行梳理与总结。

一、术前专科化访视

泌尿外科患者访视的重点在于评估患者的年龄、活动度、手术部位以及进行有效的深呼吸和咳痰训练等。手术部位应及时备皮,腔镜手术术前应特别注意脐部皮肤的清洁,不易清洁的可使用石蜡油洗净后冲洗,避免术中发生污染。各手术部位术前护理配合重点(表 10-42)。

表 10-42　各手术部位巡回护士术前配合要点

手术部位	术前护理要点
肾脏	(1) 肾脏损伤:分为闭合性损伤和开放性损伤两大类,根据肾脏损伤的程度评估是否需要手术治疗,手术室护士应做好输血、输液、保温、复苏等准备,必要时建立手术绿色通道。① 闭合性损伤　一般选择腹腔镜手术,术前备齐用物,检查保温杯、热水,以便手术开始时清洗镜头;体位摆放时床体附件硬质部分与皮肤接触部位中间应垫绵纸,防止皮肤破损。② 开放性损伤　一般适用于急性患者,因起病较急故应提前准备好外周静脉置管和深静脉置管用物,配合麻醉医生为患者输血补液,留置导尿管,准确记录出入量。③ 保暖措施:下侧肢体加盖被褥,妥善固定,有需要时可用暖风机进行保暖 (2) 肾脏肿瘤:① 肾肿瘤切除术时,因术中常规导尿,术前应向患者耐心解释说明在术前练习床上大小便的重要性并给予正确的指导。② 为防止术后手术部位渗血,可为患者备选大小合适的腹带。③ 保暖措施:下侧肢体加盖被褥,妥善固定,有需要时可用鼓风机进行保暖 (3) 肾脏结石:一般选取经皮肾盂镜技术,术中需更换体位(由截石位转为俯卧位)。① 体位准备:提前准备好体位摆放,以便充分暴露手术野,进行固定。② 特殊器械:经皮肾盂镜镜头、输尿管导管、500 μm 光纤

手术部位	术前护理要点
输尿管	(1) 输尿管结石：尿道作为手术通道，分为软镜和硬镜。术前根据患者结石生长部位、结石的大小、输尿管情况等，备输尿管镜器械 (2) 输尿管肿瘤：① 预防深静脉血栓护理：术中为防止血栓，在不影响手术的情况下采用间歇性压力装置或者穿弹力袜等综合预防深静脉血栓措施。② 保暖措施：在上半身部位给患者加盖被褥，避开手术野后将暴露在外的皮肤加铺中单
前列腺	(1) 前列腺电切：① 术前确保各种特殊器械和仪器性能良好，掌握前列腺电切设备的使用方法。② 皮肤护理：手术患者大多为老年人，皮肤弹性差，术前应充分评估做好保护，如备好软垫放于臀下。③ 备充足的灌洗液：手术时间较长，患者年龄较大，将灌洗液提前预热至 35～37℃ (2) 前列腺癌根治：① 术前备好爱博高频电刀并检查性能，提前调节参数备用。② 手术体位为头低脚高体位，头架放置最低，必要时用肩托固定
膀胱	(1) 嘱咐患者术前排空膀胱 (2) 告知术后为防止出现膀胱出血，需要留置尿管进行膀胱冲洗，避免血块残留在膀胱，引起泌尿系统的梗阻

二、术中配合要点

（一）迎接患者

1. 安全核查　严格执行手术查对制度，正确核对患者基本信息和手术信息，有无过敏史、手术史。认真核查手术部位及手术标识是否规范，尤其是有左右侧之分的肾脏类及输尿管类手术。

2. 转运交接

（1）患者转运：严重肾损伤患者转运时选择平稳路面，搬运者要动作轻稳，协调一致，严格轴线翻身搬动。

（2）物品交接：清点携带物品，如影像学资料、术中用药、腹带等。

3. 手术间准备和物品准备

（1）手术间布局：提前查看手术相关仪器设备，其中达·芬奇机器人腹膜后入路手术，患者手术体位为左或右 90°侧卧位，床旁机械臂固定放置于患者的左或右侧位置宽敞处，麻醉、监护设备固定于另一侧；普通腔镜手术时经腰显示器放置在健侧头端，经腹显示器放置在患侧头端；前列腺癌根治术和膀胱癌根治术将显示器放置两腿之间。

（2）泌尿外科特殊物品准备：手术体位垫（参考第三章第二节）、高清显示屏、专用仪器如输水泵、碎石机等，查看是否在备用状态。一次性高值耗材如：导丝、双 J 管、套石篮等。

（二）安全用药　严格按照医嘱执行术中用药。一般泌尿外科手术为 Ⅱ 类切口，术前严格执行用药原则，术前半小时到一小时内，手术时间超过 3 小时或失血量大于 1 500 mL，术中可给予第二剂。

（三）麻醉护理　参见第二章第二节。

（四）体位摆放　参见第三章第二节。

（五）巡回护士术中配合要点

（1）泌尿外科手术现一般选择腹腔镜手术，进入手术房间需检查 CO_2 流量，保证术中气体充足。调节气腹流量 $1\sim2$ L/min、压力 $12\sim15$ mmHg，严密监测患者生命体征及氧饱和度。

（2）不同手术手术部位术中配合时不同点（表 10 - 43）。

表 10 - 43　巡回护士术中配合要点

手术部位	术中护理要点
肾脏	（1）与器械护士共同检查扩张球囊完整性 （2）术中常规巡视生命体征，尤其注重尿液的量及颜色 （3）经皮肾盂镜注意点：1）术中使用 500 μm 光纤，调至碎石机能量为 20～40 J，功率为 2～3 W。2）冲洗切忌中断，以免造成肾栓塞等不良后果。3）高频发生器的脚踏是非防水型，使用时应使用时可用塑料袋套住脚踏开关以防水。4）术中尿袋保持开放状态，巡视患者腹部膀胱区，发现异常或者发硬及时通知手术医生
输尿管	（1）不同的手术体位：巡回护士应注意术前摆放体位时，经腹腔入路患者腹部与手术床缘平齐、经后腹腔入路患者背部与手术床缘平齐，术中多次巡视 （2）输尿管镜碎石术中配合：碎石机调整到 20～30 J，功率为 2～3 W，后期视术中情况而定；光纤一般选取 350 μm，未用时将此盘绕起固定于台上，勿折叠，易断 （3）输尿管软镜碎石术中配合：碎石机调至能量到 15～25 J，功率为 1.5～2 W；仅选用 200 μm 光纤，使用时注意光纤角度，防止损伤镜头等
前列腺	（1）经前列腺电切术中配合：1）术中灌洗液可选取 38℃温水灌洗，连接灌洗液应高于膀胱经 60～70 cm，用 Y 型管两组电切液调节交替使用。注意：电切镜分为高压电切镜和 STORS 电切镜，高压电切镜的冲洗液为生理盐水，STORS 电切镜的冲洗液为甘露醇。术后将灌洗液连接至三腔尿管，持续尿道冲洗，避免血块堵塞造成梗阻。2）低体温护理：使用预热好的灌洗液，灌洗过程中应密切观察病情，预防患者出现冷综合征、水中毒等问题 （2）前列腺癌根治术中配合：① 术中艾博采取单级模式，只需电凝模式。② 常备 1 000 mL 生理盐水连接 Y 型管，进行冲洗
全膀胱	（1）膀胱手术时间相对比较长，患者年龄偏大，术中应使用联合保暖措施，防止发生低体温；应注意保护患者皮肤不能长时间受压，在和外科医生商量后可以通过微调手术床角度的方式缓解皮肤压力 （2）回肠代膀胱术中配合：需备肠切除器械、造瘘袋、棉球、洗必泰等，肠切除器械里包含肠钳、可克钳，适用于肠类手术。术中医生将吻合部位暴露在视线下后，巡回护士及时调整灯光，提前备好所需物品，如：切割器、洗必泰棉球、吻合缝线等

三、术后护理配合要点

（一）各管路在位通畅　引流管种类包括外周静脉输液管路、深静脉置管、有创动脉置管、留置尿管、腹腔内引流管、尿道支架双 J 管等，术后再次检查各管路标识及在位通畅情况。

（二）患者出手术室前执行第三次安全核查　带好随身携带用物，安全转运出室。

（三）手术结束后，打扫手术间、补充手术物品，将仪器归类放置。

（四）术后随访　术后 48～72 小时内进行术后随访,了解患者术后恢复情况,对手术室护理工作的满意度等。

（杜美华　张甜甜　江焱　朱琳　廖红柳）

［1］姜晓晶,王晶,姜静. 手术体位不当所致并发症的原因及预防措施[J]. 黑龙江医学,2001,25(12):934.
［2］赵仙芝,韩云. 手术体位不当致并发症的原因分析及预防[J]. 护士进修杂志,1997,12(1):35.
［3］贾凤莲. 合理安置手术体位预防并发症[J]. 包头医学,2002,26(2):92.
［4］庄会荣,孙兆玲,葛安英. 手术体位的安置[J]. 齐鲁护理杂志,2003,9(4):277.

第十一章

眼科手术护理配合

第一节　眼科疾病概述

　　眼科学(ophthalmology)是一门研究视觉器官疾病的发生、发展和转归以及预防、诊断、治疗和康复的医学学科。眼是人体十分重要的感觉器官,人从外界获得的信息中约 90％是由眼来完成的,而眼科学起源是一个漫长而又曲折复杂的过程。目前对眼科疾病的认识已从细胞水平上升到分子水平,先进技术的运用提高了眼科疾病的诊断和治疗水平,同时眼科手术护理配合水平也应与时俱进。

一、眼球壁

　　(一)解剖学基础　眼球壁主要分为外、中、内三层。外层由角膜、巩膜组成,又称为纤维层膜,眼球外层起维持眼球形状和保护眼内组织的作用;中层包括虹膜、睫状体和脉络膜三部分。虹膜中央有一 2.5～4 mm 的圆孔,称瞳孔。睫状体前接虹膜根部,后接脉络膜,外侧为巩膜,内侧则通过悬韧带与晶体赤道部相连。脉络膜位于巩膜和视网膜之间;内层为视网膜,是一层透明的膜且具有很精细的网络结构及丰富的代谢和生理功能。视网膜的视轴正对终点为黄斑中心凹。黄斑区是视网膜上视觉最敏锐的特殊区域,直径 1～3 mm,其中央为一小凹,即中心凹。

　　(二)常见手术疾病　包括翼状胬肉、眼球裂伤、视网膜脱离、黄斑前膜等。

　　(三)常见手术方式及手术入路　见表 11-1。

表 11-1　常见手术方式及手术入路

手　术　方　式	手　术　入　路
翼状胬肉切除＋自体结膜瓣移植术	经结膜入路
眼球探查＋角巩膜清创缝合术	经伤口,结膜入路
视网膜复位术	经睫状体扁平部入路

二、眼内腔

　　(一)解剖学基础　眼内腔包括前房、后房和玻璃体腔。眼内容物包括房水、晶状体和玻璃体,三者均透明并与角膜一起共称为屈光介质。房水由睫状突产生,有营养角膜、晶体及玻璃体,维持眼压的作用;晶状体为富有弹性的透明体,形如双凸透镜,位于虹膜、瞳孔之后,玻璃体之前;玻璃体为透明的胶质体,充满眼球后 4/5 的空腔内,主要成分为水,具有屈光作用,也可以起支撑视网膜的作用。

(二)常见手术疾病　包括白内障、青光眼、玻璃体积血、眼内异物、眼内膜炎等。

(三)常见手术方式及手术入路　见表 11-2。

表 11-2　常见手术方式及手术入路

手 术 方 式	手 术 入 路
白内障超声乳化吸除术 + 人工晶体植入术	经角巩膜切开
抗青光眼小梁切开术	经结膜切口
玻璃体切除术	经睫状体扁平部巩膜入路
玻璃体切除 + 眼内异物取出术	经睫状体扁平部巩膜入路

三、视路

(一)解剖学基础　视路是视觉信息从视网膜光感受器开始到大脑枕叶视中枢的传导路径。临床上通常从视神经开始,经视交叉、视束、外侧膝状体、视放射到枕叶视中枢的神经传导通路。

(二)常见手术疾病　包括视神经压迫性损伤、视神经鞘脑膜瘤等。

(三)常见手术方式及手术入路　见表 11-3。

表 11-3　常见手术方式及手术入路

手 术 方 式	手 术 入 路
视神经管减压术	经鼻内窥镜蝶窦入路
视神经鞘脑膜瘤	单侧额部入路 经额经眶上缘入路 经额经颞经眶上缘入路

四、眼副器

(一)解剖学基础　眼副器是眼的辅助结构,对眼球有支持、保护和运动的功能。眼副器包括眼睑、睫毛、结膜、泪器、眼外肌、眶脂体和眶筋膜。眼睑分上睑和下睑,居眼眶前口,覆盖眼球前面;泪器包括分泌泪液的泪腺和排泄泪液的泪道;眼外肌共有 6 条为 4 条直肌和 2 条斜肌;眼眶是由额骨、蝶骨、筛骨、腭骨、泪骨、上颌骨和颧骨 7 块颅骨构成,呈四边锥形的骨窝。

（二）常见手术疾病　包括麦粒肿、霰粒肿、倒睫、睑内翻、睑外翻、眼睑闭合不全、上睑下垂、斜视、眼眶肿瘤、甲状腺相关眼病等。

（三）常见手术方式及手术入路　见表 11 - 4。

表 11 - 4　常见手术方式及手术入路

手 术 方 式	手 术 入 路
斜视矫正术	经结膜入路
上眼睑松弛矫正手术	经上眼睑缘 4～6 cm 入路
下眼睑松弛矫正手术	经下眼睑缘 2 cm 入路
上眼睑下垂矫正术	经上眼睑缘处入路
泪囊鼻腔吻合术	经皮肤入路或经鼻内窥镜筛窦入路
眼眶肿瘤摘除手术	前路经皮或经结膜开眶 外侧经皮开眶 经筛窦内侧开眶
全眶内容物去除术	沿眶缘切开

第二节　眼科常用专科器械

眼科手术器械精细,常用器械见第一章第三节。特殊器械有开睑器、精细分离镊、超声乳化手柄等。

一、手术拉钩

（一）斜视钩　主要用于眼科手术拉眼肌(图 11 - 1)。

（二）眼睑拉钩　主要用于手术时钩住或牵拉眼睑组织(图 11 - 2)。

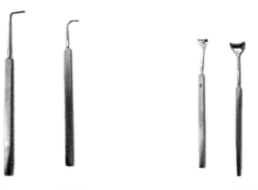

图 11 - 1　斜视钩　　　　图 11 - 2　眼睑拉钩

二、手术镊

（一）齿镊　齿镊主要用于眼科手术中夹取细软组织（图11-3）。

（二）取瘤镊　取瘤镊用于眼眶肿瘤术中夹取肿瘤，损伤较小（图11-4）。

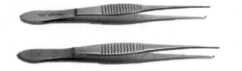

图11-3　眼科有齿镊

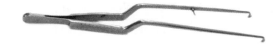

图11-4　取瘤镊

（三）撕囊镊　撕囊镊用于夹取，剥离眼部精细组织（图11-5）。

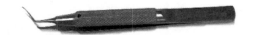

图11-5　撕囊镊

三、其他精细器械

（一）眼科骨凿　眼科骨凿用于去除骨痂、截除骨块（图11-6）。

（二）脑压板　脑压板在眼科术中用于牵开框内脂肪组织暴露手术视野（图11-7）。

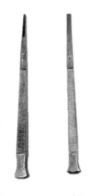

图11-6　眼科骨凿

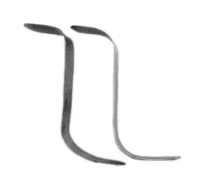

图11-7　脑压板

（三）晶体植入器　见图11-8。

（四）劈核器　见图11-9。

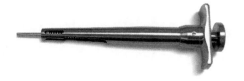

图11-8　晶体植入器

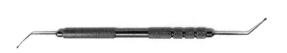

图11-9　劈核器

（五）圈套器　圈套器用于快速去除眼内异物（图 11 - 10）。

（六）眼睑撑开器　见图 11 - 11。

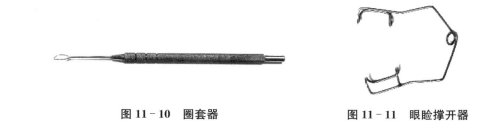

图 11 - 10　圈套器　　　　　　　图 11 - 11　眼睑撑开器

（七）持针器　见图 11 - 12。

（八）切开刀　见图 11 - 13。

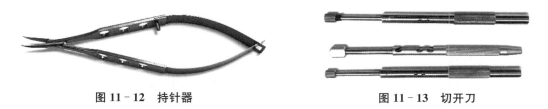

图 11 - 12　持针器　　　　　　　图 11 - 13　切开刀

第三节　眼科手术护理配合

一、常见用物准备

（一）体位用物　体位用物有头圈×1。

（二）一次性用物

1. 常规物品

（1）白内障超声乳化摘除＋人工晶体植入术：18×14 cm 眼科专用手术薄膜 1 个、10 - 0 聚丙烯不可吸收缝线 1 根（备用）、钝弯注水针头 1 个、一次性无菌注射器 5 mL 2 个、一次性使用灭菌橡胶外科手套若干。

（2）翼状胬肉切除＋自体结膜移植术：10 - 0 聚丙烯不可吸收缝线 1 根、一次性无菌注射器 5 mL 1 个、15# 无菌手术刀片 1 个、一次性使用灭菌橡胶外科手套若干。

（3）眼球探查＋角巩膜裂伤缝合术：10 - 0 聚丙烯不可吸收缝线 1 根、8 - 0 可吸收缝线 1 根、一次性无菌注射器 5 mL 1 个、一次性使用灭菌橡胶外科手套若干。

（4）斜视矫正术：5 - 0 不可吸收缝线（带铲形双针）数根、8 - 0 可吸收缝线 1～2 根、一次性无菌注射器 5 mL 1 个、一次性使用灭菌橡胶外科手套若干。

（5）上睑下垂矫正术：6 - 0 可吸收线、7 - 0 不可吸收缝线各 1 根，一次性无菌注射器 5 mL 1 个、一次性使用灭菌橡胶外科手套若干。

（6）抗青光眼小梁切开术：18×14 cm 眼科专用手术薄膜 1 张、10 - 0 不可吸收缝线、

8-0可吸收缝线、5×12角针2枚、医用真丝编织线灭菌线团3-0、双极电凝镊1个、一次性无菌注射器5 mL 1个、一次性使用灭菌橡胶外科手套若干。

（7）眼眶肿瘤摘除术：双极电凝镊1个、吸引管1个、18 cm×14 cm眼科专用手术薄膜1个、脑棉1包、骨蜡1包、无菌手术刀片11#1个、5-0可吸收缝线、6-0可吸收缝线、5 mL和10 mL一次性使用无菌注射器各1个、8-0可吸收缝线、医用真丝编织线灭菌线团0#、医用真丝编织线1#。

2. 特殊用物

（1）白内障超声乳化摘除术＋人工晶体植入术：如黏弹剂（透明质酸钠）、人工晶状体、灌注液（硫酸阿米卡星0.1 mL＋地塞米松0.4 mL＋盐酸肾上腺素0.5 mL共计1 mL注入500 mL复方氯化钠液中，硫酸阿米卡星2 mL 0.2 g，地塞米松5 mL 0.5 mL，盐酸肾上腺素1 mL 0.1 g）等。

（2）斜视矫正术：如手电筒等。

（三）无菌敷料 见表11-5。

表11-5 在无菌敷料中不同术式的区别

眼眶肿瘤摘除术等全麻开眶手术	眼科非开眶手术
剖腹包（长方孔巾1块、治疗巾9块、显影纱垫5块、显影纱布10块、盐水碗1个、小药杯1个、换药碗2个、弯盘1个）、无菌手术衣4件、无菌持物干缸1个、无菌擦手小毛巾1包	眼科敷料包（眼科孔巾1块、中单1块、治疗巾2块、换药碗2个、小药杯1个、显影纱布10块、3件手术衣）、无菌持物干缸1个、无菌擦手小毛巾1包

（四）手术器械 见表11-6。

表11-6 在手术器械中不同术式的区别

手 术 名 称	手 术 器 械
白内障超声乳化摘除术＋人工晶体植入术	眼科显微器械包、白内障显微手术器械包、超声乳化包
翼状胬肉切除＋自体结膜瓣移植术	眼科显微器械包
角巩膜裂伤缝合术	眼科显微器械包
斜视矫正术	眼科器械包、斜视钩、量尺等斜视矫正器械
上睑下垂矫正术	眼科器械包、量尺
抗青光眼小梁切开术	眼科器械包、青光眼显微器械
眼眶肿瘤摘除术	开眶器械、眼科动力锯

（五）仪器设备 包括超声乳化机器、眼科显微镜、双极电凝、吸引装置等，使用前检查主机功能状态，根据手术需求调节参数和模式。若需眼科动力锯主机等应提前设置好参数，

妥善安置避免术中滑落。

二、麻醉方式

见表 11 - 7。

表 11 - 7　在麻醉方式中不同术式的区别

手 术 名 称	手 术 器 械
白内障超声乳化摘除术 + 人工晶体植入术	表面麻醉
翼状胬肉切除 + 自体结膜瓣移植术	表面麻醉 + 局部浸润麻醉
角巩膜裂伤缝合术	一般采取球后神经阻滞麻醉,伤口小且患者特别配合的可采用表面麻醉,儿童及不合作者需全身麻醉
斜视矫正术	表面麻醉,小儿可使用全身麻醉
上睑下垂矫正术	局部神经阻滞麻醉,小儿可使用全身麻醉
抗青光眼小梁切开术	表面麻醉,小儿可使用全身麻醉
眼眶肿瘤摘除术	全身麻醉

三、手术体位

手术体位选择仰卧位。

四、器械护士护理配合

（一）常见手术方式　包括白内障超声乳化摘除术 + 人工晶体植入术、翼状胬肉切除 + 自体结膜瓣移植术、角巩膜裂伤缝合术、斜视矫正术、上睑下垂矫正术、抗青光眼小梁切开术、眼眶肿瘤摘除术等。

（二）手术配合步骤

1. 术眼准备　白内障超声乳化吸除术 + 人工晶体植入术、翼状胬肉切除 + 自体结膜瓣移植术、角巩膜裂伤缝合术、斜视矫正术、上睑下垂矫正术、抗青光眼小梁切开术等手术需要冲洗术眼及滴表面麻醉药。巡回护士轻轻分开患者术眼的上下眼睑,用结膜囊冲洗液(0.9%生理盐水 300 mL + 1∶2 000 洗必泰 200 mL 配成 1∶5 000 洗必泰溶液 500 mL)冲洗术眼,给予术眼滴表麻药 0.5%盐酸丙美卡因。白内障超声乳化吸除术 + 人工晶体植入术还需滴扩瞳药复方托吡胺。

2. 清点　器械护士提前 15～30 分钟执行外科洗手,保证有充足的时间进行物品的检查和清点,并与巡回护士共同清点物品,包括手术敷料、手术器械、手术特殊物品、杂项物品等;若为局麻手术则是由手术医生与巡回护士共同清点。

3. 选择切口　见表 11 - 8。

表 11 – 8　在选择切口中不同术式的区别

手 术 名 称	手 术 器 械
白内障超声乳化摘除术＋人工晶体植入术	经角巩膜切开
翼状胬肉切除＋自体结膜瓣移植术	结膜切口
角巩膜裂伤缝合术	结膜切口
斜视矫正术	结膜切口
上睑下垂矫正术	眼睑皮下切口
抗青光眼小梁切开术	结膜切口
眼眶肿瘤摘除术	前路开眶、外侧开眶、经筛窦内侧开眶

4. 消毒

（1）消毒液：参照使用说明选择和使用。常选用皮肤黏膜消毒液直接涂擦手术区，消毒至少 2 遍。

（2）消毒范围：手术眼上至眉弓上 1.5 cm，下至鼻翼的水平线，内侧过鼻中线，外侧至发迹。

5. 铺单　见表 11 – 9。

表 11 – 9　在铺单中不同术式的区别

眼眶肿瘤摘除术等全麻开眶手术	眼科非开眶手术
（1）器械护士将布类治疗巾完全打开和一块对折的中单（横行 1/2）重叠在一起递给医生包头，此时巡回护士将托盘从托盘架上移除，依次递布类治疗巾按"你（纵行 1/4 折边对着外科医生）、我（纵行 1/4 折边对着自己）"铺于左右两侧，并将治疗巾尾部 1/4 搭在托盘架上，然后两块治疗巾完全打开纵向面一边搭在托盘架上，巡回护士放回托盘，上层治疗巾翻转盖于托盘上，最后递对折治疗巾（横行 1/2）铺于头侧 （2）器械护士将眼科贴膜展开后传递 （3）切口下缘铺一块对折中单 （4）铺长方孔巾，下缘边缘至手术台缘≥30 cm	（1）递两块重叠的无菌治疗巾展开垫于患者头颈部，将上面的一块治疗巾沿耳垂至额部包住患者的头部，露出双眼，用巾钳固定 （2）递中单（横行 1/2 对折）铺于托盘上，保证切口周围不少于 4 层 （3）铺眼科孔巾，下垂边缘至手术台缘≥30 cm （4）内眼手术需贴上眼科贴膜

　　6. 不同术式的护理配合　眼科手术方式多样，不同术中护理配合也有区别（表 11 – 10）。

表 11 – 10　眼科不同术式的手术配合

手术名称	手术配合步骤
白内障超声乳化吸除术＋人工晶体植入术	（1）分开上下眼睑：递开睑器牵开眼睑 （2）制作切口：用角膜刀在角巩膜缘做切口 （3）注入黏弹剂：从上方或侧切口进针到达中央或下方前房，一边退出针头，一边注入粘弹剂

手术名称	手术配合步骤
	(4) 连续环形撕囊：给撕囊镊牵拉前囊膜瓣，按顺时针方向撕成一圆形孔 (5) 水分离：用冲洗针注入灌洗液做水分离，分离晶状体与囊膜 (6) 吸出晶状体核和皮质：递超声乳化头切割乳化晶状体核，将其分成小块，然后乳化吸出，用注吸手柄吸除皮质 (7) 植入人工晶体：前房内注入黏弹剂，检查人工晶体并拆除包装，用相应的推注器缓慢推入人工晶体，用人工晶体调位钩调整位置 (8) 除前房内黏弹剂：用注吸手柄吸净黏弹剂 (9) 缝合：清点物品，按需给 10-0 不可吸收线缝合切口，再次清点物品。用抗生素眼膏涂眼，递无菌敷料遮盖术眼
翼状胬肉切除＋自体结膜移植术	(1) 分开上下眼睑：递开睑器牵开眼睑 (2) 鼻侧结膜下浸润麻醉：递2％利多卡因2 mL加肾上腺素注射液1滴 (3) 切除胬肉：递显微有齿镊、半月形角膜隧道刀或15号小圆刀片、眼科显微剪 (4) 上方球结膜下浸润麻醉：递2％利多卡因2 mL加肾上腺素注射液1滴 (5) 分离自体结膜瓣：递显微无齿镊、显微剪分离自体结膜瓣 (6) 移植：递10-0不可吸收线缝合、显微持针器，移植结膜瓣至巩膜裸露区缝合，递显微剪协助剪线。清点物品 (7) 缝合：术毕，术眼涂抗生素眼药膏，递无菌敷料覆盖
角巩膜膜裂伤缝合术	(1) 分开上下眼睑：递开睑器牵开眼睑 (2) 结膜下浸润麻醉：递2％利多卡因2 mL加肾上腺素注射液1滴 (3) 缝合伤口：递显微有齿镊、显微持针器、10-0不可吸收缝合线缝合伤口，显微剪协助剪线，递显微无齿镊埋线结，清点物品。术毕，术眼涂抗生素眼药膏，递无菌敷料覆盖
斜视矫正术	(1) 开眼睑：给开睑器牵开眼睑，以暴露手术区 (2) 结膜切口：递眼科钝头剪剪开球结膜 (3) 暴露：递斜视钩勾取直肌，暴露直肌止端，递眼科钝头剪刀剪开肌间膜及节制韧带 (4) 切断肌肉：递5-0不可吸收双针(铲针)缝线在直肌止端做套环缝线，给眼科剪将肌腱从附着处剪断 (5) 测量：递两脚量尺在巩膜上量出新的肌止点，给予亚甲蓝溶液作新的肌止点标记 (6) 缝合肌肉断端：递显微持针器将肌腱断端的套环缝线缝于新的肌止端巩膜处 (7) 检查眼位：嘱患者向前看，用手电筒照明，检查矫正效果 (8) 缝合球结膜：清点物品，递8-0可吸收线间断或连续缝合球结膜，再次清点物品。术眼涂抗生素眼药膏，递无菌敷料覆盖
上睑下垂矫正术	(1) 局部麻醉：递2％利多卡因2 mL加肾上腺素注射液1滴，上睑皮下浸润麻醉 (2) 切皮：递15#刀片，按重睑切口自鼻侧向颞侧作一弧形切口 (3) 暴露眶脂肪：递眼科剪剪除突出的眶脂肪，分离并离断提上睑肌，给予6-0可吸收线分别在鼻侧和颞侧将提上睑肌缝于睑板上并剪除多余肌肉 (4) 缝合皮肤：清点物品，用7-0不可吸收线带睑板间断缝合皮肤切口，再次清点物品。术眼涂抗生素眼膏，递无菌敷料覆盖
抗青光眼小梁切开术	(1) 调节显微镜于手术野上 (2) 开眼睑，固定眼球：递开睑器分开眼睑，给予5×12圆针3-0灭菌线团缝合直肌作牵引以固定眼球 (3) 制作球结膜瓣：递有齿结膜镊和结膜剪刀剪开结膜，深达巩膜

续　表

手术名称	手术配合步骤
	（4）制作巩膜瓣：暴露巩膜后,用双极电凝烧灼巩膜面的小血管及出血点,递角膜刀作角膜缘为基底的巩膜瓣 （5）Schlemm 管的定位：将显微镜调至较高倍数,递小梁切开刀在巩膜床上做一垂直于角膜缘的放射切口,逐渐加深至 Schlemm 管 （6）小梁切开：递小梁切开刀插入 Schlemm 管内切开小梁 （7）缝合切口：清点物品,递 10－0 不可吸收线缝合巩膜瓣和 8－0 可吸收线线缝合结膜瓣,再次清点物品。眼膏涂术眼,递无菌敷料覆盖
眼眶肿瘤摘除手术	（1）局部注射 2％的利多卡因 2 mL 加 1∶1 000 的肾上腺素少量,行皮下及肿瘤周围浸润麻醉并减少出血 （2）切口：切除肿瘤的入路一般有三种手术入路,分别是外侧开眶、内侧开眶、前路开眶 　　1）外侧开眶：递 11# 刀片沿患者外眦角水平向外侧切开 2～3 cm,达深筋膜韧带水平剪开。直剪剪开外眦,将外眦水平剪开。沿切口向两侧分离,上至眶上缘,下至眶下缘,用眼睑拉钩牵开切口,用湿脑棉片保护角膜 　　2）内侧经结膜开眶：用眼睑拉钩牵开上下眼睑,递中号脑膜剪和有齿镊切开,用湿脑棉片保护角膜 　　3）前路开眶：递 11# 刀片根据肿瘤位置做皮肤弧形切口,用眼睑拉钩牵开切口,用湿脑棉片保护角膜 （3）分离 　　1）外侧开眶：递 11# 刀片沿眶外缘 3～5 弧形切开骨膜,再与切开两端上下各做一横切开。使切口呈“工”字形。用骨膜剥离子将骨膜向周围分离,分开框内骨膜与骨壁。骨面出血用骨蜡止血。继续切开眶外壁：用动力锯锯开框外壁,用咬骨钳咬除骨瓣,骨蜡止血。骨瓣用湿盐水纱布包裹妥善保管 　　2）内侧开眶：递 11# 刀片切开骨膜,用剥离子将泪器、内眦韧带等向外侧分离,暴露鼻骨、上额骨额突和筛骨纸板。至眶后部时,双极电凝切断筛前、筛后动脉,继续凿除骨质：用骨凿凿除上额骨的额突,咬除筛骨纸板和气房,刮除筛窦内黏膜 　　3）前路开眶：递 11# 刀片切开眶隔或骨膜,切开一小口,用脑膜剪剪开眶隔,用脑压板牵拉眶脂肪,暴露术野。用骨凿凿除上额骨的额突,咬除筛骨纸板和气房,刮除筛窦内黏膜 （4）显露并摘除肿瘤：根据肿瘤的位置切开骨膜,结膜剪充分暴露并分离肿瘤周围软组织,双极止血,用组织钳夹取肿瘤,脑棉压迫止血,肿瘤用湿盐水纱布包裹并妥善放置 （5）骨瓣复位：外侧开眶术需将骨瓣放回原位,用内植入物器械两孔连接片或医用耳脑胶固定 （6）缝合：清点器械、纱布、纱布垫、缝针等,用 5－0 可吸收线缝合框内骨膜、骨瓣表面的骨膜和皮下组织。再次清点物品数目,递 6－0 不可吸收缝线缝合皮肤。递消毒纱布消毒皮肤,递无菌敷料加压包扎

（瞿亚峰　唐小梅　黄潇）

［1］魏锐利. 眼科手术操作技术［M］. 3 版. 北京：科学出版社,2020：655－660.

［2］宋国祥. 实用眼科学［M］. 3 版. 北京：人民卫生出版社,2010：775－784.

［3］钱蒨健. 实用手术室护理［M］. 上海：上海科学技术出版社,2005：574－575.

［4］管怀进. 眼科手术操作技术［M］. 3 版. 北京：科学出版社,2020.

第十二章
耳鼻喉科手术护理配合

第一节　耳鼻喉科疾病概述

耳鼻咽喉科即五官科,是一门以诊断治疗耳、鼻、咽、喉及其相关头颈区域为主的外科学科,主要研究耳、鼻、咽喉有关听觉、平衡、嗅觉等感觉器官以及呼吸、吞咽、发声、语言等运动器官的解剖生理和疾病现象。鼻内窥镜、支撑喉镜等微创技术以其快速治愈的特点成为耳鼻喉科的新趋势。

一、耳

（一）解剖学基础　耳是重要的听觉和平衡感受器官,位于眼睛后面,由外耳、中耳及内耳三个部分组成。外耳包括耳郭及外耳道,中耳包括鼓室、鼓突、乳突及咽鼓管,内耳分耳迷路及膜迷路,膜迷路藏于骨迷路内,分为耳蜗、前庭及半规管。听觉感受器和位觉感受器位于内耳,因此耳又叫位听器(图 12 - 1)。

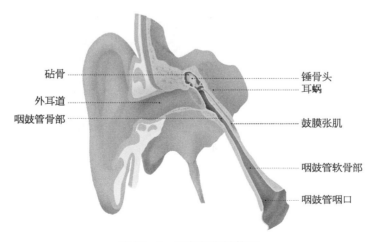

图 12 - 1　耳部解剖结构图

（二）常见外科疾病　常见外科疾病包括先天性外耳道狭窄或闭锁、后天性外耳道狭窄或闭锁、急性中耳乳突炎、慢性胆脂瘤性中耳炎、分泌性中耳炎等。

（三）常见手术方式及手术入路　见表 12 - 1。

表 12 - 1　手术方式及手术入路

手 术 方 式	手 术 入 路
外耳道成形术 乳突根治术	经耳后入路
鼓膜置管术	经鼓膜紧张部前下方切口入路
鼓膜切开术	经鼓膜紧张部前下方放射状切口或弧形切口入路

二、鼻

（一）解剖学基础　鼻呈等腰三角锥形，位于面部正中间，由外鼻、鼻腔及鼻旁窦三部分组成。鼻腔被鼻中隔分为左右两腔、前有鼻孔与外界相通，后连通于鼻咽部，是呼吸通道的起始部分，也是嗅觉器官，还可以辅助发音（图 12 - 2）。

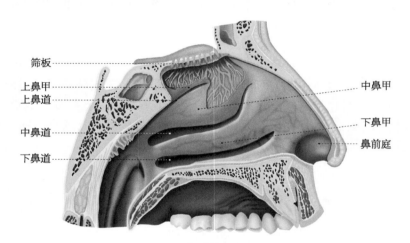

筛板

上鼻甲
上鼻道

中鼻道

下鼻道

中鼻甲

下鼻甲
鼻前庭

图 12 - 2　鼻部解剖结构图

（二）常见疾病　常见疾病包括过敏性息肉、炎症性息肉、鼻后孔息肉、急性鼻窦炎、慢性鼻窦炎、鼻外伤、发育异常、鼻腔或鼻窦肿瘤等。

（三）常见手术方式及手术入路　见表 12 - 2。

表 12 - 2　手术方式及手术入路

手 术 方 式	手 术 入 路
经鼻内镜鼻窦手术	经鼻内入路
鼻中隔矫正术	经鼻内稍带弧形切口入路

三、咽

（一）解剖学基础　咽上起自颅底，下至第六颈椎下缘水平，是口腔、鼻腔之后、食管以上的空腔处，自上而下分为鼻咽、口咽、喉咽三部分，是呼吸道和消化道的共同通道（图12-3）。

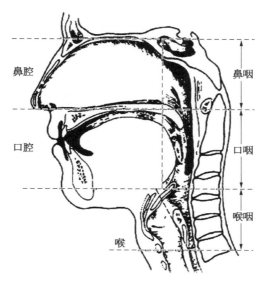

图 12-3　咽部解剖结构图

（二）常见疾病　常见疾病包括慢性扁桃体炎、急性扁桃体炎、扁桃体周围脓肿、生理性肥大、病理性肥大、炎性肥大等。

（三）常见手术方式及手术入路　见表12-3。

表 12-3　扁桃体手术方式及手术入路

手 术 方 式	手 术 入 路
扁桃体切除术 扁桃体挤切术	经咽腭入路或经舌腭
腺样体刮除术 鼻内镜下腺样体切除术	经悬雍垂后方入路

四、喉

（一）解剖学基础　喉又称为"喉头"，是呼吸的重要通道。上通至喉咽、下连至气管。位于颈前正中，成人喉的位置相当于第3～5颈椎平面，女性及儿童喉的位置略高于男性。喉由肌肉、韧带、软骨、黏膜及纤维结缔组织构成（图12-4）。

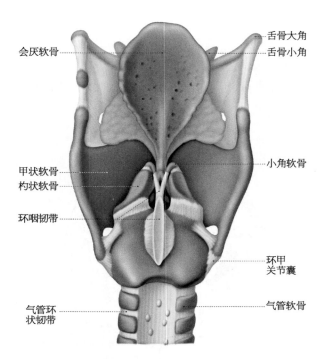

图 12 - 4　喉部解剖结构

（二）常见疾病　常见疾病有蒂型声带息肉、广基型声带息肉、全息肉样型声带息肉、原发性喉癌、继发性喉癌等。

（三）常见手术方式及手术入路　见表 12 - 4。

表 12 - 4　喉部手术方式及手术入路

手 术 方 式	手 术 入 路
声带息肉切除术	经口咽部入路
喉全切除术 喉部分切除术	经颈部入路

第二节　耳鼻喉科常用专科器械

耳鼻喉科常规器械见第一章第三节,特殊器械主要有开鼻器、鼻息肉钳、鼻中隔扩张器等。

一、钳子

（一）高背咬骨钳　高背咬骨钳用于手术时咬剪腐死骨和修正骨骼（图 12 - 5）。

（二）息肉钳　息肉钳用于咬切鼻腔内软骨及脆弱骨质（图 12 - 6）。

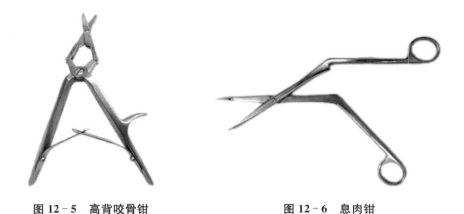

图 12 - 5　高背咬骨钳　　　　　　　图 12 - 6　息肉钳

（三）残根钳　残根钳供扁桃体手术中夹持扁桃体用（图 12 - 7）。

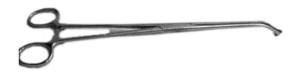

图 12 - 7　残根钳

二、剪刀

鼻剪　鼻剪用于鼻腔异物、鼻腔息肉的剪切、取出（图 12 - 8、图 12 - 9）。

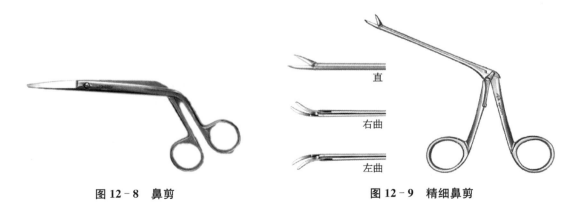

图 12 - 8　鼻剪　　　　　　　　图 12 - 9　精细鼻剪

三、撑开器

（一）开鼻器　开鼻器用于术中撑开鼻腔，开阔术野（图 12 - 10）。
（二）鼻中隔扩张器　鼻中隔扩张器用于鼻中隔手术，撑开鼻中隔（图 12 - 11）。

（三）乳突拉钩　乳突拉钩用于颈淋巴结清扫时拉开胸锁乳突肌（图12-12）。

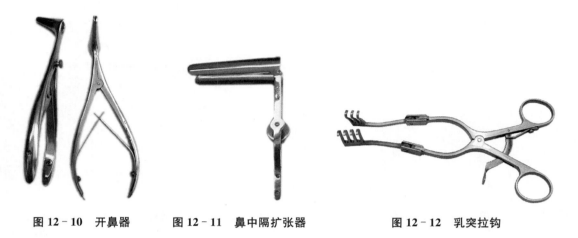

图 12‑10　开鼻器　　　图 12‑11　鼻中隔扩张器　　　　　图 12‑12　乳突拉钩

四、其他

（一）鼻中隔回旋刀　鼻中隔回旋刀主要用于鼻中隔弯曲矫正手术时切除鼻中隔软骨用（图12-13、图12-14）。

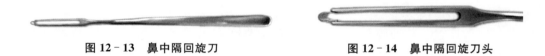

图 12‑13　鼻中隔回旋刀　　　　　　　　图 12‑14　鼻中隔回旋刀头

（二）鼻中隔剥离子　鼻中隔剥离子供剥离患者鼻中的隔软骨膜和鼻中隔软骨（图12-15①）；牙科剥离子用于口腔手术时分离或削除骨膜（图12-15②）。

（三）扁桃体圈套器　扁桃体圈套器可以搭配使用，供扁桃体手术中圈套扁桃体，以方便切除用（图12-16、图12-17）。

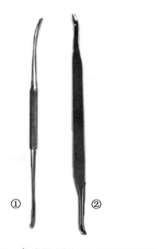

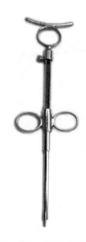

①　　　②

图 12‑15　鼻中隔剥离子、牙科剥离子　　　图 12‑16　扁桃体圈套器

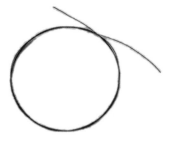
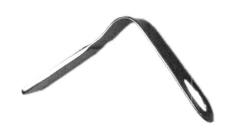

图 12-17　扁桃体圈套钢丝　　　　图 12-18　压舌板

（四）压舌板　压舌板用于压住舌头，以方便术中观察（图 12-18）。

第三节　耳鼻喉手术护理配合

一、常见用物准备

（一）体位用物　包括长方肩垫×1，头圈×1，沙袋×2。

（二）一次性用物

1. 常规物品

（1）外耳道成形术：一次性吸引器、一次性无菌注射器 10 mL 和 20 mL、医用无菌纱布（若干）、双极电凝镊 1 个、无菌手术刀片 15# 1 张、医用碘仿纱条 1 盒、一次性使用凡士林纱布 1 张、4-0 可吸收皮内线 1 根、医用弹力绷带 1 卷、医用 75% 酒精（备用）、一次性使用灭菌橡胶外科手套若干。

（2）鼓膜置管术：一次性吸引器、一次性无菌注射器 10 mL 和 20 mL、医用无菌纱布（若干）、一次性使用灭菌橡胶外科手套若干、医用碘仿纱条 1 盒、吸收性明胶海绵（若干）。

（3）鼻内镜下鼻息肉摘除术：一次性吸引器、一次性无菌注射器 10 mL 和 20 mL、医用无菌纱布（若干）、医用缆线隔离护套 3 个、1 000 mL 生理盐水 1 袋、一次性 9# 长针头 1 个、手术吸引切割器 1 把、一次性使用灭菌橡胶外科手套若干。

（4）鼻中隔偏曲矫正术：一次性吸引器、一次性无菌注射器 10 mL 和 20 mL、医用无菌纱布（若干）、无菌棉球 1 包、医用缆线隔离护套 2 个、医用真丝编织线 1# 1 板、无菌手术刀片 15# 1 张、一次性使用脑棉片 1 包、手术吸引切割器 1 把、盐酸肾上腺素 1 支、可吸收止血流体明胶 1 盒、医用聚乙烯醇海绵 1 包、一次性使用灭菌橡胶外科手套若干。

（5）扁桃体切除术：一次性吸引器、一次性无菌注射器 10 mL 和 20 mL、医用无菌纱布（若干）、高频电刀笔 1 个、双极电凝镊 1 个、电刀清洁片 1 个、超声刀 1 把、超声刀线 1 根、医用真丝编织线 1# 1 板、医用扁桃体缝针 1 板、无菌棉球 1 包、医用无菌防护套 2 个、红色 10# 橡胶导尿管 1 个、一次性使用灭菌橡胶外科手套若干。

（6）腺样体切除术：一次性吸引器、一次性无菌注射器 10 mL 和 20 mL、医用无菌纱布（若干）、高频电刀笔 1 个、双极电凝镊 1 个、无菌棉球 1 包、医用真丝编织线 1# 1 板、医用扁桃体缝针 1 板、医用无菌防护套 2 个、一次性使用灭菌橡胶外科手套若干。

（7）声带息肉切除术：一次性吸引器、一次性无菌注射器 10 mL 和 20 mL、医用无菌纱布（若干）、医用无菌棉球 1 包、冷光源头、等离子刀头、一次性使用灭菌橡胶外科手套若干。

（8）喉癌切除术：一次性吸引器，一次性无菌注射器 10 mL 和 20 mL、医用无菌纱布（若干）、高频电刀笔 1 个、电刀清洁片 1 个、超声刀 1 把、超声刀线 1 个、一次性使用负压引流球 1 个、手术无菌刀片（10#、11#、12# 各 1 张）、医用真丝编织线（1#、4#、7# 各 1 板）、医用甲状腺缝针 1 板（含 5×12 圆针各 2 枚、7×17 角针各 2 枚、7×17 圆针各 2 枚、9×28 角针各 2 枚）、医用无菌防护套 2 个、吸收性明胶海绵（若干）、3-0 可吸收缝线、一次性气管切开套件、洗必泰、一次性使用灭菌橡胶外科手套若干。

2. 特殊物品　如耳科电钻，鼻内镜，医生鼻内镜补充器械、喉镜支撑架等。

（三）无菌敷料

1. 外耳道成形术、鼓膜置管术、鼻内镜下鼻息肉摘除术、鼻中隔偏曲矫正术、扁桃体切除术、腺样体切除术、声带息肉切除术等　上肢包（手术衣 2 件、换药碗 2 个、绷带 2 个、显影纱布 20 块、中单 6 块、治疗巾 6 块、小药杯 1 个），无菌持物干缸 1 个、无菌擦手小毛巾 2 包。

2. 喉癌切除术　甲状腺包（长方孔巾 1 块、中单 1 块、治疗巾 8 块、盐水盆 1 个、换药碗 1 个、小药杯 1 个、显影纱布 20 块、显影纱垫 7 块）、无菌手术衣若干、无菌持物干缸 1 个、无菌擦手小毛巾 2 包。

（四）手术器械　见表 12-5。

表 12-5　手术器械在手术方式中的区别

手 术 方 式	手 术 器 械
外耳道成形术 鼻内镜下鼻息肉摘除术 鼻中隔偏曲矫正术	显微器械
鼓膜置管术	显微器械、乳突器械
扁桃体切除术	扁桃体器械、开口器
腺样体切除术	增殖体刮出器械、扁桃体器械、开口器
声带息肉切除术	喉镜包、喉镜补充器械、喉镜 8590C、喉显微器械（备用）
喉癌切除术	甲状腺器械、全喉器械、气管切开包（备用）

（五）仪器设备　仪器设备中单极电刀、双极电凝、显微镜、超声刀使用前检查主机功能状态，调节模式及参数。电动磨钻等应提前设置好参数，并摆放好位置避免术中滑落。

二、麻醉方式

麻醉方式选择全身麻醉或局部麻醉。

三、手术体位

见表 12-6。

表 12 - 6　手术体位在手术方式中的区别

手 术 方 式	手 术 体 位
外耳道成形术	仰卧位,头偏向对侧 半坐卧或仰卧位
鼓膜置管术	去枕侧头仰卧位,术耳朝上
鼻内镜下鼻息肉摘除术	仰卧位,头下垫头圈
鼻中隔偏曲矫正术 扁桃体切除术	半坐卧或仰卧位
腺样体切除术	仰卧位、头稍后仰、肩部垫高
声带息肉切除术	去枕头后仰,肩下垫喉镜支撑架
喉癌切除术	颈仰卧位(垫肩放置头圈),沙袋固定于颈部两侧

四、器械护士护理配合

（一）常见手术方式　常见手术方式有外耳道狭窄、闭锁术、内植法鼓室成形术、外植法鼓室成形术、先天性外耳道闭锁、鼓室插管术、鼻中隔黏膜下切除术、鼻中隔黏膜下矫正术、三线减张鼻中隔矫正术、扁桃体剥离术、扁桃体挤切术、腺样体刮除术、鼻内镜下腺样体切除术、局麻电子喉镜或纤维喉镜下切除术、全麻显微支撑喉镜下切除术、全喉切除术、部分喉切除术等。

（二）手术配合步骤

1. 清点　器械护士提前 15～30 分钟执行外科洗手,保证有充足的时间进行物品的检查和清点,并与巡回护士共同清点物品,包括手术敷料、手术器械、手术特殊物品、杂项物品等。若无器械护士则由手术医生与巡回护士共同清点。

2. 选择切口

（1）外耳道成形:沿耳后沟后 1 cm 做弧形切口,上至耳郭附着处上沿,下至乳突尖(耳后切)。

（2）鼓膜置管术:耳内切口。

（3）鼻内镜下鼻息肉摘除术:沿鼻腔息肉根蒂部做一切口。

（4）鼻中隔偏曲矫正术:鼻中隔前部、黏膜皮肤交界部的皮肤侧"C"形或"L"形切口。

（5）扁桃体切除术:沿舌腭弓距离扁桃体游离缘 1～2 cm 处。

（6）腺样体切除术:口腔内鼻咽部的后壁。

（7）声带息肉切除术:经口咽部。

（8）喉癌切除术:小"U"形切口,两侧起自舌骨大角,弧形向下与气管切开口相链接;大"U"形切口,两侧起自乳突尖,沿斜方肌前缘弧形向下与气管切开口相;还有"T"形、"L"形等其他切口可以根据手术情况采用不同的切口。

3. 消毒

（1）消毒液:参照使用说明选择和使用。常选用 0.5%～1% 碘伏直接涂擦手术区。

（2）消毒范围

1）耳部手术：以术耳为中心，上至发际 4～5 cm，下达颈部，内侧略过鼻中线，如此反复涂抹 3 次。

2）鼻部手术：以鼻腔为中心，上至前额，下至唇部，如此反复涂抹 3 次。

3）扁桃体切除术和腺样体切除术：上至鼻尖，下至颈下线，两侧至耳前线。

4）喉癌切除术：上至下唇，下至乳头，两侧至斜方肌前缘。

4. 不同术式的护理配合　耳鼻咽喉科手术多样，不同术中护理配合也有区别（表 12 - 7）。

表 12 - 7　耳鼻喉科不同术式的手术配合

手术名称	手术配合步骤
外耳道成形术	（1）铺单 1）放置头部托盘，器械护士将布类治疗巾按"我（纵行 1/4 折边对自己）、你（纵行 1/4 折边对医生）、三分之二（横行 1/3 折边对医生）、全开（纵行全部展开）、二分之一（横行对折）"顺序，依次传递给外科医生铺于切口四周，要求铺单后能看到切口标识，之后另递一块治疗巾蘸切口周围未干的消毒液 2）器械护士依次传递四把布巾钳给外科医生，分别固定于切口四周 3）器械护士与外科医生分别将三块中单沿切口下缘斜铺于患者身上 4）器械护士将一块中单沿切口下缘横铺于患者身上，下垂边缘至手术台缘≥30 cm 5）器械护士将两层布类治疗巾盖于器械盘上 （2）暴露术野：递 15# 刀片切开显露并切薄外耳道后壁皮肤达乳突上方颞线处。若外耳道皮肤炎性变，切断外耳道皮肤，乳突牵开器牵开外耳道皮肤 （3）扩大骨性外耳道：用电钻磨削扩大骨性外耳道直至窥及全骨膜，使用耳科电钻时，使用耳科专用冲洗针头。递剥离器去除鼓膜外侧的鳞状上皮，递电钻切除耳甲皮肤及软骨形成外耳道口，并切除软骨性耳道前壁直至耳屏炎性变皮肤，扩大耳道直至能使食指通过 （4）游离皮片移植于外耳道壁上：用 75% 酒精消毒大腿内侧皮肤并取下，将其一分为二，袖筒状覆盖在已钻开的整个外耳道前壁上，鼓膜部分亦应有皮肤覆盖，碘仿油纱填塞耳道 （5）缝合、关闭伤口：递生理盐水冲洗，递双极电凝镊于切口内彻底止血，检查无明显出血点。清点器械，纱布等无误后关闭伤口，用 4 - 0 可吸收皮内线缝合切口，再次清点物品数目，递无菌伤口敷料包扎
鼓膜置管术	（1）铺单 1）放置头部托盘，器械护士将布类治疗巾按"我（纵行 1/4 折边对自己）、你（纵行 1/4 折边对医生）、三分之二（横行 1/3 折边对医生）、全开（纵行全部展开）、二分之一（横行对折）"顺序，依次传递给外科医生铺于切口四周，要求铺单后能看到切口标识，之后另递一块治疗巾蘸切口周围未干的消毒液 2）器械护士依次传递四把布巾钳给外科医生，分别固定于切口四周 3）器械护士与外科医生分别将三块中单沿切口下缘斜铺于患者身上 4）器械护士将一块中单沿切口下缘横铺于患者身上，下垂边缘至手术台缘≥30 cm 5）器械护士将两层布类治疗巾盖于器械盘上 （2）暴露鼓膜：递适宜大小的耳镜，以便看清。递 15# 刀片切开鼓膜，鼓膜长约 8 mm （3）清理鼓室内积液：递中耳吸引器吸引，看清鼓膜后，递 15# 刀片在鼓膜的前下方、后下方或前上部做弧形切口或在后下方做垂直切口对急性化脓性中耳炎可于鼓膜最膨隆处切开，递中耳吸引器吸引

手术名称	手术配合步骤
	（4）安放通气管：用麦粒钳夹住通气管的一端或用钩针插入通气管腔，放置通气管 （5）检查通气管放置位置；用麦粒钳或钩针调节通气管位置 （6）包扎切口：清点器械、纱布等无误后用吸收性明胶海绵固定鼓膜，碘仿纱条填塞外耳道，再次清点物品数目，递无菌伤口敷料包扎
鼻内镜下鼻息肉摘除术	（1）铺单 　　1）器械护士将布类治疗巾按"我（纵行 1/4 折边对着自己）、你（纵行 1/4 折边对着外科医生）、我"顺序，依次传递给外科医生铺于切口四周，要求铺单后能看到切口标识，之后另递一块治疗巾蘸切口周围未干的消毒液 　　2）器械护士依次传递三把布巾钳给外科医生，分别固定于切口四周 　　3）器械护士与外科医生分别将两块中单沿切口上下依次交替斜拉，再将一块中单围盖患者头部 　　4）器械护士与外科医生依次将中单、大单遮盖全身，保证切口周围及器械托盘至少覆盖无菌敷料手术单 4~6 层，下垂边缘至手术台缘≥30 cm （2）导入内镜：递 30°镜头经鼻腔进入 （3）做表面麻醉：经鼻镊夹持含外用肾上腺素的棉片（3 mL 肾上腺素 + 少许生理盐水）分别置于中鼻道及总鼻道，约 5 分钟后取出 （4）开放前组筛窦、上颌窦及后组筛窦：递不同角度的筛窦钳从前向后切除筛窦，递反向筛窦钳咬除上颌窦，递不同角度的筛窦钳穿透中鼻甲的内下方切除筛窦 （5）开放蝶窦、额窦：递不同角度的蝶窦钳向内、向前下咬除，扩大蝶窦自然孔，并咬除额窦 （6）术腔填塞：递鼻镊夹持纳西棉填塞术腔 （7）清洗口、鼻腔周围皮肤：给予生理盐水纱布擦净患者面颊部
鼻中隔偏曲矫正术	（1）铺单 　　1）器械护士将布类治疗巾按"我（纵行 1/4 折边对着自己）、你（纵行 1/4 折边对着外科医生）、我"顺序，依次传递给外科医生铺于切口四周，要求铺单后能看到切口标识，之后另递一块治疗巾蘸切口周围未干的消毒液 　　2）器械护士依次传递三把布巾钳给外科医生，分别固定于切口四周 　　3）器械护士与外科医生分别将两块中单沿切口上下依次交替斜拉，再将一块中单围盖患者头部 　　4）器械护士与外科医生依次将中单、大单遮盖全身，保证切口周围及器械托盘至少覆盖无菌敷料手术单 4~6 层，下垂边缘至手术台缘≥30 cm （2）切开暴露：选择窥鼻镜撑开患侧鼻孔，用 15# 刀片切开黏膜，细纱条压迫止血并用吸引管紧压细纱条吸血 （3）离断软骨膜及骨膜：用鼻剥离子离断软骨膜及骨膜 （4）切开并切除中隔软骨：用 15# 刀片切开，在鼻镜递剥离子剥离患侧软骨膜及骨膜并切除中隔软骨 （5）咬除鼻中隔偏曲部分：用鼻中隔咬骨钳咬除鼻中隔偏曲部分 （6）术腔止血：用含有肾上腺素脑棉（3 mL 肾上腺素 + 少许生理盐水）压迫止血或用可吸收止血流体明胶止血 （7）填塞鼻腔：生理盐水冲洗切口，清点器械敷料无误后，将鼻中隔软骨和垂直板复位，黏膜切口一般不做缝合患侧鼻腔填塞医用聚乙烯醇海绵

手术名称	手术配合步骤
扁桃体切除术	(1) 铺单 1) 器械护士将无菌中单(横行 1/2 对折)、布类治疗巾(纵行 1/4 折边对着自己)递与外科医生,铺于患者头下,递布巾钳固定 2) 将布类治疗巾按"我(纵行 1/4 折边对着自己)、你(纵行 1/4 折边对着外科医生)、你、我"顺序,依次传递给外科医生铺于切口四周,递与外科医生四把布巾钳固定于切口四周 3) 器械护士将一块无菌中单铺与切口下缘 4) 器械护士与外科医生共同将三块无菌中单交叉铺于面、颈部,以充分露出手术部位,将一块大单铺盖全身及器械盘上,下垂边缘至手术台缘≥30 cm 5) 器械护士将两层布类治疗巾盖于器械盘上 (2) 递压舌板轻压:沿舌腭弓用开口器暴露口咽、扁桃体,递 15# 刀片刺入舌鄂弓根部游离边缘,勾起黏膜,切开黏膜,绕过扁桃体切开咽鄂弓黏膜,递中弯钳夹棉球拭血或用递双极电凝镊止血 (3) 递压舌板轻压:用扁桃体剥离器剥离扁桃体的前面和舌鄂弓,使扁桃体与扁桃体窝分开,递中弯钳夹棉球拭血置入扁桃体窝内压迫止血或用递双极电凝镊止血 (4) 摘除扁桃体 1) 剥离法 ① 充分显露出扁桃体后,递压舌板轻压舌,用扁桃体钳将扁桃体向内、上方牵拉,用 15# 刀片切开舌鄂弓游离缘及部分咽鄂黏膜 ② 再用扁桃体剥离器或者小弯血管钳,自上而下依次分离扁桃体包膜及周围组织 ③ 最后用扁桃体圈套器套住扁桃体,同时将扁桃体向上提拉,绞断其下方的根蒂,逐渐收紧圈套器,收紧钢丝,扁桃体被完整切除,并交于器械护士用湿盐水纱布包裹、皮肤钳固定妥善保管,递吸引器吸净咽部血液及分泌物,检查扁桃体有无缺损残留,扁桃体窝有无出血,递中弯钳夹棉球压迫止血或用递双极电凝镊止血,按需递 5×12 圆针 1# 缝扎止血 2) 挤切术 ① 置于开口器后,递压舌板轻压舌,充分暴露扁桃体下方并套入刀环,将刀环套住扁桃体下方后,在扁桃体和咽腭弓之间向上推移,转动刀环与扁桃体长轴一致 ② 将刀头转向舌腭弓方向并提起,这时扁桃体在舌腭弓下隆起成一"隆起",然后用拇指或食指的指腹将"隆起"部分向下推压,并挤压入环内,随即收紧刀柄,并检查扁桃体是否完全套入刀环内,以迅速有力的扭转及提拔动作切除扁桃体,以同法切除对侧扁桃体 (5) 递冲洗器用生理盐水冲洗,充分暴露扁桃体窝进行检查,递双极电凝镊彻底止血,一侧扁桃体切除完毕,对侧扁桃体切除同上述方法,手术结束后用湿盐水纱布擦净口唇周围血迹,清点器械敷料无误后撤除无菌敷料
腺样体手术切除术	(1) 铺单 1) 器械护士将无菌中单(横行 1/2 对折)、布类治疗巾(纵行 1/4 折边对着自己)递与外科医生,铺于患者头下,递布巾钳固定 2) 将布类治疗巾按"我(纵行 1/4 折边对着自己)、你(纵行 1/4 折边对着外科医生)你、我"顺序,依次传递给外科医生铺于切口四周,递与外科医生四把布巾钳固定于切口四周 3) 器械护士将 1 块无菌中单铺与切口下缘

手术名称	手术配合步骤
	4）器械护士与外科医生共同将 3 块无菌中单交叉铺于面、颈部,以充分露出手术部位,将一块大单铺盖全身及器械盘上,下垂边缘至手术台缘≥30 cm 5）器械护士将两层布类治疗巾盖于器械盘上 （2）递压舌板或开口器充分暴露口咽腔,递吸引器并吸净口咽部血液及分泌物 　1）切除法 　　① 递开口器或压舌板充分显露出口咽腔后,递切除器 　　② 右手持切除器,关闭刀闸,经软腭后方将其置于鼻咽顶后壁中线处,切除器柄紧贴下列牙齿,收回刀片并适当压紧 　　③ 用拇指的力量向后拉手柄,打开刀闸并使腺样体压入刀闸,感受到明显的落空感后,收刀,并将腺样体沿着鼻咽顶后壁切除,取出切除器。打开刀闸,可见切除的腺样体,如果有残余未切除干净,可反复上述操作,直到切除干净为止 　2）刮除法 　　① 手术医生右手呈持笔式持匙柄,递开口器或压舌板充分暴露口咽部,将刮匙经雍垂后方探入,置于鼻咽顶后壁正中,随后右手握紧并适当加压,使腺样体嵌入刮匙内,用腕部力量将匙环向下刮取 　　② 遇腺样体较大时,可使用大号刮匙刮除部分腺样体组织,再用小号刮匙刮除残余组织 （3）处理伤口:递冲洗器用生理盐水冲洗,递双极电凝镊彻底止血,手术结束后用湿盐水纱布擦净口唇周围血迹,清点器械敷料无误后撤除无菌敷料
鼻内镜下腺样体切除术	（1）铺单 　1）器械护士将无菌中单（横行 1/2 对折）、布类治疗巾（纵行 1/4 折边对着自己）递与外科医生,铺于患者头下,递布巾钳固定 　2）将布类治疗巾按"我（纵行 1/4 折边对着自己）、你（纵行 1/4 折边对着外科医生）你、我"顺序,依次传递给外科医生铺于切口四周,递与外科医生四把布巾钳固定于切口四周 　3）器械护士将 1 块无菌中单铺与切口下缘 　4）器械护士与外科医生共同将 3 块无菌中单交叉铺于面、颈部,以充分露出手术部位,将一块大单铺盖全身及器械盘上,下垂边缘至手术台缘≥30 cm 　5）器械护士将两层布类治疗巾盖于器械盘上 （2）鼻腔检查 　1）0°内镜经鼻腔检查,适合鼻腔较宽的患者,递开口器充分暴露鼻咽腔,经口腔,递电动切割器由悬雍垂后方进入鼻咽部,可选用直的或者弯的鼻窦电动切割器进行手术,切除腺样体组织,手术过程中时刻冲洗内镜,保持术野清晰,遇出血点递双极电凝镊彻底止血,或递中弯钳夹无菌棉球压迫止血 　2）30°或者 70°内镜经口腔检查,递开口器充分暴露鼻咽腔,可用导尿管经鼻腔把软腭拉起来并固定,充分暴露鼻咽腔,递弯曲的鼻窦电动切割器进行切割,取出腺样体组织。遇出血点递双极电凝镊彻底止血,或递中弯钳夹无菌棉球压迫止血,电烧止血时及时吸净烟尘 　3）鼻内镜下应用激光或射频消融进行治疗 （3）检查创面:传递吸引器,手术医生将患者口腔内血液及其分泌物吸干净,检查有无残留腺样体组织及出血 （4）处理伤口:遇出血点递双极电凝镊彻底止血,或递中弯钳夹无菌棉球压迫止血。清点器械敷料无误后,递湿盐水纱布擦净口唇周围血迹,进行包扎,撤除无菌敷料

手术名称	手术配合步骤
声带息肉切除术	(1) 铺单 　　1) 器械护士将无菌中单(横行 1/2 对折)、布类治疗巾(纵行 1/4 折边对着自己)递与外科医生,铺于患者头下,递布巾钳固定 　　2) 将布类治疗巾按"我(纵行 1/4 折边对着自己)、你(纵行 1/4 折边对着外科医生)你、我"顺序,依次传递给外科医生铺于切口四周,递与外科医生四把布巾钳固定于切口四周 　　3) 器械护士于切口下缘铺一块中单 　　4) 器械护士与外科医生以手术切口为中心,共同将 3 块无菌中单交叉铺于面、颈部,以充分露出手术部位,沿手术切口下缘将手术大单铺盖全身及器械盘上,下垂边缘至手术台缘≥30 cm 　　5) 器械护士将两层布类治疗巾盖于器械盘上 (2) 支撑喉镜暴露声门:手术医生与巡回护士连接冷光源并调节完毕,手术医生站在患者头端,用纱布保护上切牙,左手持喉镜,沿着舌背进入咽部,暴露声门后固定支撑喉镜,递吸引器吸干净口腔内分泌物,保持手术视野清晰 (3) 切除息肉,留取手术标本:吸引器吸干净喉部分泌物后,经显微镜观察下,夹住息肉,根据术中需要,器械护士传递不同开口方向的钳子。如声带结节较小而局限,可以直接用显微喉钳切除;如息肉病变范围大,用显微喉钳夹住息肉,用喉钳沿着基底部将病变除。在显微镜下观察声带情况,确定息肉是否完全切除,如仍有残留组织,可按上述步骤再次进入喉钳,切除残留部分,将基底部组织修整光滑,注意勿损伤正常声带结构。递盛有生理盐水小药杯接取手术标本并妥善放置 (4) 止血:如有少许出血,可使用肾上腺素棉球压迫止血,清点物品无误后,撤下支撑喉镜
全喉切除术	(1) 铺单 　　1) 器械护士将两块治疗巾挽成球状递于外科医生分别垫于患者颈部两侧 　　2) 器械护士将布类治疗巾按"我(纵行 1/4 折边对着自己)、你(纵行 1/4 折边对着外科医生)你、我"顺序,依次传递给外科医生铺于切口四周,递四把布巾钳固定于切口四周 　　3) 器械护士将无菌中单横向对折铺于切口下缘 　　4) 铺长方孔巾,下垂边缘至手术台缘≥30 cm 　　5) 器械护士将两层布类治疗巾盖于器械盘上 (2) 切皮及分离皮瓣:递 10# 刀片平环甲膜沿皮纹切开皮肤及皮下组织,递无菌纱布块拭血,递血管钳、电刀切开颈阔肌,暴露经前肌肉,分离皮瓣,递双极电凝、血管钳带 1# 丝线结扎止血 (3) 剪断、取下舌骨体:递甲状腺拉钩将皮瓣向外侧牵拉,辨认舌骨后,分离舌骨上、下肌群,递中弯血管钳锐性分离表面肌肉,充分暴露后,递皮肤钳牵起舌骨体,递咬骨剪将舌骨剪断,使喉体松动,递中弯血管钳夹取无菌纱布块填塞 (4) 分离、切断胸骨甲状肌和甲状软骨上角:先分离胸骨甲状肌,递脑膜剪刀切断,递中弯钳 4# 丝线结扎,再分离甲状舌骨肌并将其切断、递中弯钳 4# 丝线结扎,递锐利神经剥离子分离甲状软骨上角的咽缩肌并切断,递中弯钳 4# 丝线结扎或用超声刀切断 (5) 分离喉体,松动喉部:术者食指包裹纱布分离出气管,递超声刀或电刀分离并结扎喉上动、静脉及甲状腺上动静、脉,游离喉上动脉将其切断结扎。递小弯血管钳分离甲状腺峡部并切断,递 5×12 小圆针 1# 丝线贯穿缝合结扎

续　表

手术名称	手术配合步骤
	(6) 保留环状软骨之全喉切除：寻找环甲膜，递尖刀将其刺破，注意保护气管套囊，递剪刀或电刀将环甲肌切开，松动环甲关节，切除部分环状软骨板，同时分离咽腔黏膜，递皮肤钳提夹喉体，自上而下、自下而上切除喉体，此时注意更换气管插管，递 20 mL 一次性注射器针筒给导管球囊打气，递 9×28 角针 7# 丝线将套管缝合于颈部皮肤，然后递组织剪剪开喉咽黏膜进入喉咽，留取安全切缘
	(7) 快速冰冻切缘、更换器械：由手术医生、器械护士和巡回护士共同确认标本名称并及时送检，术毕更换无菌手套及手术中所用的所有器械
	(8) 冲洗术腔、止血：递生理盐水冲洗术腔，仔细检查有无出血点，递血管钳带 1# 线结扎止血
	(9) 缝合咽腔、约 2～3 层缝合：递无齿镊协助，递 5×12 圆针 1# 丝线缝合黏膜层及黏膜外层
	(10) 放置引流：递生理盐水再次冲洗伤口，递用 0.5‰～1‰碘伏纱布消毒皮肤，递 11# 刀片于切口下方切一小口，递小弯钳戳口引出引流管，递 5×12 角针 4# 丝线固定引流管
	(11) 逐层缝合肌肉、皮下组织和皮肤：递 5×12 圆针 1# 丝线缝合肌肉和皮下组织，递 9×28 角针 4# 丝线缝合皮肤，递用 0.5‰～1‰碘伏纱布消毒皮肤
	(12) 颈部包扎，放置固定全喉气管套管：递无菌纱布覆盖伤口，递全喉气管套管置入，纱带固定，撤除所有无菌敷料

（瞿亚峰　夏云　周聪　聂志晴）

 参 考 文 献

［1］郭莉,徐梅.手术室专科护理[M].北京：人民卫生出版社,2011：231.
［2］柴亮,王勤瑛,张志利,等.外耳道成形术的应用[J].中国耳鼻咽喉头颈外科,2011,18(2)：2.
［3］张莉.鼻内镜下鼻息肉摘除术的围手术期护理[J].中国医药指南,2011,9(25)：2.
［4］叶京英,侯丽珍.外科手术规范化操作与配合[M].北京：人民军医出版社,2009.
［5］倪鑫,钟琦.外科手术规范化操作与配合[M].北京：人民军医出版社,2009.
［6］王军,杨庆文.外科手术规范化操作与配合[M].北京：人民军医出版社,2009.

第十三章
口腔颌面外科手术护理配合

第一节　口腔颌面部外科相关疾病概述

　　口腔颌面外科学是口腔外科学与颌面外科学相结合的一个交叉学科,其主要以研究口腔器官(牙、牙槽骨、唇、颊、舌、腭、咽等)、面部软组织、颌面诸骨(上颌骨、下颌骨、颧骨等)、颞下颌关节、唾液腺以及颈部某些疾病的防治。随着口腔颌面外科的迅速发展,手术治疗方式也与时俱进,现已从简单的牙槽外科发展到系统性治疗颌面颈部的疾病,对传统口腔外科手术的认知已不能满足当今口腔颌面外科手术配合的需要,因此本章节探索总结出口腔颌面外科常见手术护理配合的特点。

一、口腔

　　(一)解剖学基础　口腔是消化系统的起始部,其前壁为上、下唇,侧壁为颊,上壁为腭,下壁为口底。向前经口唇围成的口裂通向外界,向后经咽峡与咽相通(图 13-1)。

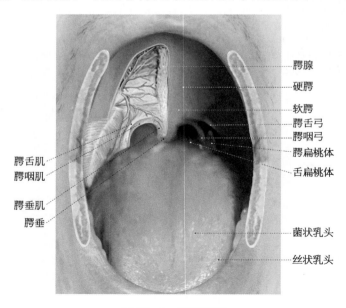

图 13-1　口腔解剖

（二）常见外科疾病

1. 牙及牙槽外科　晚期牙周病、冠周炎、牙列不齐、牙外伤冠折、牙源性上颌窦炎等。

2. 口腔感染　智牙冠周炎、化脓性颌骨骨髓炎等。

3. 口腔肿瘤及瘤样病变　甲状舌管囊肿、牙源性颌骨囊肿、乳头状瘤、牙龈瘤、纤维瘤、口腔癌、上颌窦癌等。

4. 口内入路的面部骨折　颧骨上颌骨复合体骨折、上颌骨骨折、下颌骨骨折等。

（三）常见手术方式及手术入路　见表 13-1。

表 13-1　常见手术方式及手术入路

手 术 方 式	常 见 手 术 入 路
牙拔除术	患牙对应牙龈
上、下颌骨肿物切除术	对应患侧牙龈、前庭沟等
舌下腺囊肿切除术（舌下腺切除术）	在舌下皱襞的外侧
舌癌根治术	自唇正中线切开下唇及颏部组织
腭垂腭咽成形术	舌腭弓根部
上、下骨折切开复位内固定术	对应患侧牙龈、前庭沟等
颧骨上颌骨复合体骨折切开复位术	沿患侧对应上颌前庭沟

二、面部和颈部

（一）解剖学基础　口腔的大涎腺有腮腺、下颌下腺、舌下腺三对，分布在唇、颊、舌、腭等黏膜内。正常唾液为无色无味的清亮液体，pH 为中性或略偏碱性。成人每天 24 小时的部分泌量为 1 000～1 500 mL。对于颈淋巴结的分组，国际上有不同的分类和命名。国内的习惯是按平面以组、群或区加以区分（表 13-2，图 13-2～图 13-4）。

表 13-2　颈淋巴结分组名称

平面	区	组、群	位　置
Ⅰ	Ⅰ	颏下、下颌下	颏下、下颌下三角内
Ⅱ	Ⅱ	颈深上	颅底至颈动脉分叉沿颈内静脉排列
Ⅲ	Ⅲ	颈深中	颈动脉分叉至肩胛舌骨肌与颈内静脉交叉，沿颈内静脉排列
Ⅳ	Ⅳ	颈深下	肩胛舌骨肌以下沿颈内静脉排列
Ⅴ	Ⅴ	颈后三角	颈后三角区内
Ⅵ	Ⅵ	颈前（前间隙）	气管前、气管旁及甲状腺周围

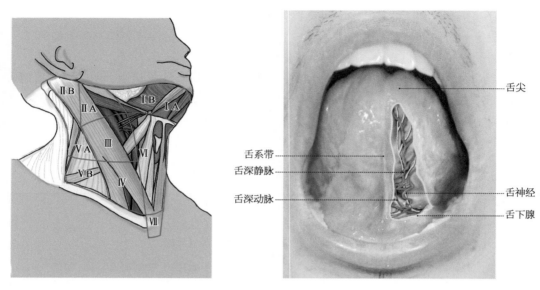

图 13-2 颈淋巴结分组位置　　　　图 13-3 口腔神经、血管

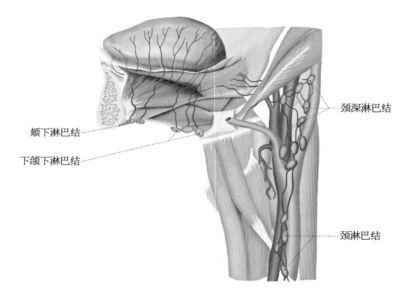

图 13-4 淋巴结分布

（二）常见外科疾病

1. 唾液腺疾病　急性化脓性腮腺炎、慢性复发性腮腺炎、慢性阻塞性腮腺炎、下颌下腺炎、涎瘘、舌下腺囊肿、黏液囊肿、多形性腺瘤、沃辛瘤、腺样囊性癌、黏液表皮样癌等。

2. 颌面部肿瘤及瘤样病变　皮样囊肿及表皮样囊肿、甲状舌管囊肿、血管畸形、神经鞘瘤、神经纤维瘤等。

3. 颌面部感染　面颈部淋巴结炎、口腔颌面部特异性感染、嗜酸性粒细胞增生性淋巴肉芽肿等。

（三）常见手术方式及手术入路　见表 13-3。

表 13-3　常见手术方式及手术入路

手 术 方 式	常见手术入路
下颌下腺（及肿物）切除术	患侧下颌骨下缘下切口入路
腮腺浅叶（及肿物）切除术	患侧腮腺区类"S"形切口
甲状舌管囊肿	颈部正中囊肿表面
根治性颈淋巴清扫术	患侧颈部 T 形或矩形切口入路
颅面多发骨折切开复位内固定术	经头皮冠状切口入路
口外入路下颌骨骨折切开复位内固定术	患侧下颌骨下缘下、环下颌角切口入路
唇肿瘤切除术	应在视野下或达到肿瘤范围 0.5～1 cm 以外

第二节　口腔颌面外科常用专科器械

口腔科手术常规器械见第一章第三节,动力系统见第六章第二节,特殊器械主要有剥离子、牙挫等。

一、特殊器械

（一）牙锉　分为牙骨锉和牙周锉,用于打磨牙齿保持牙齿表面光滑,保护局部皮肤(图 13-5、图 13-6)。

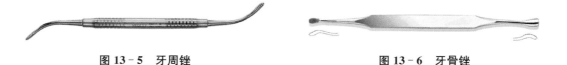

图 13-5　牙周锉　　　　　　　　　　　　　　　　图 13-6　牙骨锉

（二）咬骨钳＋骨剪　咬剪牙槽骨,咬骨钳咬去多余骨面(图 13-7、图 13-8)。

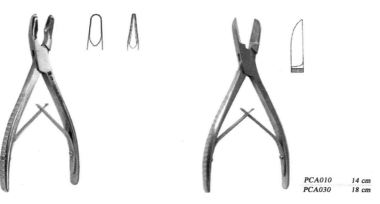

PCA010　　14 cm
PCA030　　18 cm

图 13-7　咬骨钳　　　　　　　　　　　　　图 13-8　骨剪

（三）骨凿　用于截除死骨，配合骨锤使用（图13-9）。

（四）压舌板　见第十二章第二节（图12-18）。

（五）牙科剥离子　见第十二章第二节（图12-15）。

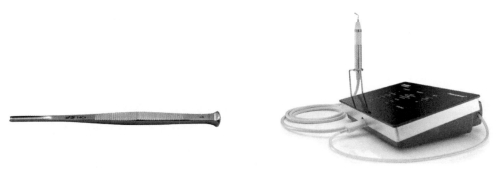

图13-9　骨凿　　　　　　　　　图13-10　超声骨刀

二、动力系统

超声骨刀用于复杂阻生齿的拔出（图13-10）。

第三节　口腔颌面外科手术护理配合

一、常见用物准备

（一）体位用物　包括细长肩垫×1,面包枕×1,沙袋×2。

（二）一次性用物

1. 常规物品　高频电刀笔1个、双极电凝器1个、吸引管1个、34×35 cm抗菌手术薄膜1张、医用真丝编织线1#和4#各1板、中整缝针（含5×12圆针4枚、5×12角针4枚、7×17角针2枚）、医用真丝编织线灭菌线团（0#、3-0、5-0各1团）、无菌手术刀片10#和11#各2张（口内手术备11#、15#及12#刀片），冲洗器1个、3-0贝朗可吸收缝线、5-0合成可吸收性外科缝线、8-0聚丙烯不可吸收缝合线、吸收性明胶海绵1包、脑棉1包、一次性使用无菌乳胶管、医用无菌防护套、一次性负压引流球1～2个、备无菌导尿包1个、一次性使用灭菌橡胶外科手套若干。

2. 特殊用物　植入物（钛板、钛钉等）、一次性生物膜、高分子材料手术导板等高植耗材，电动磨钻。

（三）无菌敷料　包括大腿包（大单1块、中单2块、治疗巾6块、盐水盆1个、换药碗1个、小药杯1个、显影纱布20块、显影薄垫10块）1包、中单1包、治疗巾1包、无菌手术衣2包、无菌持物干缸1个、无菌擦手小毛巾2包。

（四）手术器械　包括牙颌器械、显微器械、口腔科关节拉钩、骨凿、手术医生专用补充器械、外来手术器械等。

（五）仪器设备 单极电刀、双极电凝、吸引装置等使用前检查功能状态,根据手术需求调节模式及参数;充气式加温仪、电动磨钻等应提前设置好参数,妥善安置避免术中滑落。

二、麻醉方式

麻醉方式选择全身麻醉。

三、手术体位

手术体位选择颈仰卧位,而舌癌根治术在仰卧位的基础上手臂外展、平放。

四、器械护士配合

（一）常见手术方式

1. 面部及颈部常见手术方式 腮腺浅叶肿物切除术、腮腺全切除术、下颌下腺切除术、颏下三角清扫术、舌骨上颈淋巴清扫术、根治性颈淋巴清扫术、口外入路的面部骨折切开复位内固定术等。

2. 口腔内常见手术方式 牙槽外科手术、颌骨肿物相关手术、引导骨组织再生术、口内入路的面部骨折(包含颧骨、上颌骨、下颌骨等)切开复位内固定术等。

（二）手术配合步骤

1. 清点 器械护士提前15～30分钟执行外科洗手,保证有充足的时间进行物品的检查和清点,并与巡回护士共同清点物品,包括手术敷料、手术器械、手术特殊物品、杂项物品等。

2. 选择切口

（1）口内入路的手术:根据不同手术,可选择对应患侧上、下颌的龈缘切口,前庭沟切口等。

（2）口外入路的手术:腮腺区手术通常作患侧类S型或类N型(美容)切口,下颌下腺及舌骨上颈淋巴清扫术选择患侧下颌骨下缘下切口,根治性颈淋巴清扫术选择颈部T型或矩形切口。

3. 消毒

（1）消毒液:参照使用说明选择和使用。常选用0.5%～1%碘伏直接涂擦手术区,消毒至少2遍。

（2）消毒范围:消毒面、唇及颈部(上至眉弓,下至颈部,两侧至耳屏前),若术中需要皮瓣移植还应消毒供皮区。

4. 铺单

（1）递一块布类中单(纵行1/2对折)和一块布类治疗巾传递给外科医生垫于患者头下,外科医生带一次性使用灭菌橡胶外科手套协助抬头,将布类治疗巾自两侧耳前或耳后区向中央包绕头部递巾钳固定。

（2）手术术野铺布类治疗巾分为两种情况

1）三角形铺巾法(此法适用于口内、面部、腮腺区、颏部、下颌下区、上颈部等手术)按"你(纵行1/4折边对着外科医生)、我(纵行1/4折边对着自己)、我"顺序,依次传递给外科医生,用 3 块无菌巾分别铺置,呈三角形遮盖术区周围皮肤,递 3 把巾钳固定。

2) 四边形铺巾法(此法适用于腮腺区、下颌下区、颈部及涉及多部位的大型手术)按"我(纵行 1/4 折边对着自己)、你(纵行 1/4 折边对着外科医生)你、我"顺序,依次传递给外科医生,以 4 块无菌巾分别铺置,呈四边形遮盖术区周围皮肤,以 4 把巾钳固定。

(3)递布类治疗巾(纵行 1/2 对折)包裹缠绕气管导管巾钳固定。

(4)器械护士与医生配合于切口上下依次交替斜拉 2 块中单,再将 1 块中单围头;依次递中单、大单遮盖全身,保证切口周围及器械托盘至少覆盖无菌敷料手术单 4~6 层。

5. 固定鼻腔插管　递中弯钳、7×17 角针 7# 丝线固定鼻腔插管,防止术中扯拉脱位。

6. 设计切口　递一次性使用 1 mL 无菌注射器抽取亚甲蓝溶液,递无菌棉签蘸取亚甲蓝溶液定点并画出切口标记线。递开口器、压舌板充分暴露口腔依次递稀释皮肤黏膜消毒液、生理盐水消毒口腔黏膜。

7. 口腔科手术多样,不同术中护理配合也有区别(表 13-4)。

表 13-4　口腔科不同术式的手术配合

手术名称	手术配合步骤
下颌下腺切除术	(1) 切皮:递有齿镊、10# 刀片于下颌骨下缘 1.5~2 cm 处,从下颌角下方向前作一长约 6 cm 的弧形切口,递高频电刀笔依次切开皮肤、皮下组织、肌层等,递纱布或纱布垫拭血。若显露深部组织,递甲状腺拉钩或关节拉钩 (2) 结扎颌外动脉及面静脉:递中弯钳沿颈深筋膜深面自下向上行钝性分离,向上游离至下颌骨下缘,游离出颌外动脉和面前静脉,避开下颌缘支,递中弯钳、3-0 灭菌线团分别将其钳夹、切断、双重结扎 (3) 游离及切除腺体:递中弯钳或手指钝性分离下颌下腺上缘与下颌骨内侧面之间,向下推压下颌下腺。在腺体下方将腺体从二腹肌等肌肉的浅面游离出,递中弯钳或无齿镊钳夹向上牵引腺体,于下颌下腺的后上面二腹肌后腹上缘找出颌外动脉近心端游离,递中弯钳、3-0 灭菌线团分别将其钳夹切断、双重结扎。向上拉下颌舌骨肌,同时向下拉下颌下腺,递中弯钳钝性分离,显露下颌下腺的导管和与舌下腺相邻处,以及舌神经和颌下神经节。递脑膜剪剪断颌下神经节通向下颌下腺的分泌支,于下颌下腺导管近口底处递中弯钳、3-0 灭菌线团分别将其钳夹切断、双重结扎。切断下颌下腺导管,将下颌下腺取出 (4) 缝合:充分冲洗并止血后,放置一次性使用无菌乳胶管引流。依次清点器械、纱布、纱布垫、缝针等。递 3-0 可吸收线缝合肌层和皮下,递 5-0 可吸收性缝线缝合皮肤 (5) 清点包扎:再次清点器械、纱布、纱布垫、缝针等。递消毒纱布消毒皮肤,递无菌伤口敷料包扎
舌癌根治术	(1) 颈部淋巴清扫:递有齿镊、10# 刀片依次切开皮肤、皮下组织、肌层等,递两块干纱布拭血,递高频电刀笔游离皮瓣上至下颌骨下缘,下至锁骨,内至颈中线,外至斜方肌前缘。在胸锁乳突肌深面潜行解剖,游离胸锁乳突肌。暴露喉返神经,清除气管食管淋巴结,切除带状肌肉,清除二腹肌及腮腺下区淋巴结,如需显露深部组织,注意传递甲状腺拉钩或关节拉钩 (2) 口颌部原发癌病灶切除:递有齿镊、10# 刀片自唇正中线全层切开下唇及颏部组织,递 11# 或 15# 刀片切开黏膜,直达骨面,作下唇颊、颏正中切口,递高频电刀笔切开唇颊侧牙龈,递中弯钳钳夹翻起唇颊侧软组织瓣显露下颌体,递牙科剥离子、骨膜剥离器等由前向后在下颌骨骨膜上分离唇颊组织瓣进行翻瓣及进一步显露。递拔牙钳拔出患侧中切牙或在相当于舌癌前界 2 cm 处拔除一个下颌牙齿,递线锯锯断下颌

手术名称	手术配合步骤
	骨,骨蜡止血。递 5×12 圆针 4# 丝线在舌尖二侧各缝 1 针,将舌牵出,递高频电刀笔自中线切开舌体,并切开口底肌肉至舌骨中面,在肿瘤的后界 1.5 cm 处横断舌根部,递中弯钳、1# 丝线钳夹结扎出血点,递电动磨钻锯断下颌骨,完整取出。递 11# 刀片切取切缘组织,分别放置并立即送冰冻切片病理检查。递生理盐水冲洗创面,手术野重新铺无菌巾,更换手术器械及手术辅料,按常规消毒铺单,手术医生更换无菌手术衣和无菌手套 (3) 取前臂皮瓣:递 11# 刀片在掌横腕关节上,以桡动脉,头静脉为中心,按所需设计皮瓣大小作切口,切开皮肤,皮下直达深筋膜与肌膜之间,切断皮下小血管,递中弯钳、3-0 灭菌线团钳夹结扎。递牙科剥离子钝性分离深筋膜与肌膜之间,内侧至桡侧腕肌腱,外侧至肱桡肌腱,递有齿整形镊以及脑膜剪分离,注意勿伤及桡动脉发出的细微分支 (4) 舌再造:递配制好的血管冲洗液(肝素 2 mL + 2% 利多卡因 20 mL + 0.9% 生理盐水 200 mL),冲洗血管腔以及外膜。递 5×12 角针 3-0 灭菌线团将皮瓣与面部创面固定数针,在无张力情况下做血管吻合,在手术显微镜下或头镜下操作,递血管吻合显微器械 8-0 不可吸收缝合线吻合静脉及吻合动脉。检查吻合口有无漏血以及狭窄现象,并检查血供、色泽、回流、皮瓣良好后缝合 (5) 缝合:充分冲洗和止血后,消毒皮肤,颈部原发灶处处放 2 根负压引流球,递 5×12 角针 4# 丝线缝合固定。依次清点器械、纱布、纱布垫、缝针等。递 3-0 可吸收线缝合内层,递 5-0 可吸收性缝线缝合皮肤 (6) 清点包扎:再次清点器械、纱布、纱布垫、缝针等。递消毒纱布消毒皮肤,递无菌伤口敷料包扎
下颌骨骨折固定术	该表格整合下颌骨三个部位的骨折固定,分别为下颌骨体部骨折固定术、下颌角部骨折固定术、髁突颈骨折固定 (1) 切皮 　1) 下颌骨体部骨折固定术:递压舌板压住舌体,甲状腺拉钩牵开下唇,递 15# 刀片于下颌前庭沟底黏膜做一切口,湿盐水纱布拭血。递牙科剥离子游离并向下方翻起黏骨膜瓣,颏孔区需松解颏神经血管束,显露骨折部位 　2) 下颌角部骨折固定术:递压舌板压住舌体,甲状腺拉钩牵开下唇,递 15# 刀片于口内升支前下方黏膜处做一切口,湿盐水纱布拭血。递牙科剥离子从多斜嵴处向后向下做广泛的骨膜下分离,显露骨折部。递 10# 刀片在颌下区做小切口,递牙科剥离子钝性分离至下颌角部,与口内伤口相通,通过小切口放入管镜并旋在口内放入伤口的镜座上 　3) 髁突颈骨折固定:递 10# 刀片在耳屏前切开皮肤、皮下组织,递高频电刀笔沿外耳道软骨深入,递中弯钳钳夹腮腺并向前拉开高频电刀笔切开部分腺体直至髁颈部 (2) 骨折复位 　1) 下颌骨体部骨折固定术:新鲜骨折可用手法复位,多用颌间牵引复 　2) 髁突颈骨折固定:将下颌升支向下牵引,从内前下方将移位的髁突牵引回原位,必要时松解翼外肌 (3) 钢板固定 　1) 下颌骨体部骨折固定术:选择形态适合的钢板,塑形后置于骨面 　2) 下颌角部骨折固定术:从口内切口放入钢板,从管镜内打孔,螺钉将复位的骨折端固定,外斜嵴处用两孔钢板固定 　3) 髁突颈骨折固定:在骨折线上方下方放置 4 孔或 2 孔钢板,打孔螺钉固定

续　表

手术名称	手术配合步骤
	（4）关闭切口：充分冲洗并止血后，依次清点器械、纱布、纱布垫、缝针等。递 3-0 可吸收线缝合口内切口，递 5-0 可吸收性缝线缝合皮肤。再次清点器械、纱布、纱布垫、缝针等。递消毒纱布消毒皮肤，口内塞纱布压迫止血，口外切口递无菌伤口敷料包扎
舌下腺囊肿切除术（舌下腺切除术）	（1）切皮：递压舌板压住舌体，甲状腺拉钩牵开下唇，递 15# 刀片于舌下皱襞的外侧沿导管走行方向（前自下颌尖牙，后至第 1 磨牙）作一弧形切口切开黏膜，湿盐水纱布拭血 （2）显露舌下腺：递牙科剥离子或中弯钳在黏膜创缘与舌下腺和囊肿之间行钝性分离，显露舌下腺和囊肿 （3）摘除舌下腺和囊肿：递牙科剥离子或中弯钳分离舌下腺和囊肿的外侧部和前部，即从下颌骨内侧分离舌下腺，逐渐游离舌下腺的外侧部与底部，接着再游离其内侧部和后部。若有出血点递双极电凝止血。有利暴露出下颌下腺导管，递中弯钳钳夹舌下腺前端提起，用骨膜剥离器或中弯钳沿舌下腺内侧面分离，直达下颌舌骨肌后缘。最后在下颌下腺的后端将舌下腺全部分离，摘除舌下腺和囊肿 （4）缝合：充分冲洗并止血后，放置一次性使用无菌乳胶管引流。依次清点器械、纱布、纱布垫、缝针等。递 3-0 可吸收线缝合一次缝合 （5）清点包扎：再次清点器械、纱布、纱布垫、缝针等。口腔填塞纱布止血
腮腺浅叶及肿物切除术	（1）切皮：递 10# 刀片，经耳屏前、绕下颌角至下颌骨下缘 1.5～2 cm 处，作类"S"形切口，递高频电刀笔依次切开皮肤、皮下组织、颈阔肌等翻起肌皮瓣，递纱布或纱布垫拭血。若显露深部组织，递甲状腺拉钩或关节拉钩 （2）解剖面神经：此步常与腺体及肿物切除交替进行，根据术中具体情况决定是否保存面神经。面神经解剖可分顺行法及逆行法两种类型：顺行法常向深部分离胸锁乳突肌前缘，在乳突前缘中点前下方寻找面神经总干，并向远颅端分离出面神经颞面干、颈面干及各分支；逆行法常在下颌角附近寻找面神经下颌缘支，并由其向近颅端追踪面神经颈面干、总干。上述过程中应注意递蚊式血管钳解剖面神经，递湿润纱布拭血，并递甲状腺拉钩或关节拉钩协助显露深部组织 （3）分离包含肿物的腮腺浅叶：此步常与解剖面神经交替进行，递小弯或中弯钳，逐步分离包含肿物的腮腺浅叶，递脑膜剪刀剪开腮腺组织，递 1 号或 0 号丝线进行腮腺残端结扎，或以超声刀进行分离，将腮腺浅叶及肿物完整切除 （4）缝合：充分冲洗并止血后，放置一次性使用无菌乳胶管引流。依次清点器械、纱布、纱布垫、缝针等。递 3-0 可吸收线缝合肌层和皮下，递 5-0 可吸收性缝线缝合皮肤 （5）清点包扎：再次清点器械、纱布、纱布垫、缝针等。递消毒纱布消毒皮肤，递无菌伤口敷料包扎

（刘娟　费亦凡　吴燕茹　聂志晴）

［1］邱蔚六.口腔颌面外科［J］.中华医学杂志，1993，73（12）：734-735.

［2］黄慧华.舌癌切除及游离股外侧皮瓣行舌再造术的手术配合［J］.护理学杂志，2007，22（10）：49-51.

［3］郭莉.手术室护理实践指南［M］.北京：人民卫生出版社，2020：25，34.

第十四章
整形外科手术护理配合

第一节　整形外科疾病概述

整形外科(plastic surgery)不同于其他以解剖部位或系统划分专业的学科,它是一门从头到足涉及许多不同系统的横向联系的外科学科。其主要包括修复与再造两个内容,以手术方法进行自体的各种组织移植,也可采用异体、异种组织或组织代用品来修复各种原因所造成的组织缺损或畸形,改善或恢复生理功能和外貌。

一、创伤性缺损和畸形的修复

(一)疾病概念　由于机械、化学、温度、放射等因素损害了人体组织器官的形态和功能,在创伤早期及时的运用整形外科的方法进行修复,则能促进创面的早期愈合,缩短疗程,预防或减少后期畸形的发生。

(二)常见外科疾病　烧伤、电击伤、冻伤、火器伤、切割伤、撕脱伤、挤压伤、放射性损伤等造成的面部、躯干及四肢组织或器官的缺损和畸形。

(三)常见手术方式及手术入路　见表 14-1。

表 14-1　常见手术方式及手术入路

手　术　方　式	手　术　入　路
头皮撕脱移植术	受损部位
焦痂切开减压术	切口长度延伸到焦痂两端的浅烧伤创面,甚至到达正常皮肤

二、先天性缺损和畸形的整形

(一)疾病概念　先天性缺损和畸形指的是身体的组织、器官在生长发育过程中发生的形态或(和)功能缺陷。其主要治疗对象为影响机体外形及功能的体表畸形。

(二)常见外科疾病　包括颅面畸形、唇裂、腭裂、胸腹壁畸形、泌尿生殖器官缺损或畸形及上、下肢畸形。

（三）常见手术方式及手术入路　见表 14 - 2。

表 14 - 2　常见手术方式及手术入路

手 术 方 式	手 术 入 路
唇裂修复术	唇部畸形处
腭裂修补术	硬腭两侧距齿龈缘约 5 mm 处
耳郭重建术	残耳部
阴茎缺损及阴茎再造	阴茎部

三、各类良、恶性肿瘤切除后缺损的修复

（一）疾病概念　切除后缺损的修复指发生在颜面部、胸腹部、生殖器的肿瘤切除后需要整形外科对其功能和外形进行修复或再造。

（二）常见外科疾病　常见疾病包括黑色素痣、淋巴管瘤、血管瘤、血管或淋巴管畸形、神经纤维瘤、黑色素瘤、皮肤癌肿、肉瘤、骨肉瘤及乳房肿瘤等切除后的整形。

（三）常见手术方式及手术入路　见表 14 - 3。

表 14 - 3　常见手术方式及手术入路

手 术 方 式	手 术 入 路
黑色素细胞痣	梭形切除或分次切除
基底细胞癌	结节溃疡型切除范围为病灶周围 4～5 mm 的正常组织内；硬化型切除范围为扩大到正常组织的 1 cm 以上，深度达深筋膜
鳞状细胞癌	切除范围为病灶周围 0.5～2 cm 的正常组织内，深度以能广泛彻底切除为度
恶性黑色素瘤	切除范围为病灶周围 1.5～3 cm 为度，深度达到深筋膜

四、感染性微生物或某些疾病引起的人体组织器官畸形、缺损或功能障碍

（一）疾病概念　细菌、病毒等微生物感染或者如类风湿性关节炎等造成的组织坏死、遗留缺损和畸形。

（二）常见外科疾病　常见疾病包括坏疽性口炎、天花、梅毒后遗症的整形，感染性瘘管及坏疽性溃疡的整形，麻风病引起的面、手、足部畸形的整形，以及类风湿关节炎引起的上睑下垂、半面萎缩症。

（三）常见手术方式及手术入路　见表 14 - 4。

表 14 - 4　常见手术方式及手术入路

手 术 方 式	手 术 入 路
颞肌瓣转移术	颞部及耳前面部除皱切口
下睑整复术	下眼睑部

五、人体各部位形态的再塑造

（一）疾病概念　根据人们的审美及需要，正常人体可经过整形外科使其符合人们的期望。

（二）常见外科疾病　常见外科疾病包括重睑、隆鼻、眼袋、隆乳、吸脂等。

（三）常见手术方式及手术入路　见表 14 - 5。

表 14 - 5　常见手术方式及手术入路

手 术 方 式	手 术 入 路
隆鼻术	鼻腔内侧皮肤
下颌角弧形截骨成形术	口内切口为沿双侧下颊龈沟磨牙后区至第二前磨牙；口外切口为耳垂后方颅耳沟处
硅胶乳房假体隆乳术	取腋窝处
阴股沟皮瓣阴道再造术	会阴部
阴股沟皮瓣阴茎再造术	会阴部

第二节　整形外科常用专科器械

整形外科手术操作复杂，手术要求切口瘢痕细小、隐蔽，对器械要求也是小而精。

一、拉钩

（一）派式拉钩　派式拉钩主要用于皮肤皮下组织的牵拉与撑开（图 14 - 1）。

（二）下颌角自动拉钩　见图 14 - 2。

（三）隆乳铲　隆乳铲主要用于分离、撑开胸大肌和乳腺腔隙，放置假体（图 14 - 3）。

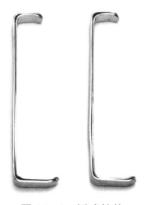

图 14 - 1　派式拉钩

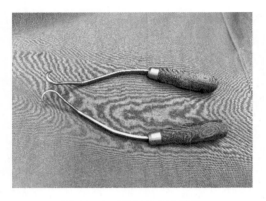

图 14-2 下颌角自动拉钩

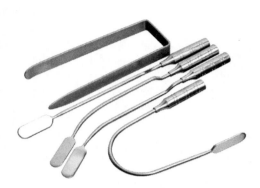

图 14-3 隆乳铲

二、其他

（一）取皮机　取皮机又称取皮器、取皮鼓，用于去除皮瓣后修成皮片、徒手取刃厚皮、取口腔黏膜，作为创面覆盖的首选（图 14-4、图 14-5）。

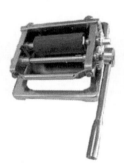

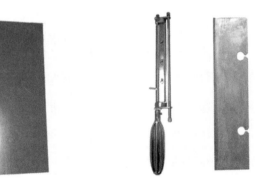

图 14-4 取皮鼓与刀片

图 14-5 辊轴取皮刀与刀片

（二）抽脂针管　抽脂针管用于抽取脂肪（图 14-6）。

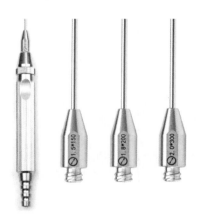

图 14-6 抽脂针管

（三）下颌角电锯套件 下颌角电锯套件常用于消磨下颌骨（图14-7）。

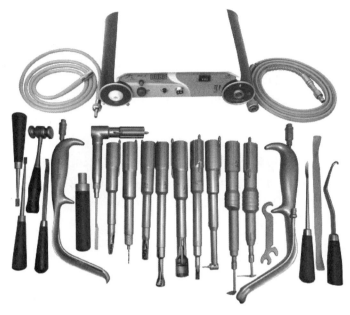

图14-7 下颌角电锯套件

第三节 整形外科手术护理配合

一、常见用物准备

（一）体位垫 包括细长肩垫×1，头圈×1，沙袋×2。

（二）一次性用物

1. 常规物品

（1）相同物品：高频电刀笔1个、双极电凝器1个，吸引管1个、电刀清洁片1个、中整缝针（含5×12圆针4枚，5×12角针4枚、7×17角针2枚）、一次性使用灭菌橡胶外科手套若干、无菌手术刀片10#和11#各1张、医用真丝编织线（1#、4#、7#各1板）、医用真丝编织线灭菌线团（0#、3-0、5-0各1团）、一次性使用无菌注射器1 mL、10 mL各1个、无菌棉签、亚加蓝溶液（2 mL：20 mg）。

（2）不同物品

1）头皮撕脱移植术：过氧化氢溶液、脂质水胶敷料（凡士林油纱布）。

2）唇腭裂修复术：5-0合成可吸收缝线Y433 1个。

3）耳郭重建术：无菌手术刀片15#1张、5-0合成可吸收缝线Y433 1个、一次性负压引流球1个。

4）隆鼻术：无菌手术刀片15#1张、5-0合成可吸收缝线Y433 1个、脑棉1包。

5）下颌角弧形截骨成形术：骨蜡、5-0合成可吸收缝线 Y433 1个、5-0聚丙烯不可吸收缝线 1个、一次性负压引流球 1个。

6）硅胶乳房假体隆乳术：34 cm×35 cm 抗菌手术薄膜 1张。

7）阴股沟皮瓣阴道再造术、阴股沟皮瓣阴茎再造术：14 Fr 一次性使用无菌导尿管、一次性使用无菌乳胶管、脂质水胶敷料（凡士林油纱布）、5-0合成可吸收性外科缝线 Y433 1个。

2. 特殊物品　鼓式取皮机、滚动式取皮刀、电动磨钻。

（三）无菌敷料　无菌敷料包括大腿包（大单 1块、中单 2块、治疗巾 6块、盐水盆 1个、换药碗 1个、小药杯 1个、显影纱布 20块、显影薄垫 10块）1包、中单 1包、治疗巾 1包、无菌手术衣 2包、无菌持物干缸 1个、无菌擦手小毛巾 2包。

（四）手术器械　手术器械包括中整器械、雕刻器械、外来植入物。

（五）仪器设备　单极电刀、双极电凝使用前检查主机功能状态，调节模式。根据手术需求调节参数，粘贴负极板时应符合要求；充气式加温仪应提前设置好参数，并摆放好位置避免术中滑落。

二、麻醉方式

麻醉方式选择全身麻醉。

三、手术体位

见表 14-6。

表 14-6　在手术体位中不同术式的区别

手 术 方 式	手 术 体 位
头皮撕脱移植术 唇腭裂修复术 隆鼻术 下颌角弧形截骨成形术	仰卧位
耳郭重建术	仰卧位，头偏向健侧
硅胶乳房假体隆乳术	仰卧位，上肢 90°外展并固定
阴股沟皮瓣阴道再造术 阴股沟皮瓣阴茎再造术	截石位

四、器械护士配合

（一）整形外科常见手术方式　包括头皮撕脱移植术、唇腭裂修复术、隆鼻术、下颌角弧形截骨成形术、耳郭重建术、硅胶乳房假体隆乳术、阴股沟皮瓣阴道再造术、阴股沟皮瓣阴茎再造术。

（二）手术配合步骤

1. 清点　器械护士提前 15～30 分钟执行外科洗手，保证有充足的时间进行物品的检查和清点,并与巡回护士共同清点物品,包括手术敷料、手术器械、手术特殊物品、杂项物品等。

2. 术中护理配合 整形外科手术多样,不同术中护理配合也有区别(表14-7)。

表14-7 整形科不同术式的手术配合

手术名称	手术配合步骤

头皮撕脱移植术	(1) 冲洗消毒:患者应先清洗伤口周围皮肤,剃除头发。再依次递生理盐水、过氧化氢溶液、生理盐水、皮肤黏膜消毒液依次冲洗消毒创面;递0.5%～1%碘伏消毒待取皮区(一般为患者的大腿或腹壁),至少消毒两遍
	(2) 铺单
	  1) 于创面先递一块布类中单(横行1/2对折)和一块布类治疗巾按"我"(纵行1/4折边对着自己)传递给外科医生垫于患者头下,再按"你(纵行1/4折边对着外科医生)我、我"顺序依次传递给外科医生铺于创面四周呈三角形,递3把巾钳固定
	  2) 于供皮区按"我你你我"递布类治疗巾铺于切口四周,递4把巾钳固定
	  3) 依次递中单铺于创面,取皮区四周遮盖全身,保证切口周围及器械托盘至少覆盖无菌敷料手术单4～6层
	(3) 显露创面:递4～7把组织钳钳夹住撕脱头皮,并适当固定。清理干净皮瓣上残留毛发,并用无菌生理盐水和皮肤黏膜消毒液反复冲洗,清除异物和油污。递脑膜剪剪除无血运的组织,注意保护生发层、血管床及完整的血运良好的颅骨外膜,遇出血点递双极电凝止血。递5×12圆针1#丝线缝合血运良好的部分相连的头皮组织
	(4) 取皮:递鼓式取皮机于供皮区切除中厚皮片,递湿盐水纱布垫覆盖供皮区创面。凡士林油纱布、纱布、棉垫、绷带于加压包扎
	(5) 植皮:将皮片裁剪成创面形态,直接覆盖于在颅骨表面,皮片下放置乳胶管引流,递5×12角针5-0灭菌团线间断缝合。若撕脱的头皮较完整,破碎挫裂不严重,污染较轻者,可用制成断层皮片移植
	(6) 包扎:清点器械、纱布、纱布垫、缝针等,递5×12角针1#丝线间断缝合供皮区创面,再次清点器械、纱布、纱布垫、缝针等。递消毒纱布消毒皮肤递凡士林油纱布、纱布、棉垫、绷带于供皮区创面及头皮创面加压包扎

唇腭裂修复术	(1) 消毒:递0.5%～1%碘伏消毒面、唇及颈部(上至眉弓,下至颈部,两侧至耳屏前),至少两遍
	(2) 铺单
	  1) 递一块布类中单(横行1/2对折)和一块布类治疗巾传递给外科医生垫于患者头下,外科医生带一次性使用灭菌橡胶外科手套协助抬头,将布类治疗巾自两侧耳前或耳后区向中央包绕头部递巾钳固定
	  2) 按"你(纵行1/4折边对着外科医生)、我(纵行1/4折边对着自己)、我"顺序依次传递给外科医生铺于切口四周呈三角形,递3把巾钳固定
	  3) 递布类治疗巾(横行1/2对折)包裹缠绕气管导管巾钳固定
	  4) 器械护士与医生配合,于切口上下依次交替斜拉2块中单,再将1块中单围头,依次递中单、大单遮盖全身,保证切口周围及器械托盘至少覆盖无菌敷料手术单4～6层
	(3) 固定鼻腔插管:递中弯钳、7×17角针7#丝线固定鼻腔插管,防止术中扯拉脱位
	(4) 设计切口:递一次性使用无菌注射器1 mL抽取亚加蓝溶液,递无菌棉签蘸取亚加蓝溶液定点并画出切口标记线。递开口器、压舌板充分暴露口腔依次递稀释皮肤黏膜消毒液、生理盐水消毒口腔黏膜

手术名称	手术配合步骤
	(5) 修整畸形 　　1) 唇裂：递有齿整形镊、11#刀片沿标记线切开，在两侧唇红缘创缘作一个互相平行的斜切口，以构成两个相反的三角瓣。递眼科剪、牙科剥离子分离黏膜部分肌层，交叉换位缝合，递蚊式钳钳夹 3－0 卷线结扎，出血点双极电凝止血 　　2) 腭裂：递 11#刀片沿标记线，沿硬腭裂隙边缘剖开并向后剖开软腭，直达悬雍垂顶端。递派式拉钩在硬软腭交界处将黏骨膜瓣向外侧牵拉，递牙科剥离子沿腭骨后缘剥离，递脑膜剪剪断在腭骨后缘上的腭腱膜及鼻黏膜 (6) 清点：充分冲洗并止血后，依次清点器械、纱布、纱布垫、缝针等 (7) 逐层缝合切口 　　1) 唇裂：用 5×12 圆针 3－0 灭菌团线缝合肌层及黏膜，5－0 可吸收性缝线间断缝合皮肤 　　2) 腭裂：递 5×12 圆针 3－0 灭菌团线缝合硬软腭交界处的鼻黏膜直至悬雍垂顶端。然后依次 5×12 圆针 5－0 灭菌团线缝合软腭的肌层和口腔侧软硬腭的黏膜层 (8) 清点包扎：再次清点器械、纱布、纱布垫、缝针等。消毒纱布消毒皮肤，递无菌伤口敷料包扎
耳郭重建术	(1) 消毒：递 0.5%～1% 碘伏消毒，以术耳为中心，上至发际 4～5 cm，下达颈部，内侧略过鼻中线 (2) 铺单 　　1) 递一块布类中单(横行 1/2 对折)和一块布类治疗巾传递给外科医生垫于患者头下，外科医生带一次性使用灭菌橡胶外科手套协助抬头，将布类治疗巾包绕头部暴露术耳递巾钳固定 　　2) 按"你(纵行 1/4 折边对着外科医生)、我(纵行 1/4 折边对着自己)、我"顺序依次传递给外科医生铺于切口四周呈三角形，递 3 把巾钳固定 　　3) 递布类治疗巾(横行 1/2 对折)包裹缠绕气管导管巾钳固定 　　4) 器械护士与医生配合，于切口上下依次交替阶拉 2 块中单，再将 1 块中单围头，依次递中单、大单遮盖全身，保证切口周围及器械托盘至少覆盖无菌敷料手术单 4～6 层 (3) 固定鼻腔插管：递中弯钳，7×17 角针 7#丝线固定鼻腔插管，防止术中扯拉脱位 (4) 设计切口：递一次性使用无菌注射器 1 mL 抽取亚加蓝溶液，递无菌棉签蘸取亚加蓝溶液定点并画出切口标记线 (5) 具体步骤 　　1) 第一期耳后皮肤扩张器埋置术：递有齿整形镊、15#刀片在耳后做平行于发际线的纵行切口，切口长约 4 cm。递眼科剪、牙科剥离子在颞筋膜表面分离间隙形成超薄皮瓣式皮下间隙，分离面积要稍大于扩张期面积。递无齿长镊将裁剪合适的皮肤扩张器置入，注射壶放置于近颈部的毛发皮肤下，同时置入引流管 　　2) 第二期全耳郭成形术(一般于一期手术术后一个月)：手术分为两组同时进行一组为切取肋软骨雕刻外耳软骨支架，另一组为处理残耳行耳郭再造术，器械分开使用 　　　• 切取肋软骨雕刻外耳软骨支架：递有齿镊、10#刀片在右侧胸壁第 7 和第 8 肋软骨处作菱形皮肤切口(切取的皮肤及皮肤组织应为 30～40 cm²)，暴露出肋软骨，递骨膜剥离子分离骨膜游离出肋软骨，递肋骨剪剪断取合适长度肋软骨联合部(其长度根据患者正常外耳的外耳轮长度，根据肋软骨发育情况及耳支架的需要量，选择切取 1～3 块肋软骨)。将切下的皮肤及皮下组织修剪成全厚皮片或厚中厚皮片备用。递雕刻器械或 10#刀片将切下的肋软骨上的骨膜清除干净后用术前准备的耳模雕刻外耳软骨支架。雕刻出外耳轮及对耳轮，三角窝将其用 5×12 圆针 5－0 灭菌团线缝合固定在外耳轮上，将棱角修理光滑置入生理盐水纱布中待用，剩余软骨低温冷藏以备二期手术使用

手术名称	手术配合步骤
	• 处理残耳行耳郭再造术：递有齿镊、10#刀片在耳后乳头区用刀切开皮肤及皮下组织，取出皮肤扩张期。递有齿整形镊、牙科剥离子于头皮下潜行分离1 cm，递有齿整形镊夹持皮下组织筋膜瓣，将造耳软骨支架置入，放置引流管将皮下组织筋膜瓣包裹于耳轮缘，将经扩张的皮瓣覆盖支架的前外侧面及整个耳轮的前后缘。对于皮瓣没有覆盖到的皮下组织筋膜瓣表面及乳突区面，行全厚皮片或厚中厚皮片游离移植 (6) 清点：充分冲洗并止血后，依次清点器械、纱布、纱布垫、缝针等 (7) 逐层缝合切口 　　1) 第一期耳后皮肤扩张器埋置术：递5×12角针5-0灭菌团线缝合皮下组织和皮肤 　　2) 第二期全耳郭成形术：取肋软骨处递5×12角针5-0灭菌团线应先缝合软骨膜，分层缝合，皮肤切口一般经皮下潜行分离后能直接拉拢缝合；再造耳郭处应递5×12角针5-0灭菌团线先缝合瓣膜边缘处，然后再用5-0可吸收性缝线间断缝合皮下组织及皮肤 (8) 清点包扎：再次清点器械、纱布、纱布垫、缝针等。消毒纱布消毒皮肤，递无菌伤口敷料包扎
隆鼻术	(1) 消毒：递0.5%～1%碘伏消毒面、唇及颈部(上至眉弓，下至颈部，两侧至耳屏前)，至少两遍 (2) 铺单 　　1) 递一块布类中单(横行1/2对折)和一块布类治疗巾传递给外科医生垫于患者头下，外科医生带一次性使用灭菌橡胶外科手套协助抬头，将布类治疗巾包绕头部暴露术耳递巾钳固定 　　2) 按"你(纵行1/4折边对着外科医生)、我(纵行1/4折边对着自己)、我"顺序依次传递给外科医生铺于切口四周呈三角形，递3把巾钳固定 　　3) 递布类治疗巾(横行1/2对折)包裹缠绕气管导管巾钳固定 　　4) 器械护士与医生配合，于切口上下依次交替斜拉2块中单，再将1块中单围头，依次递中单、大单遮盖全身，保证切口周围及器械托盘至少覆盖无菌敷料手术单4～6层 (3) 切皮：递皮肤黏膜消毒液棉签消毒鼻腔，鼻镜撑开，递一次性使用无菌注射器1 mL抽取亚加蓝溶液，递无菌棉签蘸取亚加蓝溶液定点并画出切口标记线(常规"人"字切口)，递15#刀片切开鼻腔内侧皮肤，递派氏拉钩充分暴露，递眼科剪剪开鼻小柱皮肤蚊式钳或牙科剥离子进行游离侧鼻软骨及鼻骨表面，递肾上腺素带线脑棉填充腔隙止血。继续游离双侧鼻翼软骨，暴露出鼻中隔后，沿软骨膜表面继续游离 (4) 植入假体：将根据鼻部整形的具体要求雕刻好的模型放于鼻背筋膜下，观察鼻子的高度与弧度，以及位置是否适合、对称 (5) 缝合：取出充填带线脑棉，清点器械、纱布、纱布垫、缝针等，递5×12角针5-0灭菌团线将软骨固定于鼻小柱两侧，递5-0可吸收性缝线关闭切口。再次清点器械、纱布、纱布垫、缝针等。递消毒纱布消毒皮肤，递无菌伤口敷料包扎
下颌角弧形截骨成形术	(1) 消毒：递0.5%～1%碘伏消毒面、唇及颈部(上至眉弓，下至颈部，两侧至耳屏前) (2) 铺单 　　1) 递一块布类中单(横行1/2对折)和一块布类治疗巾传递给外科医生垫于患者头下，外科医生带一次性使用灭菌橡胶外科手套协助抬头，将布类治疗巾包绕头部暴露术耳递巾钳固定 　　2) 按"你(纵行1/4折边对着外科医生)、我(纵行1/4折边对着自己)、我"顺序依次传递给外科医生铺于切口四周呈三角形，递3把巾钳固定

手术名称	手术配合步骤
	3）递布类治疗巾（横行1/2对折）包裹缠绕气管导管巾钳固定 4）器械护士与医生配合，于切口上下依次交替斜拉2块中单，再将1块中单围头，依次递中单、大单遮盖全身，保证切口周围及器械托盘至少覆盖无菌敷料手术单4～6层 （3）固定鼻腔插管：递中弯钳，7×17角针7#丝线固定鼻腔插管，防止术中扯拉脱位 （4）设计切口：递一次性使用无菌注射器1mL抽取亚加蓝溶液，递无菌棉签蘸取亚加蓝溶液定点并画出切口标记线 （5）切皮：采用口内外切口入路，口内切口为沿双侧下颊龈沟磨牙后区至第二前磨牙；口外切口为耳垂后方颅耳沟处。递开口器、压舌板充分暴露口腔依次递稀释皮肤黏膜消毒液、生理盐水消毒口腔黏膜。先递开口器、11#刀片在下颊龈区切开黏膜及骨膜，递骨膜剥离子在下颌骨骨膜下钝性游离咬肌，充分暴露出截骨线前端、下颌骨后缘、下颌角及下颌体的下缘；递11#刀片在耳垂后方颅耳沟处切开约0.5cm的小口，递眼科剪、牙科剥离子于皮下斜向前行潜行分离约1cm，钝性穿透咬肌直达骨面，直至与口内骨膜下的剥离面相通，递骨膜剥离子充分游离其通道附近的咬肌及下颌角及下颌升支后方、下颌体下缘咬肌 （6）截除下颌角：递电动磨钻经口外小切口插入，直至骨膜下剥离区域，确定电锯位于皮肤截骨线正下方后启动电锯，由前向后上方进行截骨。将离断的骨块经口内取出后，放入骨锉将截骨断面打磨光滑平整。若有出血递骨蜡、双极电凝止血 （7）清点：充分冲洗并止血后，经口外切口置负压引流管。依次清点器械、纱布、纱布垫、缝针等 （8）逐层缝合切口：递5-0可吸收性缝线缝合口内切口，递以有齿整形镊、5-0聚丙烯不可吸收缝合线缝合口外皮肤切口 （9）清点包扎：再次清点器械、纱布、纱布垫、缝针等。递消毒纱布消毒皮肤，口内纱布填塞，口腔外纱布、弹性绷带加压包扎
硅胶乳房假体隆乳术	（1）消毒：递0.5%～1%碘伏消毒，上至颈部、下至脐、两侧至腋后线 （2）铺单 1）外科医生带一次性使用灭菌橡胶外科手套协助抬高手臂，递两块布类中单（横行1/2对折）依次传递给外科医生铺于搁手板上，递两块完全打开的布类治疗巾包裹手至肘部，递无菌绷带固定，同法铺于另一侧 2）将布类治疗巾按"我（纵行1/4折边对着自己）、你（纵行1/4折边对着外科医生）你、我"顺序，依次传递给外科医生铺于切口四周，1块布类治疗巾（纵行四折）铺于两乳之间，递8把巾钳固定患侧 3）器械护士将抗菌贴膜展开后传递，并协助贴膜贴于双侧切口 4）器械护士与医生配合，于切口上下依次交替斜拉2块中单，依次递中单、大单遮盖全身，保证切口周围及器械托盘至少覆盖无菌敷料手术单4～6层 （3）切皮暴露腔穴：递10#刀片切皮，选择腋窝切口切开皮肤，递两块干纱垫拭血，递有齿镊、电刀劈开皮下组织，递甲状腺拉钩牵开皮肤，露出胸大肌与胸小肌外侧缘，递脑膜剪剪开胸大肌筋膜后，先用手指钝性分离后用金属导管插入胸大肌下间隙，在胸大肌与胸小肌之间行钝性分离，若有出血点递双极电凝止血 （4）假体置入：将假体放入装有生理盐水的盆中备用，递甲状腺拉钩拉开，暴露腔穴，双手挤压将假体置入 （5）重复上述操作放置另一侧假体 （6）清点：充分冲洗并止血后，依次清点器械、纱布、纱布垫、缝针等

手术名称	手术配合步骤
	(7) 缝合切口：递 5×12 圆针 4#丝线间断缝合切口皮下组织，5×12 角针 5-0 灭菌团线间断缝合皮肤切口 (8) 清点包扎：再次清点器械、纱布、纱布垫、缝针等。递消毒纱布消毒皮肤，递无菌伤口敷料包扎
阴股沟皮瓣 阴道再造术	(1) 消毒：递 0.5%～1%碘伏消毒耻骨联合、肛门周围及臀、大腿上 1/3 内侧；再递皮肤黏膜消毒液消毒阴部及肛门，均至少 2 遍 (2) 铺单 　　1）器械护士先将一块布类中单（横行 1/2 对折）和一块布类治疗巾按"我"（纵行 1/4 折边对着自己）传递给外科医生垫于患者的臀部下 　　2）一块布类治疗巾（纵行四折）铺于耻骨联合，将两块布类治疗巾按"我"分别铺于大腿根部，将两块布类中单（横行 1/2 对折）分别传递给外科医生沿对角线铺于两侧腿上，最后器械护士将两块布类对折中单重复铺于两侧腿上，下垂边缘≥30 cm 　　3）器械护士与医生配合，于切口上下依次交替斜拉两块中单，依次递中单、大单遮盖全身，保证切口周围及器械托盘至少覆盖无菌敷料手术单 4～6 层 (3) 造阴道腔穴：递 14 Fr 一次性使用无菌导尿管进行留置导尿以排空膀胱，预设为阴道前庭凹陷处为中心，作一"X"形皮肤切口，将左手食指伸进肛门直肠内作引导，递一次性 10 mL 无菌注射器从切口中心朝水平方向进入 3～4 cm 后，向下方进针深达 10 cm，抽吸无血液、尿液和气体后，缓缓注入配置好的肾上腺素生理盐水（200 mL 生理盐水中加 1：1 000 肾上腺素 0.5 mL），当直肠内手指感到液体达两指节时，边退针边注射溶液（总量可达 200 mL，一般在 150 mL 左右）。递脑膜剪分离切口内纤维束，用手指钝性分离，直至直肠子宫凹陷腹膜反折部，在尿道、膀胱与直肠之间形成长达 10～12 cm，宽 4～6 cm，可容三指的阴道腔穴，递 5×12 圆针 3-0 灭菌团线缝扎阴道下 1/3 侧壁的子宫动脉阴道支。如遇有出血用双极电凝止血，必要时进行 5×12 圆针 3-0 灭菌团线缝扎 (4) 皮瓣转移：递一次性使用无菌注射器 1 mL 抽取亚加蓝溶液，递无菌棉签蘸取亚加蓝溶液在两侧阴股沟设计一飞鱼形皮瓣（长 10～12 cm，宽 5～6 cm，远端呈鱼嘴状，近端呈鱼尾分叉状，鱼尾状分叉远端形成长 3～4 cm 去表皮的皮下蒂）。递 10#刀片、有齿镊沿设计线切开皮肤、皮下组织直达深筋膜下，从上端向蒂部分离形成皮瓣，再向下细心分离形成 3～4 cm 皮下蒂，使带有皮下蒂的皮瓣能从 70～80°角向中线无张力旋转。递脑膜剪于阴唇外侧皮下向腔穴作钝性分离，形成可容皮下蒂通过的阴唇下隧道。两侧皮瓣通过隧道转移至阴道造穴口，向下翻转，使皮面朝内、组织面朝外 (5) 阴道形成：递无齿镊将两皮瓣边缘相互对合，递 5×12 角针 5-0 灭菌团线间断缝合两皮瓣边缘真皮层，形成皮筒。将皮筒自尿道下方作 180°旋转置入腔穴，组织面紧贴组织面，皮面朝向形成的阴道腔，皮瓣蒂部鱼尾状分叉形成的 ab、a′、b′4 个三角形皮瓣与"X"切口形成的 4 个三角形皮瓣交错插入，递 5×12 角针 5-0 灭菌团线或 5-0 可吸收性缝线间断缝合成锯齿状 (6) 阴道固定：递含有皮肤黏膜消毒液纱布条于阴道内填塞压迫，递 5×12 角针 4#丝线缝合阴道口缝合，包裹式包扎，压迫固定，使置于阴道内的敷料不外脱 (7) 清点：充分冲洗并止血后，依次清点器械、纱布、纱布垫、缝针等 (8) 缝合切口：递 5×12 圆针 4#丝线间断缝合切口皮下组织，5×12 角针 3-0 灭菌团线缝合皮肤。阴道口两侧造穴腔内及皮瓣供区各置橡皮条引流 (9) 清点包扎：再次清点器械、纱布、纱布垫、缝针等。递消毒纱布消毒皮肤，递无菌伤口敷料包扎

续 表

手术名称	手术配合步骤

阴股沟皮瓣阴茎再造术	本手术分两期进行,第一期皮管形成;第二期阴茎成形
	(1) 消毒:递 0.5%～1%碘伏消毒耻骨联合、肛门周围及臀、大腿上 1/3 内侧;再递皮肤黏膜消毒液消毒会阴部及肛门,均至少 2 遍
	(2) 铺单
	  1) 器械护士先将一块布类中单(横行 1/2 对折)和一块布类治疗巾按"我"(纵行 1/4 折边对着自己)传递给外科医生垫于患者的臀部下
	  2) 一块布类治疗巾(纵行四折)铺于耻骨联合,将两块布类治疗巾按"我"分别铺于大腿上 1/3,将两块布类中单(横行 1/2 对折)分别传递给外科医生沿对角线铺于两侧腿上,最后器械护士将两块布类对折中单重复铺于两侧腿上,下垂边缘≥30 cm
	  3) 器械护士与医生配合,于切口上下依次交替斜拉两块中单,依次递中单、大单遮盖全身,保证切口周围及器械托盘至少覆盖无菌敷料手术单 4～6 层
	(3) 具体步骤
	  1) 第一期皮管形成
	    • 设计切口:递一次性使用无菌注射器 1 mL 抽取亚加蓝溶液,递无菌棉签蘸取亚加蓝溶液在左右两侧阴股沟、阴唇或阴囊外侧,平耻骨联合的皮肤上画出两平行切口标记线(长 16～18 cm、宽 7～8 cm)
	    • 皮瓣形成:递有齿镊、10# 刀片沿切口标记线切开皮肤、皮下组织直达深筋膜下或皮下脂肪层,分离形成双蒂皮瓣,彻底止血后将皮瓣卷成管状,递 5×12 角针 5-0 灭菌团线间断缝合
	    • 清点缝合:清点器械、纱布、纱布垫、缝针等,充分止血后递 5×12 角针 5-0 灭菌团线缝合两侧切口,皮管蒂部置放橡皮条引流。再次清点器械、纱布、纱布垫、缝针等,将皮管与供皮区的缝合部分分别用碘仿、凡士林纱布覆盖隔开,皮管两侧置放粗纱布卷保护防压,其上置无菌伤口敷料包扎
	  2) 第二期手术阴茎成形
	    • 切皮:递有齿镊、10# 刀片离断两侧皮管远端蒂部,纵行切开皮管,形成两单蒂皮瓣,递 5×12 角针 5-0 灭菌团线缝合蒂部供区
	    • 尿道再造:选择血供好的一侧瓣.取内侧 3 cm 宽皮面朝内卷成管状,其间置 14 Fr 一次性使用无菌导尿管,邻接部切取 1 cm 宽的表皮供作茎体形成缝接部,递 5×12 圆针 5-0 灭菌团线间断缝合真皮层形成尿道。将再造尿道旋转 90°至正常阴茎根部受区.并行尿道吻合
	    • 阴茎形成:将另一侧皮瓣旋转至受区,包绕于尿道口并与对侧皮瓣两侧缘对合,递 5×12 圆针 3-0 灭菌团线缝合形成阴茎体,完成阴茎再造
	    • 清点:清点器械、纱布、纱布垫、缝针等,于阴茎根部置橡皮条引流。再次清点器械、纱布、纱布垫、缝针等,递无菌伤口敷料包扎

(刘娟　韩蓉　谢延煜)

[1] 王炜.整形外科学[M].杭州:浙江科学技术出版社,1999.

[2] 穆雄铮,王炜.口内外联合进路下颌角肥大截骨整形术[J].中华整形烧伤外科杂志,1996,12(002):104-106.

[3] 中华医学会整形外科学分会乳房整形美容学组.硅胶乳房假体隆乳临床技术指南(2020 版)[J].中华整形外科杂志,2020,36(11):1180-1186.

第十五章
妇产科手术护理配合

第一节　妇产科疾病概述

妇科学是临床医学四大主要学科之一,通常包括妇科学基础、女性生殖器炎症、女性生殖器损伤和发育异常、女性生殖器肿瘤、女性生殖内分泌异常及其他特有疾病,同时也包括诊断及防治,妊娠、分娩的生理和病理变化、高危妊娠及难产的预防和诊治、女性生殖内分泌、计划生育及妇女保健等。随着医疗科技高速发展,在技术上我们从跟随者到参加者,再到领跑者,目前中国的妇科内镜已经迈入了世界先进行列。

一、子宫

(一)解剖学基础　子宫是女性的内生殖器,位于真骨盆内,子宫是孕育胚胎、胎儿和产生月经的器官。子宫呈前后略扁的倒置梨形,重 50~70 g,长 7~8 cm,宽 4~5 cm,厚 2~3 cm,容量约 5 mL(图 15-1)。

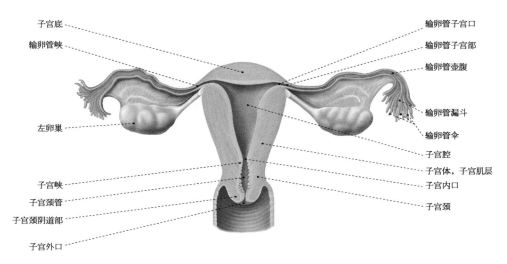

图 15-1　子宫解剖图

(二)常见外科疾病　包括宫颈息肉、子宫内膜息肉、子宫内膜异位症、子宫内膜增生、子宫颈癌、宫颈癌、子宫内膜癌、宫颈上皮内瘤变等。

（三）常见手术方式及手术入路　见表 15 - 1。

表 15 - 1　常见子宫手术方式及手术入路

手　术　方　式	手　术　入　路
全子宫切除术 子宫次全切除术	经腹部下腹正中或中线旁纵切口
阴式子宫切除术 宫腔粘连分离术 诊断性刮宫术与分段诊刮术 葡萄胎清宫术	经会阴部入路
腹腔镜全子宫切除术 腹腔镜子宫浆膜下肌瘤切除术	于脐部建立观察孔，依次于左髂前上棘与脐孔外三分之一连接处、右髂前上棘与脐孔外三分之一连接处建立主、辅操作孔
剖宫产术	腹部取子宫下段横切口或子宫上下段纵切口

二、卵巢

（一）解剖学基础　卵巢位于子宫底的后外侧，与盆腔侧壁相接。左右各一，色灰红，质较韧硬，呈扁平的椭圆形。卵巢的大小和形状，也因年龄不同而异。其主要功能是产生和排出卵细胞，分泌性激素，维持并促进女性性征的发育（图 15 - 2）。

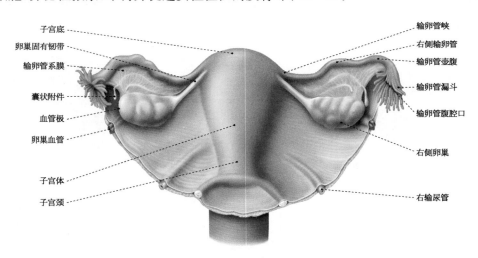

子宫底
卵巢固有韧带
输卵管系膜
囊状附件
血管极
卵巢血管
子宫体
子宫颈

输卵管峡
右侧输卵管
输卵管壶腹
输卵管漏斗
输卵管腹腔口
右侧卵巢
右输尿管

图 15 - 2　卵巢解剖图

（二）常见外科疾病　包括巧克力囊肿、出血性囊肿、功能性囊肿、卵巢上皮性肿瘤、卵巢癌等。

（三）常见手术方式及手术入路　见表 15 - 2。

表 15 – 2　常见卵巢手术方式及手术入路

手 术 方 式	手 术 入 路
卵巢癌根治术	经腹部取下腹部正中纵切口
腹腔镜卵巢囊肿切除术 腹腔镜卵巢囊肿剥出术 腹腔镜卵巢囊肿蒂扭转	于脐部建立观察孔,依次于左髂前上棘与脐孔外 1/3 连接处、右髂前上棘与脐孔外 1/3 连接处建立主、辅操作孔

三、阴道

（一）解剖学基础　阴道是由黏膜、肌层和外膜组成的肌性管道,富有伸展性,连接子宫和外生殖器,也是排出月经血和娩出胎儿的管道。阴道位于真骨盆中央,前邻膀胱和尿道,后邻直肠,阴道静息状态深 8～10 cm,前壁长 7～9 cm,后壁长 10～12 cm,从底到顶稍向后倾斜。

（二）常见外科疾病　包括滴虫性阴道炎、霉菌性阴道炎、细菌性阴道炎、萎缩性阴道炎、老年性阴道炎、支原体衣原体感染、淋病耐色球菌感染、生殖器疱疹病毒感染等。

（三）常见手术方式及手术入路　见表 15 – 3。

表 15 – 3　常见阴道手术方式及手术入路

手 术 方 式	手 术 入 路
阴道壁良性肿瘤切除术 阴道瘢痕狭窄切开术 后穹隆穿刺术 后穹隆切开术 前庭大腺脓肿切开引流术 前庭大腺囊肿造口术 前庭大腺囊肿摘除术 外阴肿瘤切除术	经会阴部入路

第二节　妇产科常用专科器械

妇产科手术如今也分为腔镜和普通开腹手术。开腹手术常规器械见第一章第三节,特殊专科器械如窥阴器、取环钳、胎盘钳等以下逐一介绍;腔镜手术器械常规见第四章第二节,特殊器械如电切镜、宫腔镜等以下将逐一介绍。

一、电切镜与宫腔镜

（一）电切镜　内包含镜头,镜鞘,电切手柄,电切环等(图 15 – 3)。

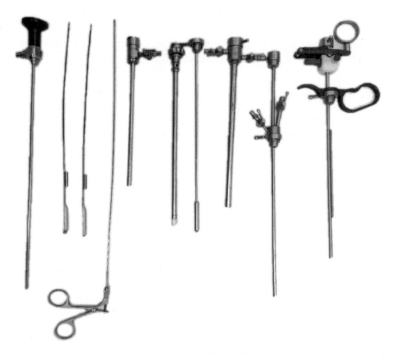

图 15 - 3 宫腔镜电切

（二）宫腔镜　用于子宫内检查和治疗的一种纤维光源内窥镜，包括宫腔镜、能源系统、光源系统、灌流系统和成像系统，利用镜体的前部进入宫腔，对所观察的部位具有放大效应，以直观、准确的优点成为妇科出血性疾病和宫内病变的首选检查方案（图 15 - 4）。

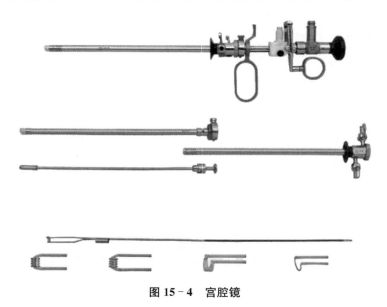

图 15 - 4 宫腔镜

（三）举宫器　用于子宫全切或次全切手术，腹腔镜辅助下经阴道子宫切除术，腹腔镜下全子宫切除术，腹腔镜下输卵管染色通液检查，以及各种腹腔镜手术过程中配合定位子宫。由中央导杆、宫颈固定器、穹窿杯等构成(图 15-5)。

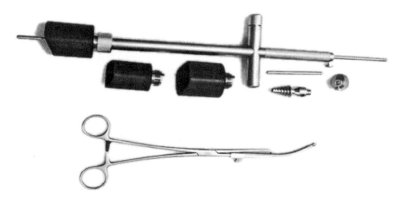

图 15-5 举宫器

二、普通常规器械

（一）人流器械包　见图 15-6。

（二）窥阴器　见图 15-7。

（三）取环钳　见图 15-8。

（四）小儿吸引瓶　见图 15-9。

（五）胎盘钳　见图 15-10。

（六）肾盂拉钩　见图 15-11。

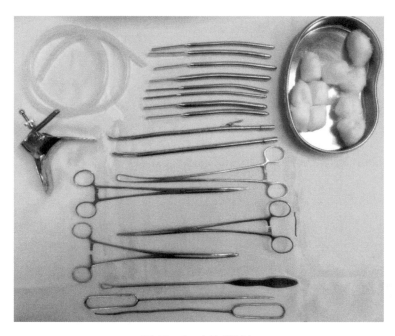

图 15-6 人流器械包

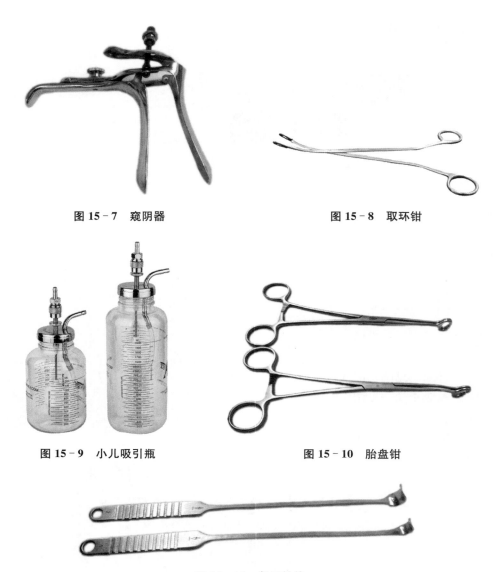

图 15 - 7　窥阴器

图 15 - 8　取环钳

图 15 - 9　小儿吸引瓶

图 15 - 10　胎盘钳

图 15 - 11　肾盂拉钩

（七）三翼拉钩（翼）　分别见图 15 - 12、图 15 - 13。

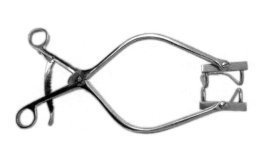

图 15 - 12　三翼拉钩

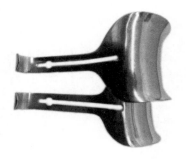

图 15 - 13　三翼拉钩（翼）

（八）阴道后壁拉钩　见图 15 – 14。
（九）阴道侧壁拉钩　见图 15 – 15。

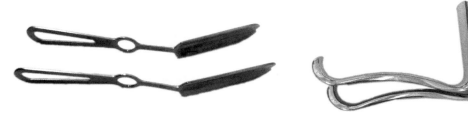

图 15 – 14　阴道后壁拉钩　　　　　图 15 – 15　阴道侧壁拉钩

（十）单爪、双爪宫颈钳　见图 15 – 16。
（十一）压肠板　见图 15 – 17。

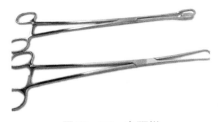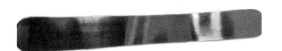

图 15 – 16　宫颈钳　　　　　　　　图 15 – 17　压肠板

第三节　子宫手术护理配合

一、常见用物准备

（一）体位用物　包括海绵垫×1、搁腿架×2。

（二）一次性用物

1. 常规物品　吸引管 1 个、医用真丝编织线（1#、4#、7# 各 2 板）、一次性负压引流球 1 个、子宫缝合针（含 7×17 中小圆针、12×20 圆针、12×28 圆针、9×28 角针、9×28 大圆针各 2 枚）、无菌手术刀片 20# 和 11# 各 2 张、0# 可吸收缝线、皮肤黏膜消毒液 1 瓶、一次性使用灭菌橡胶手套若干（表 15 – 4）。

表 15 – 4　在物品准备中不同术式的区别

手术名称	开放手术	腔镜手术
子宫切除术	高频电刀笔 1 个、电刀清洁片 1 个	吸引管 2 个、医用缆线无菌隔离护套 1 个、一次性使用冲洗管路 1 个、一次性使用无菌注射器 50 mL、20 mL 各 1 个、3 000 mL 生理盐水若干

手术名称	开 放 手 术	腔 镜 手 术
子宫肌瘤剜除术	高频电刀笔 1 个、电刀清洁片 1 个、1# 可吸收缝线、一次性使用灭菌橡胶手套若干	吸引管 2 个、3-0 可吸收线、皮肤黏膜消毒液 1 瓶、LC 外科缝合针（7×17 圆针、7×17 角针、12×20 圆针）、一次性使用冲洗管路 1 个、一次性使用无菌注射器 50 mL，20 mL 各 1 个、医用缆线无菌隔离护套 2 个、3 000 mL 生理盐水若干

2. 特殊物品　腔镜手术应备穿刺器、医用组织胶水。

（三）无菌敷料　见表 15-5。

表 15-5　在无菌敷料中开放手术和腔镜手术的区别

开 放 手 术		腔 镜 手 术
常 规 手 术	阴式子宫切除术	
腹腔包（剖腹单 1 块、治疗巾 9 块、盐水盆 1 个、换药碗 2 个、弯盘 1 个、小药杯 1 个、显影纱布 10 块、显影纱垫 14 块）、中单包 1 包、无菌手术衣 10 件、无菌持物钳缸 1 个、无菌擦手小毛巾 2 包	大腿包（手术大单 1 块、中单 2 块、治疗巾 6 块、盐水盆 1 个、弯盘 1 个、换药碗 1 个、小药杯 1 个、显影纱布 20 块、显影纱垫 10 块）、中单包 1 包、无菌手术衣 10 件、无菌持物钳缸 1 个、无菌擦手小毛巾 2 包	剖腹包（剖腹单 1 块、治疗巾 9 块、盐水盆 1 个、换药碗 2 个、弯盘 1 个、小药杯 1 个、显影纱布 10 块、显影纱垫 5 块）、中单包 1 包、无菌手术衣 10 件、无菌持物钳缸 1 个、无菌擦手小毛巾 2 包

（四）手术器械　见表 15-6。

表 15-6　在手术器械中开放手术和腔镜手术的区别

开 放 手 术		腔 镜 手 术	
全子宫切除术、次全子宫切除术、子宫肌瘤剜除术	阴式子宫切除术	腹腔镜子宫切除术	腹腔镜下子宫肌瘤剜除术
子宫器械、宫颈癌补充（备子宫切除术）	阴式子宫器械	阴式子宫器械、妇产科腔镜器械、EREB 钳、超声刀、超声刀线、持针器、举宫杯、电凝勾、电凝线、肠钳	阴式子宫器械、妇产科腔镜器械、EREB 钳、肌瘤锥、持针器、电凝勾、电凝线

（五）仪器设备　包括单极电刀、双极电凝、吸引装置等使用前检查功能状态，根据手术需求调节模式及参数，腔镜手术中还应检查摄影系统、CO_2 气源等设备。

二、麻醉方式

麻醉方式选择全身麻醉。

三、手术体位

见表 15-7。

表 15-7 在体位中开放手术和腔镜手术的区别

开 放 手 术		腔 镜 手 术	
全子宫切除术、 次全子宫切除术、 子宫肌瘤剜除术	阴式子宫切除术	腹腔镜下子宫切除术	腹腔镜下子宫肌瘤剜除术
仰卧位	截石位	截石位,术中调整为头低脚高	仰卧位,术中调整为头低脚高

四、器械护士护理配合

（一）手术方式　包括全子宫切除术、子宫次全切除术、阴式子宫切除、腹腔镜下全子宫切除术、子宫肌瘤剜除术、腹腔镜下子宫肌瘤剜除术。

（二）手术配合步骤

1. 清点　器械护士提前 15～30 分钟执行外科洗手,保证有充足的时间进行物品的检查和清点,并与巡回护士共同清点物品,包括手术敷料、手术器械、手术特殊物品、杂项物品等。

2. 选择切口　见表 15-8。

表 15-8 在切口中开放手术和腔镜手术的区别

开 放 手 术	腔 镜 手 术
下腹正中脐耻之间纵切口,长度可根据子宫大小进行选择	通常选择于脐部建立观察孔,依次于左髂前上棘与脐孔外 1/3 连接处、右髂前上棘与脐孔外 1/3 连接处建立主、辅操作孔

3. 消毒

（1）消毒液:参照使用说明选择和使用。常选用 0.5%～1% 碘伏直接涂擦手术区,消毒至少 2 遍;会阴部、阴道选用皮肤黏膜消毒液消毒至少 2 遍。

（2）消毒范围

腹部:自乳头至耻骨联合平面,两侧到腋后线;

会阴部：耻骨联合、肛门周围及臀、大腿上 1/3 内侧。

4. 铺单　见表 15-9。

表 15-9　在铺单中不同术式的区别

全子宫切除术、次全子宫切除术、子宫肌瘤剜除术、腹腔镜下子宫肌瘤剜除术	阴式子宫切除术	腹腔镜下全子宫切除术
(1) 器械护士将布类治疗巾按"我"(纵行 1/4 折边对着自己)、你(纵行 1/4 折边对着外科医生)、你、我"顺序,依次传递给外科医生铺于切口四周,要求铺单后能看到切口标识,之后另递一块治疗巾蘸切口周围未干的消毒液 (2) 抗菌手术薄膜贴与切口处(腹腔镜下子宫肌瘤剜除术应用 4 把巾钳固定) (3) 切口上下缘各铺一块纵行对折中单 (4) 铺长方形孔巾,下垂边缘至手术台缘≥30 cm	(1) 器械护士先将 1 块布类中单(纵行 1/2 对折)和 1 块布类治疗巾按"我"(纵行 1/4 折边对着自己)传递给外科医生垫于患者的臀部下,按"我"(纵行 1/4 折边对着自己)、你(纵行 1/4 折边对着外科医生)"分别铺于大腿根部,1 块布类治疗巾(纵行四折)铺于耻骨联合上 (2) 器械护士和手术医生配合,2 块中单完全打开分别交叉包裹两条腿;2 块中单对折打开分别搭于两腿之上 (3) 将手术大单、中单依次平铺切口上缘 (4) 下垂边缘至手术台缘≥30 cm	(1) 器械护士将一块布类中单加一块布类治疗巾递于外科医生垫于臀部,两块治疗巾分别按"我"(纵行 1/4 折边对着自己)、你(纵行 1/4 折边对着外科医生)"分别铺于大腿根部,三块治疗巾按"我"(纵行 1/4 折边对着自己)、你(纵行 1/4 折边对着外科医生)、我(纵行 1/4 折边对着自己)、我、你、我"顺序铺于腹部(成三角形);将 1 块布类治疗巾(纵行四折)铺于耻骨联合之上 (2) 器械护士和手术医生配合,2 块中单完全打开分别交叉包裹两条腿;2 块中单对折打开分别搭于两腿之上 (3) 切口上下缘各铺一块对折中单 (4) 铺长方形孔巾,下垂边缘至手术台缘≥30 cm

5. 切皮开腹或建立气腹,探查腹腔　见表 15-10。

表 15-10　在探查腹腔中开放手术和腔镜手术的区别

开　放　手　术	腔　镜　手　术
(1) 递 20# 刀片及两块纱布垫给外科医生切开皮肤、皮下组织、前鞘以及腹膜,递腹腔拉钩牵拉腹膜充分暴露盆腔内的情况 (2) 探查盆腔腹腔:探查子宫及附件以及周围组织有无粘连,分离粘连后放置腹腔拉钩,递盐水湿纱布垫覆盖肠管,保护肠壁	(1) 整理连接镜头、光源线、摄像头数据线、气腹管、吸引管并用皮肤钳固定,递 11# 刀于脐部上或下缘作一 1 cm 弧形或纵向切口,递布巾钳两把提起腹壁,将气腹针垂直或向盆腔斜行刺入腹腔,连接气腹管。达到预设气腹压力后拔出气管针,置入 10 cm 穿刺器,刺入腹腔后连接气腹管至腹内压力为 12~15 mmHg (2) 将经过白平衡调试及热盐水预热过的镜头置入穿刺器探查腹腔,确定病变部位、有无淋巴结及腹腔转移等情况,确定可行腹腔镜手术后在内镜监视下建立操作孔 (3) 腹腔镜头连接光缆通过穿刺器进入腹腔,肝胆胃横膈外观情况,子宫及卵巢周围组织情况

6. 不同术式的手术配合　见表 15－11。

表 15－11　不同术式的手术配合步骤

手术名称	手术配合步骤
全子宫切除手术	(1) 提拉子宫,切除附件:两把长弯钳分别夹住两侧子宫角提起子宫,切除两侧附件(先右后左),递 12×20 圆针 7# 丝线缝扎 (2) 剪开膀胱腹膜反折:递脑膜剪剪开膀胱子宫反折腹膜,自一侧阔韧带前叶切口处开始剪开对侧 (3) 处理主韧带:递湿盐水纱布垫推移膀胱,处理阔韧带及子宫动静脉,子宫骶骨韧带及主韧带,脑膜剪剪断韧带,递 12×20 圆针 7# 丝线缝扎 (4) 切开阴道前壁,切除子宫:递脑膜剪剪开宫颈壁,组织钳夹住宫颈壁,外科医生沿宫颈环形剪开阴道壁,递弯盘接取子宫(递小头卵圆钳夹住的皮肤黏膜消毒液纱布条给主刀医生塞进阴道内防止分泌物溢入盆腔,术后经阴道取出)同时递中弯钳夹住的 0.5%～1% 碘伏消毒纱布给第一助手涂擦阴道残端及边缘 (5) 缝合阴道断端:递 0# 可吸收缝线缝合阴道顶端,检查各残端有无出血后,递 12×28 圆针 4# 号线缝合盆腔腹膜
次全子宫切除术	(1) 切断圆韧带:递大弯钳夹住两侧宫角,向腹腔外牵拉。距宫角 1 cm 处递小弯钳钳夹切断圆韧带,缝扎远端 (2) 处理附件:递中弯钳于宫角钳夹切断卵巢固有韧带及输卵管间质部,递 12×20 圆针 7# 丝线"8"字缝扎断端 (3) 暴露子宫下段:递中弯钳沿子宫两侧打开阔韧带前叶及膀胱反折腹膜。递中弯钳提起膀胱反折腹膜,在膀胱筋膜与子宫颈筋膜间的疏松组织间隙,向下分离膀胱,达子宫峡部,递脑膜剪再沿子宫两侧剪开阔韧带后叶至子宫峡部 (4) 处理子宫血管:递小弯钳于子宫峡部水平紧贴子宫侧壁钳夹切断子宫动静脉及宫旁组织,残端缝扎 (5) 切除子宫体:拉开膀胱,暴露子宫峡部,在峡部做一环形切口,贯穿宫颈管黏膜层,切开子宫。递 0.5%～1% 碘伏消毒纱布消毒宫颈残端后,递 0# 可吸收缝线"8"字缝合
阴式子宫切除术	(1) 暴露手术野:递 9×28 圆针 7# 号线将两侧小阴唇分别缝在两侧的治疗巾上,以充分暴露阴道口,宫颈钳夹持宫颈将宫体牵出阴道外。将稀释的肾上腺素(1:20 万)注射于前、后穹窿阴道黏膜下,便于分离减少剥离面出血。递 20# 刀片在阴道前壁的膀胱下弧形切开,两侧达侧穹窿。递脑膜剪自切口伸入阴道壁与膀胱壁之间钝性分离,暴露膀胱 (2) 分离膀胱及直肠:递阴道拉钩,组织钳牵拉宫颈;递高频电刀笔在距宫颈 1 cm 阴道前壁膀胱沟下弧形切开,达子宫颈两侧深达子宫颈筋膜。递脑膜剪沿宫颈向上钝性分离,上推膀胱及尿道,向后环形切开宫颈黏膜,下推直肠 (3) 分离切断宫骶韧带及主韧带:递可克钳、高频电刀笔切断子宫骶韧带及主韧带,递 12×20 圆针 7# 丝线缝扎 (4) 切开阴道后壁:递脑膜剪将两侧膀胱柱先后剪断,将膀胱上推,递 20# 圆刀沿虚线切开阴道后壁 (5) 处理宫骶韧带:阴道后壁黏膜游离后,显出两侧宫骶韧带,递两把长弯钳夹住宫骶韧带后,递脑膜剪在两钳之间剪断,递 12×20 圆针 7# 丝线缝扎宫骶韧带断端 (6) 处理主韧带:递两把长弯钳夹住主韧带后,递脑膜剪在两钳之间剪断,递 12×20 圆针 7# 丝线缝扎主韧带断端 (7) 进入腹腔:递脑膜剪剪开膀胱子宫腹膜反折处,膀胱与子宫分离后可见腹膜,递高频电刀笔切开腹膜进入腹腔,将子宫体从前腹膜切口翻出,子宫牵出腹腔外

手术名称	手术配合步骤
	(8) 处理圆韧带及卵巢固有韧带：递可克钳、长弯钳依次钳夹圆韧带及卵巢固有韧带，递高频电刀笔切断 12×20 圆针 7# 丝线缝扎 (9) 取出子宫：从阴道取出子宫，闭合残端，递组织钳夹住阴道残端，可吸收线缝线缝合固定阴道残端 (10) 修补阴道前后壁：递金属导尿管导尿，递组织钳夹住阴道前壁残端，递脑膜剪分离阴道黏膜，至尿道口下方，去除多余的阴道黏膜。递 12×20 圆针 7# 丝线缝合膀胱 U 形间断缝合，对合两侧阴道筋膜、阴道前壁黏膜层，同法处理阴道后壁
腹腔镜下全子宫切除手术	(1) 穿刺器位置：依次于左髂前上棘与脐孔外 1/3 连接处、右髂前上棘与脐孔外三分之一连接处建立主、辅操作孔。必要时在耻骨联合上 3 cm 建立辅操作孔 (2) 置入举宫器：器械护士递阴道拉钩与举宫器给外科医生 (3) 处理韧带：外科医生用 EREB 钳切除韧带组织，器械护士递腔镜剪刀给外科医生剪断韧带组织 (4) 剪开膀胱腹膜反折部：递剪刀给外科医生，外科医生弧形剪开膀胱腹膜反折部，下推膀胱达宫颈外口水平 (5) 依次处理子宫动静脉—骶韧带—主韧带：外科医生用 EREB 钳切除卵巢固有韧带，器械护士递腔镜剪刀给外科医生剪开 (6) 切除子宫：递分离钳给外科医生，外科医生用分离钳下推直肠及膀胱进入宫颈外口下方约 2 cm 处，递电凝钩给外科医生，外科医生用电凝钩弧形切开宫颈外口，切除子宫。递 EREB 钳给外科医生止血 (7) 取出子宫：递阴道拉钩、中弯钳给外科医生，外科医生从阴道完整取出子宫，递皮肤黏膜消毒液纱布给外科医生消毒阴道及阴道残端，递纱布垫给外科医生，外科医生放入阴道内，防止 CO_2 气体从阴道溢出 (8) 缝合：递持针器与 1# 可吸收 PDS 缝线给外科医生，外科医生腔镜下缝合前后腹膜及阴道残端

子宫肌瘤剜除术	(1) 束扎血管：递止血带束缚子宫血管可减少子宫肌瘤剜除术中出血量，递灭菌红色橡皮导尿管，围绕宫颈峡部，相当于子宫动脉水平，拉紧后用中弯钳夹住
	(2) 牵引宫体：在宫底递 10# 丝线，按"8"字形缝合，留线牵引
	(3) 剥出肌瘤：递高频电刀笔切开覆盖肌瘤的浆膜层，于肌瘤表面血管较少、壁薄处切开浆膜
	  1) 如肌瘤不大，可做纵切口，递组织钳分别夹持切口两边缘向外牵拉，肌瘤暴露，递组织钳夹住瘤体，向外牵拉，以手指、刀柄或弯血管钳，伸入到浆膜下钝性分离。分离时注意尽量保留较多的子宫肌壁，切忌穿透子宫内膜
	  2) 如肌瘤较大，突出明显，可做横切口、椭圆形切口，递组织钳夹住瘤体，递高频电刀笔围绕瘤的周围环形切开浆膜层，钝锐分离，剥出肌瘤
	(4) 止血：剜出肌瘤后，递 1# 可吸收缝线缝合子宫

腹腔镜下子宫肌瘤剜除术	(1) 穿刺器位置：依次于左髂前上棘与脐孔外 1/3 连接处、右髂前上棘与脐孔外 1/3 连接处建立主、辅操作孔。必要时在耻骨联合上 3 cm 建立辅操作孔 (2) 注射垂体后叶素：递 5 cm 注射器加长穿刺针抽垂体后叶素两支（每支 1 cm）注入子宫肌瘤假包膜内，收缩周围血管减少出血 (3) 剥离：递 EREB 钳选择瘤体突出最为明显的地方切开肌瘤包膜，递抓钳分离包膜显露瘤体，递肌瘤锥完整剥离肌瘤 (4) 缝合创面：递持针器 0# 缝线缝合创口 (5) 取出肌瘤：递大弯钳撑开脐部切口，递皮肤钳钳夹瘤体取出肌瘤 (6) 止血：递 EREB 钳局部创面止血，检查有无活动性出血，生理盐水冲洗腹腔

7. 冲洗切口，缝合　见表 15 - 12。

表 15 - 12　在缝合中开放手术和腔镜手术的区别

开 放 手 术	腔 镜 手 术
(1) 放置引流：器械护士递引流管给外科医生，协助置入引流管，并用中弯钳夹取腹壁外露的引流管，递 9×28 角针 4# 丝线固定引流管 (2) 关闭切口：清点物品、纱布、纱垫、缝针等，器械护士递消毒纱布给外科医生消毒切口，清点无误后关闭腹壁各层。递 12×28 圆针 4# 丝线缝合腹膜及筋膜，递 12×28 圆针 1# 丝线缝合皮下组织，再次清点物品数目，递 9×28 角针 1# 丝线缝合皮肤，递无菌伤口敷料包扎	(1) 放置引流：递引流管及腔镜分离钳给外科医生，协助置入引流管，并用中弯钳夹取腹壁外露的引流管，递 9×28 角针 4# 丝线固定引流管 (2) 关闭切口：撤出所有腔镜物品，清点物品、纱布、纱垫、缝针等，递消毒纱布给外科医生消毒切口，递 12×20 圆针 4# 丝线缝合腹膜及筋膜，再次清点物品数目，递组织胶水涂抹切口，递无菌伤口敷料包扎

第四节　卵巢囊肿手术护理配合

一、常见用物准备

（一）体位用物　包括枕头×1、搁手板×1。

（二）一次性用物

1. 常规物品　见表 15 - 13。

表 15 - 13　在物品准备中开放手术和腔镜手术的区别

开 放 手 术	腔 镜 手 术
高频电刀笔 1 个、34×35 cm 抗菌手术薄膜 1 张、吸引管 1 个、医用真丝编织线（1#、4#、7# 各 1 板）、无菌手术刀片 11# 和 20# 各 2 张、子宫外科缝合针（7×17 圆针、12×20 圆针、12×28 圆针、9×28 角针、9×28 圆针）、一次性使用灭菌手套若干	吸引管 2 个、医用缆线无菌隔离护套关节镜套 2 个、医用真丝编织线 4# 1 板、无菌手术刀片 11# 1 张、LC 外科缝合针（7×17 圆针、7×17 角针、12×20 圆针）、一次性使用冲洗管路 1 个、一次性使用无菌注射器 50 mL、20 mL 各 1 个、一次性使用灭菌手套若干

2. 特殊物品　腔镜手术应备穿刺器、医用组织胶水。

（三）无菌敷料　见表 15 - 14。

（四）手术器械　见表 15 - 15。

（五）仪器设备　包括单极电刀、双极电凝、吸引装置等使用前检查功能状态，根据手术需求调节模式及参数，腔镜手术中还应检查摄影系统、CO_2 气源等设备。

表 15‑14 在无菌敷料中开放手术和腔镜手术的区别

开 放 手 术	腔 镜 手 术
腹腔包(剖腹单 1 块、治疗巾 9 块、盐水盆 1 个、换药碗 2 个、弯盘 1 个、小药杯 1 个、显影纱布 10 块、显影纱垫 14 块)、无菌手术衣 10 件、无菌持物钳缸 1 个、无菌擦手小毛巾 2 包	剖腹包(剖腹单 1 块、治疗巾 9 块、盐水盆 1 个、换药碗 2 个、弯盘 1 个、小药杯 1 个、显影纱布 10 块、显影纱垫 5 块)、中单包、无菌手术衣 10 件、无菌持物钳缸 1 个、无菌擦手小毛巾 2 包

表 15‑15 在手术器械中开放手术和腔镜手术的区别

开 放 手 术	腔 镜 手 术
子宫器械	阴式子宫器械、妇产科腔镜器械、EREB 钳

二、麻醉方式

麻醉方式选择全身麻醉。

三、手术体位

见表 15‑16。

表 15‑16 在体位中开放手术和腔镜手术的区别

开 放 手 术	腔 镜 手 术
仰卧位	仰卧位、人字形体位,术中调整为头低脚高

(一)器械护士护理配合常见手术方式 手术方式包括卵巢囊肿切除术(removal of ovarian cysta)、腹腔镜下卵巢囊肿剔除术(laparoscopic removal of ovarian cysta)等。

(二)手术配合步骤

1. 清点 器械护士提前 15~30 分钟执行外科洗手,保证有充足的时间进行物品的检查和清点,并与巡回护士共同清点物品,包括手术敷料、手术器械、手术特殊物品、杂项物品等。

2. 选择切口 见表 15‑17。

表 15‑17 在选择切口中开放手术和腔镜手术的区别

开 放 手 术	腔 镜 手 术
下腹正中或正中旁纵切口	于脐部建立观察孔,依次于左髂前上棘与脐孔外三分之一连接处、右髂前上棘与脐孔外三分之一连接处建立主、辅操作孔

3. 消毒

（1）消毒液：参照使用说明选择和使用。常选用 $0.5\% \sim 1\%$ 碘伏直接涂擦手术区，消毒至少 2 遍。

（2）消毒范围：自乳头至耻骨联合平面，两侧到腋后线。

4. 铺单

（1）器械护士将布类治疗巾按"我（纵行 1/4 折边对着自己）、你（纵行 1/4 折边对着外科医生）、你、我"顺序，依次传递给外科医生铺于切口四周，要求铺单后能看到切口标识，之后另递一块治疗巾蘸切口周围未干的消毒液。

（2）抗菌手术薄膜贴与切口处（腔镜手术中用 4 把巾钳固定）。

（3）切口上下缘各铺一块对折中单。

（4）铺长方形孔巾，下垂边缘至手术台缘 $\geqslant 30$ cm。

5. 切皮开腹或建立气腹，探查腹腔 见表 15-18。

表 15-18 在探查腹腔中开放手术和腔镜手术的区别

开 放 手 术	腔 镜 手 术
（1）递 20[#] 刀片及两块纱布垫给外科医生切开皮肤、皮下组织、前鞘及腹膜，递腹腔拉钩牵拉腹膜充分暴露盆腔内的情况 （2）探查盆腔及腹腔：辨清解剖，观察肝胆胃横膈外观无异常，子宫前位，正常大小，呈球形，左侧卵巢外观正常，右侧卵巢增大。了解子宫及附件病变情况以及周围组织有无粘连，分离粘连后放置腹腔拉钩，盐水纱布垫覆盖肠道	（1）整理连接镜头、光源线、摄像头数据线、气腹管、吸引管并用皮肤钳固定，递 11[#] 刀片于脐部上或下缘作一 1 cm 弧形或纵向切口，递布巾钳两把提起腹壁，将气腹针垂直或向盆腔斜行刺入腹腔，连接气腹管。达到预设气腹压力后拔出气腹针，置入 10 cm 穿刺器，刺入腹腔后连接气腹管至腹内压力为 $12 \sim 15$ mmHg （2）将经过白平衡调试及热盐水预热过的镜头置入穿刺器探查腹腔。确定病变部位、有无淋巴结及腹腔转移等情况。确定可行腹腔镜手术后在内镜监视下建立操作孔 （3）探查腹腔：腹腔镜头连接光缆通过穿刺器进入腹腔，肝胆胃横膈外观情况，子宫及卵巢周围组织情况

6. 不同手术方式在护理配合上的差别 见表 15-19。

表 15-19 不同术式的配合步骤

手术步骤	手术配合步骤
卵巢囊肿切除术	（1）分离囊壁：递高频电刀笔在被肿瘤伸展的卵巢包膜切开，近卵巢正常组织的根部无血管区，递高频电刀笔行横贯切开，仅切开囊壁，不切开肿瘤壁 （2）剥离：用中弯钳逐渐分离包膜与瘤壁 （3）取出标本：递小弯钳将剥离下的盆腔内囊壁标本取出，递湿纱布皮肤钳夹住，及时送检 （4）止血：双极电凝（ERBE 钳）止血卵巢剥离面渗血处，并用一次性 50 mL 注射器打水冲洗创面，边凝血边冲水

手术步骤	手术配合步骤
腹腔镜下卵巢囊肿剔除术	(1) 穿刺器位置：依次于左髂前上棘与脐孔外 1/3 连接处、右髂前上棘与脐孔外 1/3 连接处建立主、辅操作孔 (2) 分离囊壁：递穿刺针进入右侧卵巢皮层注入生理盐水分离囊壁,递剪刀剪开卵巢皮层,递分离钳夹住右侧卵巢皮质及囊肿,递吸引装置吸出囊液 (3) 剥离：递分离钳逐步剥除囊壁 (4) 取出标本：递标本取出袋,将剥离下的盆腔内囊壁标本装入标本取出袋,及时送检 (5) 止血：双极电凝(ERBE 钳)止血卵巢剥离面渗血处,并用 50 mL 注射器打水冲洗创面,边凝血边冲水

7. 冲洗切口,缝合　见表 15 - 20。

表 15 - 20　在缝合中开放手术和腔镜手术的区别

开　腹　手　术	腔　镜　手　术
(1) 放置引流：器械护士递引流管给外科医生,协助置入引流管,并用中弯钳夹取腹壁外露的引流管,递 9×28 角针 4# 丝线固定引流管 (2) 关闭切口：清点物品、纱布、纱垫、缝针等,器械护士递消毒纱布给外科医生消毒切口,清点无误后关闭腹壁各层。递 12×28 圆针 4# 丝线缝合腹膜及筋膜,递 12×28 圆针 1# 丝线缝合皮下组织,再次清点物品数目,递 9×28 角针 1# 丝线缝合皮肤,递无菌伤口敷料包扎	(1) 放置引流(必要时放置)：递引流管及腔镜分离钳给外科医生,协助置入引流管,并用中弯钳夹取腹壁外露的引流管,递 9×28 角针 4# 丝线固定引流管 (2) 关闭切口：撤出所有腔镜物品,清点物品、纱布、纱垫、缝针等,递消毒纱布给外科医生消毒切口,递 12×20 圆针 4# 丝线缝合腹膜及筋膜,再次清点物品数目,递组织胶水涂抹切口,递无菌伤口敷料包扎

第五节　阴道壁肿瘤手术护理配合

一、常见用物准备

(一) 体位用物　包括枕头×1、搁手板×1、搁腿架×2。

(二) 一次性用物

1. 常规物品　吸引器 1 个、医用真丝编织线 1#1 板、无菌手术刀片 10#1 张、一次性使用无菌注射器 10 mL 1 个、一次性使用灭菌手套若干、3 - 0 可吸收缝线、LC 外科缝合针(含 12×20 圆针、7×17 圆针、7×17 角针各 1 枚)。

2. 特殊物品　穿刺器。

(三) 无菌敷料　包括大腿包(手术大单 1 块、中单 2 块、治疗巾 6 块、盐水盆 1 个、弯盘 1 个、换药碗 1 个、小药杯 1 个、显影纱布 20 块、显影纱垫 10 块)、中单 1 包、无菌手术衣 1 包、无菌擦手小毛巾 1 包。

（四）手术器械　包括阴式子宫器械。

（五）仪器设备　包括吸引装置等使用前检查功能状态，根据手术需求调节模式及参数。

二、麻醉方式

麻醉方式包括局部麻醉或硬膜外麻醉或腰麻等。

三、手术体位

手术体位选择截石位。

四、器械护士护理配合

（一）手术常见方式　阴道壁肿瘤切除术等。

（二）手术配合步骤

1. 清点　外科医生提前 15～30 分钟执行外科洗手，保证有充足的时间进行物品的检查和清点，并与巡回护士共同清点物品，包括手术敷料、手术器械、手术特殊物品、杂项物品等。

2. 选择切口　选择会阴部（阴道壁上）。

3. 消毒

（1）消毒液：参照使用说明选择和使用。常选用皮肤黏膜消毒液消毒至少 2 遍。

（2）消毒范围：耻骨联合、肛门周围及臀、大腿上 1/3 内侧。

4. 铺单

（1）将 1 块布类中单加 1 块布类治疗巾垫于臀部，2 块治疗巾分别按"我（纵行 1/4 折边对着自己）、你（纵行 1/4 折边对着外科医生）"顺序铺于大腿根部，将 1 块布类治疗巾（纵行四折）铺于耻骨联合之上。

（2）2 块中单完全打开分别交叉包裹两条腿；2 块中单对折打开分别搭于两腿之上。

（3）将手术大单平铺切口上缘下垂边缘至手术台缘≥30 cm。

5. 导尿　递金属导尿管导尿，排出膀胱内尿液。

6. 暴露切口　递阴式拉钩拉开阴道，充分暴露出阴道肿瘤。递 10# 刀片在瘤体行梭形切口。

7. 剥离瘤体　递长弯钳和脑膜剪剥离出瘤体。若瘤蒂根部有血管相连，递长弯钳夹闭，递 1# 丝线结扎或 7×17 圆针 1# 丝线缝扎。

8. 闭合瘤腔　清点物品、纱布、纱垫、缝针等，递 3-0 可吸收缝线间断缝合，闭合瘤腔。若瘤蒂根部或瘤腔易出血，递皮肤黏膜消毒纱布填塞阴道，压迫止血。

第六节　外阴肿物切除手术护理配合

一、常见用物准备

（一）体位用物　包括海绵垫×1、搁手板×1、搁腿架×2。

（二）一次性用物　包括吸引器 1 个、医用真丝编织线 1# 1 板、LC 外科缝合针（含 12×

20 圆针、7×17 圆针、7×17 角针各 1 枚)无菌手术刀片 10#1 张、一次性使用无菌注射器 10 mL 1 个、一次性使用灭菌手套若干。

（三）无菌敷料　包括大腿包（台布 1 块、中单 2 块、治疗巾 6 块、盐水盆 1 个、弯盘 1 个、换药碗 1 个、小药杯 1 个、显影纱布 20 块、显影纱垫 10 块）、中单 1 包、无菌手术衣 1 包、无菌擦手小毛巾 1 包。

（四）手术器械　手术器械指小肿瘤器械。

（五）仪器设备　包括吸引装置等使用前检查功能状态，根据手术需求调节模式及参数。

二、麻醉方式

麻醉方式选择局部麻醉。

三、手术体位

手术体位选择截石位。

四、器械护士护理配合

（一）常见手术方式　包括外阴囊肿切除术、阴有蒂肿瘤切除术等。

（二）手术配合步骤

1. 清点　外科医生提前 15～30 min 执行外科洗手，保证有充足的时间进行物品的检查和清点，并与巡回护士共同清点物品，包括手术敷料、手术器械、手术特殊物品、杂项物品等。

2. 选择切口　在肿物外 0.5 cm 做一切口。

3. 消毒

（1）消毒液：参照使用说明选择和使用，常选用皮肤黏膜消毒液消毒至少 2 遍。

（2）消毒范围：耻骨联合、肛门周围及臀、大腿上 1/3 内侧。

4. 铺单

（1）将 1 块布类中单加 1 块布类治疗巾垫于臀部，2 块治疗巾分别按"我（纵行 1/4 折边对着自己）、你（纵行 1/4 折边对着外科医生）"顺序铺于大腿根部，将 1 块布类治疗巾（纵行四折）铺于耻骨联合之上。

（2）2 块中单完全打开分别交叉包裹两条腿；2 块中单对折打开分别搭于两腿之上。

（3）将手术大单平铺切口上缘下垂边缘至手术台缘≥30 cm。

5. 不同手术方式在护理配合上的差别　见表 15 - 21。

表 15 - 21　不同术式的配合步骤

手术步骤	手术配合步骤
外阴有蒂肿瘤切除术	（1）切口：递 10# 刀片在瘤蒂周围做一个纺锤形切口。递 10# 刀片将皮肤切开，递中弯钳分离蒂根，用中弯钳夹住瘤蒂根部，脑膜剪切除肿瘤 （2）处理瘤蒂：递 7×17 中小圆针 1# 丝线缝扎瘤蒂 （3）缝合：清点物品、纱布、纱垫、缝针等，递 7×17 角针 1# 丝线缝合皮肤

续　表

手术步骤	手术配合步骤
外阴无蒂肿瘤切除术	(1) 切口：递 10# 刀片沿肿瘤边缘做椭圆形切口 (2) 处理瘤体：递组织钳钳夹并牵拉肿物，递中弯钳沿肿瘤切口边缘将肿瘤壁分离，直至完全剥除 (3) 闭合瘤腔：递 7×17 中小圆针 1# 丝线缝合瘤腔 (4) 缝合：检查无出血，清除盆腔内积液，血液后清点物品、纱布、纱垫、缝针等，递 7×17 角针 1# 丝线缝合皮肤

第七节　剖宫产手术护理配合

一、常见物品准备

（一）体位用物　包括海绵垫×1。

（二）一次性用物

1. 常规物品　高频电刀笔 1 个、吸引管 1 个、无菌手术刀片 20# 2 个、一次性使用无菌注射器 10 mL 1 个、自贴式敷料 1 张、87×74 手术薄膜 1 张、0# 可吸收缝线 1 个、1# 可吸收缝线 1 个、2-0 可吸收缝线 1 个、4-0 不可吸收缝线 1 个，医用缝线锁合扣 1 包、一次性使用灭菌橡胶外科手套若干。

2. 特殊物品　婴儿辐射保暖台（图 15-18）。

（三）无菌敷料　包括腹腔包（剖腹单 1 个、治疗巾 9 块、显影纱垫 14 块、显影纱布 10 块、盐水碗 1 个、换药碗 2 个、弯盘 1 个、小药杯 1 个）、无菌手术衣 8 件、无菌持物干缸 1 个、无菌擦手小毛巾 2 包。

（四）手术器械　包括剖宫产器械、小儿吸引瓶、备产钳。

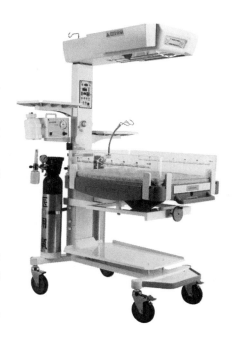

图 15-18　婴儿辐射保暖台

二、麻醉方式

麻醉方式选择腰麻联合硬脊膜外。

三、手术体位

手术体位选择仰卧位，左手外展。

四、器械护士护理配合

（一）常见手术方式　常见手术方式选择剖宫产。

（二）手术配合步骤

1. 清点　器械护士提前 15～30 分钟执行外科洗手，保证有充足的时间进行物品的检查和清点，并与巡回护士共同清点物品，包括手术敷料、手术器械、手术特殊物品、杂项物品等。

2. 选择切口　自脐下 4～5 cm 处起，切至耻骨联合上缘，长 10～12 cm。

3. 消毒

（1）消毒液：参照使用说明选择和使用。常选用 0.5%～1‰ 碘伏直接涂擦手术区，消毒至少 2 遍。

（2）消毒范围：自乳头至耻骨联合平面，两侧到腋后线。

4. 铺单

（1）器械护士将布类治疗巾按"我（纵行 1/4 折边对着自己）、你（纵行 1/4 折边对着外科医生）、你、我"顺序，依次传递给外科医生铺于切口四周，要求铺单后能看到切口标识，之后另递一块治疗巾蘸切口周围未干的消毒液。

（2）器械护士协助与外科医生共同粘贴 87 cm×74 cm 手术贴膜。

（3）切口上、下缘各铺一块中单（上缘也可铺一件无菌手术衣）。

（4）铺长方孔巾，下垂边缘至手术台缘≥30 cm。

5. 切皮　递显影纱垫 2 块保护切口，递 20# 刀片切开皮肤，高频电刀笔切开皮下组织、肌肉，递中弯钳、甲状腺拉钩辅助，电凝止血。

6. 切开子宫　切开腹壁暴露子宫，在子宫下段避开丰富血管处用新 20# 刀片切开子宫，递中弯钳刺破胎膜，吸引器吸出羊水。

7. 取出胎儿　娩出胎儿是手术的关键步骤，将手伸入宫腔，一手托住胎头，一手按压宫底，帮助胎儿娩出。递两把直钳夹住脐带，递脑膜剪剪断脐带。

8. 取出胎盘　递 2 支缩宫素（1 mL，10 mg）注射于子宫壁肌层，递胎盘钳夹住子宫边缘，剥离胎盘，递显影纱垫擦拭子宫。

9. 清点　检查无出血，清除盆腔内积液、血液后，清点物品、纱布、纱垫、缝针等。

10. 缝合　递 1# 可吸收缝线缝合子宫，再次清点物品、纱布、纱垫、缝针等，递 0# 可吸收缝线缝合腹膜和前鞘，递 2-0 可吸收缝线关腹，再次清点取皮数目，递 4-0 可吸收缝线缝合皮肤，递无菌伤口敷料包扎。

第八节　妇产科手术巡回护士配合规范

妇产科相较于其他学科而言，它不仅仅是一个生殖系统的疾病更是与人类社会发展息息相关。手术诊疗是妇产科疾病的常用手段之一，随着科学技术的发展，手术护理的要求也逐渐提高。因其特殊性别均是女性患者，护理人员应从患者的生理、心理、社会需求等方面出发，针对女性患者特有的心理特征，除遵守常规（请参考第一章第一节）外，还应遵循快速康复理念为其提供优质专业的护理服务，注意保护隐私，严格遵守护理伦理。

一、术前专科化访视

妇产科手术应重点关注患者生育史、月经史、肿瘤患者还应掌握对疾病的认知程度等，除一般访视内容外还应特别注意以下几点。

1. 阴道冲洗　阴道与外界相通,也是连接子宫的通道在实施妇科手术时,极易将阴道内的致病微生物带入盆腔,造成感染。所以,术前彻底高效的阴道准备是非常必要的,它关系到手术效果和杜绝上行感染。手术前清洁阴道,能有效去除阴道内细菌及改变阴道内环境,从而达到抑菌效果为妇科手术的实施提供了安全保障。

2. 肠道准备　为防止术中有意或意外的肠管损伤,所以妇科肿瘤手术特别是卵巢癌患者,由于肿瘤组织有可能侵犯肠道,术中要剥离癌组织或切除病变部位的部分肠管,因此术前一般要做肠道准备。但应特别注意,对年老、体弱的患者应警惕腹泻导致的脱水,甚至电解质紊乱。

二、术中护理配合要点

(一)迎接患者

1. 安全核查　严格执行手术查对制度,正确核对患者基本信息。认真核查手术部位及手术标识是否规范,尤其是成对脏器,应仔细核对左右侧。如卵巢手术、输卵管手术等。

2. 转运与交接　核对患者所带物品,如缩宫素、抗生素、腹带、影像资料等,并在转运交接单处签名。采用 2 种以上方法核对患者身份,固定手术床及手术平车后再转移患者,防止坠床发生。

3. 手术间布局和物品准备

(1)检查手术间环境是否符合规范要求,包括温度、湿度、照明、清洁状况等。

(2)妇产科特殊物品准备,专用仪器如 EREB、婴儿保温操作台、腹腔镜,宫腔镜等应提前准备好,确保处于备用状态。

(3)检查无菌用物是否齐全。

(二)安全用药　严格按照医嘱执行术中用药,术前严格执行《抗菌药物使用原则》,握好给药时机,术前 0.5～2 小时内,或麻醉开始时首次给药;手术时间超过 3 小时或失血量大于 1 500 mL,术中可给予第二剂。我院剖宫产手术抗生素给药时间为胎儿娩出后,另加 20 单位缩宫素静脉滴注,20 U 缩宫素注入子宫。

(三)麻醉护理　麻醉前执行第一次安全核查(参考第二章第二节)。

(四)体位摆放　参考第三章第二节。

(五)消毒原则　遵循一间、一人、一病例原则。妇产科手术一般属于二类手术,常规安排在万级层流手术间,消毒时间应≥30 分钟;特殊感染者消毒时间应≥60 分钟。

(六)妇产科各类手术巡回护士配合要点　见表 15 - 22。

表 15 - 22　妇产科各类手术巡回护士配合要点

手术名称	配 合 要 点
开放手术	(1)密切观察生命体征:术中密切观察患者生命体征,特别是观察尿液情况,如出现血尿及其他异常,应及时报告手术医生 (2)标本管理:如果是广泛全子宫切除＋盆腔淋巴结清扫,由于术中标本众多,巡回护士应与器械护士、手术医生共同核对标本,切勿混淆,及时送检

手术名称	配　合　要　点
	(3) 阴道纱布：全子宫切除术术中应用皮肤黏膜消毒纱布来填塞阴道，用来压迫止血、消毒灭菌。术后注意提醒手术医生取出阴道纱布 (4) 剖宫产手术的注意事项：备好母婴抢救物品，如婴儿气管插管、吸氧装置、暖箱等。记录新生儿出生时间、性别，协助处理新生儿完成手术记录
腹腔镜手术	(1) 体位的改变：患者体位为截石位，在术中调整为头低脚高。及时告知麻醉，以便调整患者的呼吸频率和潮气量，降低患者气道阻力，减少机械通气引起的肺损伤。巡回护士应在调整体位后仔细观察患者目前体位，必要时采取防护措施防止由于体位过度调整导致患者坠床现象。在腔镜手术步骤完成后及时恢复体位 (2) 有发生眼结膜干燥、眼睑充血和水肿的危险：与头低脚高截石位和眼睑闭合不严有关。待患者麻醉后，眼睑闭合后在眼部遮盖小贴膜保护眼睛，可防止眼结膜干燥；在麻醉后在不影响手术操作的情况下，尽量减小头低脚高的倾斜度，可防止眼睑充血和水肿
宫腔镜手术	(1) 密切观察生命体征：在术中观察生命体征，特别在扩宫时应密切观察心率、血压，因为牵拉宫颈时会导致迷走神经反射，发现异常及时报告 (2) 灌流液的注意事项 　1) 灌流液使用时应排空气体，除宫腔镜灌流液注入道和器械通道中的空气，尽量减少反复进入宫腔防止气体栓塞的发生。若发生急性空气和气体栓塞时应迅速停止手术，回抽宫腔内气体并消除气体，立即进行抢救措施，将患者处于左侧卧位及头低脚高位促进空气或气体向右心室的飘逸，以减少右心室流出阻力 　2) 实时关注灌流液是否充足，调节输液架高度保证灌流液高于手术床1米 　3) 一般选择0.9%生理盐水溶液进行灌流，而电切时应选择5%葡萄糖溶液，因其属于非离子溶液防止击伤患者 　4) 对灌流液进行加温，防止冲洗液带走机体热量，出现低体温 (3) 预防水中毒：当手术时间过长时，巡回护士应向术者报告灌注量和排出量，在手术操作正常压力下，会有少量甚至中等量液体经输卵管吸收。巡回护士应注意观察病情，疑有水中毒时，遵医嘱静脉滴注利尿剂或小剂量高渗盐水，并限制液体入量
宫腹联合手术	在腹腔镜手术和宫腔镜手术注意事项的基础上还应注意以下几点 (1) 无菌区域：严格划分无菌区域，术中应备两套器械，两个手术台。严格执行无菌技术，腹部器械和宫腔器械不可串用 (2) 手术体位：若做腹部手术应调整为头低脚高，腹部手术步骤完成后及时恢复体位

三、术后护理观察要点

（一）各管路在位通畅　妇产科手术常见的管路有外周静脉输液管路、深静脉置管、有创动脉置管、留置尿管、引流管等，出室前检查各个管路的在位、标识清晰。防止引流管打折、弯曲、脱出，防止堵塞。

（二）患者出室前执行第三次安全核查　待患者离开即安排打扫手术间、补充手术间物品。

（三）术后随访

（1）术后48～72小时内进行术后随访，了解患者术后恢复情况及对手术室工作的满意度，及时改进工作。

（2）告知患者各类引流管应低于出口，切不可随意更换位置，防止逆行感染。

（3）若阴道内有留置纱布，告知患者纱布的作用是起到压迫止血的目的，切记不要随意取出。

（张莉　刘珊珊　丁晓慧　王晶晶　朱琳）

 参考文献

［1］段文花,吴庆明.术中保温护理对宫腔镜手术患者低体温反应及凝血功能的影响观察[J].实用临床护理学电子杂志,2017,
（42）：103.

［2］张进,阎效红,郭锦丽.手术室护理教学查房[M].北京：科学技术文献出版社,2016：10.

［3］张颖,段华,张师前.2020年美国妇产科医师学会和美国妇科腔镜医师协会《子宫腔内病变的宫腔镜诊治专家共识》解读[J].
中国实用妇科与产科杂志,2020,36(09)：907－910.

第十六章
机器人手术护理配合

第一节　泌尿外科机器人手术护理配合

一、常见用物准备

（一）体位用物　见表 16 - 1。

表 16 - 1　在体位用物在不同术式的区别

肾 脏 手 术	前 列 腺 手 术	膀 胱 手 术
头枕×1、海绵垫×1、搁手板×1、可调节搁手架×1、脚圈×2、骨盆固定架×1	头枕×1、搁手板×1、小膝枕×2、肩托×2、挡板×2	同前列腺手术

（二）一次性用物

1. 常规物品　高频电刀笔 1 个、吸引管 1 个、医用真丝编织线 1#、4# 和 7# 各 1 板、腹腔镜肾外科缝合针（含 11×17 圆针、9×28 圆针、9×28 角针各 2 枚）、无菌手术刀片 20# 和 11# 各 1 张、一次性负压引流球 1 个、保温杯、一次性使用无菌注射器 50 mL 和 20 mL 各 1 个、一次性无菌导尿包 1 个、一次性使用灭菌橡胶外科手套若干（表 16 - 2）。

表 16 - 2　在物品准备中不同术式的区别

肾 脏 手 术	前 列 腺 手 术	膀 胱 手 术
机器人无菌器械臂罩 2 个、S1 镜头无菌保护套 1 个、S1 镜头臂无菌保护套 1 个、电剪刀防漏保护套 1 个、8 mm 直径套管密封盖子 2 个	机器人无菌器械臂罩 3 个、S1 镜头无菌保护套 1 个、S1 镜头臂无菌保护套 1 个、电剪刀防漏保护套 1 个、8 mm 直径套管密封盖子 3 个、备 2 - 0 可吸收缝线 1 根、单乔 Y605 缝线 1 根、一次性使用无菌双腔及三腔导	机器人无菌器械臂罩 3 个、S1 镜头无菌保护套 1 个、S1 镜头臂无菌保护套 1 个、电剪刀防漏保护套 1 个、8 mm 直径套管密封盖子 3 个、2 - 0 可吸收缝线、3 - 0 可吸收缝线、一次性使用无菌双腔导尿管及三腔导尿管各 1 根、一次性使用无菌引流袋 2 个、醋酸氯己定冲洗剂

续 表

肾 脏 手 术	前 列 腺 手 术	膀 胱 手 术
	尿管各 1 根、一次性使用无菌引流袋 2 个	1 袋、医用脱脂棉球若干、石蜡油 1 包、5×12 小圆针 2 枚、F6 输尿管导管 1 根、16# 无菌红色橡皮导尿管 1 根

2. 特殊用物　各种型号 Hem-o-Lok 夹若干、穿刺器(表 16 - 3)。

表 16 - 3　在特殊用物中不同术式的区别

肾 脏 手 术		膀 胱 手 术
肾部分切除术	肾盂输尿管离断成形术	
备机器人超声探头、备 0# 和 1# Quill 倒刺线各 1 根、血管吊带若干	F6 双"J"管 1 根、备 3 - 0 可吸收缝线若干	F6 单"J"管 2 根、吻合器 1 把、吻合器钉仓若干等

(三)无菌敷料　包括剖腹包(长方孔巾 1 块、中单 1 块、治疗巾 9 块、盐水盆 1 个、换药碗 2 个、小药杯 1 个、显影纱布 10 块、显影纱垫 5 块)、无菌中单包(中单 4 块)、无菌手术衣 4 件、无菌持物干缸 1 个、无菌擦手小毛巾 1 包。

(四)手术器械　包括腹腔镜肾器械、达·芬奇机器人器械、达·芬奇机器人 30°镜头、备机器人 Hem-o-Lok 持夹钳(表 16 - 4)。

表 16 - 4　在不同术式手术中器械的区别

肾 脏 手 术	前 列 腺 手 术	膀 胱 手 术
泌尿外科腔镜器械、腔镜持针器、腔镜肠钳、腔镜肾蒂阻断钳及阻断夹、腔镜输尿管抓钳	机器人加长腔镜器械	带锁扣肠钳

(五)仪器设备　包括单极电刀、吸引装置、超声刀使用前检查功能状态,根据手术需求调节模式及参数。机器人主机、主刀操作台和机器臂台车提前连接好光缆,并摆放好位置。

二、麻醉方式

麻醉方式选择全身麻醉。

三、手术体位

手术体位一般为仰卧位,肾脏手术则采取侧卧位(详见第三章第二节机器人手术体位)。

四、器械护士配合

(一)常见手术方式　包括肾部分切除术、根治性肾切除术、肾上腺切除术、前列腺手术、膀胱输尿管皮肤造口、回肠代膀胱术、原位新膀胱术等。

（二）手术配合步骤

1. 清点　器械护士提前 15～30 分钟执行外科洗手，保证有充足的时间进行物品的检查和清点，并与巡回护士共同清点物品，包括手术敷料、手术器械、手术特殊物品、杂项物品等。

2. 选择切口　见表 16 - 5。

表 16 - 5　在切口选择中不同术式的区别

肾 脏 手 术	前列腺手术、膀胱手术
（1）经腹腔入路：通常选择术侧腹直肌外侧缘平脐上 2 cm 处置入 12 mm 穿刺器作为镜头孔、术侧锁骨中线肋缘下 2 cm 及术侧髂前上棘内上 2 cm 处置入 8 mm 机器人穿刺器作为器械臂孔，于术侧前正中线脐上 10 cm 级脐下 3 cm 处置入分别置入 12 mm 穿刺器作为辅助孔 （2）经后腹腔入路：通常选择术侧腋中线髂棘上 2 cm 处置入 12 mm 穿刺器作为镜头孔，术侧腋前线肋弓下及术侧腋后线 12 肋下置入 8 mm 机器人穿刺器作为器械臂孔，髂棘内上 3 cm 处置入 12 mm 穿刺器作为辅助孔	镜头孔为于患者肚脐上方 2 cm 处；1 号臂与 2 号臂分为位于平脐两侧腹直肌旁 8 cm 处；3 号臂位于右髂前上棘内上 3 cm 处；第一辅助孔位于左髂前上棘内上 3 cm 处；第二辅助孔位于镜头孔与 3 号臂连线中点的上方，距 1 号臂 8 cm 处

3. 消毒

（1）消毒液：参照使用说明选择和使用。常选用 0.5%～1% 碘伏直接涂擦手术区，消毒至少 2 遍。

（2）消毒范围：见表 16 - 6。

表 16 - 6　在消毒范围中不同术式的区别

肾 脏 手 术	前 列 腺 手 术	膀 胱 手 术
前后过正中线、上至腋窝、下至腹股沟	上到乳头平面，两侧至腋后线，下至大腿上 1/3 处	同前列腺手术

4. 铺单　见表 16 - 7。

表 16 - 7　在铺单中不同术式的区别

肾 脏 手 术	前列腺手术、膀胱手术
（1）器械护士将 2 块布类中单（纵行 1/2 对折）依次传递给手术医生铺于患者身体左右两侧，将布类治疗巾按"我（纵行 1/4 折边对着自己）、你（纵行 1/4 折边对着外科医生）、你、我"顺序，依次传递给外科医生铺于切口四周，要求铺单后能看到切口标识	（1）器械护士将 2 块布类中单（纵行 1/2 对折）依次传递给手术医生铺于患者身体左右两侧，将布类治疗巾按"我（纵行 1/4 折边对着自己）、治疗巾（纵行 4 折）铺于耻骨联合上、你（纵行 1/4 折边对着外科医生）、你、我"顺序，依次传递给外科医生铺于切口四周，要求铺单后能看到切口标识

续 表

肾 脏 手 术	前列腺手术、膀胱手术
（2）递 4 把巾钳固定 （3）切口上、下缘各铺一块布类中单 （4）铺长方孔巾，将前后端覆盖，下垂边缘至手术台缘≥30 cm	（2）递 4 把巾钳固定 （3）器械护士与手术医生配合，在切口下缘斜拉 2 张中单完全包裹双侧下肢，最后器械护士将两块布类对折中单（纵行 1/2 对折）沿对角线铺于两侧腿上 （4）切口上缘铺一块布类中单 （5）铺长方孔巾，将前后端覆盖，下垂边缘至手术台缘≥30 cm

5. 连接设备 巡回护士与器械护士配合连接电刀线、单极线、双极线、气腹管、吸引管，器械护士将其妥善固定在大单上，器械护士与巡回护士配合套 S1 镜头无菌保护套，器械护士安装镜头，校准白平衡与 3D 视野。

6. 建立通道 见表 16-8。

表 16-8 在建立通道中不同术式的区别

肾 脏 手 术	前列腺手术、膀胱手术
（1）经腹腔入路：器械护士递碘伏纱布清洁皮肤，递 11# 刀片，外科医生在术侧腹直肌外侧缘平脐上 2 cm 处作 1 cm 皮肤切开，遇出血电刀、纱布垫止血，递两把有齿镊提起腹外斜肌腱膜，递气腹针，建立气腹，递 12 mm 穿刺器建立镜头孔。置入机器人 30°镜头，视角朝上，镜头引导下分别于术侧锁骨中线肋缘下 2 cm 及术侧髂前上棘内上 2 cm 处置入 8 mm 机器人穿刺器作为器械臂孔，术侧前正中线脐上 10 cm 级脐下 3 cm 处置入分别置入 12 mm 穿刺器作为辅助孔 （2）经后腹腔入路：器械护士递碘伏纱布清洁皮肤，递 11# 刀片，外科医生在术侧腋中线髂棘上 2 cm 处作 2 cm 皮肤切开，遇出血电刀、纱布垫止血，用长弯钳分离腰背筋膜，食指深入腹膜后间隙推开腹膜。腹膜后放入一次性使用扩张气囊撑开，注气 800～1 000 mL，扩张后腹膜间隙，3～5 分钟后放气，退出气囊。食指深入已扩张的腹膜后间隙并在其引导下分别在术侧腋前线肋弓下及术侧腋后线 12 肋下分别作皮肤小切口，置入 8 mm 机器人穿刺器作为器械臂孔，髂棘内上 3 cm 处置入 12 mm 穿刺器作为辅助孔。腋中线位置置入 12 mm 穿刺器作为镜头孔，递 9×28 角针 7# 丝线缝合固定镜头孔穿刺器	（1）台上导尿：器械护士递 0.45％～0.55％碘伏纱布再次消毒会阴，递导尿管、10 mL 水、纱布垫，进行导尿；递血管钳妥善固定尿袋，防止其牵拉尿道 （2）切皮：置入穿刺器，递纱布垫、11# 刀片于患者肚脐上方 2 cm 处作一 1 cm 小切口，置入气腹针，建立气腹，置入 12 mm 穿刺器作为镜头孔。置入机器人 30°镜头，镜头直视下于平脐两侧腹直肌旁 8 cm 处，右髂前上棘内上 3 cm 处作 1 cm 小切口，置入机器人 8 mm 穿刺器；于左髂前上棘内上 3 cm 处及镜头孔与 3 号臂连线中点的上方，距 1 号臂 8 cm 处作 1 cm 小切口，置入 12 mm 穿刺器

7. 连接机器臂台车 连接机器臂，调整机械臂与患者腹壁之间长度，根据医生习惯安装器械，1 号臂电剪刀，2 号臂圆头双极，3 号臂无创单孔心包抓钳（以下简称卡地亚抓钳），调节 30°镜头向下，接单极、双极线。

8. 不同手术方式在护理配合上的差别　见表 16-9。

表 16-9　不同术式的手术配合

手术名称	手 术 步 骤
肾部分切除术	(1) 游离结肠：递助手肠钳和吸引器协助，主刀使用电剪刀和圆头双极切开侧腹膜，游离升结肠（右肾）或降结肠（左肾），切断三角韧带、冠状韧带及肝横结肠韧带（右肾）或膈结肠、脾结肠及脾肾韧带（左肾），显露肾前筋膜 (2) 游离肾动、静脉：在肾凹缘处分离显露肾门，在肾门处打开血管鞘显露肾静脉，在肾静脉的后方钝性分离显露肾动脉，助手递持针器夹送血管吊带，主刀悬吊肾动脉，助手持 Hem-o-Lok 夹固定血管吊带两端 (3) 暴露肿瘤：主刀切开肾前筋膜，游离肾脏周围脂肪，充分暴露肿瘤边界，用电剪刀沿肿瘤烧灼一周作标记 (4) 阻断肾动脉：助手持肾蒂阻断钳通过辅助孔递阻断夹，夹住肾动脉阻断血流，计时 (5) 切除肿瘤：主刀用电剪刀完整切除肾脏肿瘤 (6) 缝合肾脏创面：助手将 1 号臂换成带剪刀大号持针器（以下简称带剪持针器），2 号臂换成大号持针器，助手递 $0^{\#}$ Quill 倒刺线，主刀缝合肾脏内层。助手递 $1^{\#}$ Quill 倒刺线，主刀缝合肾脏外层 (7) 开放肾动脉：助手持肾蒂阻断钳取出血管阻断夹并将 1 号臂换成电剪刀，2 号臂换成圆头双极，主刀将血管吊带剪断，助手持持针器取出血管吊带。检查创面，遇出血圆头双极电凝止血 (8) 取标本：助手由辅助孔递标本取出器，镜头直视下放入标本，收紧袋口，取出标本
根治性肾切除术	(1) 游离结肠步骤同十章第三节肾部分切除术 (2) 显露输尿管，离断继续游离扩大腹侧的肾旁前间隙，并与背侧会合。助手持 Hem-o-Lok 夹夹闭输尿管，主刀在近髂血管水平用电剪刀将肾下极连接组织和输尿管离断，然后切断肾上极与膈下筋膜相连的部分 (3) 游离肾动脉并离断：沿腰大肌向深面分离，约平肾脏中段水平见肾动脉搏动，电剪刀切开肾动脉鞘。2 号臂换大号持针器，游离出肾动脉，助手用 Hem-o-Lok 钳夹闭（近心端 2 个、远心端 1 个），主刀用电剪刀离断。继续向深面游离显露肾静脉及其属支，同法以 Hem-o-Lok 夹闭后离断 (4) 游离并切除肾脏：充分游离肾脏后方、腹侧及背侧至肾上级。根据病情决定是否切除肾上腺 (5) 取标本：同上根治性肾切除术
肾上腺切除术	(1) 探查、分离：主刀用电剪刀分开肾周筋膜和肾脂肪囊，锐性分离，游离肾血管，找到肾上腺，显露肾脏 (2) 暴露、切除肿瘤：锐性分离暴露肾上腺中央动脉，助手持 Hem-o-Lok 夹夹毕周围血管，电剪刀剪断，切除肾上腺（根据病情决定是否全切） (3) 取标本：同上根治性肾切除术
前列腺手术	(1) 暴露、缝合背深静脉：主刀分离膀胱表面及两侧附着的脂肪，将膀胱向后牵拉，显露前列腺，切开盆内筋膜，游离背深静脉复合体。助手将 1 号臂换为带剪刀持针器，2 号臂换为大号持针器。助手持持针器，递 2-0 可吸收缝线，主刀"8"字缝合背深静脉，缝合过程中助手注意引导导尿管进出，以防尿管被缝住 (2) 切除前列腺：助手将 1 号臂换为电剪刀，2 号臂换为圆头双极，主刀双极提夹组织，分离切开前列腺尿道内壁，暴露尿道后侧和外侧壁。助手抽出导尿管气囊中残余水，拔出导尿管至视野。主刀用卡地亚抓钳钳夹导尿管前端，助手拉住导尿管与主

续　表

手术名称	手　术　步　骤
	刀形成对抗,主刀暴露膀胱颈后部,分离提夹处理血管蒂内动静脉,分离前列腺后外侧的神经血管束,必要时助手 Hem-o-Lok 夹夹闭处理。切开尿道尖部后壁 (3) 收纳标本:助手由辅助孔递标本取出器,镜头直视下放入标本,收紧袋口,放置于适当位置 (4) 止血、吻合尿道:遇出血,圆头双极止血;1 号臂换带剪刀持针器,2 号臂换大号持针器,递单乔 Y605 缝线吻合尿道 (5) 更换尿管:吻合完毕,助手将一次性使用无菌双腔导尿管更换为三腔导尿管及一次性使用无菌引流袋 (6) 膀胱冲洗:助手递 60 mL 空针抽取无菌生理盐水从三腔导尿管冲洗,观察吻合口是否渗漏 (7) 止血、放置引流管:助手将 2 号臂换为圆头双极,探查腹腔情况,遇出血主刀圆头双极电凝止血。器械护士递两把尖头分离钳,助手将引流管放置适当位置,拔除穿刺器,9×28 角针 4# 丝线固定 (8) 取标本:同上根治性肾切除术
膀胱输尿管皮肤造口术	(1) 离断双侧输尿管:主刀松解膀胱与乙状结肠,游离输尿管,助手用 Hem-o-Lok 夹双道钳夹、离断输尿管 (2) 分离膀胱:主刀沿直肠腹膜反折处打开盆腔分离膀胱壁直至前列腺尖部 (3) 离断前列腺尖部及血管神经束:助手将 1 号臂换成带剪持针器,2 号臂换成大号持针器,助手持持针器递 2-0 可吸收性线,主刀缝扎背深静脉;助手将 1 号臂换成电剪刀,2 号臂换成圆头双极,主刀离断背深静脉复合体、尿道括约肌和尿道膜部(若行原位新膀胱术须尽量保留较长尿道)。遇出血,圆头双极电凝止血 (4) 盆腔淋巴结清扫:主刀清扫双侧髂血管,助手 Hem-o-Lok 钳钳夹止血 (5) 取膀胱标本:撤除器械臂,器械护士递剪刀拆除脐下切口缝线,递 20# 刀片将切口扩大,递弯盘接标本 (6) 开放手术行输尿管皮肤造口:同腹腔镜全膀胱输尿管皮肤造口术(详见第十章第六节)
回肠代膀胱术	(1)、(2)、(3)、(4)、(5)步骤同上 (6) 开放行回肠代膀胱术同腹腔镜回肠代膀胱术(详见第十章第六节)
原位新膀胱术	(1)、(2)、(3)、(4)步骤同上 (5) 收纳标本:助手由辅助孔递标本取出器,主刀镜头直视下放入标本,助手收紧袋口 (6) 游离回肠断:取距回盲部 15～20 cm 处的带血管蒂回肠段 40～50 cm,并保证血运 (7) 去管化:助手用吻合器闭合残端,主刀将回肠段排列成"U"形或"W"形,2-0 可吸收缝线连续全层缝合肠片,形成新膀胱 (8) 两侧输尿管与回肠新膀胱行端-侧吻合,留置双"J"管。回肠新膀胱下缘与尿道残端用 3-0 可吸收缝线吻合 6 针 (9) 取膀胱标本:撤除器械臂,器械护士递剪刀拆除脐下切口缝线,递 20# 刀片将切口扩大,递弯盘接标本

9. 清点、关闭切口　递生理盐水冲洗,彻底止血,检查无明显出血点。放置引流管,9×28 角针 4# 丝线固定。撤除机械臂,拔除穿刺器。清点敷料、器械等各项杂物无误后关闭伤口,递消毒纱布消毒切口周围皮肤和放引流管处的皮肤。

10. 缝合　递 11×17 圆针 7# 丝线缝合肌肉,递 11×17 圆针 1# 丝线缝合皮下组织。再次清点物品数目,递 9×28 角针 4[#] 丝线缝合皮肤,备无菌伤口敷料。

第二节　妇产科机器人手术护理配合

一、常见用物准备

（一）体位用物　包括头枕×1、肩托×1。

（二）一次性用物

1. 常规物品　高频电刀笔 1 个、吸引管 1 个、医用真丝编织线 1[#]、4[#] 和 7[#] 各 1 板、阴式子宫外科缝合针（含 12×20 圆针、7×17 圆针、9×28 角针各 2 枚）、无菌手术刀片 20[#] 和 11[#] 各 1 张、一次性负压引流球 1 个、一次性使用灭菌橡胶外科手套若干、3 000 mL 无菌生理盐水 1 袋、一次性使用无菌冲洗管路 1 根、1[#] Quill 倒刺线 1 根。

2. 特殊用物　机器人器械臂保护套 2 个、S1 镜头无菌保护套 1 个、S1 镜头臂无菌保护套 1 个、电剪刀防漏保护套 1 个、8 mm 直径套管密封盖子 2 个、12 mm 穿刺器 2 个等高植耗材。单孔全子宫切除术需备腹腔镜单孔 Port 1 套。

（三）无菌敷料　包括无菌剖腹包（长方孔巾 1 块、中单 1 块、治疗巾 9 块、盐水盆 1 个、换药碗 2 个、小药杯 1 个、显影纱布 10 块、显影纱垫 5 块）、无菌中单包（中单 4 块）2 包、无菌手术衣 4 件、无菌持物干缸 1 个、无菌擦手小毛巾 1 包。

（四）手术器械　包括阴式子宫器械、妇产科腔镜器械、达·芬奇机器人器械、达·芬奇机器人 30°镜头、保温杯、腔镜持针器、腔镜肠钳、腔镜输尿管抓钳、ERBE 钳、举宫杯。

（五）仪器设备　包括单极电刀、双极电凝、吸引装置、超声刀使用前检查功能状态,根据手术需求调节模式及参数。机器人主机、主刀操作台和机器臂台车提前连接好光缆,并摆放好位置。

二、麻醉方式

麻醉方式选择全身麻醉。

三、手术体位

手术体位选择仰卧位,详见第三章第二节机器人手术体位安置方法。

四、器械护士配合

（一）常见手术方式　包括单孔或多孔全子宫切除术。

（二）手术配合步骤

1. 清点　器械护士提前 15～30 分钟执行外科洗手,保证有充足的时间进行物品的检查和清点,并与巡回护士共同清点物品,包括手术敷料、手术器械、手术特殊物品、杂项物品等。

2. 选择切口　镜头孔为于患者肚脐上方 2 cm 处;1 号臂与 2 号臂分为位于平脐两侧腹直肌旁 8 cm 处;辅助孔位于右髂前上棘内上 3 cm 处。单孔则是在脐孔位置作一 3.5 cm 切口用于置入单孔 Port。

3. 消毒

（1）消毒液：参照使用说明选择和使用。常选用 0.5%～1% 碘伏直接涂擦手术区，消毒至少 2 遍；会阴部、阴道选用皮肤黏膜消毒液，消毒至少 2 遍。

（2）消毒范围：上达乳根，下至耻骨联合、肛门周围及大腿上 1/3 内侧，两侧至腋中线，由手术部位向外周消毒。

4. 铺单

（1）器械护士将 2 块布类中单（纵行 1/2 对折）依次传递给手术医生铺于患者身体左右两侧，将布类治疗巾按"我（纵行 1/4 折边对着自己）、治疗巾（纵行 4 折）铺于耻骨联合上、你（纵行 1/4 折边对着外科医生）、你、我"顺序，依次传递给外科医生铺于切口四周，要求铺单后能看到切口标识。

（2）递 4 把巾钳固定。

（3）器械护士与手术医生配合，在切口下缘斜拉 2 张中单完全包裹双侧下肢，最后器械护士将两块布类对折中单（纵行 1/2 对折）沿对角线铺于两侧腿上。

（4）切口上缘铺一块布类中单。

（5）铺长方孔巾，将前后端覆盖，下垂边缘至手术台缘≥30 cm。

5. 连接设备　连接电刀，单极线、双极线、气腹管、吸引管，妥善固定在大单上，台上与巡回护士配合套镜头套，安装镜头，校准白平衡与 3D 视野。

6. 切皮，置入穿刺器　见表 16 - 10。

表 16 - 10　在置入穿刺器中单孔和多孔的区别

单　孔	多　孔
递纱布垫、11# 刀片在脐上作一 4.5 cm 切口，置入腹腔镜单孔 Port，连接气腹管，调节气腹压至 15 mmHg，建立气腹。于 Port 内分别置入一 12 mm 穿刺器；递 30°镜头，镜头直视下分别置入 1 号器械臂穿刺器、2 号器械臂穿刺器及一个辅助孔	递纱布垫、11# 刀片在脐上作一 12 mm 切口，置入气腹针，调节气腹压至 15 mmHg，建立气腹，置入一 12 mm 穿刺器；递 30°镜头，镜头直视下分别置入 1 号器械臂穿刺器、2 号器械臂穿刺器及辅助孔

7. 置入举宫器　递阴道拉钩及举宫器，置入举宫器。

8. 连接机器臂台车　连接机器臂，调整机械臂与患者腹壁之间长度，根据医生习惯安装器械，1 号臂单极热剪，2 号臂圆头双极，调节 30°镜头向下，接单极、双极线及 ERBE 钳。

9. 处理韧带　圆头双极断开韧带组织。

10. 剪开膀胱腹膜反折　电剪刀弧形剪开膀胱腹膜反折部，下推膀胱达宫颈外口水平。

11. 依次处理子宫动静脉-骶韧带-主韧带　圆头双极电凝电切卵巢固有韧带，电剪刀剪开。

12. 切除子宫　圆头双极下推直肠及膀胱近宫颈外口下方约 2 cm 处电剪弧形切开宫颈外口，切开子宫，ERBE 钳止血。

13. 取出子宫　递阴道拉钩及中弯钳，从阴道完整取出子宫；递不含酒精的碘伏纱条消毒阴道及阴道残端后纱布垫封堵阴道防止 CO_2 气体溢出。换带剪刀持针器，二号臂换大号持针器，递 1# "Q"倒刺线缝合前后腹膜及阴道残端。

14. 盆腔冲洗　递吸引器,1 000 mL生理盐水冲洗盆腔,彻底检查有无出血。

15. 止血及放置引流管

(1) 二号臂换为圆头双极,探查腹腔情况,遇出血双极止血。

(2) 一号臂换为大号持针器,置入标本袋,将标本放入标本袋内,收紧袋口;递两把尖头分离钳,将引流管放置适当位置,拔除穿刺器,角针4#丝线固定。

16. 清点、关腹　放置引流管,9×28角针4#丝线固定。撤除机械臂,拔除穿刺器及Port。清点敷料、器械等各项杂物无误后关闭伤口,递消毒纱布消毒切口周围皮肤和放引流管处的皮肤。

17. 缝合　递12×20圆针7#丝线缝合肌肉,递12×20圆针1#丝线缝合皮下组织。再次清点物品,递7×17角针4#丝线缝合皮肤,备无菌伤口敷料。

第三节　普外科机器人手术护理配合

一、常见用物准备

(一) 体位用物　见表16-11。

表 16-11　在体位用物中不同术式的区别

甲 状 腺 手 术	结肠手术、胰体尾脾切除术
细长肩垫×1、沙袋×2	海绵垫×1

(二) 一次性用物

1. 常规物品　高频电刀笔1个、医用真丝编织线(1#、4#、7#丝线各1板)、吸引管1个、3-0可吸收缝线、4-0可吸收皮内缝线若干、保温杯一次性负压引流球1个、备无菌导尿包1个、一次性使用灭菌橡胶外科手套若干(表16-12)。

表 16-12　在物品准备中不同术式的区别

甲 状 腺 手 术	结 肠 手 术	胰体尾脾切除术
无菌手术刀片10#和11#各2张、甲状腺外科缝合针(含5×12圆针、7×17角针、7×17圆针、9×28角针各2枚)、备3-0泰科倒刺线各1根、SB排液包1个	无菌手术刀片20#和11#各2张、冲洗器1个、腹腔外科缝合针(5×12圆针3枚、7×17圆针、12×28圆针、9×28圆针、9×28角针各2枚)、备2-0可吸收缝线	无菌手术刀片20#和11#各2张、冲洗器1个、腹腔外科缝合针(5×12圆针3枚、7×17圆针、12×28圆针、9×28圆针、9×28角针各2枚)、备2-0可吸收缝线

2. 特殊用物　机器人超声ACE型弯头发生器鞘、机器人超声刀弯头适配器插件、S1镜头无菌保护套1个、S1镜头臂无菌保护套1个、电剪刀防漏保护套1个、穿刺器、各种型号

Hem-o-Lok 夹若干、标本取出器 1 个(表 16 - 13)。

表 16 - 13　在特殊物品中不同术式的区别

甲 状 腺 手 术	结 肠 手 术	胰体尾脾切除术
机器人无菌器械臂罩 3 个、8 mm 直径套管密封盖子 3 个等	机器人无菌器械臂罩 2 个、8 mm 直径套管密封盖子 2 个等	机器人无菌器械臂罩 2 个、8 mm 直径套管密封盖子 2 个、爱惜龙、钉仓等

(三)无菌敷料　包括无菌剖腹包(长方孔巾 1 块、中单 1 块、治疗巾 9 块、盐水盆 1 个、换药碗 2 个、小药杯 1 个、显影纱布 10 块、显影纱垫 5 块)、无菌中单包(中单 4 块)2 包、无菌手术衣 4 件、无菌持物干缸 1 个、无菌擦手小毛巾 1 包。

(四)手术器械　见表 16 - 14。

表 16 - 14　在手术器械中不同术式的区别

甲 状 腺 手 术	结 肠 手 术	胰体尾脾切除术
甲状腺器械、普外科腔镜器械、达·芬奇机器人器械、达·芬奇机器人 30°镜头	腹腔器械、肠钳、可克钳、普外科腹腔镜器械、达·芬奇机器人器械、达·芬奇机器人 30°镜头、保温杯	腹腔器械、普外科腹腔镜器械、达·芬奇机器人器械、达·芬奇机器人 30°镜头、保温杯

(五)仪器设备　包括单极电刀、双极电凝、吸引装置、超声刀使用前检查功能状态,根据手术需求调节模式及参数。机器人主机、主刀操作台和机器臂台车提前连接好光缆,并摆放好位置。

二、麻醉方式

麻醉方式选择全身麻醉。

三、手术体位

手术体位选择仰卧位,详见第三章第二节机器人手术体位安置方法。

四、器械护士配合

(一)常见手术方式　包括甲状腺癌根治术、右半结肠切除术、左半结肠癌根治术、乙状结肠癌切除术、胰体尾脾切除术等。

(二)手术配合步骤

1. 清点　器械护士提前 15～30 分钟执行外科洗手,保证有充足的时间进行物品的检查和清点,并与巡回护士共同清点物品,包括手术敷料、手术器械、手术特殊物品、杂项物品等。

2. 选择切口　见表 16 - 15。

表 16－15　在切口选择中不同术式的区别

甲状腺癌根治术	结 肠 手 术	胰体尾脾切除术
镜头孔为于患者左乳乳晕处；1 号臂与 2 号臂分为位于左右两侧腋窝处；3 号臂位于右乳乳晕处	镜头孔位于脐孔偏上偏右 3 cm 处，1 号臂位于镜头孔偏右下不小于 8 cm 处，2 号臂位于脐与左髂前上棘连线中外 1/3 处，辅助孔位于镜头孔平行线与左锁骨中线交接处	镜头孔位于脐下，器械臂孔分别位于右锁骨中线 3 cm 处、脐上 2 cm 右侧腹直肌外侧缘处、平脐左锁骨中线处，辅助孔位于左腹直肌外缘脐下 3 cm 处

3. 消毒

(1) 消毒液：参照使用说明选择和使用。常选用 0.5%～1% 碘伏直接涂擦手术区，消毒至少 2 遍。

(2) 消毒范围：见表 16－16。

表 16－16　在消毒范围中不同术式的区别

甲状腺癌根治术	结肠手术、胰体尾脾切除术
上至下唇，下至脐平行线，两侧过腋中线处	上至乳头平面，两侧至腋后线，下至大腿上 1/3 处

4. 铺单　见表 16－17。

表 16－17　在铺单中不同术式的区别

甲状腺癌根治术	结肠手术、胰体尾脾切除术
(1) 器械护士将 2 块布类治疗巾做成球状治疗巾，递给手术医生将其塞在颈部两侧。将布类治疗巾按"我(纵行 1/4 折边对着自己)、你(纵行 1/4 折边对着外科医生)、你、我"顺序，依次传递给外科医生铺于切口四周，要求铺单后能看到切口标识 (2) 器械护士递布巾钳 4 把固定 (3) 将 2 块布类中单(纵行 1/2 对折)分别传递给外科医生沿对角线铺于两侧腿上，最后器械护士将两块布类对折中单重复铺于两侧腿上，要求铺单后能看到切口标识，之后另递 1 块治疗巾蘸切口周围未干的消毒液；器械护士与洗手医生配合，在切口下缘斜拉 2 张完全打开的中单 (4) 切口上、下缘各铺一块中单(上缘也可铺一件无菌手术衣服) (5) 铺长方孔巾，将前后端覆盖，下垂边缘至手术台缘≥30 cm	(1) 器械护士先将 1 块布类中单(纵行 1/2 对折)和 1 块布类治疗巾按"我"(纵行 1/4 折边对着自己)传递给外科医生垫于患者的臀部下，1 块布类治疗巾(纵行四折)铺于耻骨联合，将 2 块布类治疗巾按"我"分别铺于大腿上 1/3，其次按"你"(纵行 1/4 折边对着外科医生)、我"顺序依次传递给外科医生铺于切口四周 (2) 器械护士递布巾钳 4 把固定 (3) 将 2 块布类中单(纵行 1/2 对折)分别传递给外科医生沿对角线铺于两侧腿上，最后器械护士将两块布类对折中单重复铺于两侧腿上，要求铺单后能看到切口标识，之后另递 1 块治疗巾蘸切口周围未干的消毒液；器械护士与洗手医生配合，在切口下缘斜拉 2 张完全打开的中单 (4) 切口上、下缘各铺一块中单(上缘也可铺一件无菌手术衣服) (5) 铺长方孔巾，将前后端覆盖，下垂边缘至手术台缘≥30 cm

5. 连接设备　连接电刀,单极线、双极线、气腹管、吸引管,妥善固定在大单上,台上与巡回护士配合套镜头套,安装镜头,校准白平衡与 3D 视野。

6. 切皮、置入穿刺器　见表 16-18。

表 16-18　在穿刺器位置选择中不同术式的区别

甲状腺癌根治术	结 肠 手 术	胰体尾脾切除术
递纱布垫、11# 刀片在左乳乳晕处作一 12 mm 切口,置入气腹针,调节气腹压至 6 mmHg,打气,置入一 12 mm 穿刺器;递 30°镜头,镜头直视下分别置入 1 号器械臂穿刺器、2 号器械臂穿刺器、3 号器械臂穿刺器	递纱布垫、11# 刀片在脐孔偏上偏右 3 cm 处作一 1 cm 切口,置入 12 mm 穿刺器,建立气腹,置入镜头,镜头直视下于镜头孔偏右下不小于 8 cm 处及脐与左髂前上棘连线中外 1/3 处分别作一 8 mm 切口,置入机器人穿刺器,于镜头孔平行线与左锁骨中线交接处作一 1 cm 切口,置入 12 mm 穿刺器,作为辅助孔	递纱布垫、11# 刀片于脐下做一皮肤切口,递 12 mm 穿刺器置入腹腔,建立气腹,置入镜头,探查腹腔。分别于右锁骨中线 3 cm 处、脐上 2 cm 右侧腹直肌外侧缘处、平脐左锁骨中线处分别置入 8 mm 机器人器械臂穿刺器,左腹直肌外缘脐下 3 cm 处置入辅助孔 12 mm 穿刺器

7. 连接机器臂台车　连接机器臂,调整机械臂与患者腹壁之间长度,根据医生习惯安装器械,1 号臂机器人超声刀(以下简称超声刀),2 号臂圆头双极,3 号臂卡地亚抓钳,调节 30°镜头向下,接超声刀线、双极线。

8. 不同手术方式在护理配合上也有差别　见表 16-19。

表 16-19　不同术式的手术配合

手术名称	手 术 步 骤
甲状腺癌根治术	(1) 建立操作空间:主刀超声刀分离颈阔肌,分离甲状软骨及胸锁乳突肌 (2) 暴露甲状腺:超声刀切开舌骨下肌群、颈白线,下至胸骨柄上缘,游离颈前肌群,3 号臂卡地亚抓钳向外牵拉,显露甲状腺腺叶 (3) 切除甲状腺:确认气管位置,递超声刀切断甲状腺峡部,切除甲状腺上、中、下静脉,保护好甲状腺周围神经 (4) 颈淋巴结清扫:递超声刀清扫患侧 Ⅱ、Ⅲ、Ⅳ 区淋巴结 (5) 探查神经,取出标本,放置引流管:递标本取出器,从 2 号臂切口处取出标本,探查喉返神经,检查创面止血,消毒碘伏消毒纱布消毒切口周围皮肤,3 号臂处放置引流管,递 7×17 角针 4# 丝线固定引流管 (6) 缝合颈白线和舌骨下肌群:1 号臂、2 号臂均换成大号持针器,递 3-0 泰科倒刺线缝合 (7) 清点、缝合:撤除机械臂,拔除穿刺器。清点敷料、器械等各项杂物无误后关闭伤口,递消毒纱布消毒切口周围皮肤和放引流管处的皮肤。递 3-0 可吸收缝线缝合皮下组织。再次清点物品,4-0 可吸收缝线缝合皮内
右半结肠切除术	(1) 游离右半结肠:助手持肠钳,提起回盲部,主刀超声刀打开肠系膜,分离出回结肠血管,助手递 Hem-o-Lok 钳钳夹并剪断。主刀清除血管根部淋巴结,分离并显露十二指肠降部,超声刀继续游离结肠及中结肠血管,Hem-o-Lok 钳钳夹,同时清除淋巴结。沿结肠外侧自髂窝至结肠肝区,切开腹膜

手术名称	手　术　步　骤
	（2）取腹部切口：递 20[#] 刀片、中弯钳于右侧麦氏点切开约 3～5 cm 的横切口，用湿盐水纱布垫保护切口，可防止污染切口和造成腹壁种植性转移 （3）肠管吻合：递卵圆钳将准备切除的肠管标本通过此切口提出腹腔外，递 11[#] 刀片于肠管切一小口后将切割缝合器两部分分别插入，使两侧肠管于合适处对合后切割吻合。取出切割缝合器，用洗必泰棉球消毒肠管开口处及切割缝合器后更换钉仓，横向切断封闭肠取下标本 （4）冲洗关腹：用温无菌蒸馏水冲洗腹腔，探查腹腔有无出血，递腔镜吸引器吸干腹腔内冲洗水，在穿刺孔放置腹腔引流管。撤除机械臂，拔除穿刺器。清点敷料、器械等各项杂物无误后关闭伤口，递消毒纱布消毒切口周围皮肤和放引流管处的皮肤 （5）缝合：递 9×28 腹膜针 7[#] 线间断缝合腹膜及肌肉层，重新建立气腹，温盐水冲洗腹腔，确认无活动性出血，放置引流管，9×28 角针 4[#] 线固定，9×28 腹膜针 1[#] 丝线缝皮下，递 S 拉钩洗必泰冲洗切口。再次清点物品，9×28 角针 1[#] 线缝皮肤
左半结肠癌根治术	（1）游离左半结肠：助手持肠钳辅助、主刀超声刀从腹主动脉前打开降结肠右侧腹膜，分离切断左结肠及其系膜，游离出结肠脾曲。助手递 Hem-o-Lok 钳钳夹中结肠动、静脉左支，清除血管根部淋巴结，充分游离出左结肠 （2）取腹部切口：于左侧腹直肌穿刺器处递 20[#] 刀片、中钳切开约 3～5 cm 的横切口，用湿盐水纱布垫保护切口，可防止污染切口和造成腹壁种植性转移 （3）肠管吻合：递卵圆钳将准备切除的肠管标本通过此切口提出腹腔外，递 11[#] 刀片于肠管切一小口后将切割缝合器两部分分别插入，使两侧肠管于合适处对合后切割吻合。取出切割缝合器，用洗必泰棉球消毒肠管开口处及切割缝合器后更换钉仓，横向切断封闭肠取下标本，做横结肠乙状结肠端端吻合或侧侧吻合 （4）冲洗关腹：同上右半结肠切除术
乙状结肠癌切除术	（1）游离乙状结肠：助手持肠钳提起回盲部递超声刀打开肠系膜，主刀超声刀分离出回结肠血管，助手递 Hem-o-Lok 钳钳夹，主刀超声刀剪断，清除血管根部淋巴结，切断乙状结肠血管，主刀超声刀将乙状结肠内外侧充分游离，将肠管游离至癌肿下方5 cm，保留直肠上动脉及其伴行静脉和左结肠动脉。递腹腔镜切割缝合器切断直肠 （2）取腹部切口：于左下腹穿刺孔处递 20[#] 刀片、中弯钳切开约 3～5 cm 的切口，用湿盐水纱布垫保护切口，可防止污染切口和造成腹壁种植性转移 （3）肠管吻合：递卵圆钳将带癌肿的乙状结肠近端提出腹腔外，递可克钳、肠钳切除肠管或用直线切割器切断肠管，递弯盘接标本。将圆形吻合器砧座放置于乙状结肠残端，放入腹腔，重新建立气腹。经肛门插入圆形吻合器手柄。与腹腔内砧头，确认无旋转、未束入其他组织、无张力后击发吻合器 （4）冲洗关腹：同上右半结肠切除术
胰体尾脾切除术	（1）牵起胃体，切开胃结肠韧带和脾胃韧带：显露胰体、尾部超声刀辅助沿胃大弯侧血管弓外打开胃结肠韧带，充分暴露胰体 （2）分离各韧带并切断：递 Hem-o-Lok 夹，分束结扎切断脾胃韧带、脾结肠韧带、脾肾韧带、脾隔韧带，充分显露脾蒂及胰尾部 （3）游离胰腺，切断胰腺上下缘腹膜及胃十二指肠动脉：自胰腺下缘沿肠系膜上静脉前方与胰腺后方向上游离，至胰腺上缘是胃十二指肠动脉于此处发出，解剖出胃十二指肠动脉，递 Hem-o-Lok 夹钳夹根部，双重夹闭后，超声刀切断 （4）处理脾动、静脉，并切断胰腺：继续于胰腺后方向上游离，贯通胰腺背面，保护肠系膜上下静脉，游离出脾动、静脉，递 Hem-o-Lok 夹夹闭后超声刀离断。于包块右缘2 cm 正常胰腺处，递爱惜龙切割闭合器切断胰腺

手术名称	手术步骤
	(5)继续游离、移除标本：继续向左侧游离胰腺及周围脂肪，如遇细小血管超声刀切断或递 Hem-o-Lok 夹钳夹，至标本完全离断 (6)延长切口、取出标本：递 20# 刀片于脐下原穿刺孔延长切口，递中弯钳提夹皮下脂肪，电刀切开，逐层进腹，递卵圆钳钳夹标本取出，撤出机械臂 (7)冲洗、放置引流管、关腹：递 9×28 腹膜针 7# 丝线间断缝合腹膜及肌肉层，重新建立气腹，温盐水冲洗腹腔，确认无活动性出血及胰漏，放置引流管，于左右两侧穿刺孔放置两根引流管。递 9×28 角针 4# 丝线固定，9×28 腹膜针 1# 丝线缝皮下，递 S 拉钩洗必泰冲洗切口。再次清点物品，9×28 角针 1# 丝线缝皮肤

第四节　胸外科机器人手术护理配合

一、常见用物准备

（一）体位用物　包括头枕×1、软垫×2、骨盆固定架×1。

（二）一次性用物

1. 常规物品　高频电刀笔 1 个、吸引管 1 个、医用真丝编织线（1#、4#、7# 和 10# 各 2 板）、三切口外科缝合针（含 11×17 圆针、9×28 圆针、9×28 角针各 2 枚）、无菌手术刀片 20# 和 11# 各 2 张、一次性负压引流球 1 个、一次性无菌导尿包 1 个、石蜡油 1 包、洗必泰 2 包、荷包钳 1 个、保温杯、一次性使用灭菌橡胶外科手套若干。

2. 特殊用物　机器人无菌器械臂罩 2 个、S1 镜头无菌保护套 1 个、S1 镜头臂无菌保护套 1 个、电剪刀防漏保护套 1 个、8 mm 直径套管密封盖子 2 个、各种型号 Hem-o-Lok 夹若干、穿刺器、超声刀、超声刀线、吻合器、钉仓等高值耗材等。

（三）无菌敷料　包括开胸包（开胸孔巾 1 块、治疗巾 10 块、纱垫 10 块、纱布 20 块、大盐水碗 1 个、换药碗 2 个、弯盘 1 个、小药杯 1 个）、三切口包（三切口单 1 块、治疗巾 12 块、纱垫 10 块、盐水碗 1 个）、无菌中单包（中单 4 块）、无菌手术衣 8 件、无菌持物干缸 1 个、无菌擦手小毛巾 2 包。

（四）手术器械　包括三切口器械、胸外科腔镜器械、达·芬奇机器人器械、达·芬奇机器人 30°镜头、备机器人 Hem-o-Lok 持夹钳。

（五）仪器设备　单极电刀、双极电凝、吸引装置、超声刀使用前检查功能状态，根据手术需求调节模式及参数。机器人主机、主刀操作台和机器臂台车提前连接好光缆，并摆放好位置。

二、麻醉方式

麻醉方式选择全身麻醉。

三、手术体位

（一）胸部　胸部的手术体位选择左侧 90°卧位，胸下置胸垫，双下肢错开放置，下肢屈曲约45°,上侧弯曲,下侧伸直。两腿间垫软垫,约束带固定双下肢(图3-26)。

(二)颈部和腹部　颈部和腹部选择仰卧位,同开放食管癌根治术(详见第八章第四节)。

四、器械护士配合

(一)常见手术方式　常见手术方式选择食管癌根治术。

(二)手术配合步骤

1. 清点　器械护士提前15~30分钟执行外科洗手,保证有充足的时间进行物品的检查和清点,并与巡回护士共同清点物品,包括手术敷料、手术器械、手术特殊物品、杂项物品等。在巡回护士协助下套机器人无菌器械臂罩及S1镜头臂无菌保护套。

2. 选择切口

(1)胸部切口:通常选择右胸腋中线第七肋处置入12 mm穿刺器作为镜头孔、右侧腋前线第六肋及右侧腋后线第六肋处置入8 mm机器人穿刺器作为器械臂孔,于右侧腋前线第八肋置入12 mm穿刺器作为辅助孔。

(2)颈部切口:左颈部沿胸锁乳突肌前缘切口。

(3)腹部切口:剑突下纵行切口4 cm。

3. 消毒

(1)消毒液:参照使用说明选择和使用。常选用0.5%~1%碘伏直接涂擦手术区,消毒至少2遍。

(2)消毒范围

1)侧卧位的切口:前后过正中线,上肩及上臂1/3,下过肋缘,包括同侧腋窝。

2)仰卧位的切口:上至下唇,下至脐平行线,两侧过腋中线处。

4. 铺单

(1)侧卧位的铺单:器械护士依次将3块中单(纵行1/2对折)传递给手术医生分别铺于患者身体两侧及头架,递"我(纵行1/4折边对着自己)、你(纵行1/4折边对着外科医生)、你、我"四块治疗巾依次传递外科医生铺于切口四周,要求铺单后能看到切口标识;器械护士递4把巾钳固定;切口下缘铺一块对折中单;铺开胸孔巾,下垂边缘至手术台缘≥30 cm。

(2)仰卧位的铺单:同开放食管癌根治术(详见第八章第四节)。

5. 连接设备　巡回护士与器械护士配合连接电刀线、单极线、双极线、气腹管、吸引管,器械护士将其妥善固定在大单上,器械护士与巡回护士配合套S1镜头无菌保护套,器械护士安装镜头,校准白平衡与3D视野。

6. 建立通道　器械护士递碘伏纱布清洁皮肤,递11#刀片,外科医生在右胸腋中线第七肋处置入12 mm穿刺器作为镜头孔、右侧腋前线第六肋及右侧腋后线第六肋处置入8 mm机器人穿刺器作为器械臂孔,于右侧腋前线第八肋置入12 mm穿刺器作为辅助孔。

7. 连接机器臂台车　巡回护士将机器臂台车推至适宜位置,外科医生连接机器臂,调整机械臂与患者腹壁之间长度,根据主刀医生习惯安装器械,1号臂电剪刀,2号臂单孔弯头双极电凝钳(马里兰钳),调节机器人30°镜头向下,连接单极、双极线。

8. 分离、暴露、切除、缝合

(1)胸部切口

1)进入右胸腔后给予CO_2人工气胸,探查食管肿瘤的大致位置及肿瘤浸润情况。

2）打开纵隔胸膜，探查并清扫右喉返神经淋巴结及腔静脉后淋巴结，游离奇静脉并血管夹夹闭远近两端后离断，游离胸段食管，上至胸顶，下至食管膈裂孔。

3）探查左喉返神经旁淋巴结及食管旁淋巴结，清扫隆突下淋巴结及贲门淋巴结，清扫食管旁淋巴结。

4）放置胸腔引流管及纵隔引流管。撤除机械臂，拔除穿刺器。

5）清点敷料、器械等各项杂物无误后关闭伤口，递消毒纱布消毒切口周围皮肤和放引流管处的皮肤。

6）缝合，递 11×17 圆针 7# 丝线缝合肌肉，递 11×17 圆针 1# 丝线缝合皮下组织，再次清点物品数目，递 9×28 角针 4# 丝线缝合皮肤，备无菌伤口敷料。

（2）改平卧位：消毒、铺单、手术步骤同开放食管癌根治术（详见第八章第四节）。

（黄燕）

［1］郭莉. 手术室护理实践指南［M］. 北京：人民卫生出版社, 2020：31 – 32, 50, 53.

［2］孙颖浩. 机器人泌尿外科手术学［M］. 北京：人民卫生出版社, 2015：46 – 51, 69 – 71, 74 – 76, 90 – 91, 162 – 165, 173 – 174.

第十七章

移植手术护理配合

第一节　肝移植手术护理配合

一、肝移植简介

（一）定义　临床肝移植有原位移植（orthotopic liver transplantation）和异位移植（heterotopic liver transplantation）两种类型。先切除病肝，然后在原解剖位置上立即植入一个新的肝，叫做原位肝移植；在腹腔内其他位置上移植一个新肝，保留原肝，称为异位肝移植。原位肝移植可分经典原位肝移植和背驮式肝移植，目前开展最多的是同种异体原位肝移植术。

（二）适应证与禁忌证

1. 适应证

（1）良性终末期肝病。

（2）肝脏恶性疾病。

（3）先天性、代谢性肝病。

（4）急性或亚急性肝功能衰竭。

2. 禁忌证

（1）肝外存在难以根治的恶性肿瘤。

（2）存在难于控制的感染（细菌、真菌、病毒感染）。

（3）难以戒除的酗酒或吸毒者。

（4）e 抗原阳性或 DNA 阳性或有活动性病毒复制的慢性乙型肝炎患者等。

二、肝移植手术用物准备（以笔者单位为例）

1. 体位用物　头枕、头圈、海绵垫、腰垫、气圈、膝枕、脚圈×2、搁手板×2、棉纸若干、约束带×3 根、麻醉头架。

2. 一次性物品　高频电刀笔 1 个、电刀清洁片 1 个、氩气电刀 1 个，立格秀（剪刀式）1个、2 米吸引管 2 个、医用纱布片若干、医用纱布垫若干、引流管 4 根、一次性输血器 1 个、一次性冲洗器 2 个、静脉留置针 2 个、50 mL 空针 2 个、医用真丝编织线（1#、4#、7# 各 4 板，10#1 板）、明胶海绵若干、腹腔缝合针（5×12 圆针 3 个、7×17 圆针 2 个、12×28 圆针 2 个、9×28 角针 2 个、9×28 圆针 2 个）、无菌手术刀片（11#、20# 各 2 个）、磁盘 2 个、87 cm×

74 cm 3M 手术贴膜 1 张，聚丙烯血管缝线（3-0、4-0、5-0、6-0）若干。

3. 导尿用物　无菌测温导尿包 1 个、一次性输血器 1 个、一次性集尿袋 1 个、引流瓶 1 个。

4. 无菌敷料及器械　肝移植包 1（长方孔巾 1 块、治疗巾 14 块、显影纱布 20 块、盐水盆 4 个、弯盘 2 个、换药碗 2 个、小药杯 2 个），肝移植包 2 包（中单 6 块、手术大单 1 块、无菌显影纱布垫 30 块），肝移植手术器械，肝移植精细器械，肝移植拉钩。

5. 整肝用物　整肝包、20 mL 空针 1 个、静脉留置针 1 个、医用真丝编织线 1#1 板、4-0 聚丙烯血管缝线 1 对、500 mL 生理盐水 1 瓶、1 000 mL 生理盐水冰块 2 袋、无菌乳胶管 1 根、医用纱布垫 1 包。

6. 输液用物　一次性输血器、医用三通、静脉留置针，医用透明敷贴、晶体（不用乳酸）、胶体、100 mL 生理盐水、碳酸氢钠注射液。

7. 术中冲洗水　恶性肿瘤患者：灭菌注射用水（无盐水）；非恶性肿瘤患者：生理盐水；1：2 000 醋酸氯己定冲洗剂（洗必泰）。

8. 仪器设备　单极电刀、氩气电刀、能量平台、超声刀、高负压吸引装置 2 套，使用前检查主机功能状态，调节模式、根据手术需求调节参数；输血输液加温仪 2 个、充气式加温仪、加温水毯，均应提前设置好参数并摆放好位置避免术中滑落。

三、麻醉方式

麻醉方式选择全身麻醉：气管内插管，深静脉 2 路，放置漂浮导管。

四、手术体位

手术体位选择双手外展仰卧位（背部垫高）："耶稣体位"（详见第三章第二节肝移植手术体位安置方法）。

五、肝移植器械护士配合

（一）常见手术方式　包括经典原位肝移植术（OLT）、背驮式肝移植术（PBLT）。

（二）手术步骤及护理配合

1. 清点　器械护士提前 15～30 分钟执行外科手消毒，确保有充足的时间进行物品的检查和清点，与巡回护士共同清点物品，包括手术敷料、手术器械、手术特殊物品、杂项物品等。

2. 选择切口　双肋缘下切口，正中向上至剑突，右侧至腋中线，以利于暴露右半肝，左侧至腹直肌外缘，距肋缘 4～6 cm，形成所谓的梅赛德斯切口（Mercedes incision），严重腹水患者切口应更低，避免吸出腹水后切口回缩至肋缘上。

3. 消毒

（1）消毒液：参照使用说明选择和使用，常选用 0.5%～1% 碘伏直接涂擦手术区，消毒至少 2 遍。

（2）消毒范围：上自乳头连线，下至大腿中部，两侧至腋后线。

4. 铺单

（1）三块中单纵行对折依次递给外科医生铺于身体两侧及麻醉头架上。

（2）将布类治疗巾按"我（纵行 1/4 折边对着自己）、你（纵行 1/4 折边对着外科医生）、你、我"顺序，依次传递给外科医生铺于切口四周，要求铺单后能看到切口标识。

（3）中单对折铺于切口下缘。

（4）消毒液待干后器械护士将抗菌贴膜展开后传递给医生贴于切口及周围。

（5）两块中单完全展开分别铺于头架及双侧手臂。

（6）铺长方孔巾。

（7）铺手术大单，上缘平托盘前端。

（8）中单对折铺于托盘上并压线。

5. 切皮、暴露　递 2 把有齿镊协助、2 块干纱布垫保护皮肤，递 20$^{\#}$ 圆刀先切开双侧肋缘下切口皮肤，递电刀切开皮下组织、腹壁肌层至腹横筋膜，如遇出血予电凝止血；递 2 把中弯钳，对称钳夹于腹横筋膜深面寻及腹膜并向上提拉，递 20$^{\#}$ 圆刀在提起的腹膜处切一小口，2 把中弯钳钳夹腹膜切口两侧，递宽无齿长镊夹湿纱布垫塞于切口下以保护腹腔脏器，递电刀将腹膜切开暴露腹腔（遇肝圆韧带予结扎后离断）；递盐水盆手术医生洗手，探查腹腔（先无瘤区后肿瘤区）；递 20$^{\#}$ 圆刀切开正中纵行切口皮肤，电刀逐层切开皮下组织及白线，切除上段肝圆韧带，递湿纱布垫保护腹腔脏器；安装肝移植拉钩，显露手术视野（需巡回护士协助手术医生）。

6. 经典原位肝移植、背驮式全肝移植术、部分供肝肝移植术（右半肝为例）手术步骤及护理配合的不同之处　见表 17-1。

7. 止血、放引流管、关闭腹腔　视术中具体情况配合术者进行结扎、缝扎、氩气束凝、电凝等止血操作；通常于右肝上间隙、左肝周间隙、小网膜孔及盆腔各放置引流管 1 根，连同 T 管（如有）分别于腹壁戳孔引出体外并递 9×28 角针 4$^{\#}$ 丝线固定；协助术者逐层关闭腹腔，同时与巡回护士按清点原则清点各物品。

表 17-1　经典原位、背驮式全肝、部分供肝手术护理配合不同处

手术名称	护 理 配 合
经典原位肝移植术	（1）病肝切除 　1）解剖肝蒂：递分离钩、血管镊协助解剖并骨骼化胆总管，递长弯钳带 7$^{\#}$ 丝线双侧结扎后递脑膜剪离断胆总管，胆总管下段结扎处留线为一长一短；递分离钩、血管镊协助解剖并骨骼化肝动脉主干、肝左动脉、肝右动脉、肝十二指肠动脉，递长弯钳带 4$^{\#}$ 丝线双侧结扎后递脑膜剪离断上述动脉，线结处两根线均留长；递分离钩、无损伤血管镊协助解剖并骨骼化门静脉主干 　2）游离肝周韧带：递电刀（或立格秀、超声刀）及长弯钳离断镰状韧带、左冠状韧带；递 2 把胸腔止血钳钳夹左三角韧带，递脑膜剪剪断，递长弯钳带 7$^{\#}$ 丝线分别结扎两端；递立格秀（或超声刀）及分离钩，离断肝胃韧带；递电刀及分离钩，游离下腔静脉左侧腹膜；递电刀及长弯钳，游离右冠状韧带及右三角韧带；递分离钩（或胆管钳），分离右肾上腺静脉，递长弯钳带 4$^{\#}$ 丝线分别结扎两端后递脑膜剪剪断；递电刀及分离钩，游离下腔静脉右侧腹膜 　3）离断门静脉：递门静脉阻断钳，钳夹门静脉远心端；递长弯钳钳夹门静脉近心端后递脑膜剪剪断门静脉；递长弯钳带 7$^{\#}$ 丝线结扎近心端

手术名称	护 理 配 合
经典原位肝移植术	4）离断肝下及肝上下腔静脉：递分离钩分离肝下下腔静脉上小静脉属支，递长弯钳带 1# 丝线结扎后离断；充分暴露下腔静脉主干后，递肝下下腔静脉阻断钳，阻断肝下下腔静脉；递肝上下腔静脉阻断钳，阻断肝上下腔静脉；递脑膜剪依次剪断肝上及肝下下腔静脉主干，移除病肝 （2）止血并冲洗腹腔：视术中情况协助行腹腔创面结扎、缝扎、氩气束凝、电凝等止血；非恶性肿瘤患者用生理盐水，恶性肿瘤患者用无盐水；冲洗水为常温 （3）供肝植入：递干纱布垫及冰屑，保持供肝的低温状态 （4）血管重建 　1）肝上下腔静脉吻合：递 2 把血管镊、精细剪刀及分离钩，修剪供受体两侧肝上下腔静脉；递 3-0 聚丙烯双针（2 对/正针），分别悬吊固定吻合口左右两端，将供肝移入肝窝，递 2 把橡皮蚊式钳分别钳夹固定聚丙烯线，以外翻式连续缝合法吻合肝上下腔静脉血管壁（先后壁再前壁）；血管吻合过程中递肝素水冲洗血管腔（50 mL 空针接静脉留置针套管，肝素水浓度 5 U/mL），同时协助巡回护士连接冰蛋白水输血器并排气；吻合完成后在术者右手适量冲水以便打结，递剪刀剪线，剪除之较长 3-0 聚丙烯单针缝线妥善放置，备后续缝合使用 　2）肝下下腔静脉吻合：术者将输血器与供肝门静脉连接后递长弯钳带 4# 丝线固定输血器，保持冰蛋白水持续灌注；递肝脏拉钩协助暴露肝脏脏面；递 3 把血管镊、精细剪刀，修剪供受体两侧肝下下腔静脉；递 4-0 聚丙烯双针（2 对/正针），分别悬吊固定吻合口左右两端，递 2 把橡皮蚊式钳分别钳夹固定聚丙烯线，以外翻式连续缝合法吻合肝下下腔静脉血管壁（先后壁再前壁）；血管吻合过程中递肝素水冲洗血管腔（50 mL 空针接静脉留置针套管，肝素水浓度 5 U/mL）；吻合完成后在术者右手适量冲水以便打结，递剪刀剪线，剪除之较长 4-0 聚丙烯单针缝线妥善放置，备后续缝合使用 　3）门静脉吻合：递 3 把无损伤血管镊、精细剪刀修剪供肝门静脉；递 5-0 泰科双针（2 对/正针），分别悬吊固定吻合口左右两端，递 2 把橡皮蚊式钳分别钳夹固定缝线，以外翻式连续缝合法吻合门静脉血管壁（先后壁再前壁），前壁吻合 2/3 时递门脉阻断钳 1 把协助行门静脉放血 200～300 mL；血管吻合过程中递肝素水冲洗血管腔（50 mL 空针接静脉留置针套管，肝素水浓度 5 U/mL），准备冲洗水（38～42℃，大量），巡回护士更换负压吸引瓶；吻合完成后在术者右手适量冲水以便打结，递剪刀剪线，剪除之较长 5-0 泰科单针缝线妥善放置，备后续缝合使用 　4）恢复肝脏血流灌注：依次开放肝上下腔静脉、肝下下腔静脉、门静脉阻断钳；递温热冲洗水协助供肝复温；备 3-0、4-0、5-0 单针缝线及血管镊，协助缝扎止血 　5）肝动脉吻合：递 2 把圈镊、鸟嘴剪、精细剪刀协助修剪肝动脉受体端及供体端；递哈式夹阻断受体肝动脉残端，递 6-0 泰科缝线双针（2 对/正针），分别悬吊固定吻合口左右两端，递 2 把橡皮蚊式钳分别钳夹固定缝线，先连续缝合肝动脉前壁，递小分离钩协助翻转动脉后壁至前方，再连续缝合肝动脉后壁；血管吻合过程中递肝素水冲洗血管腔（50 mL 空针接静脉留置针套管，肝素水浓度 5 U/mL）；吻合完成后在术者右手适量冲水（温水）以便打结，递剪刀剪线，剪除之较长 6-0 泰科单针缝线妥善放置，备后续缝合使用；供体肝十二指肠动脉放血后，递分离钩钳夹，先后递 4#、1# 丝线予双重结扎 （5）胆道重建：递中弯钳钳夹胆囊底、电刀协助切除供体胆囊，视术中情况配合止血；递 2 把圈镊、精细剪刀修剪供受体胆道，递胆道探子探查并确认供受体胆道是否通畅；递 6-0 泰科缝线双针（2 对/正针），分别悬吊固定吻合口左右两端，递 2 把橡皮蚊式钳分别钳夹固定缝线，协助吻合胆道（先后壁再前壁），如需放置 T 管，视具体情况配合术者；吻合完成后在术者右手适量冲水（温水）以便打结，递剪刀剪线，剪除之较长 6-0 泰科单针缝线妥善放置，备后续缝合使用

手术名称	护　理　配　合
背驮式全肝 移植术	(1) 病肝切除 　1) 解剖肝蒂：同经典肝移植术 　2) 游离肝周韧带：递电刀(或立格秀、超声刀)及长弯钳离断镰状韧带、左冠状韧带；递2把胸腔止血钳钳夹左三角韧带，递脑膜剪剪断，递长弯钳带7#丝线分别结扎两端；递立格秀(或超声刀)及分离钩，离断肝胃韧带；递电刀及分离钩，游离下腔静脉左侧腹膜；递电刀及长弯钳，游离右冠状韧带及右三角韧带；递分离钩(或胆管钳)，分离右肾上腺静脉，递长弯钳带4#丝线分别结扎两端后递脑膜剪剪断；递电刀及分离钩，游离下腔静脉右侧腹膜 　3) 离断门静脉：递门静脉阻断钳，钳夹门静脉远心端；递长弯钳钳夹门静脉近心端后递脑膜剪剪断门静脉；递长弯钳带7#丝线结扎门静脉近心端 　4) 逐支断扎肝短静脉：递分离钩、血管镊协助逐支解剖肝短静脉(由下向上)；递长弯钳带1#丝线分别结扎肝短静脉近心端和远心端，递脑膜剪于两线结中间剪断肝短静脉 　5) 解剖第二肝门并离断：递分离钩、血管镊协助解剖并骨骼化右肝静脉、中肝静脉、左肝静脉；递肝下下腔阻断钳，同时钳夹右肝静脉、中肝静脉、左肝静脉的近心端；递脑膜剪依次剪断右肝静脉、中肝静脉、左肝静脉，移除病肝 (2) 止血并冲洗腹腔：视术中情况协助行腹腔创面结扎、缝扎、氩气束凝、电凝等止血；非恶性肿瘤患者用生理盐水，恶性肿瘤患者用无盐水；冲洗水为常温 (3) 修剪、整形受者第二肝门：递精细剪刀、血管镊及分离钩协助修剪第二肝门肝静脉共同汇合部；递4-0聚丙烯单针、血管镊协助整形第二肝门，将第二肝门三支静脉开口修整成一个大的喇叭口以便吻合 (4) 供肝植入：递干纱布垫及冰屑，保持供肝的低温状态 (5) 血管重建 　1) 供体肝上下腔静脉-受体第二肝门吻合：递3把无损伤血管镊、精细剪刀，修剪供体肝上下腔静脉；协助巡回护士行冰蛋白水输血器排气；排气后的输血器连接于供肝门静脉置管上，递长弯钳带4#丝线固定输血器；保持冰蛋白水持续灌注；递4-0聚丙烯双针(3对/正针)，以"三点法"分别悬吊固定吻合口两端血管壁，递3把橡皮蚊式钳分别钳夹固定聚丙烯线，以外翻式连续缝合法吻合供体肝上下腔静脉于受体第二肝门肝静脉血管壁(先后壁再前壁)；血管吻合过程中递肝素水冲洗血管腔(50 mL空针接静脉留置针套管，肝素水浓度5 U/mL)；吻合完成后在术者右手适量冲水以便打结，递剪刀剪线，剪除之较长4-0聚丙烯放置，备后续缝合使用；递长弯钳夹供肝下腔静脉，递长弯钳带4#丝线双重结扎 　2) 门静脉吻合：递3把血管镊、精细剪刀修剪供肝门静脉；递5-0泰科双针(2对/正针)，分别悬吊固定吻合口左右两端，递2把橡皮蚊式钳分别钳夹固定缝线，以外翻式连续缝合法吻合门静脉血管壁(先后壁再前壁)，前壁吻合2/3时递门脉阻断钳1把协行门静脉放血；血管吻合过程中递肝素水冲洗血管腔(50 mL空针接静脉留置针套管，肝素水浓度5 U/mL)，准备复温冲洗水(38~42℃，大量)，巡回护士更换负压吸引瓶；吻合完成后在术者右手适量冲水以便打结，递剪刀剪线，剪除之较长5-0泰科单针缝线妥善放置，备后续缝合使用 　3) 恢复肝脏血流灌注：依次开放第二肝门、门静脉阻断钳；递温热冲洗水协助供肝复温；备4-0、5-0单针缝线及血管镊，协助缝扎止血 　4) 肝动脉吻合：递哈式夹夹闭受体肝动脉残端，递2把圈镊、鸟嘴剪、精细剪刀协助修剪肝动脉受体端及供体端；递6-0泰科缝线双针(2对/正针)，分别悬吊固定吻合口两端，递2把橡皮蚊式钳分别钳夹固定缝线，先连续缝合肝动脉前壁，递小分

手术名称	护 理 配 合
	离钩协助翻转动脉后壁至前方,再连续缝合肝动脉后壁;血管吻合过程中递肝素水冲洗血管腔(50 mL空针接静脉留置针套管,肝素水浓度5 U/mL);吻合完成后在术者右手适量冲水(温水)以便打结,递剪刀剪线,剪除之较长6-0泰科单针缝线妥善放置,备后续缝合使用;供体肝十二指肠动脉放血后,递分离钩钳夹,先后递4[#]、1[#]丝线予双重结扎 (6)胆道重建:递中弯钳钳夹胆囊底、电刀协助切除供体胆囊,视术中情况配合止血;递2把圈镊、精细剪刀修剪供受体胆道,递胆道探子探查并确认供受体胆道是否通畅;递6-0泰科缝线双针(2对/正针),分别悬吊固定吻合口左右两端,递2把橡皮蚊式钳分别钳夹固定缝线,协助吻合胆道(先后壁再前壁),如需放置T管,视具体情况配合术者;吻合完成后在术者右手适量冲水(温水)以便打结,递剪刀剪线,剪除之较长6-0泰科单针缝线妥善放置,备后续缝合使用
部分供肝肝移植术(右半肝为例)	(1)病肝切除 　1)解剖肝蒂:同经典肝移植术 　2)游离肝周韧带:递电刀(或立格秀、超声刀)及长弯钳离断镰状韧带、左冠状韧带;递2把胸腔止血钳钳夹左三角韧带,递脑膜剪剪断,递长弯钳带7[#]丝线分别结扎两端;递立格秀(或超声刀)及分离钩,离断肝胃韧带;递电刀及分离钩,游离下腔静脉左侧腹膜;递电刀及长弯钳,游离右冠状韧带及右三角韧带;递分离钩(或胆管钳),分离右肾上腺静脉,递长弯钳带4[#]丝线分别结扎两端后递脑膜剪剪断;递电刀及分离钩,游离下腔静脉右侧腹膜 　3)离断门静脉:递门静脉阻断钳,钳夹门静脉远心端;递长弯钳钳夹门静脉近心端后递脑膜剪剪断门静脉;递长弯钳带7[#]丝线结扎门静脉近心端 　4)逐支断扎肝短静脉:递分离钩、血管镊协助逐支解剖肝短静脉(由下向上);递长弯钳带1[#]丝线分别结扎肝短静脉近心端和远心端,递脑膜剪于两线结中间剪断肝短静脉 　5)解剖第二肝门并离断:递分离钩、血管镊协助解剖并骨骼化右肝静脉、中肝静脉、左肝静脉;递肝下下腔阻断钳,同时钳夹右肝静脉、中肝静脉、左肝静脉的近心端;递脑膜剪依次剪断右肝静脉、中肝静脉、左肝静脉,移除病肝 (2)止血并冲洗腹腔:视术中情况协助行腹腔创面结扎、缝扎、氩气束凝、电凝等止血;非恶性肿瘤患者用生理盐水,恶性肿瘤患者用无盐水,冲洗水为常温 (3)供肝植入:递干纱布垫及冰屑,保持供肝的低温状态 (4)血管重建 　1)肝静脉吻合:递3把血管镊、精细剪刀,修剪受体右肝静脉与供体右肝静脉;递4-0聚丙烯单针缝闭受体肝左静脉及肝中静脉残端;协助巡回护士行冰蛋白水输血器排气;排气后的输血器连接于供肝门静脉置管上,递长弯钳带4[#]丝线固定输血器;保持冰蛋白水持续灌注;递4-0聚丙烯双针(2对/正针),分别悬吊固定吻合口左右两端,递2把橡皮蚊式钳分别钳夹固定聚丙烯线,以外翻式连续缝合法吻合供体右肝静脉与受体右肝静脉血管壁(先后壁再前壁);血管吻合过程中递肝素水冲洗血管腔(50 mL空针接静脉留置针套管,肝素水浓度5 U/mL);吻合完成后在术者右手适量冲水以便打结,递剪刀剪线,剪除之较长4-0聚丙烯放置,备后续缝合使用 　2)门静脉吻合:递3把血管镊、精细剪刀修剪供肝门静脉右支,使其开口与受体门静脉管径一致以便吻合,或用5-0聚丙烯单针修整受体门静脉使受体门静脉开口与供体门静脉右支管径一致以便吻合;递5-0聚丙烯双针(2对/正针),分别悬吊固定吻合口左右两端,递2把橡皮蚊式钳分别钳夹固定缝线,以外翻式连续缝

手术名称	护 理 配 合
	合法吻合门静脉血管壁(先后壁再前壁),前壁吻合 2/3 时递门脉阻断钳 1 把协助行门静脉放血;血管吻合过程中递肝素水冲洗血管腔(50 mL 空针接静脉留置针套管,肝素水浓度 5 U/mL),准备冲洗水(38~42℃,大量),巡回护士更换负压吸引瓶;吻合完成后在术者右手适量冲水以便打结,递剪刀剪线,剪除之较长 5-0 聚丙烯单针缝线妥善放置,备后续缝合使用 3) 恢复肝脏血流灌注:依次开放第二肝门、门静脉阻断钳;递温热冲洗水协助供肝复温;备 4-0、5-0 单针缝线及血管镊,协助缝扎止血 4) 肝动脉吻合:递哈式夹夹闭受体肝动脉残端,递 2 把圈镊、鸟嘴剪、精细剪刀协助修剪肝动脉受体端及供体端;递 6-0 泰科缝线双针(2 对/正针),分别悬吊固定吻合口两端,递 2 把橡皮蚊式钳分别钳夹固定缝线,先连续缝合肝动脉前壁,递小分离钩协助翻转动脉后壁至前方,再连续缝合肝动脉后壁;血管吻合过程中递肝素水冲洗血管腔(50 mL 空针接静脉留置针套管,肝素水浓度 5 U/mL);吻合完成后在术者右手适量冲水(温水)以便打结,递剪刀剪线,剪除之较长 6-0 泰科单针缝线妥善放置,备后续缝合使用 (6) 胆道重建:递 2 把圈镊、精细剪刀修剪供受体胆道与供体右肝管,递胆道探子探查并确认供受体胆道是否通畅;递 6-0 泰科缝线双针(2 对/正针),分别悬吊固定吻合口左右两端,递 2 把橡皮蚊式钳分别钳夹固定缝线,协助吻合胆道(先后壁再前壁),如需放置 T 管,视具体情况配合术者;吻合完成后在术者右手适量冲水(温水)以便打结,递剪刀剪线,剪除之较长 6-0 泰科单针缝线妥善放置,备后续缝合使用

第二节　肾移植手术护理配合

一、肾移植简介

（一）肾移植定义　肾移植就是将某一个体的健康的一侧肾脏用外科手术方法移植到自己体内或另一个体体内。

（二）肾移植分类　根据供肾来源的不同可分为自体肾移植、同种异体肾移植和异种肾移植,临床主要以同种异体肾移植术为主。

（三）适应证及禁忌证

1. 适应证

（1）各种原因导致的不可逆终末期肾病。

（2）年龄在 65 岁以下及全身状况良好者,但年龄并非绝对。

（3）活动性消化道溃疡术前已治愈。

（4）无精神障碍或药物依赖者。

（5）结核患者术前经正规抗结核治疗,明确无活动者。

2. 禁忌证

（1）未治疗的恶性肿瘤患者及恶性肿瘤转移者。

（2）结核活动者。

（3）药物依赖者，包括止痛药物或者毒品。

（4）严重的心、脑及周围血管性疾病者。

（5）群体反应性抗体（PRA）强阳性者。

二、肾移植手术用物准备（以笔者单位为例）

1. 体位用物 头枕、搁手板、约束带 2 根、麻醉头架。

2. 一次性用物 高频电刀笔 1 个、电刀清洁片 1 个、2 米吸引管 1 个、34 cm×35 cm 抗菌手术薄膜 1 张、20 mL 空针 1 个、医用真丝编织线 1#、4#、7# 各 1 板、肾移植外科缝合针（含 7×17 圆针、12×28 圆针、9×28 角针、9×28 圆针各 2 个）、无菌手术刀片 11#、20# 各 2 个、备 1# 可吸收关腹线、2-0 可吸收皮下线、4-0 可吸收皮内线各 1 个、5-0、6-0 泰科血管缝线各 3 对、吸收性明胶海绵 3～4 包、一次性负压引流球 1 个。

3. 导尿用物 无菌导尿包 1 个、50 mL 空针 1 个、1∶5 000 呋喃西林冲洗剂 250 mL 1 袋。

4. 无菌敷料及器械 腹腔包（长方单 1 块、治疗巾 9 块、中单 1 块、盐水碗 1 个、换药碗 1 个、弯盘 1 个、小药杯 1 个、显影纱布 10 块、显影纱布垫 14 块）、肾移植器械。

5. 整肾用物 整肾器械、医用纱布垫 1 包、0# 卷线 1 个、5-0 不可吸收血管缝线 1 对、20 mL 空针 1 个、离体肾保存用枸橼酸盐嘌呤溶液冰块 2 袋、离体肾保存用枸橼酸盐嘌呤溶液 1 袋。

6. 输液用物 一次性输血器、医用三通、静脉留置针、医用透明敷贴、100 mL 生理盐水。

7. 仪器设备 高频电刀、负压吸引装置、引流瓶。

三、麻醉方式

麻醉方式选择全身麻醉。

四、手术体位

手术方式选择仰卧位。

五、肾移植器械护士配合

（一）常见手术方式 选择同种异体肾移植术。

（二）手术步骤及护理配合

1. 清点 器械护士提前 15～30 分钟执行外科手消毒，确保有充足的时间进行物品的检查和清点，与巡回护士共同清点物品，包括手术敷料、手术器械、手术特殊物品、杂项物品等。

2. 选择切口 目前一般采用右髂窝部位移植，其优点：大大减轻移植手术的难度、并发症少；术后易于观察；利于超声等检查；进行移植肾活检方便；同时便于再次手术，如移植肾探查，移植肾切除等，切口一般有以下三种。

（1）弧形切口：上端起自髂嵴内上方 3 cm，斜向右下腹，下达耻骨联合上缘 3 cm。

（2）"L"形切口：上端起自髂嵴内上方，向下再向内横切。

（3）直切口：即腹直肌旁切口，上端平脐，下至耻骨联合上 2 cm。

3. 消毒

（1）消毒液：参照使用说明选择和使用。常选用 0.5%～1% 碘伏直接涂擦手术区，至少消毒 2 遍。

（2）消毒范围：上至肋缘下，下至大腿上 1/3，两侧至腋中线。

4. 铺单

（1）将布类治疗巾按"我（纵行 1/4 折边对着自己）、你（纵行 1/4 折边对着外科医生）、你、我"顺序，依次传递给外科医生铺于切口四周，要求铺单后能看到切口标识。

（2）消毒液待干后器械护士将抗菌贴膜展开后传递给医生贴于切口及周围。

（3）中单对折铺于切口下缘。

（4）铺长方孔巾。

（5）两层治疗巾铺于托盘上并压线。

5. 手术步骤及护理配合

（1）切皮、皮下组织：递 2 把有齿镊协助、2 块干纱布垫保护切口，递 20# 圆刀切开皮肤；递电刀切开皮下组织、腹外斜肌筋膜，中弯钳、甲状腺拉钩辅助，如遇出血，电凝止血或中弯钳带 1#、4# 丝线结扎止血。

（2）逐层进入髂窝，向内推开腹膜，显露髂血管：递 2 块湿纱布垫保护切口，递三翼拉钩撑开，S 拉钩在切口上方牵拉，递 1 块湿纱布垫平铺在拉钩上保持切口周围的平整；换 20# 圆刀片削冰（由离体肾保存用枸橼酸盐嘌呤溶液冷冻制成冰块状）。

（3）游离足够长度的髂血管并阻断：递直角分离钳、血管镊在髂外静脉 3.5 cm 处分离血管鞘，递中弯钳带 1# 丝线结扎血管鞘及周围淋巴结，显露静脉壁，游离髂内动脉；递髂内动脉阻断钳在髂内外动脉分叉处阻断髂内动脉，递中弯钳带 7# 丝线固定阻断钳手柄处（防止弹开）；递髂外静脉阻断钳阻断髂外静脉。

（4）取供肾，准备移植：递湿纱布 1 块（纱布对折中间撑开一缝隙，以容纳肾门为宜），放入肾脏，铺上冰屑；递中弯钳带 7# 丝线扎紧纱布，皮肤钳固定在切口旁，切口旁放冰屑。

（5）髂外静脉与供肾静脉端侧吻合：递尖刀在髂外静脉阻断处根据供肾静脉口径纵行切开髂外静脉壁（尽可能避开髂外静脉瓣），递肝素水冲洗静脉管腔；递脑膜剪、血管镊修剪供肾静脉端；递 1 对 5-0 双针（正针），固定吻合口上端，递橡皮蚊式钳夹线，再递 1 对 5-0 泰双针（反针），固定吻合口下端，以外翻式缝合法，先连续缝合内侧缘，将供肾及冰屑翻转之对侧用皮肤钳固定，再连续缝合外侧缘；在吻合完成前递肝素水冲洗管腔（排尽血管腔内空气、观察有没有漏、防止血栓的形成），缝毕打结，（向术者手指冲肝素水，以便打结），递剪刀剪线；递哈式钳夹闭静脉吻合口近供肾端，开放髂外静脉，移去髂外静脉阻断钳，备好 5-0 单针补针。

（6）髂内动脉与供肾动脉端端吻合或者髂外动脉与肾动脉端侧吻合，通常是由于髂内动脉有硬化病变或较细小情况下不能利用时，只能选用髂外动脉与供肾动脉作端侧吻合。其手术缝合步骤与护理配合方法（表 17-2）。

表 17-2 髂内、外动脉与供肾动脉端端吻合的护理配合

手术步骤	护 理 配 合
髂内动脉与供肾动脉端端吻合（a）	递血管镊协助，脑膜剪离断髂内动脉远心端，肝素水冲洗血管腔；递脑膜剪、血管镊修剪肾动脉；以外翻式缝合法行端端吻合，先递 5-0 单针在吻合口上端固定，再递 1 对 6-0 双针（正针）在吻合口下方固定并连续缝合吻合口前壁及后壁，在拉紧最后一针前，递肝素盐水冲洗血管腔，排出气泡防止肾内气栓，然后打结（向术者手指冲肝素水，以便打结），递剪刀剪线；递哈式夹夹吻合口后端供肾动脉，松开髂内动脉阻断钳，检查吻合口是否有出血，备 6-0 单针补针
髂外动脉与肾动脉端侧吻合（b）	(1) 递 11# 尖刀在髂外动脉壁选定的部位根据供肾动脉瓣口的大小切开相应的长度，递肝素水冲洗血管腔 (2) 递 2 对 6-0 双针以两定点法即在吻合口上下端各缝 1 针，以外翻式缝合法连续吻合供肾动脉与髂外动脉，在缝合最后 1~2 针时，递肝素水冲洗血管腔后最后缝合 2 针并打结（向术者手指冲肝素水，以便打结），递剪刀剪线 (3) 递哈式夹夹吻合口后端供肾动脉，松开髂外动脉阻断钳，检查吻合口是否有出血，备 6-0 单针补针

（7）开放血流，先静脉后动脉：麻醉医生适当升高血压至 140~160/90~95 mmHg，以提高供肾的血流灌注量；递热盐水薄垫覆盖供肾，松开供肾静脉上的哈式钳，再松开供肾动脉上的哈式夹；观察供肾的灌注情况，如遇肾脏表面出血，递爱迪森式无齿镊夹住出血点、电凝止血或蚊式钳钳夹出血点递蚊式钳带 1# 丝线结扎。

（8）尿路重建：待移植肾血液循环恢复后，递脑膜剪及血管镊对输尿管长度进行修整，并将输尿管断端剪成 45°斜面或在输尿管血管的对侧缘断端纵行剪开 1 cm，以扩大吻合口大小，处理好输尿管断端；递血管镊辅助，脑膜剪在膀胱前外侧壁分离膀胱外膜，剪开 2.5~3.0 cm 肌层，深度直达膀胱黏膜，但不剪开黏膜，继续略微分离肌层切口两侧黏膜；巡回护士将膀胱内储留尿液或呋喃西林液排空；递蚊式钳提起并剪开膀胱黏膜，递 7×17 圆针 4# 线 2 针在膀胱吻合口作标记；撤三翼拉钩，递 S 拉钩、腹腔拉钩辅助，将供肾放入髂窝；把供肾输尿管黏膜层与受体膀胱黏膜层用 6-0 双针连续缝合（先用剩下单针固定 1 针，再递 1 对连续缝）；将输尿管斜卧于膀胱肌层切口正中，递 7×17 圆针 4# 线 3 针缝合膀胱肌层。

（9）检查切口有无活动性出血，止血：递湿纱布垫擦拭出血点，轻压片刻，渗血明显处用剩下的 5-0 或 6-0 间断缝扎；递明胶海绵等止血材料止血。

（10）放置引流：0.5%~1% 碘伏消毒皮肤；递 11# 尖刀在髂窝处切一小口，递中弯钳引出引流管（放在动脉、静脉吻合口的周围）；递 9×28 角针 4# 丝线固定。

（11）缝合与清点：协助术者逐层关闭切口；同时与巡回护士按清点原则清点各物品无误后，依次递 1# 可吸收线关腹、2-0 可吸收线缝合皮下线、4-0 可吸收线缝合皮内。递伤口敷料包扎。

（曹丽丽 左洁洁）

参考文献

［1］夏穗生.临床移植医学［M］.杭州：浙江科学技术出版社,1999：292-294.

［2］陈实.器官移植手术图谱［M］.武汉：湖北科学技术出版社,2000：109-160.

［3］黄洁夫.中国肝移植手册［M］.北京：人民卫生出版社,2007：58-64.

［4］陈实.移植学［M］.北京：人民卫生出版社,2011：520-523.

［5］李秀华.手术室专科护理［M］.北京：人民卫生出版社,2019：169-173.

［6］郭莉.手术室护理实践指南［M］.北京：人民卫生出版社,2020：93.